DAS LEHRBUCH VOM MENSCHLICHEN GEHIRN

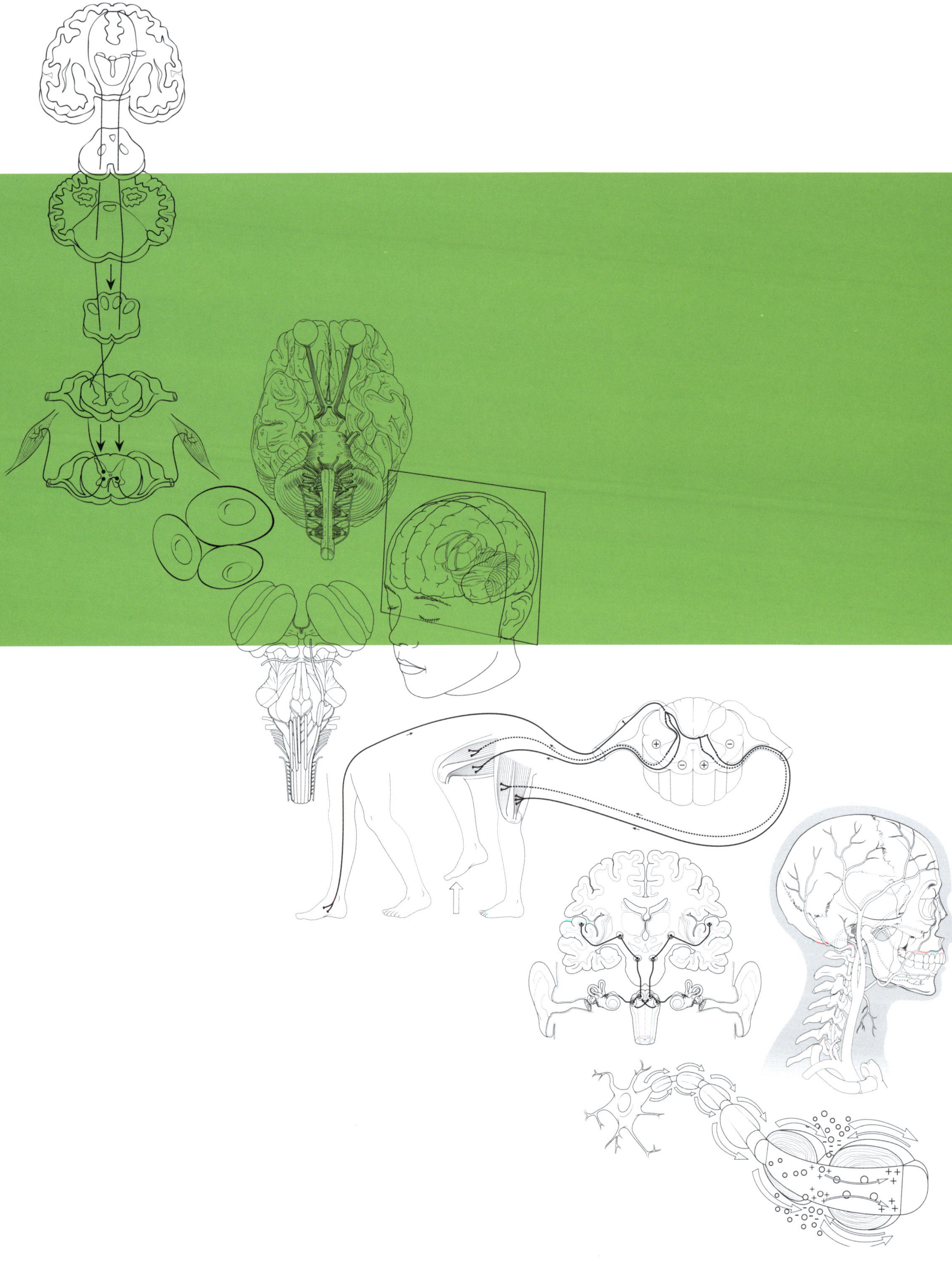

DAS LEHRBUCH VOM MENSCHLICHEN GEHIRN

KOLORIEREN • BESCHRIFTEN • BESTIMMEN

Fachliche Beratung:
Dr. **Joshua Gowin**
Dr. **W. Wade Kothmann**

Librero

Titel der englischen Originalausgabe:
The Human Brain. Student's Self-Test Coloring Book

Herausgegeben und entwickelt von D & N Publishing, Baydon, Wiltshire, UK

MIT BEITRÄGEN VON
Zubair Ahmed, Ph.D.
Bethany Brookshire, Ph.D.
Shelly Xuelai Fan, Ph.D.
Jordan Gaines Lewis, Ph.D.
James Graham, Ph.D.
Ashley Lauren Juavinett, B.S.
W. Wade Kothmann, Ph.D.
Lauren Sakowski, B.S.
Nick Wan, B.S.

Illustrationen: Medical Artist Ltd (www.medical-artist.com) und
Mike Gorman, Thomson Digital & Glen Vause

Aus dem Englischen von Dr. Andreas Jaedicke
Lektorat & Satz: G&R Vilnius, Litauen

Gedruckt und hergestellt in China

ISBN: 978-94-6359-020-4

Inhalt

Einleitung

Mit fast 100 Milliarden besitzt das menschliche Gehirn in etwa so viele Neuronen, wie es Sterne in der Milchstraße gibt. Zudem ist jedes Neuron im Schnitt mit tausend anderen Neuronen verknüpft, was bedeutet, dass es in jedem menschlichen Gehirn etwa 100 Billionen Synapsen gibt. Man kann also davon ausgehen, dass dieses rund 1,4 Kilogramm schwere Organ kompliziert ist. Viele Wissenschaftler halten das Gehirn für die nächste große Herausforderung bei der Erforschung des Menschen. Noch gibt es viele offene Fragen, etwa wie es als Ganzes funktioniert, was die einzelnen Zellen leisten und wie das Nervensystem als Ganzes arbeitet, damit der Einzelne einzigartig ist und die Menschen als Kollektiv einander doch ähnlich sind. Trotz der vielen verbliebenen Rätsel haben wir im letzten Jahrhundert einiges über Gehirn und Nervensystem gelernt. In diesem Buch haben wir versucht, dieses Wissen in brauchbaren, ansprechenden, unterhaltsamen und informativen Texten und Illustrationen darzustellen.

Die Beschäftigung mit dem Gehirn ist nicht nur spannend, sondern zugleich wichtig für Medizinstudenten, Arzthelfer, Wissenschaftler, Krankenhausmitarbeiter, Lehrer und andere, die Grundkenntnisse über Neuroanatomie und Physiologie benötigen. Das Buch kann sowohl Fachleuten beim Auffrischen ihres Wissens helfen als auch Lehrern im Unterricht von Nutzen sein. Der Vorteil im Vergleich zu anderen Lernmaterialien ist, dass das Buch zum aktiven Lernen einlädt. Auf jeder Seite kann man sein Wissen testen, indem man die Namen der Strukturen angibt und sie in den Bildern farblich markiert. Wo Lernen bei einigen Stress hervorrufen mag, wird Stress beim Ausmalen mit Farbe nachweislich reduziert! Es macht das Lernen also nicht nur angenehmer, sondern auch effektiver. Wir hoffen also, dass der Band Ihnen beim Studium des menschlichen Gehirns hilft.

Wie dieses Buch aufgebaut ist

Dieses Buch enthält mehr als 200 computergenerierte Übersichtsskizzen und ist in zwanzig Kapitel unterteilt. Es behandelt die wichtigsten Bereiche des Nervensystems – vom peripheren bis zum zentralen und von winzigen bis zu großen Strukturen – und erklärt auch, wie die verschiedenen Teile zusammenarbeiten. Es umfasst sowohl Entwicklungs- als auch Alterungsprozesse und erklärt einige Funktionen, etwa wie wir Erinnerungen speichern und uns durch die Welt bewegen. Dies ist ein wichtiger Aspekt im Anatomiestudium – man lernt nicht nur Namen und Lage der Körperteile, sondern auch, wie sie miteinander in Beziehung stehen und zusammenarbeiten.

Beim Lesen werden Sie nicht nur umfassende Anatomiekenntnisse erwerben, sondern zugleich ein tieferes Verständnis des menschlichen Gehirns entwickeln – dieser erstaunlich komplexen und doch weitgehend reibungslos arbeitenden Maschine.

Wie man dieses Buch benutzt

Dieses Buch soll Studenten und Fachleuten beim Bestimmen von Körperteilen und Strukturen helfen. Durch das Beschriften und farbige Ausmalen kann man sich mit den einzelnen Körperteilen vertraut machen und später sein Wissen testen.

Zum Kolorieren benutzen Sie am besten verschiedenfarbige Buntstifte oder Kugelschreiber, keine Filzstifte. Wo möglich, verwenden Sie für gleichartige Strukturen die gleiche Farbe, damit die vollständigen Abbildungen später als Anschauungsmaterial dienen können. Laut den anatomischen Richtlinien ist die Farbe Grün für lymphatische Strukturen vorgesehen, Gelb für Nerven, Rot für Arterien und Blau für Venen.

Nach dem Beschriften der farbigen Führungslinien, die auf die abgebildeten Strukturen verweisen, können Sie Ihren Wissensstand mit den unten auf der Seite abgedruckten Antworten abgleichen.

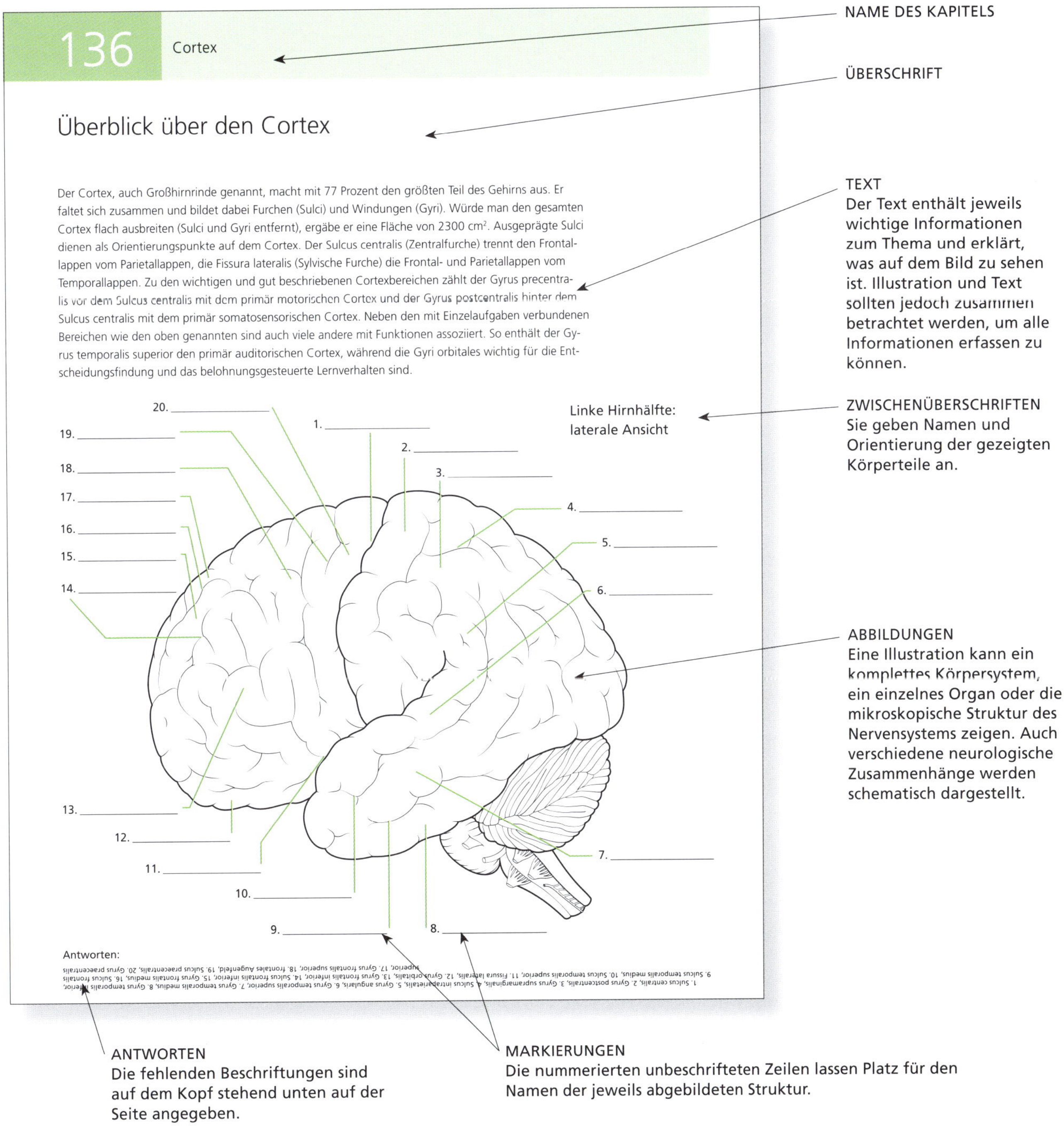

Überblick über den menschlichen Körper

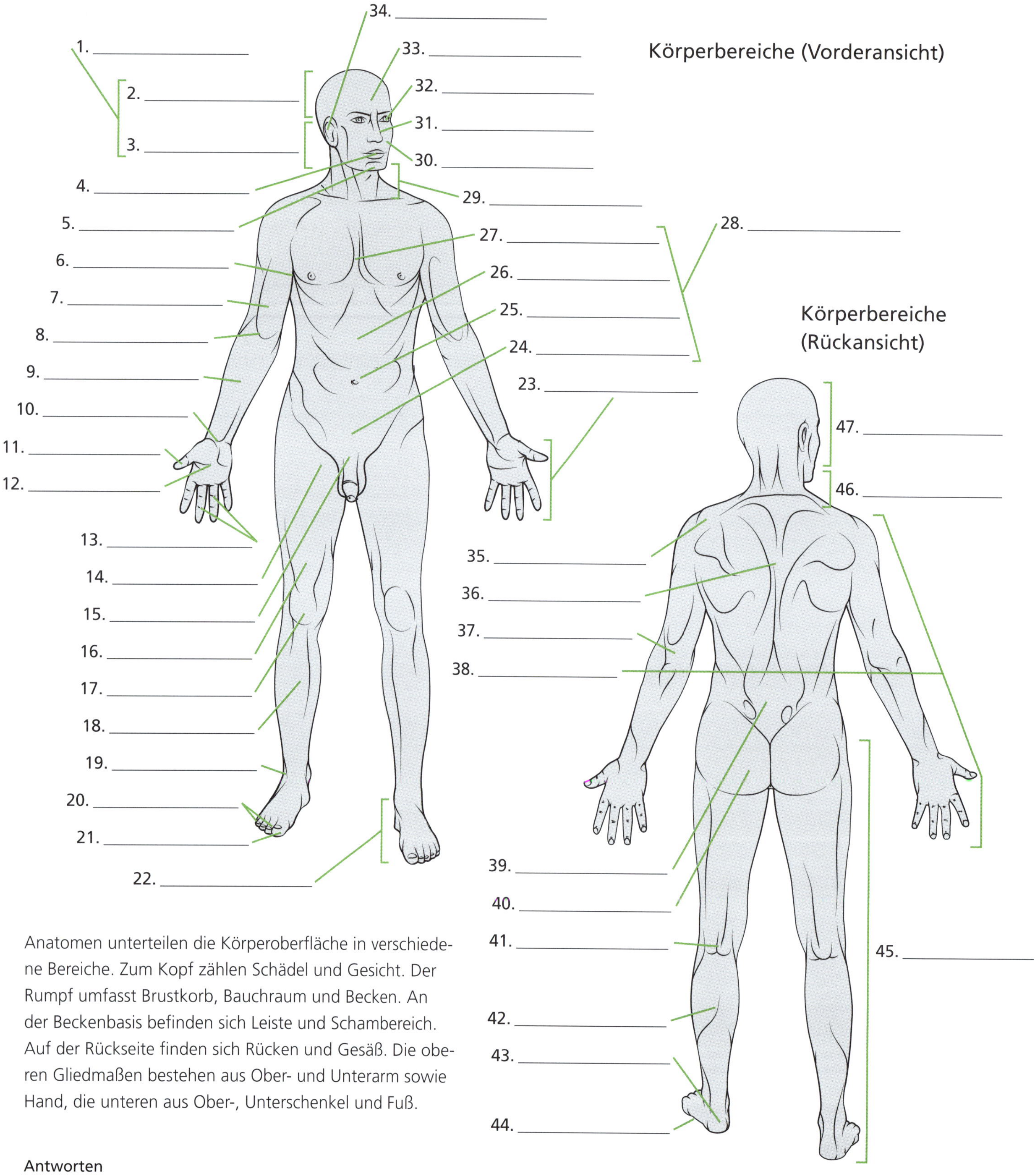

Anatomen unterteilen die Körperoberfläche in verschiedene Bereiche. Zum Kopf zählen Schädel und Gesicht. Der Rumpf umfasst Brustkorb, Bauchraum und Becken. An der Beckenbasis befinden sich Leiste und Schambereich. Auf der Rückseite finden sich Rücken und Gesäß. Die oberen Gliedmaßen bestehen aus Ober- und Unterarm sowie Hand, die unteren aus Ober-, Unterschenkel und Fuß.

Antworten

1. Kopf, 2. Schädel (kranial), 3. Gesicht (fazial), 4. Mund (oral), 5. Kinn (mental), 6. Achselhöhle (axillar), 7. Oberarm (brachial), 8. Ellenbogen (antekubital), 9. Unterarm (antebrachial), 10. Handgelenk (karpal), 11. Pollex (Daumen), 12. Handfläche (palmar), 13. Finger (digital oder phalangeal), 14. Leiste (inguinal), 15. Schambein (pubisch), 16. Oberschenkel (femoral), 17. Kniescheibe (patellar), 18. Unterschenkel (krural), 19. Tarsus (tarsal), 20. Finger (digital oder phalangeal), 21. großer Zeh (hallukal), 22. Fuß (pedal), 23. Hand, 24. Becken (pelvin), 25. Nabel (umbilikal), 26. Bauch (abdominal), 27. Brustkorb (thorakal), 28. Rumpf, 29. Hals (zervikal), 30. Wange (bukkal), 31. Nase (nasal), 32. Auge (okular), 33. Stirn (frontal), 34. Ohr (otogen), 35. Schulter (akromial), 36. Rücken (dorsal), 37. Ellenbogen (olecranal), 38. Arm, 39. unterer Rücken (lumbal), 40. Gesäß (gluteal), 41. Kniekehle (popliteal), 42. Wade (sural), 43. Ferse (calcanear), 44. Sohle (plantar), 45. Bein, 46. Hals (zervikal), 47. Kopf

Körperhöhlen sind Räume, in denen sich die inneren Organe (Eingeweide) befinden. Die wichtigsten sind die thorakale und die abdominopelvine Körperhöhle im Torso und die Schädelhöhle im Kopf. Die Brusthöhle enthält Herz, Lunge, Luftröhre und Speiseröhre. Die Bauch- und Beckenhöhle ist unterteilt in die Bauchhöhle mit dem größten Teil des Magen-Darm-Traktes, den Nieren und den Nebennieren; und die darunter gelegene Beckenhöhle mit Urogenitalsystem und Rektum. Die Schädelhöhle birgt das Gehirn und verläuft kaudal wie der Wirbelkanal.

Körperhöhlen (sagittale Ansicht)

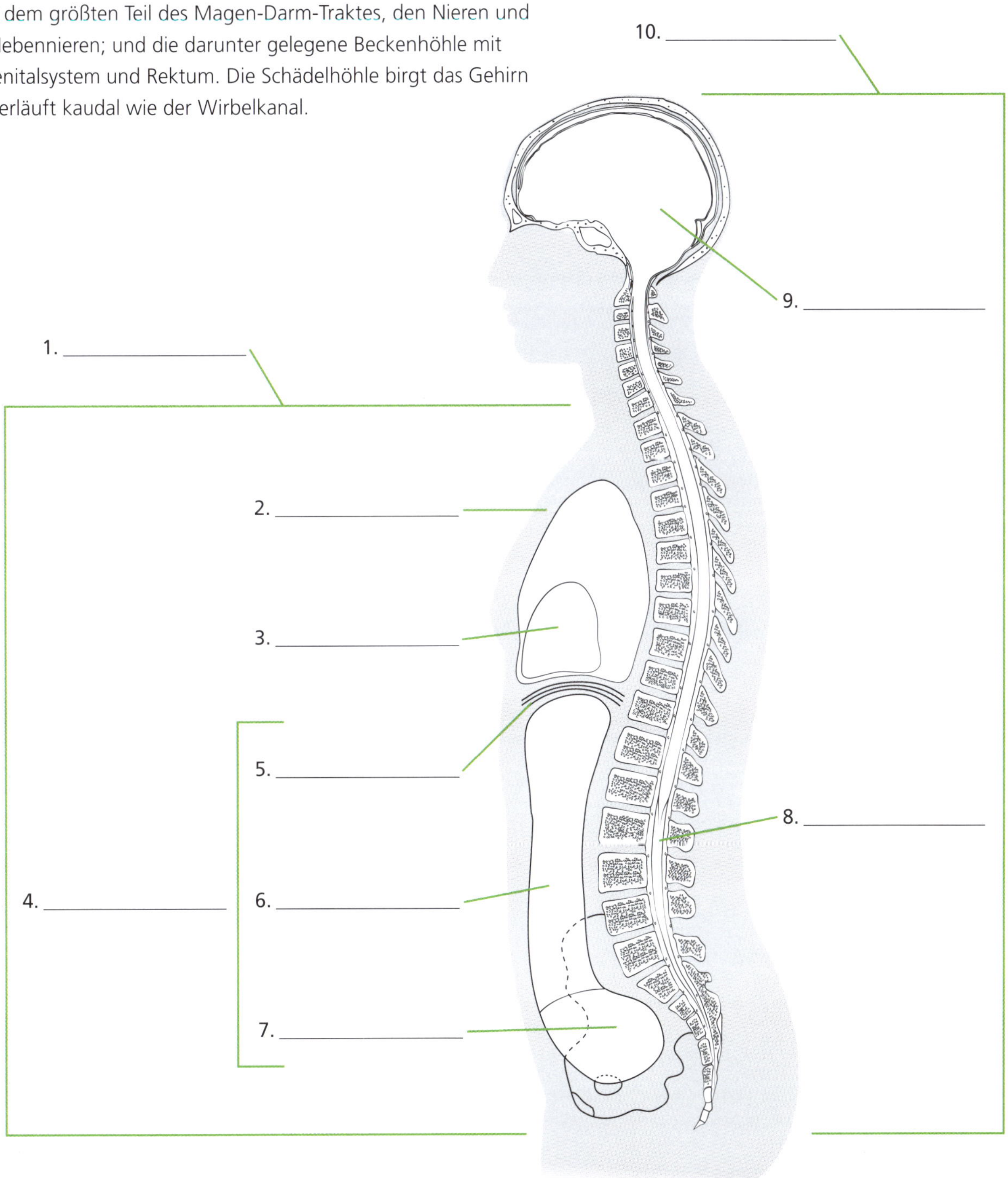

Antworten

1. ventrale Körperhöhlen, 2. thorakale Körperhöhle, 3. Perikardhöhle, 4. abdominopelvine Körperhöhle, 5. Zwerchfell, 6. Bauchhöhle, 7. Beckenhöhle, 8. Wirbelkanal, 9. Schädelhöhle, 10. dorsale Körperhöhlen

Ansichtsorientierung und anatomische Ebenen

Orientierungen und Beziehungen der Körperteile zueinander werden durch besondere Begriffe beschrieben. Körperschnitte werden als anatomische Ebenen dargestellt. Dabei handelt es sich um imaginäre Linien, vertikal oder horizontal, die in einer anatomischen Position durch den Körper gezogen werden (der Körper steht dabei aufrecht, Füße und Zehen nach vorn, Arme seitlich mit den Handflächen nach vorn gerichtet). Ein transversaler Schnitt (axial oder horizontal) verläuft von der einen Seite zur anderen und trennt obere und untere Körperbereiche. Ein koronaler (frontaler) Schnitt teilt den Körper in dorsale (posteriore oder hintere) und ventrale (anteriore oder vordere) Bereiche. Ein Sagittalschnitt trennt zuletzt die linke von der rechten Körperseite, wobei der midsagittale (mediane) Schnitt exakt mittig verläuft. Die Beziehungen der Körperteile zueinander werden als medial (zur Medianebene hin) oder lateral (von der Medianebene weg), als inferior (unterhalb) oder superior (oberhalb), als kranial (kopfwärts) oder kaudal (steißwärts), als anterior (ventral, bauchwärts) oder posterior (dorsal, rückenwärts) sowie als proximal (nahe einem Bezugspunkt) oder distal (weiter von einem Bezugspunkt entfernt) bezeichnet.

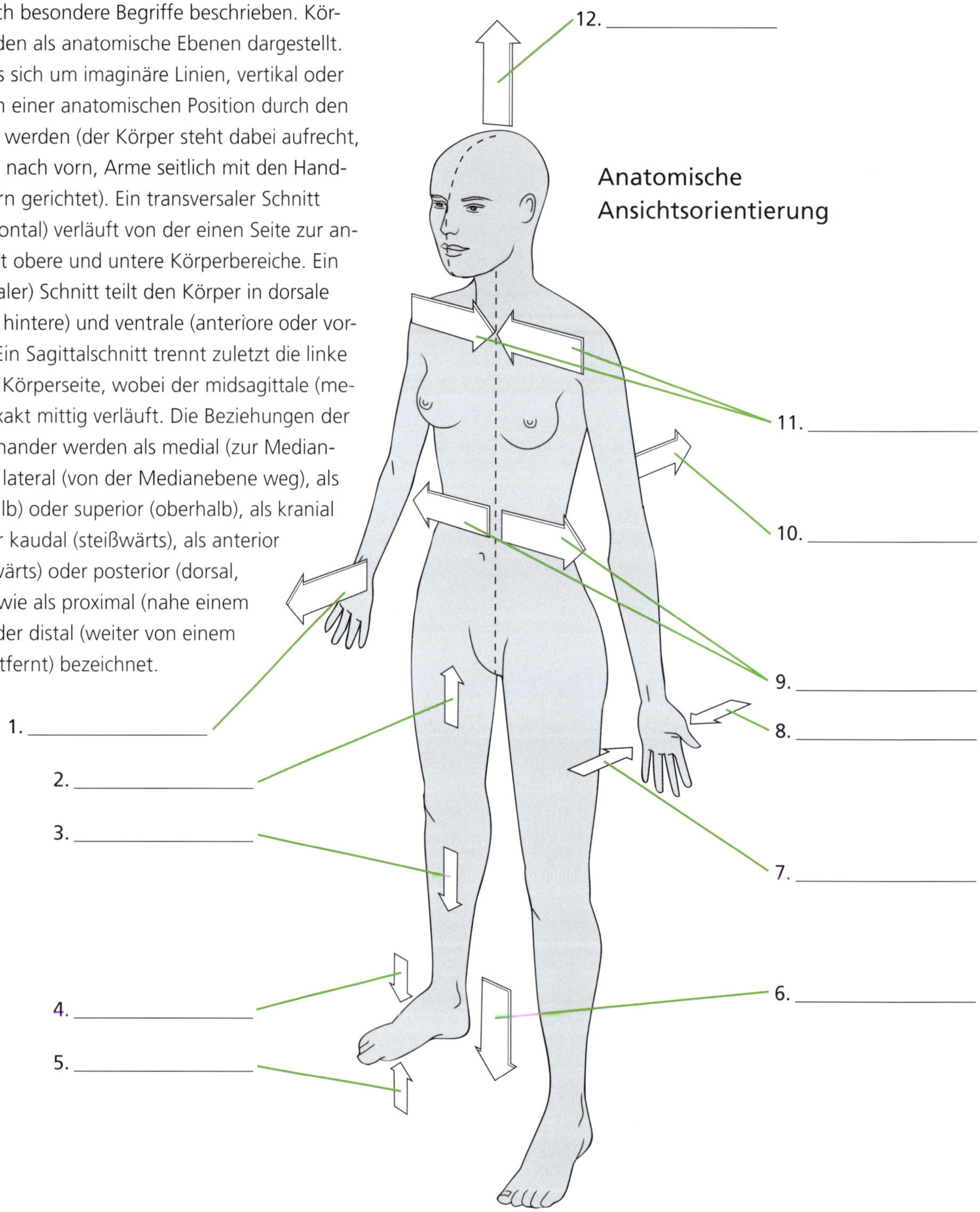

Antworten

1. anterior, 2. proximal, 3. distal, 4. dorsal, 5. plantar, 6. inferior, 7. palmar, 8. dorsal, 9. lateral, 10. posterior, 11. medial, 12. superior

Anatomische Ebenen

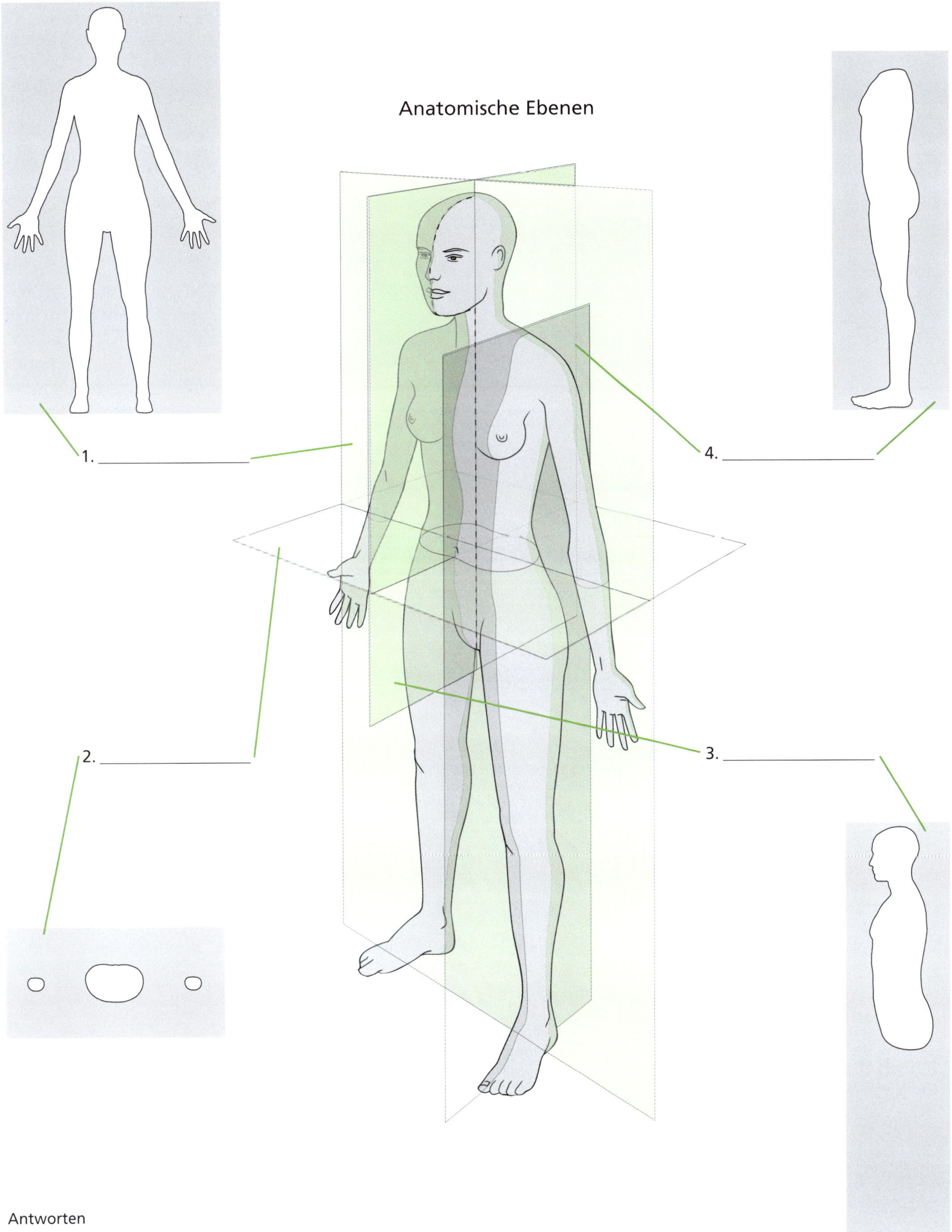

Antworten

1. frontale (koronale) Ebene, 2. transversale (axiale) Ebene, 3. sagittale (midsagittale) Ebene, 4. parasagittale Ebene

Zentrales und peripheres Nervensystem

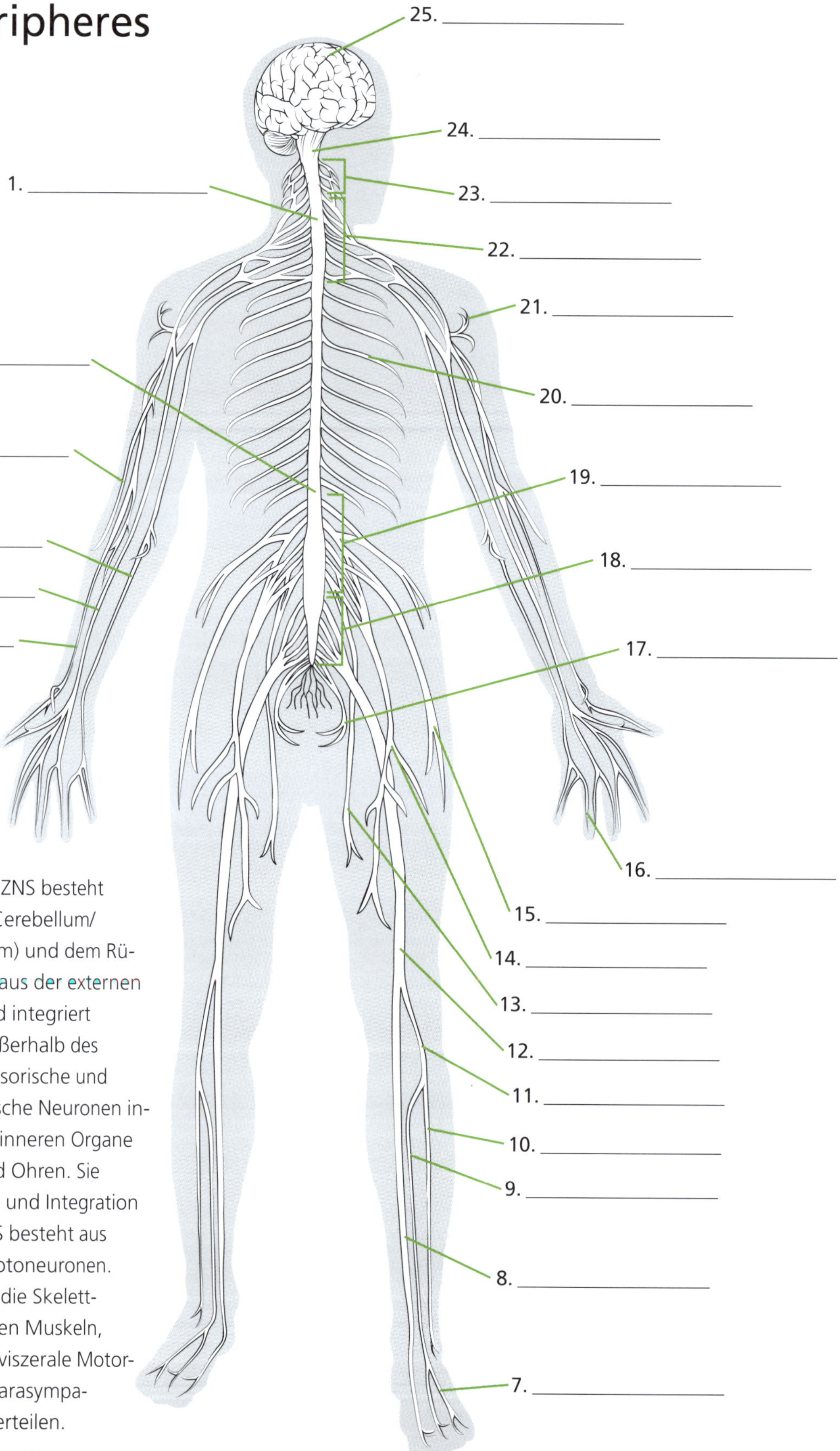

Das Nervensystem besteht aus Schaltkreisen, die die Verarbeitung und Weitergabe von Informationen beeinflussen. Das menschliche Nervensystem gliedert sich im Großen und Ganzen in das zentrale (ZNS) und das periphere Nervensystem (PNS). Das ZNS besteht aus dem Gehirn (Cerebrum/Großhirn, Cerebellum/Kleinhirn und Truncus cerebri/Hirnstamm) und dem Rückenmark. Es empfängt Informationen aus der externen und internen Umgebung, analysiert und integriert sie. Das PNS besteht aus Nerven, die außerhalb des ZNS verlaufen und lässt sich grob in sensorische und motorische Partien unterteilen. Sensorische Neuronen innervieren Rezeptoren auf der Haut, die inneren Organe und spezielle Strukturen wie Augen und Ohren. Sie senden Informationen zur Verarbeitung und Integration an das ZNS. Der motorische Teil des PNS besteht aus den somatischen und den viszeralen Motoneuronen. Somatische Motoneuronen innervieren die Skelettmuskeln, viszerale die Organe, die glatten Muskeln, den Herzmuskel sowie die Drüsen. Das viszerale Motorsystem lässt sich in das sympathische, parasympathische und enterale Nervensystem unterteilen.

Antworten

1. zervikale Rückenmarkserweiterung, 2. lumbosakrale Rückenmarkserweiterung, 3. Nervus musculocutaneus, 4. Nervus ulnaris, 5. Nervus medianus, 6. Nervus radialis, 7. Nervus plantaris, 8. Nervus tibialis posterior, 9. Nervus peroneus profundus, 10. Nervus peroneus superficialis, 11. Nervus fibularis communis, 12. Nervus ischiadicus, 13. Nervus obturatorius, 14. Nervus femoralis, 15. Nervus cutaneus femoris lateralis, 16. Nervus digitalis, 17. Nervus pudendus, 18. Plexus sacralis, 19. Lendengeflecht, 20. Nervus intercostalis, 21. Nervus axillaris, 22. Plexus brachialis, 23. Plexus cervicalis, 24. Medulla oblongata, 25. Hemisphäre

Komponenten des Nervensystems

Im PNS befinden sich die Neuronen in dichten Bündeln, den Ganglien, im ZNS sind sie in Gehirn und Rückenmark organisiert. Hier sind funktionell und strukturell verbundene Neuronen in kompakten Clustern, den sogenannten Kernen, angeordnet. Alternativ können sich Neuronen auch in Schichten anordnen, am markantesten im Cortex oder im Cerebellum (Kleinhirn). Der Cortex bedeckt die äußere Schicht des Cerebrum (Großhirn), und seine schichtartige Struktur ist in Windungen (Gyri, Sing. Gyrus) und Furchen (Sulci, Sing. Sulcus) angeordnet. Die Faltung vergrößert die Oberfläche des Cortex erheblich und erlaubt es, zusätzliche kortikale Strukturen im räumlich begrenzten Schädel unterzubringen.

Im ZNS werden die Axone von Neuronen in Strängen gebündelt. Im PNS nennt man diese gebündelten Axone Nerven. Histologisch wird das Nervengewebe grob in »graue« und »weiße« Substanz unterteilt. Graue Substanz sind Gewebe aus neuronalen Zellkörpern, Gliazellen und unmyelinisierte Axonen, weiße Substanz größtenteils Bündel von myelinisierten Axonen. Myelin erhöht die Geschwindigkeit der Signalübertragung signifikant.

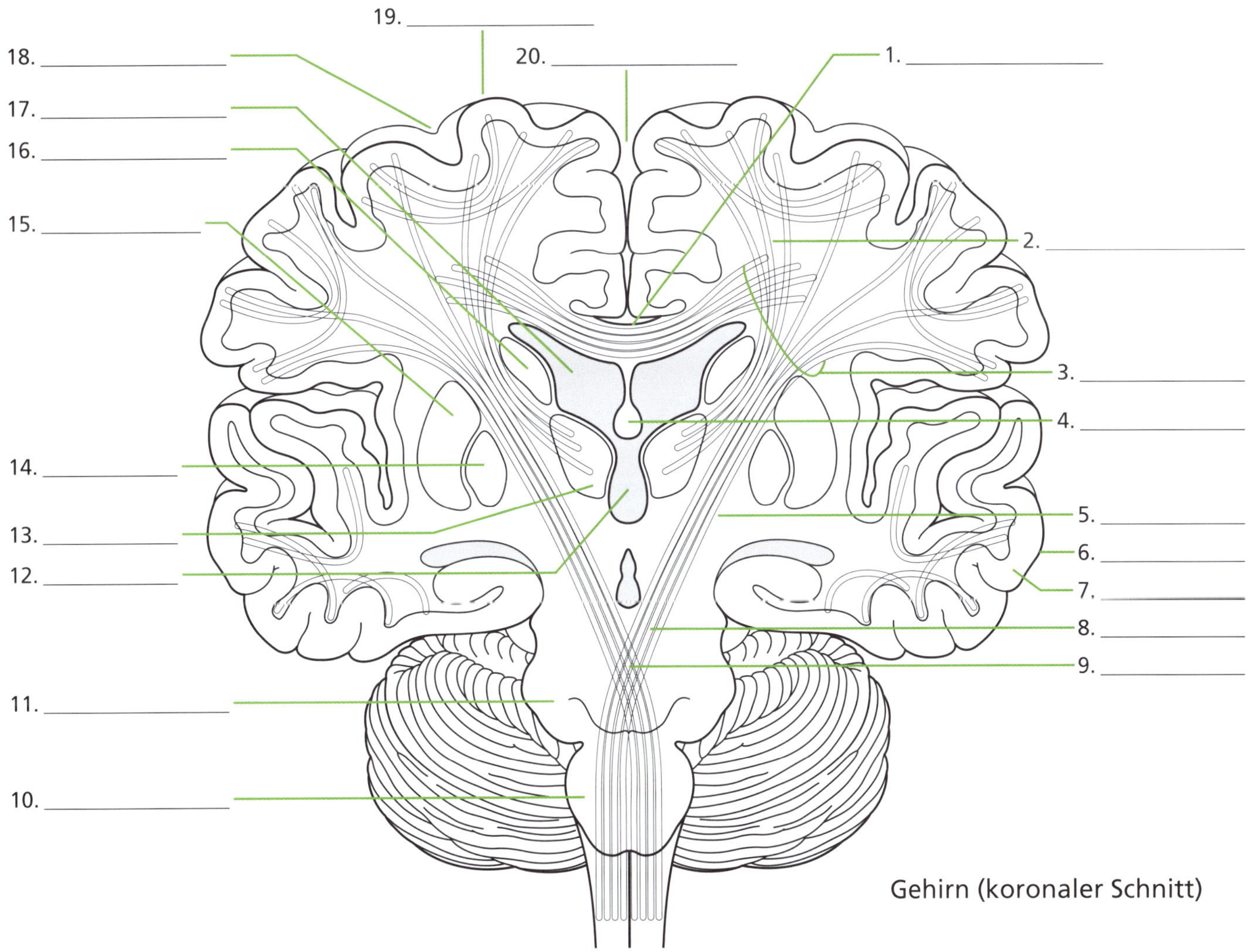

Gehirn (koronaler Schnitt)

Antworten

1. Corpus callosum, 2. Assoziationsfasern, 3. Corona radiata, 4. Fornix cerebri, 5. Capsula interna, 6. graue Substanz, 7. weiße Substanz, 8. Projektionsfasern, 9. Dekussation der Pyramiden, 10. Medulla oblongata, 11. Pons, 12. Ventriculus tertius cerebri, 13. Thalamus, 14. Globus pallidus, 15. Putamen, 16. Nucleus caudatus, 17. Ventriculi laterales, 18. Sulci, 19. Gyri, 20. Fissura longitudinalis cerebri

Terminologie für Richtungen im Nervensystem

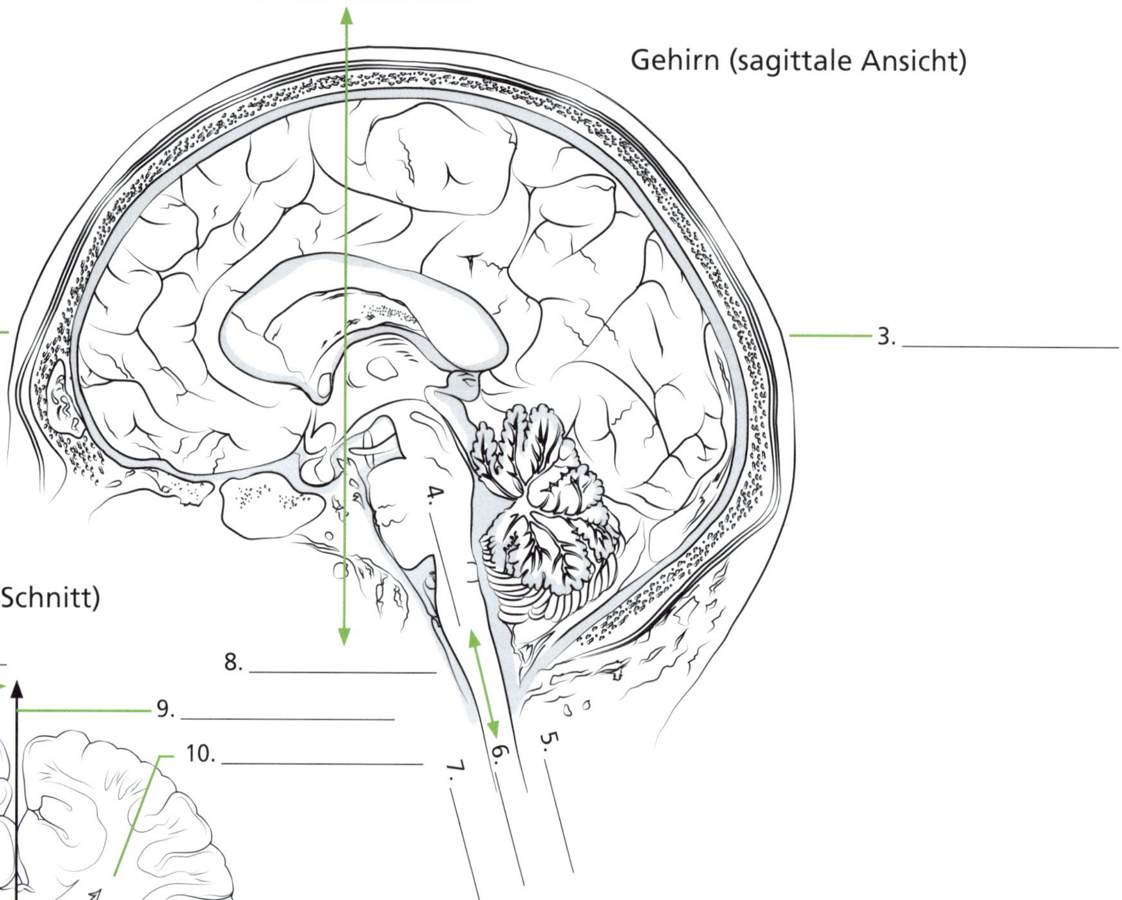

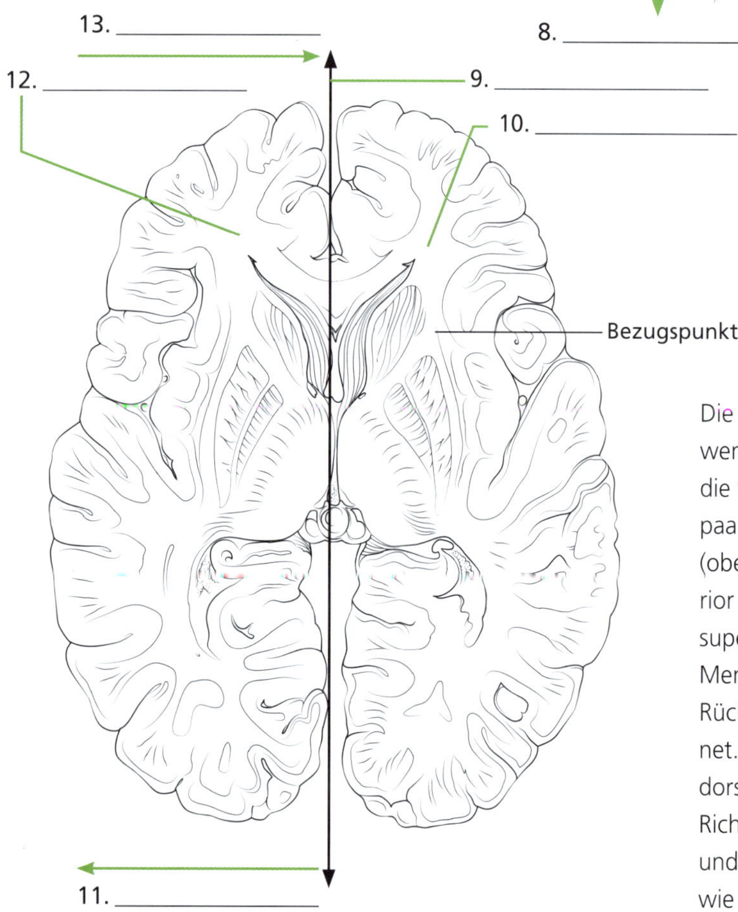

Die zur Beschreibung von Positionen des Nervensystems verwendete Terminologie ist im Wesentlichen die gleiche wie die für andere Körperteile. Richtungsbegriffe kommen oft paarweise vor, z. B. rostral (vorne) und kaudal (hinten), dorsal (oben) und ventral (unten). Im Gehirn sind anterior und posterior synonym mit rostral bzw. kaudal. In ähnlicher Weise sind superior und inferior synonym mit dorsal bzw. ventral. Da der Mensch zweibeinig ist, sind Truncus cerebri (Hirnstamm) und Rückenmark nahezu rechtwinklig zum restlichen ZNS angeordnet. Deshalb ist unterhalb des Mesencephalon (Mittelhirn) dorsal synonym mit posterior und ventral mit anterior. Andere Richtungsbegriffe sind medial (zur Mittellinie des Körpers hin) und lateral (von der Mitte weg), ipsilateral (auf derselben Seite wie ein Bezugspunkt) und kontralateral (gegenüber einem Bezugspunkt).

Antworten

1. rostral (anterior), 2. dorsal (superior), 3. kaudal (posterior), 4. rostral, 5. dorsal (posterior), 6. kaudal, 7. ventral (anterior), 8. ventral (inferior), 9. Medianebene, 10. ipsilateral, 11. lateral, 12. kontralateral, 13. medial

Schnittebenen

Standardebenen dienen der histologischen oder topografischen Analyse der Gehirnanatomie. Die Ebenen entsprechen den Gehirnhauptachsen und stehen rechtwinklig zueinander. Die koronale (auch frontale) Ebene bezieht sich auf Schnitte parallel zum Gesicht und teilt das Gehirn in anteriore und posteriore Schnitte. Die horizontale (auch transversale oder axiale) Ebene verläuft bei einer stehenden Person parallel zum Boden und schneidet das Gehirn in superiore und inferiore Partien. Die Sagittalebene teilt die beiden Hemisphären (Hirnhälften). Entsprechende Schnittebenen existieren für das Rückenmark.

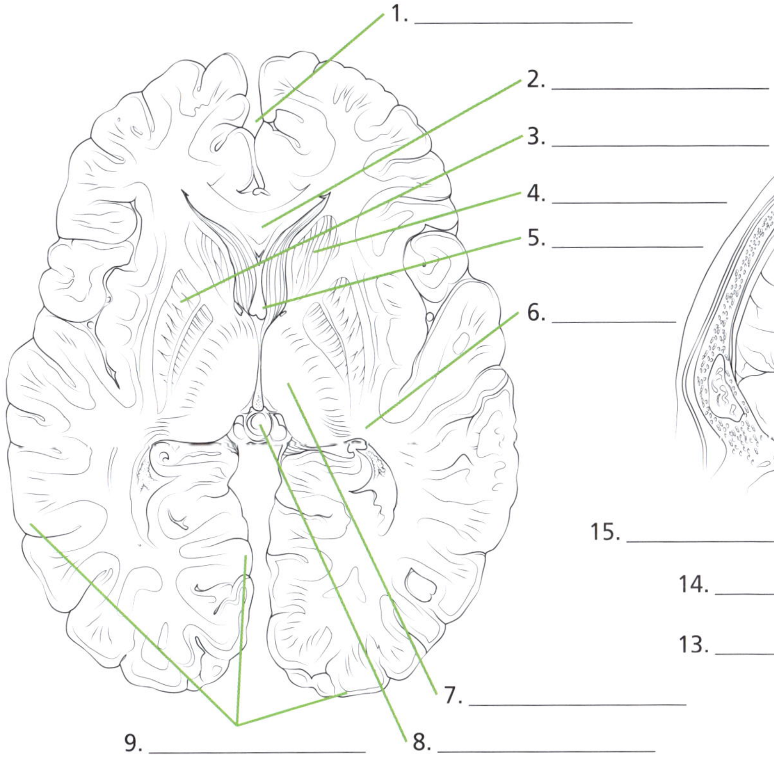

Gehirn (transversale Ansicht)

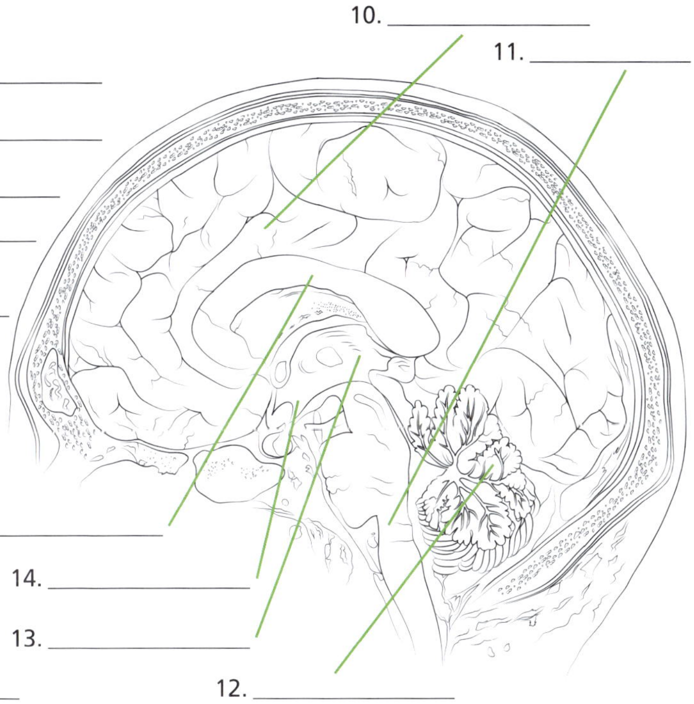

Gehirn (sagittale Ansicht)

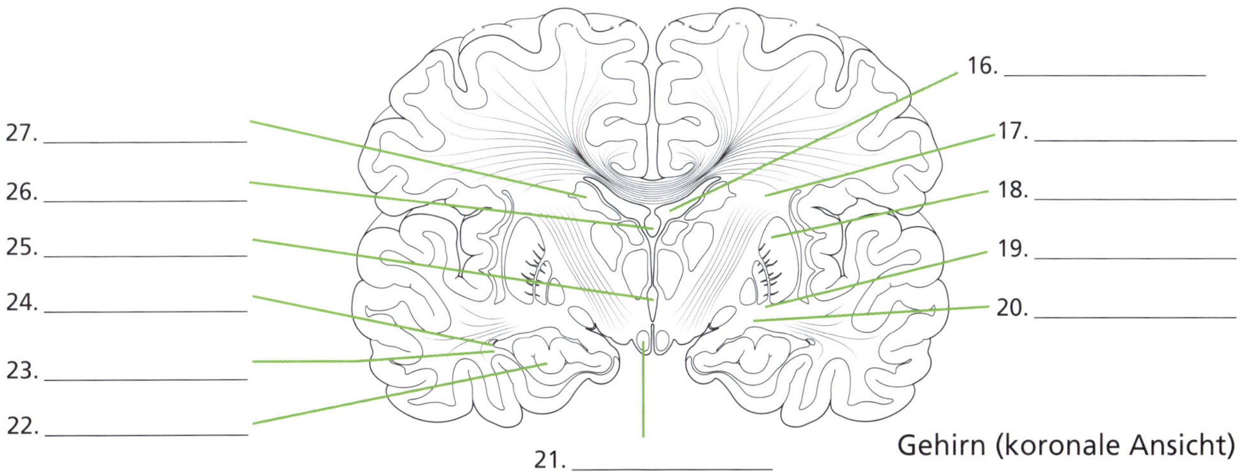

Gehirn (koronale Ansicht)

Antworten

1. Fissura sagittalis, 2. Corpus callosum, 3. Putamen, 4. Nucleus caudatus, 5. Fornix cerebri, 6. Globus pallidus, 7. Thalamus, 8. Epiphysis cerebri, 9. Cortex, 10. Cerebrum, 11. Truncus cerebri, 12. Cerebellum, 13. Thalamus, 14. Hypothalamus, 15. Corpus callosum, 16. Corpus callosum, 17. Nucleus caudatus, 18. Thalamus, 19. Putamen, 20. Globus pallidus, 21. Corpus mamillare, 22. Hippocampus, 23. Ventriculi laterales, 24. Schwanz des Nucleus caudatus, 25. Ventriculus tertius cerebri, 26. Fornix cerebri, 27. Ventriculi laterales

Hirnlappen (frontal, okzipital, parietal, temporal)

Das Cerebrum (Großhirn) ist der größte Teil des Gehirns und besteht aus der Cortex und subkortikalen Strukturen. Der Cortex ist in Lappen unterteilt, die mit bestimmten Funktionen assoziiert, aber nicht auf diese beschränkt sind. Anterior liegt der Frontallappen, begrenzt durch die Sulcus centralis (Zentralfurche). Er ist bedeutsam für kognitive Funktionen höherer Ordnung. Posterior zur Sulcus centralis folgt der Parietallappen; er ist wichtig für die Verarbeitung von sensorischen und visuellen Informationen höherer Ordnung. Die Temporallappen liegen beidseitig des Gehirns unter den Frontal- und Parietallappen und sind von diesen durch die Fissura lateralis (Sylvische Furche) getrennt. Die Temporallappen sind an der Verarbeitung von auditorischen und visuellen Informationen höherer Ordnung beteiligt. Die Insula (Inselrinde) liegt unter den Frontal- und Temporallappen und ist von der Hirnoberfläche aus nicht sichtbar. Sie hat an vielen Funktionen des Bewusstseins, der Kognition und der Regulation der Homöostase teil. Ganz posterior liegt der Okzipitallappen. Er wird vom Parietallappen etwas willkürlich durch eine Linie getrennt, die vom Sulcus parietooccipitalis bis zur präokzipitalen Kerbe verläuft, und ist intensiv an der Verarbeitung von visuellen Informationen beteiligt.

Hirnlappen (laterale Ansicht)

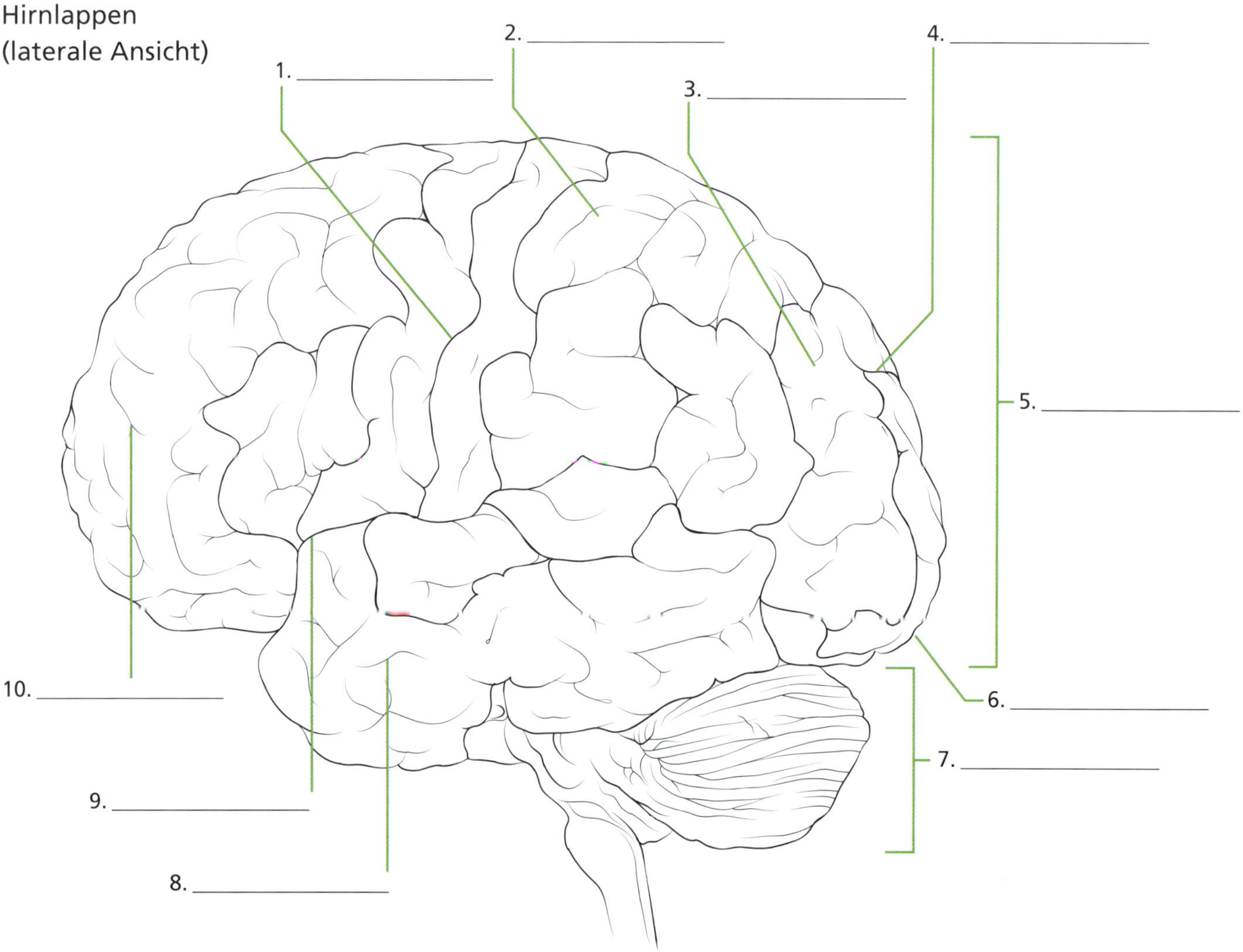

Antworten

1. Sulcus centralis, 2. Parietallappen, 3. Okzipitallappen, 4. Sulcus parietooccipitalis, 5. Cerebrum, 6. präokzipitale Kerbe, 7. Cerebellum, 8. Temporallappen, 9. Fissura lateralis, 10. Frontallappen

Hemisphären (Hirnhälften)

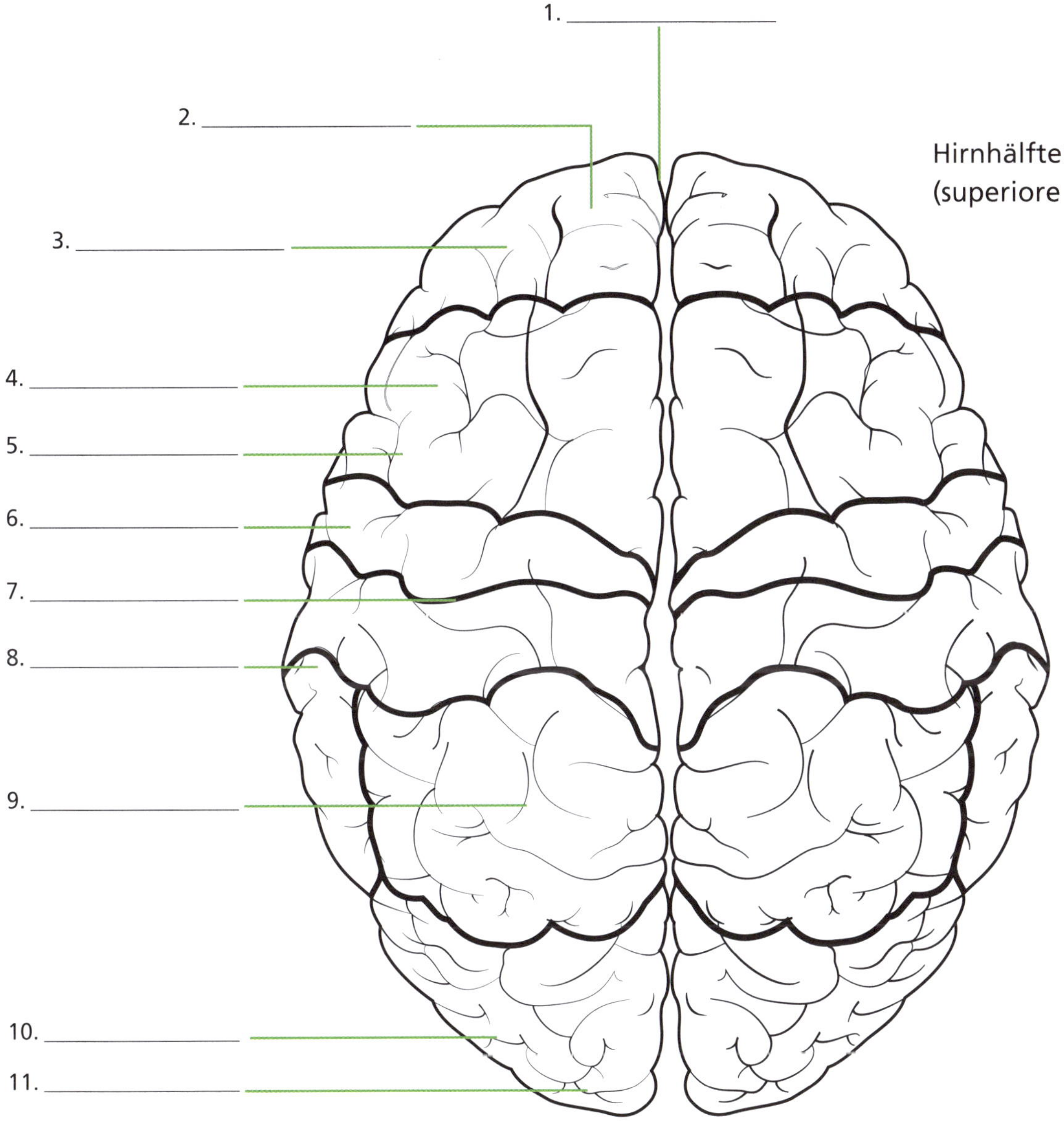

Hirnhälften
(superiore Ansicht)

Das menschliche Gehirn wird durch eine tiefe Einkerbung, die Fissura longitudinalis (Längsfurche), die entlang der Sagittalebene verläuft, in zwei Hemisphären geteilt. Sie sind durch eine Struktur aus weißer Substanz, dem Corpus callosum, miteinander verbunden. Die Oberfläche jeder Hemisphäre ist von den Gyri (Biegungen) und Sulci (Furchen) des Cortex bedeckt. Die makroskopische Struktur und Organisation der Hemisphären ist grundsätzlich relativ ähnlich, es gibt jedoch durchaus Unterschiede. So befinden sich zwei für die Sprache wichtige kortikale Bereiche, das Broca und das Wernicke-Areal, nur auf der linken Hemisphäre, und tatsächlich bestimmt die linke Hemisphäre überwiegend die Sprachverarbeitung und -produktion. Die meisten kognitiven Funktionen werden aber von beiden Hemisphären erbracht.

Antworten

1. Fissura longitudinalis, 2. Frontallappen, 3. Sulcus frontalis superior, 4. Gyrus frontalis medius, 5. Sulcus praecentralis, 6. Sulcus centralis, 7. Gyrus postcentralis, 8. Sulcus postcentralis, 9. Parietallappen, 10. Sulcus lunatus, 11. Okzipitallappen

Aufteilung des Gehirns

Basierend auf der Embryonalentwicklung des ZNS kann das Gehirn in Vorderhirn (Prosencephalon), Mittelhirn (Mesencephalon) und Rautenhirn (Rhombencephalon) unterteilt werden. Das Prosencephalon wird weiter in Diencephalon (Zwischenhirn) und Cerebrum (Großhirn) unterteilt. Das auffälligste Merkmal des Diencephalon ist der Thalamus. Andere wichtige Diencephalon-Strukturen sind der Hypothalamus und die Hypophyse. Aus Cerebrum gehen Cortex, Corpus callosum und viele subkortikale Strukturen hervor, z. B. die meisten Basalganglien und das limbische System. Das Mesencephalon liegt kaudal zum Thalamus. Seine dorsale Oberfläche definieren die Colliculi inferiores und superiores, zusammen Tectum (Mittelhirndach) genannt, den Rest bildet der Pedunculus cerebralis (Hirnstiel). Das Rhombencephalon wird weiter in Metencephalon (Hinterhirn) und Myelencephalon (Markhirn) unterteilt. Letzteres bildet die Medulla oblongata, Ersteres den Pons und das Cerebellum (Kleinhirn). Der Pons liegt kaudal zum Mesencephalon, das Cerebellum inferior zum Okzipitallappen. Rhombencephalon und Mesencephalon (ohne Cerebellum) bilden den Truncus cerebri (Hirnstamm).

Teile des Gehirns (sagittaler Schnitt)

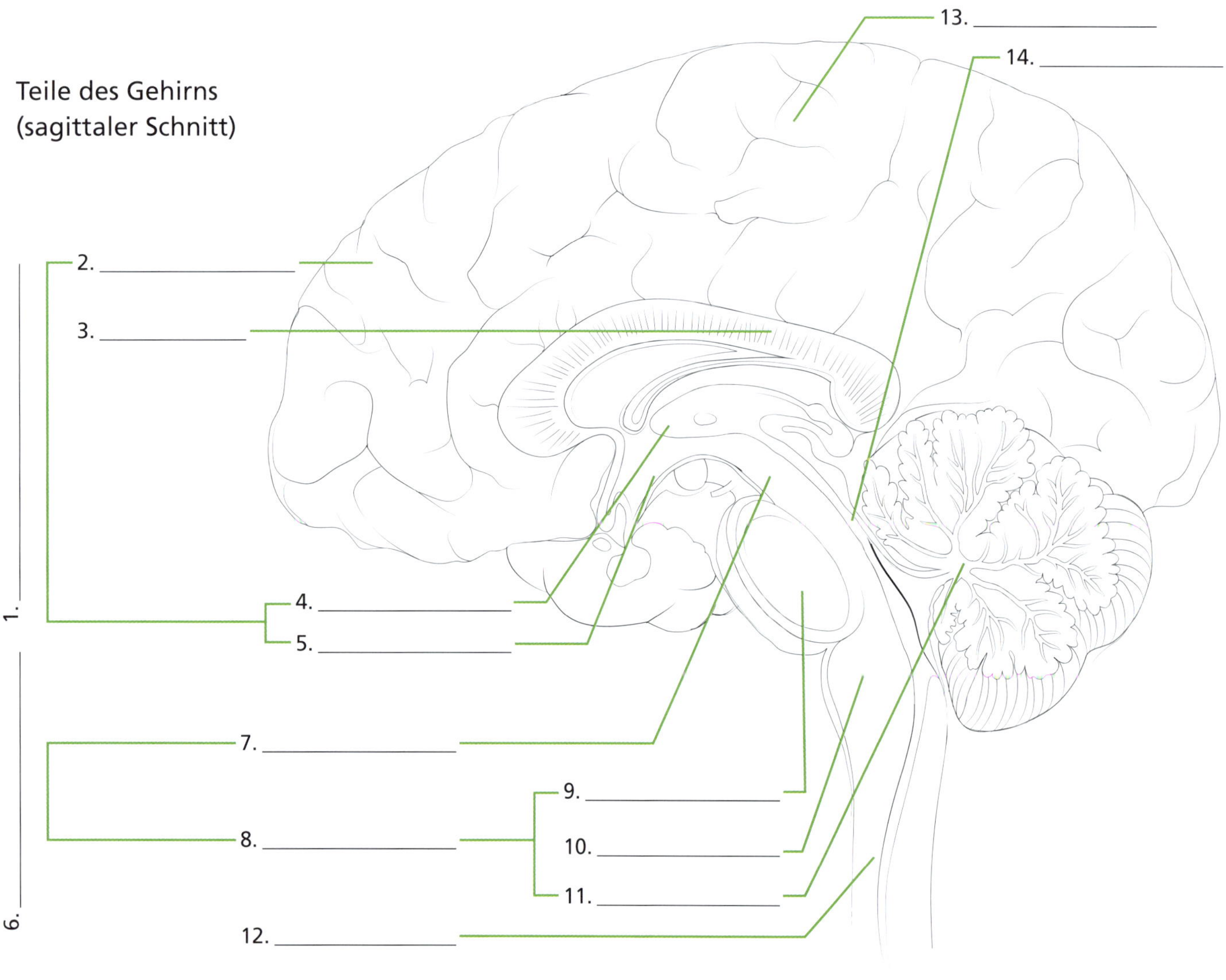

Antworten

1. Prosencephalon, 2. Cerebrum, 3. Corpus callosum, 4. Thalamus, 5. Hypothalamus, 6. Truncus cerebri, 7. Mesencephalon, 8. Rhombencephalon, 9. Pons, 10. Medulla oblongata, 11. Cerebellum, 12. Rückenmark, 13. Hemisphäre, 14. Aquaeductus cerebri

Neuron (Übersicht)

Das Neuron ist die Basiseinheit der Informationsverarbeitung im ZNS. Es besteht aus einem Zellkörper (Soma) mit verschiedenen Organellen, einschließlich des Zellkerns, sowie einem oder mehreren Zellfortsätzen. Es gibt zwei Arten von Fortsätzen, Axone und Dendriten.

Dendriten bilden ausgedehnte Verästelungen, die als Bäume bezeichnet werden und mehrere Millimeter lang sein können. An speziellen Knotenpunkten, den Synapsen, empfangen Dendriten Signale von anderen Neuronen. Synapsen bilden sich entweder direkt auf dendritischen Membranen oder auf kleinen Auswüchsen, den dendritischen Dornen.

Axone entstehen aus einem Auswuchs auf dem Soma, dem Axonhügel. Die meisten Neuronen haben nur ein Axon, das Informationen vom Soma weiterleitet. Manchmal werden Axone von der fetthaltigen Isoliersubstanz Myelin umhüllt. Myelin wird von Oligodendrozyten produziert, einer Art Gliazellen, die sich um die Axone legen. Die Myelinscheide weist in regelmäßigen Abständen Lücken auf, die sogenannten Ranvier-Schnürringe. Sie ermöglichen eine schnelle Art der Signalleitung, die als saltatorisch bezeichnet wird. Axone enden in Axonterminalen mit spezialisierten Domänen, den Endknöpfchen. Hier erfolgt der Informationstransfer auf Dendriten anderer Neuronen.

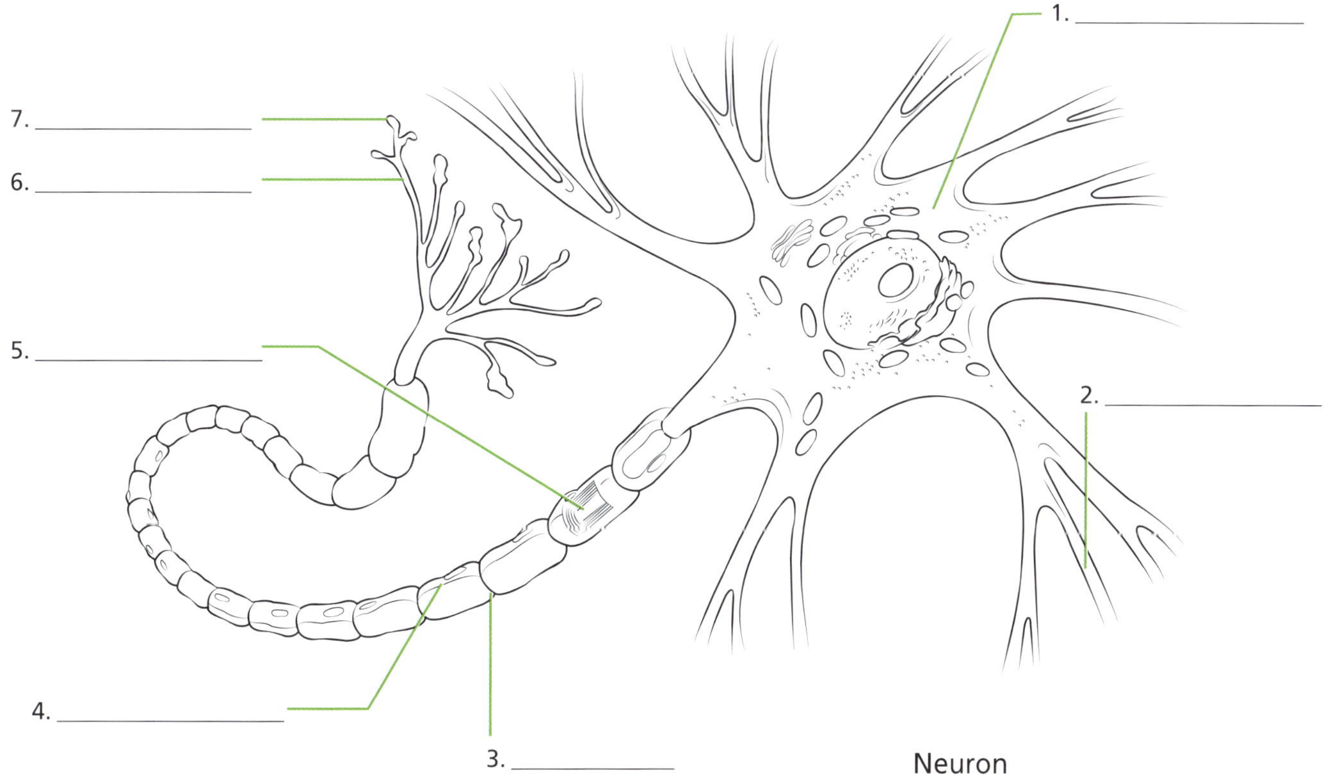

Neuron

Antworten

1. Soma, 2. Dendrit, 3. Ranvier-Schnürring, 4. Myelinscheide, 5. Axon, 6. Axonterminal, 7. Endknöpfchen

Klassifizierung von Neuronen

Es gibt viele verschiedene Arten von Neuronen im Nervensystem, die sich in ihrer Struktur, Funktion und Genexpression unterscheiden. Allgemein können Neuronen nach ihrer Anatomie oder nach ihrer Funktion klassifiziert werden.

Die anatomische Klassifizierung erfolgt nach ihrem Aussehen. Pseudounipolare Neuronen haben zwei Fortsätze, die während der Entwicklung zu einem verschmelzen. Ausgehend vom Soma bildet der Fortsatz zentrale und periphere Zweige. Zentrale Zweige besitzen sekretorische Funktionen, periphere Zweige sensorische.

Bipolare Neuronen haben zwei Fortsätze: einen Dendriten und ein Axon. Die Fortsätze liegen auf gegenüberliegenden Seiten des Soma, ähnlich einer Spindel. Diese Art von Neuronen kommt in bestimmten Bereichen des Nervensystems vor und hat sensorische Funktionen.

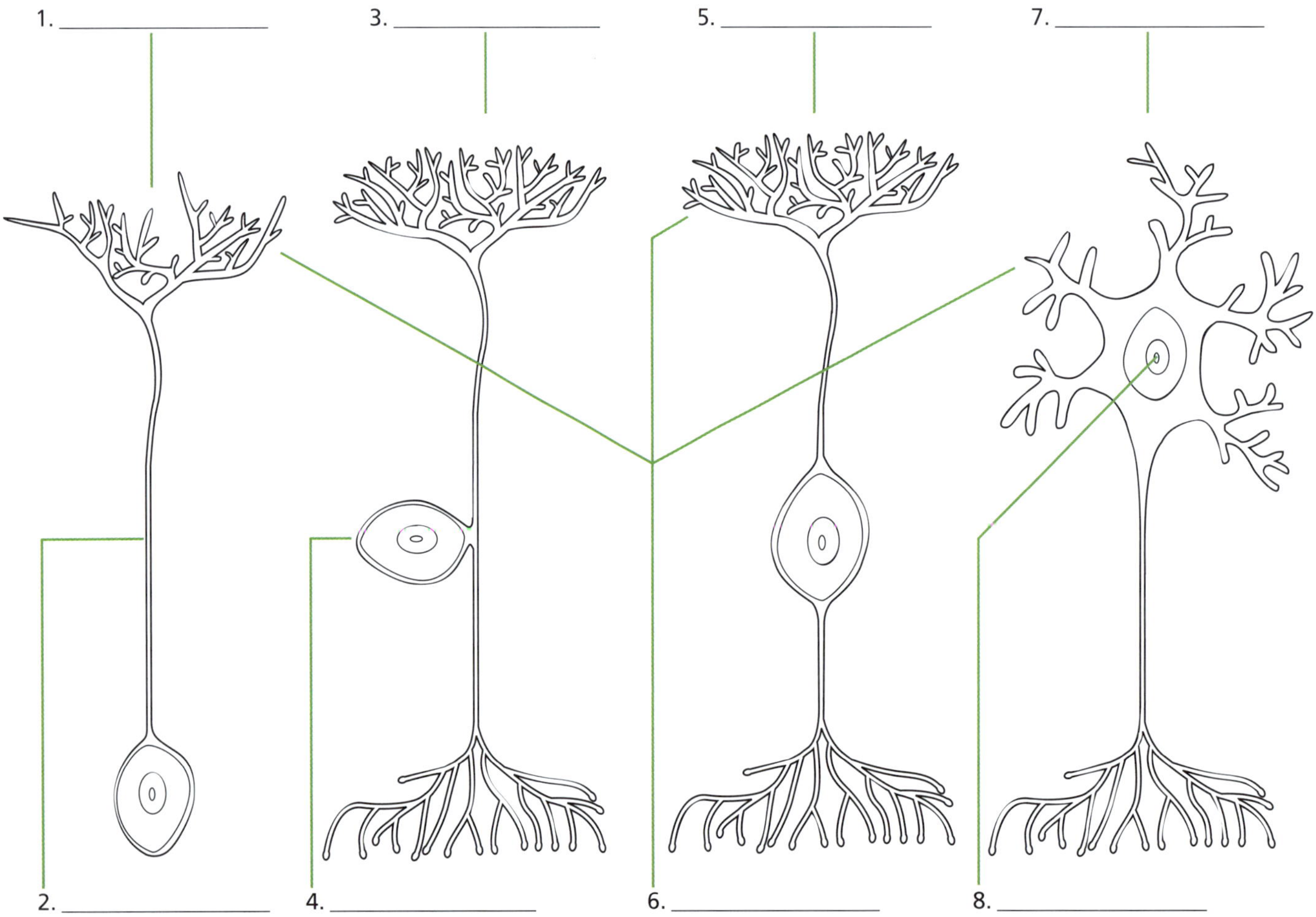

Neuronenarten (strukturell)

Antworten

1. unipolares Neuron, 2. Axon, 3. pseudounipolares Neuron, 4. Soma, 5. bipolares Neuron, 6. Dendriten, 7. multipolares Neuron, 8. Nucleus

Multipolare Neuronen sind die häufigste Art von Neuronen im ZNS. Sie haben ein Axon und zwei oder mehr Dendriten und sind morphologisch sehr vielfältig. Die anatomische Klassifizierung erfolgt anhand der Baum- oder Somastruktur (z. B. die radial verzweigten Dendriten von Starburst-Zellen oder das große dreieckige Soma von Pyramidenzellen).

Neuronen können auch nach ihrer Funktion klassifiziert werden, d. h. nach der Richtung, in der sie Nervenimpulse relativ zum ZNS weitergeben. Afferente sensorische Neuronen übertragen Signale von den Sinnesorganen an das Rückenmark und das Gehirn.

Efferente Motoneuronen leiten Signale vom ZNS weg zu den Effektoren wie Muskeln oder Organe.

Interneuronen sind die weitaus am häufigsten vorkommende Neuronenart im ZNS. Interneuronen integrieren und transformieren eingehende sensorische Informationen und geben entsprechende Signale an motorische Neuronen weiter. Eine funktionelle Klassifizierung kann auch anhand unterschiedlicher Reaktionen auf Stimulationen erfolgen (z. B. relative Reaktionsgeschwindigkeit, transiente oder dauerhafte Reaktion).

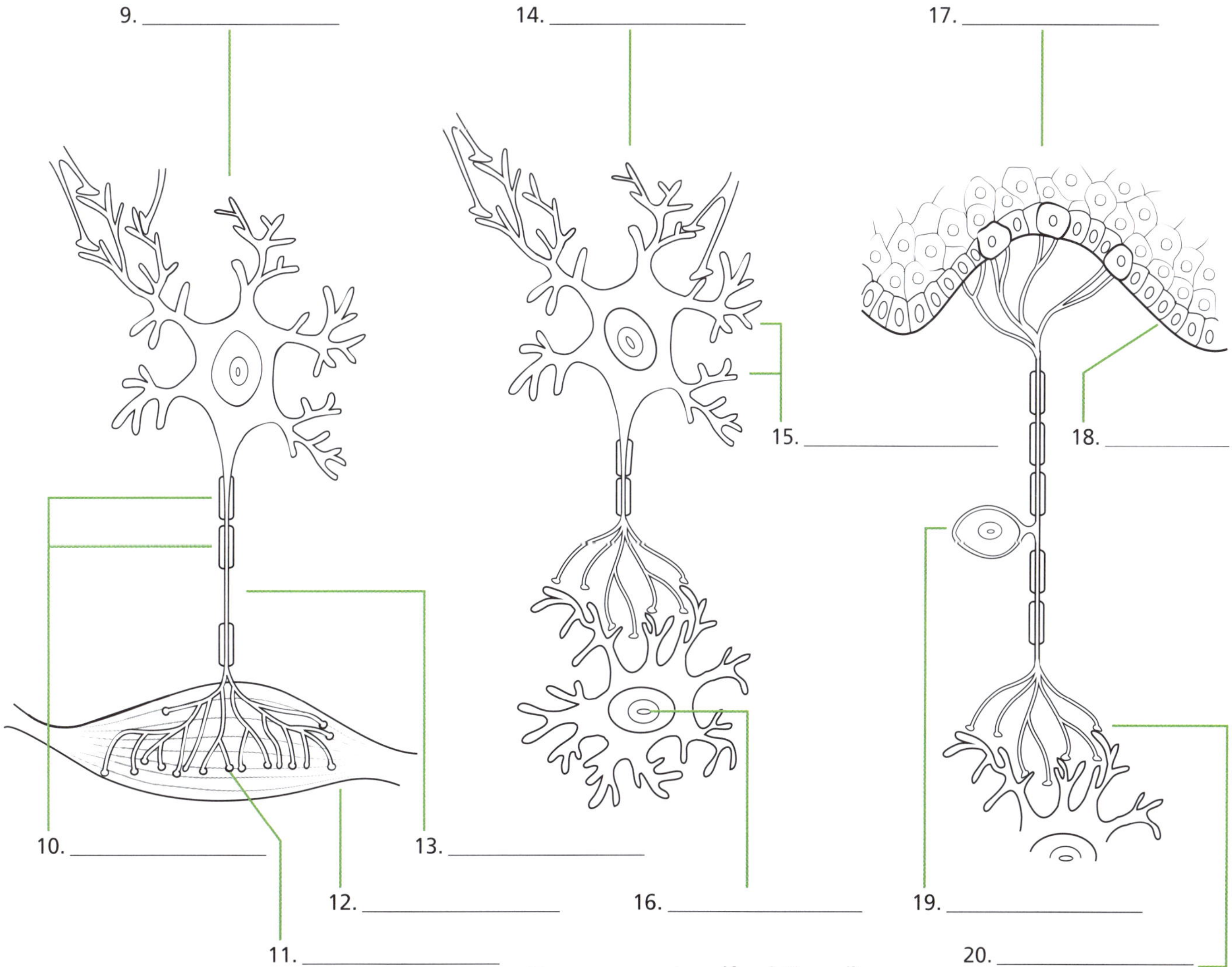

Neuronenarten (funktional)

Antworten

9. Motoneuron, 10. Myelinscheide, 11. Endknöpfchen, 12. Muskel, 13. Axon, 14. Interneuron, 15. dendritischer Baum, 16. Nucleus, 17. sensorisches Neuron, 18. Haut, 19. Soma (oder Zellkörper), 20. Synapsen

Ultrastruktur eines typischen Neurons

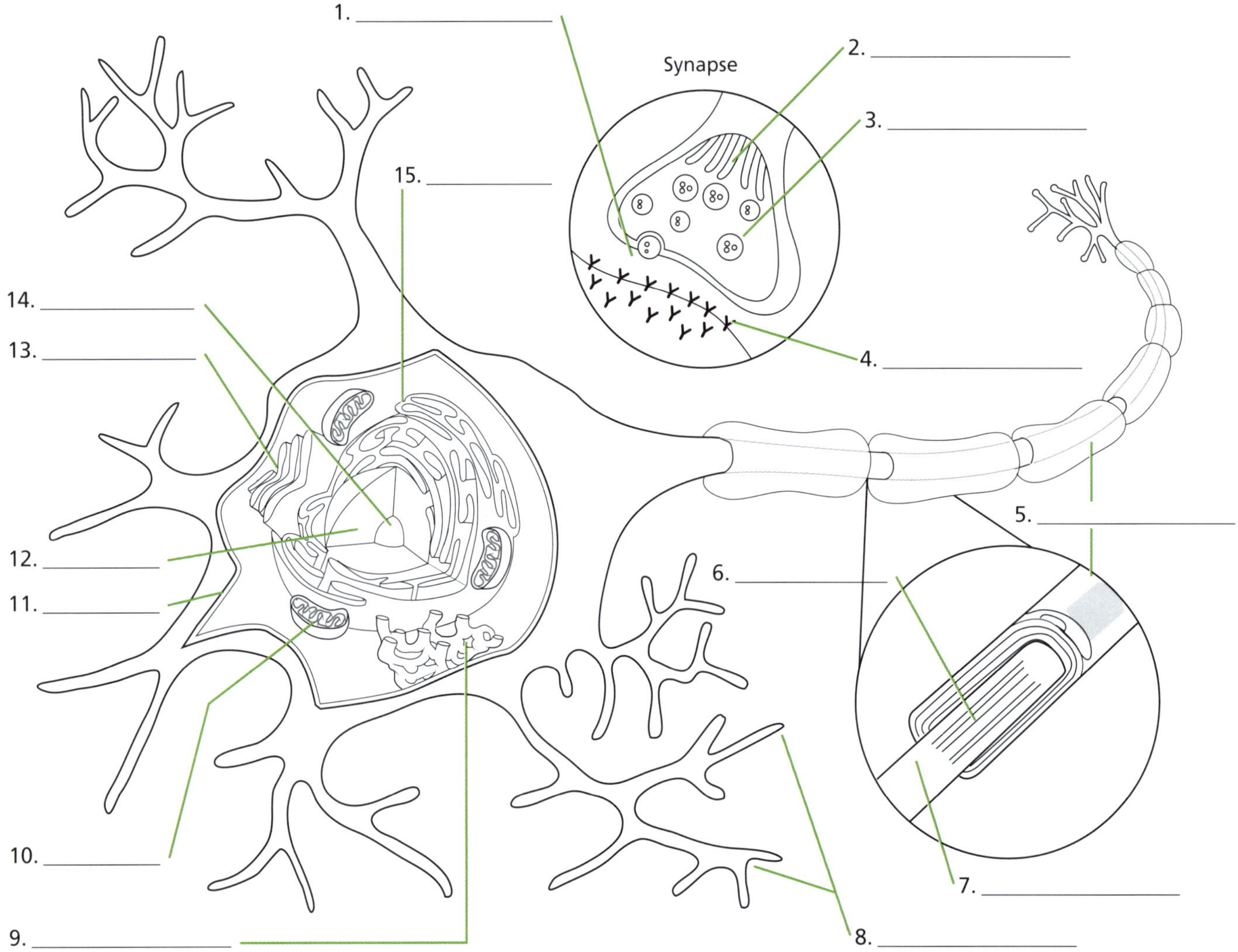

Neuronen sind von einer semipermeablen, zweischichtigen Phospholipidmembran umhüllt. Sie dient als Ionenbarriere und enthält viele Proteine zur Detektion und Sekretion von Neurotransmittern. Andere Proteine regulieren den Ein- und Ausfluss von Ionen in Abhängigkeit von ein- und ausgehenden neuronalen Signalen.

Die Mitochondrien befinden sich in der Regel in den metabolisch aktivsten Bereichen, z. B. den Endknöpfchen, um die Neurotransmittersekretion aus synaptischen Vesikeln zu unterstützen. Dies ist ein Paradebeispiel für eine Exozytose, bei der membranumhüllte Vesikel mit der Zellmembran verschmelzen und ihren Inhalt an die Zelloberfläche abgeben.

In der Regel werden die Produkte der Proteinsynthese auf Mikrotubuli, die in einer Matrix aus Mikrofilamenten eingebettet sind, über das Axon und die Dendriten in die Zellfortsätze hineintransportiert. Einige Proteine, vor allem solche, die der Aufrechterhaltung der synaptischen Plastizität dienen, können lokal in Axon und Endknöpfchen synthetisiert werden. Mikrotubuli sind Teil des neuronalen Zytoskeletts.

Antworten

1. synaptischer Spalt, 2. Mikrotubulus, 3. synaptischer Vesikel, 4. Rezeptor, 5. Myelinscheide, 6. Mikrotubulus, 7. Axon, 8. Dendriten, 9. glattes Endoplasmatisches Retikulum, 10. Mitochondrium, 11. neuronale Membran, 12. Nucleus, 13. Golgi-Apparat, 14. Nukleolus, 15. raues Endoplasmatisches Retikulum

Abgestuftes Potential

Im Ruhezustand besteht zwischen den beiden Seiten der Neuronenmembran ein Unterschied im elektrischen Potential (Spannung), das Ruhepotential. Es beruht auf der ungleichen Ionenverteilung inner- und außerhalb der Neuronen, wodurch ein elektrochemischer Gradient entsteht. Die wichtigsten zum Ruhepotential beitragenden Ionen sind Natrium-(Na^+-), Kalium-(K^+-) und Chlorid-(Cl^--)Ionen, die die Membran nur durch spezielle Proteinkanäle passieren können. Neuronen verbrauchen Energie, um Ionen entgegen ihren elektrochemischen Gradienten zu pumpen und das Ruhepotential aufrechtzuerhalten. Na^+ konzentriert sich auf der Zellaußenseite, K^+ und Cl^- auf der Innenseite. Bei den meisten Neuronen beträgt das Ruhepotential etwa -70 mV.

Neurotransmitter stimulieren oder hemmen Neuronen, indem sie bestimmte Ionenkanäle öffnen oder schließen. Dies führt zu lokal abgestuften Veränderungen des Membranpotentials, das mit der Reizintensität korreliert und die Membran depolarisiert (das Neuron anregt) oder hyperpolarisiert (hemmt). Mit zunehmender lateral zurückgelegter Strecke entlang der Membran nehmen abgestufte Potentiale ab.

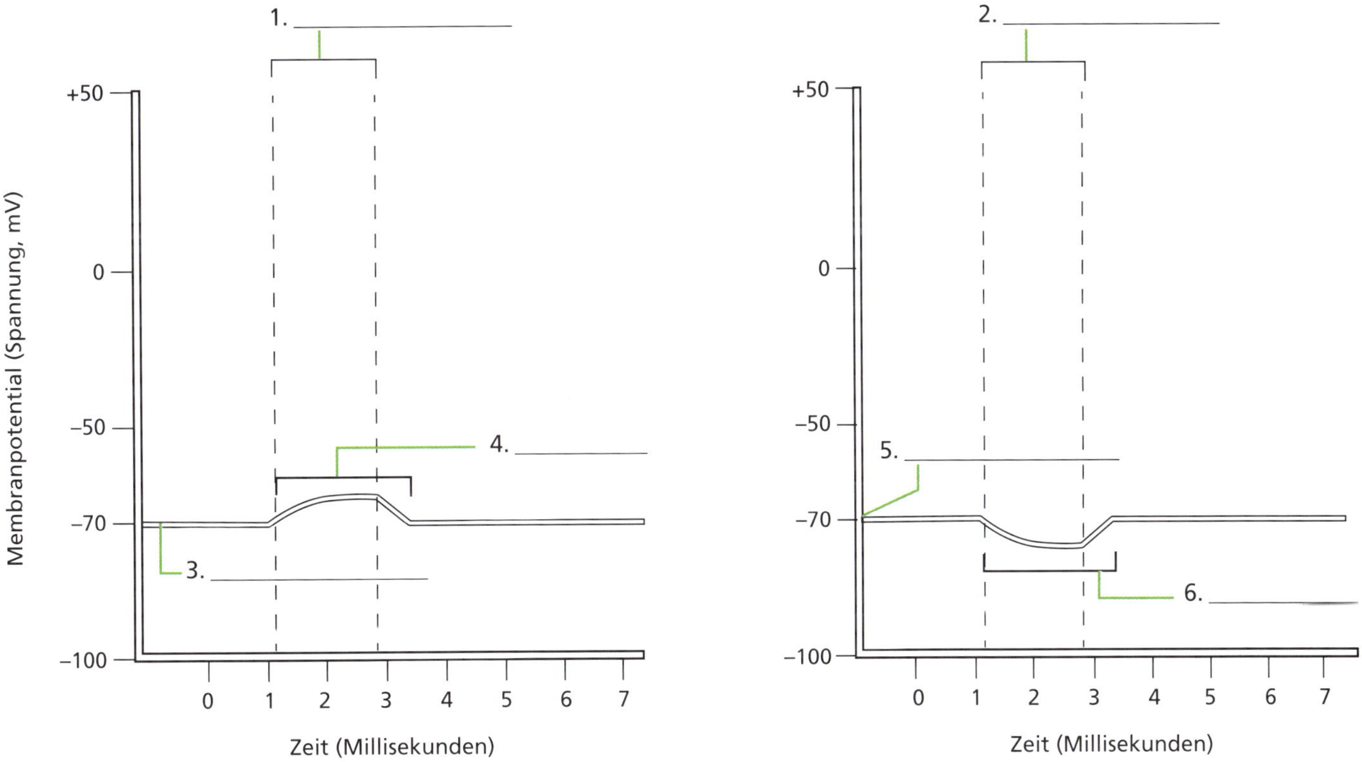

Spannungsverläufe mit abgestuftem Potential

Antworten

1. depolarisierender Reiz, 2. hyperpolarisierender Reiz, 3. Ruhepotential, 4. Depolarisation, 5. Ruhepotential, 6. Hyperpolarisation

Aktionspotential

Aktionspotentiale, auch Spikes genannt, sind Signale, die sich im Axon eines Neurons aktiv ausbreiten. Lokale Veränderungen des Membranpotentials breiten sich auf dem Axonhügel aus, wo sie raumzeitlich zusammengefasst werden. Wenn sie in der Summe einen bestimmten Schwellenwert erreichen und zu einer ausreichenden Depolarisation führen, reagiert das Neuron mit der Öffnung spannungsabhängiger Ionenkanäle und feuert ein Aktionspotential. Im Gegensatz zu abgestuften Potentialen folgen Aktionspotentiale dem Alles-oder-nichts-Prinzip (digital) und breiten sich ohne Abklingen der Amplitude aus.

Aktionspotentiale entstehen durch aufeinanderfolgende Permeabilitätsveränderungen von Na^+- und K^+-Kanälen. Die Depolarisation öffnet kurzzeitig Na^+-Kanäle und lässt Na^+ schnell in die Zelle eindringen. Dies führt zu einer Depolarisation, die die K^+-Kanäle öffnet. Mit Ausströmen von K^+ aus der Zelle kehrt das Membranpotential in Richtung des Ruhepotentials zurück (Repolarisation), wobei das Membranpotential kurz das Ruhepotential übertrifft, bevor es in den Ruhezustand zurückkehrt (Nachhyperpolarisation).

Unmittelbar nach einem Aktionspotential kann ein weiteres nur schwer folgen. Die absolute Refraktärzeit ist die Phase, in der die Na^+-Kanäle inaktiv sind und sich auf Reize hin nicht öffnen. Die relative Refraktärzeit ist die Phase, in der ein stärkerer Reiz als üblich nötig ist, um ein Aktionspotential auszulösen.

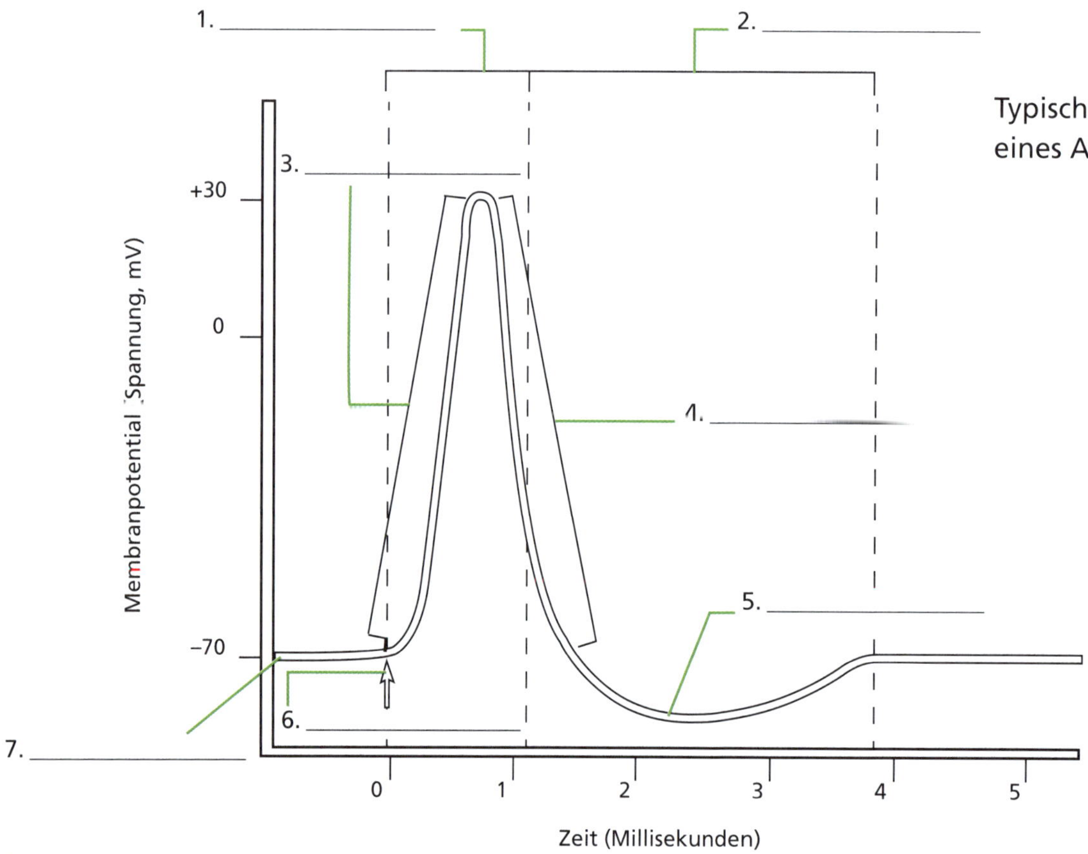

Typischer Spannungsverlauf eines Aktionspotentials

Antworten

1. absolute Refraktärzeit, 2. relative Refraktärzeit, 3. Depolarisation (Na^+ tritt ein), 4. Repolarisation (K^+ tritt aus), 5. Nachhyperpolarisation, 6. Reiz, 7. Ruhepotential

Gliazellen (Astrozyten, Mikroglia u. a.)

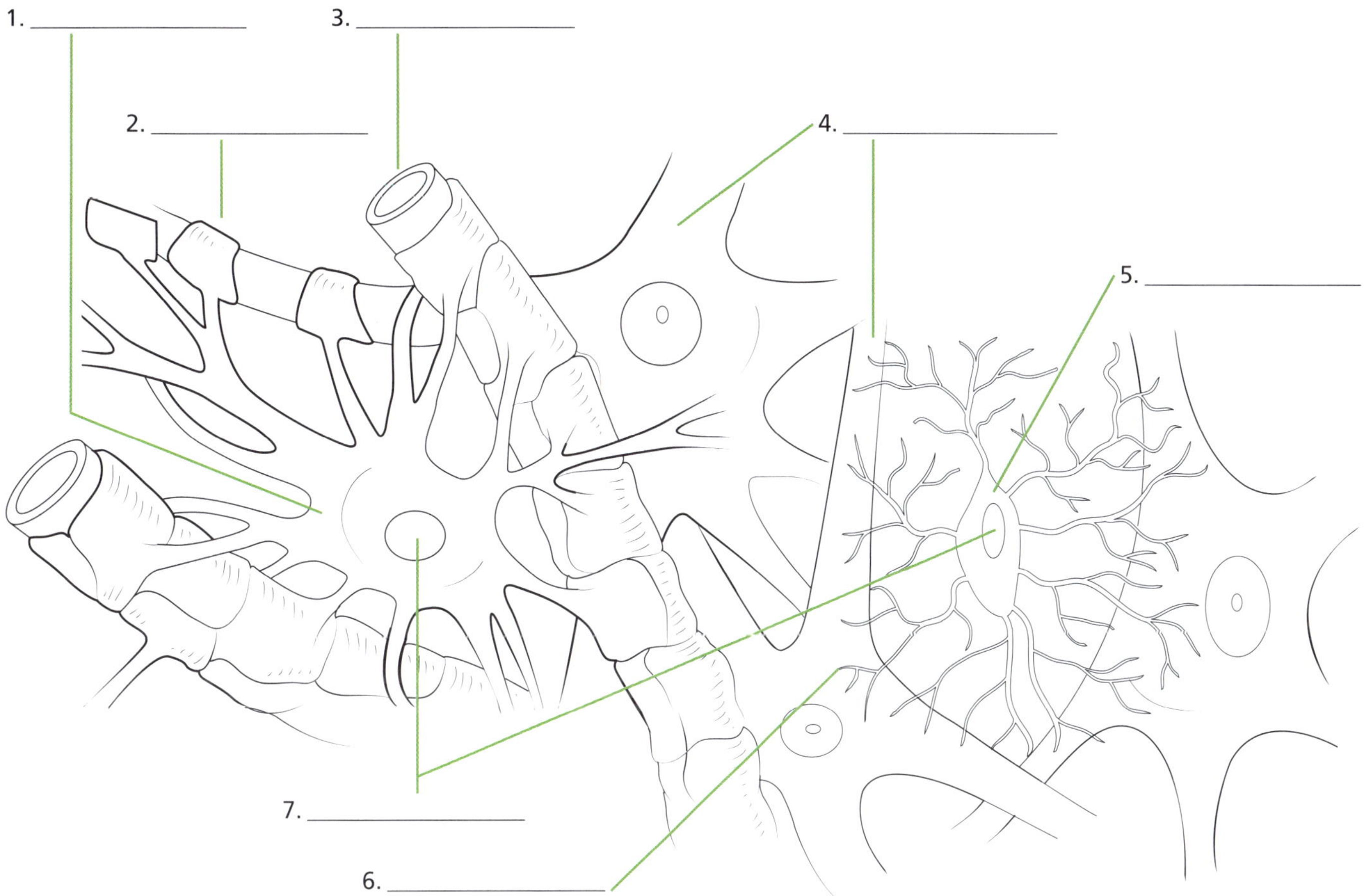

Gliazellen sind nichtneuronale Zellen im Nervensystem mit vielen strukturellen und physiologischen Funktionen. Die zwei Haupttypen im PNS sind Schwann-Zellen und Satellitenzellen. Schwann-Zellen umhüllen Axone und bilden die Myelinscheide. Sie sind auch an der Beseitigung von geschädigten und sterbenden Neuronen beteiligt, der Phagozytose. Satellitenzellen umgeben die Somas der Neuronen im PNS und regulieren deren chemische Umgebung.

Astrozyten sind die häufigsten Gliazellen im ZNS. Sie haben viele Fortsätze mit klobigen Endfüßchen, die sie um Neuronen und Blutgefäße legen, und fördern den chemischen Austausch zwischen Neuronen und Blut. Zudem steuern Astrozyten die Blut-Hirn-Schranke, steuern den extrazellulären Ionenhaushalt, versorgen Neuronen mit Nährstoffen, regulieren die synaptische Übertragung und helfen bei Reparatur und Vernarbung von geschädigtem Nervengewebe.

Das ZNS hat drei weitere Arten von Gliazellen. Mikroglia sind spezialisierte Immunzellen mit stark verzweigten Fortsätzen. Sie sind die primäre Immunabwehr bei Infektionen und tragen zur Entzündungsreaktion bei. Oligodendrozyten umschließen Axone und bilden Myelin. Ependymzellen umgeben die Hirnventrikel und fördern die Liquorzirkulation (Zirkulation der Zerebrospinalflüssigkeit).

Antworten

1. Astrozyt, 2. Astrozyten-Endfüßchen, 3. Kapillare, 4. Neuron, 5. Mikroglia, 6. Fortsätze, 7. Nuclei

Myelinisierung

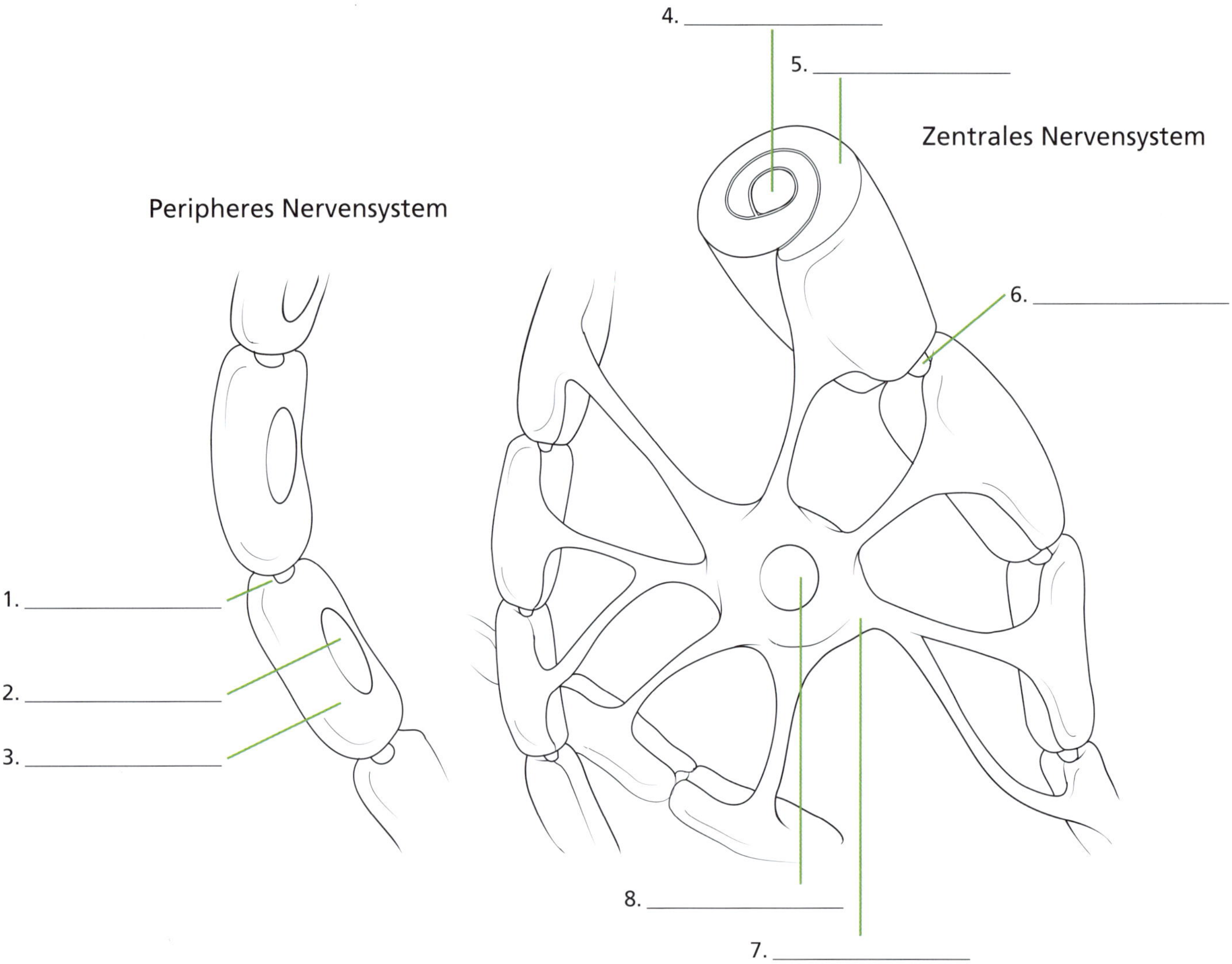

Unter Myelinisierung versteht man die Bildung einer Myelinscheide um ein Axon. Myelin ist eine konzentrisch mehrschichtige Struktur aus Proteinen und Phospholipiden. Im ZNS wird Myelin von Oligodendrozyten gebildet. Mit Hilfe seiner multiplen Fortsätze myelinisiert ein Oligodendrozyt die Axone mehrerer Neuronen. Im PNS myelinisieren Schwann-Zellen jeweils nur ein Axon. Die Anordnung und elektrophysiologischen Eigenschaften von Myelinscheiden sind in PNS und ZNS ähnlich.

Axone können nackt oder myelinisiert sein. Eine Myelinscheide erstreckt sich zwar über die Gesamtlänge eines Axons, ist aber stellenweise unterbrochen. Zwischen benachbarten Myelinsegmenten gibt es regelmäßig Lücken, die Ranvier-Schnürringe. Sie sind reich an Kanälen, die den Ionenfluss durch die Axonmembran ermöglichen.

Die Myelinscheide ist eine hochwirksame Isolation. Sie ermöglicht die wesentlich schnellere saltatorische Weiterleitung von Aktionspotentialen. Die korrekte Myelinisierung ist für normale Nervenfunktionen unerlässlich; Demyelinisierungen führen zu Krankheiten wie Multipler Sklerose.

Antworten

1. Axon, 2. Nucleus, 3. Schwann-Zelle, 4. Nervenfaser, 5. Myelinscheide, 6. Ranvier-Schnürring, 7. Oligodendrozyt, 8. Nucleus

Saltatorische Erregungsleitung

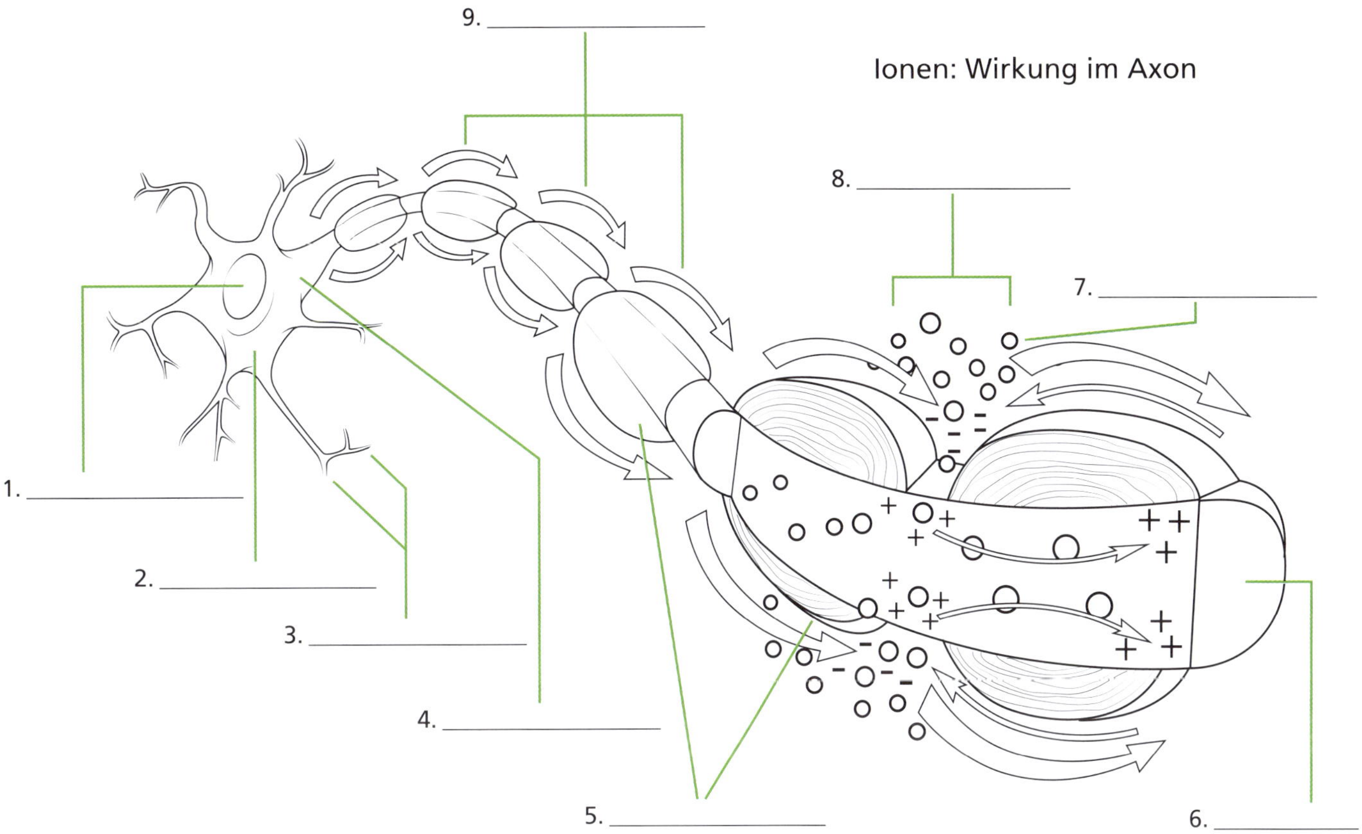

In myelinisierten Axonen wirkt die Myelinscheide als elektrische Isolation, die den transmembranen Ionenfluss nur an den Ranvier-Schnürringen ermöglicht. Die Schnürringe sind reich an spannungsabhängigen Na^{+}-Kanälen, die für die Erzeugung von Aktionspotentialen verantwortlich sind. Ansonsten werden Ionenströme durch die isolierende Myelinscheide verhindert. Der Strom fließt zum nächsten Schnürring, wo das Axon freiliegt, und erzeugt dort ein neues Aktionspotential. Das Aktionspotential scheint von Ring zu Ring zu springen. Diese Art der Ausbreitung wird saltatorische Erregungsleitung genannt.

Da in myelinisierten Axonen die Depolarisation der neuronalen Membran nur an den Ranvier-Schnürringen stattfinden muss, ist das Tempo der Weiterleitung von Aktionspotentialen viel höher als in nackten Axonen. Nicht myelinisierte Axone leiten Aktionspotentiale mit etwa 0,5–10 m/s, myelinisierte dagegen mit bis zu 150 m/s.

Antworten

1. Nucleus, 2. Soma, 3. Dendriten, 4. Axonhügel, 5. Myelinscheide, 6. Axon, 7. Ionen, 8. Ranvier-Schnürring, 9. saltatorische Erregungsleitung

Struktur und Funktion der Synapse

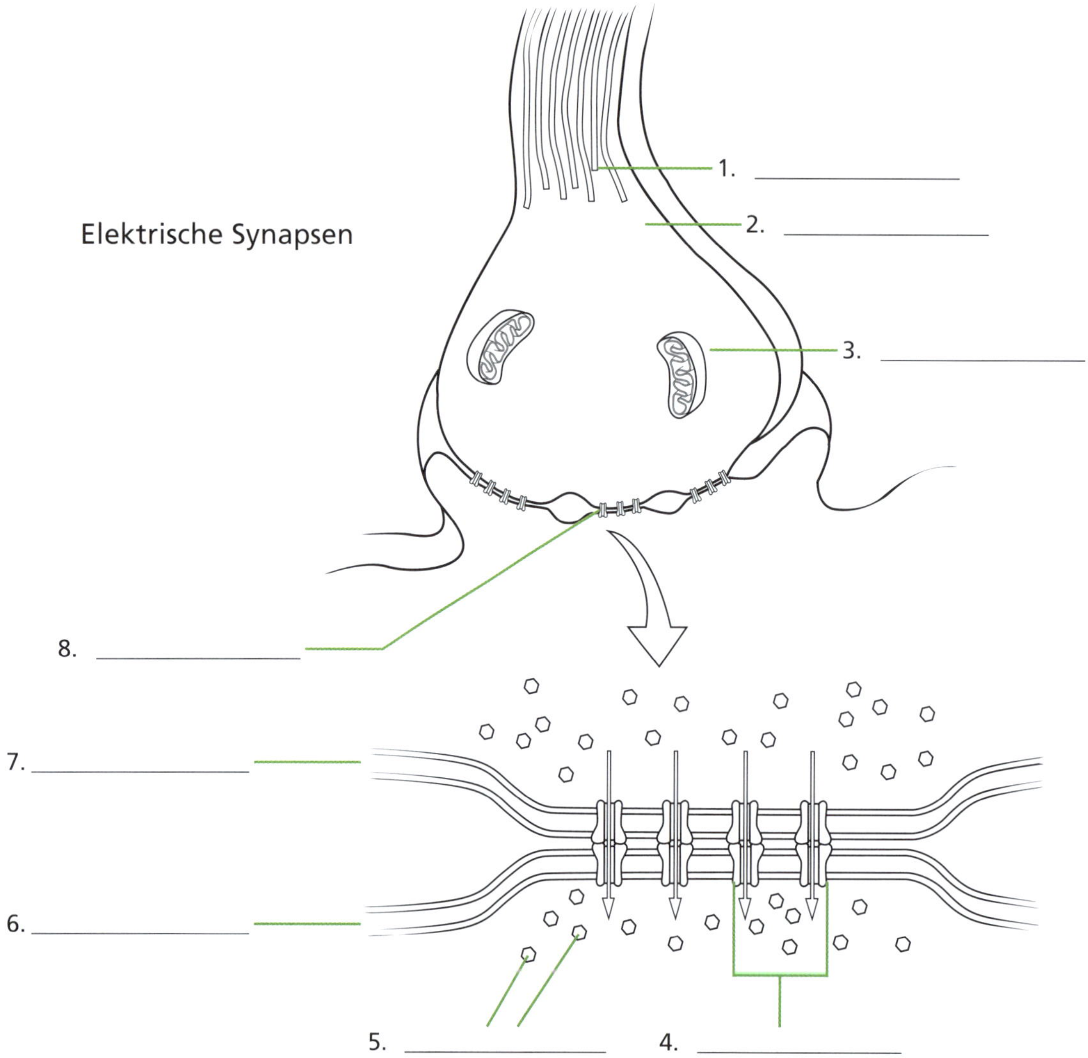

Synapsen sind Strukturen, in denen Neuronen miteinander kommunizieren. Typischerweise sind ein Axonterminal des Senderneurons und ein Dendrit des Empfängerneurons beteiligt. Synapsen ermöglichen die interneuronale Kommunikation und bilden die Basis komplexer neuronaler Schaltkreise.

Je nach Übertragungsweise werden Synapsen als elektrisch oder chemisch bezeichnet. Elektrische Synapsen sind seltener. Sie verbinden die Membranen zweier Zellen direkt über interzelluläre Proteinkanäle, sogenannte »Gap Junctions«. Gap Junctions erlauben eine bidirektionale Signalübertragung durch einfache Diffusion von Ionen und kleinen Molekülen. Da Diffusion passiv ist, können elektrische Synapsen sowohl stimulierend als auch hemmend wirken. Zudem nimmt die Signalamplitude aufgrund der passiven elektrischen Eigenschaften elektrischer Synapsen kontinuierlich ab.

Antworten

1. Mikrotubulus, 2. Zytoplasma, 3. Mitochondrium, 4. Gap Junction, 5. Ionen, 6. postsynaptische Membran, 7. präsynaptische Membran, 8. Gap Junction

Chemische Synapsen

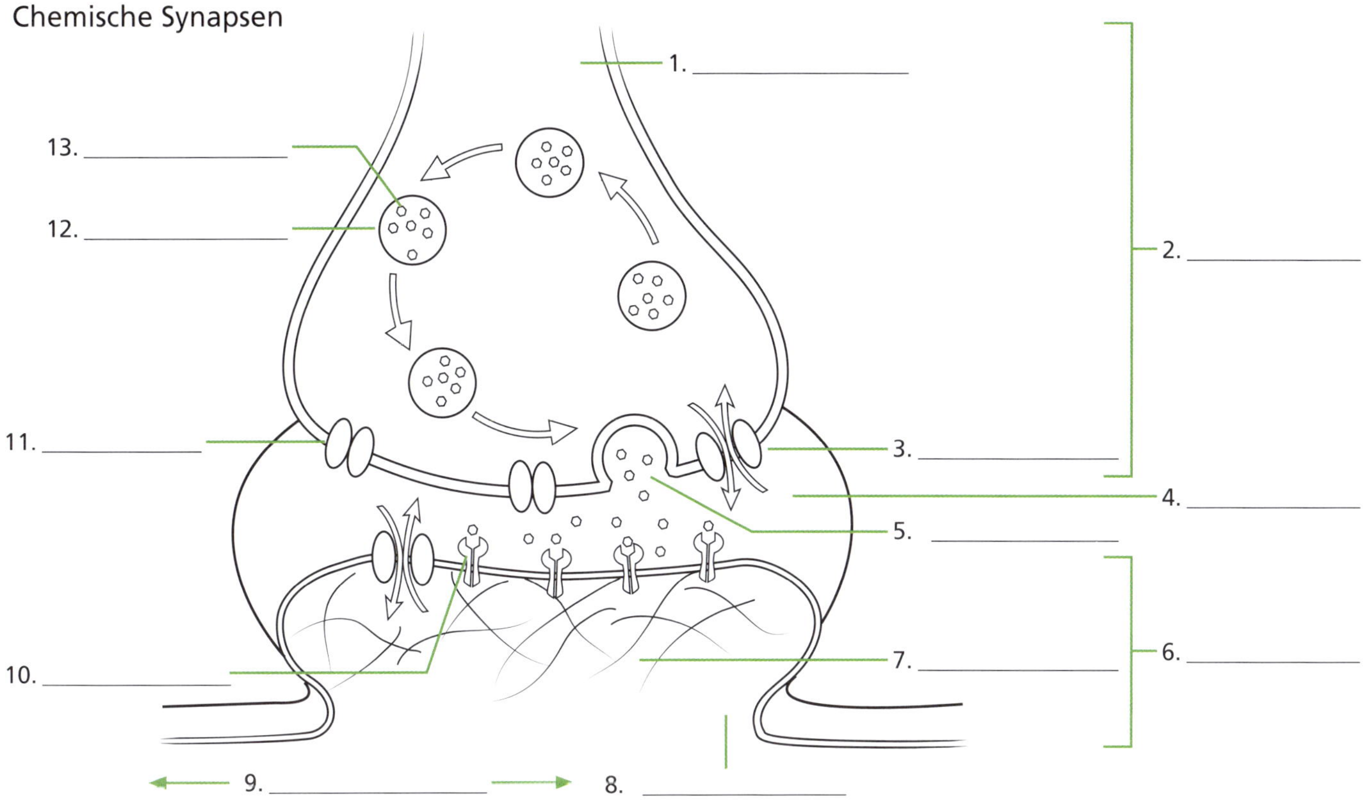

Chemische Synapsen (meist nur »Synapsen« genannt) übertragen hingegen Informationen zwischen Neuronen über die Ausschüttung von chemischen Signalen, den Neurotransmittern. Chemische Synapsen sind bei Weitem die häufigste Synapsenart im Nervensystem und werden anhand des freigesetzten Neurotransmitters klassifiziert.

Eine Synapse besteht aus Endknöpfchen, synaptischem Spalt (die ca. zwanzig Nanometer breite Lücke zwischen den beiden Neuronen) und postsynaptischer Membran.

Endknöpfchen sind spezialisierte Bereiche auf dem Axonterminal des Senderneurons, die eine Vielzahl kleiner, membranumhüllter Kügelchen enthalten, die sogenannten synaptischen Vesikel. Diese sind beladen mit Neurotransmittern, die an bestimmten Bereichen der präsynaptischen Plasmamembran andocken, den aktiven Zonen.

Auf der anderen Seite des synaptischen Spalts liegt die postsynaptische Membran mit ihren Neurotransmitter-Rezeptorproteinen. Man findet sie auf Axonen, Dendriten und Somas, meist aber auf Dendriten. Außerdem befinden sich einige (nämlich die, die den Neurotransmitter Glutamat detektieren) auf winzigen dendritischen Membranprojektionen, den sogenannten dendritischen Dornen.

Die Neurotransmitterausschüttung wird präzise reguliert. Wenn das Aktionspotential das Endknöpfchen erreicht, wird die Membran depolarisiert. In der Membran öffnen sich spannungsabhängige Ca^{2+}-Kanäle, Ca^{2+} strömt ein und die intrazelluläre Ca^{2+}-Konzentration steigt rapide an. Die Erhöhung des intrazellulären Ca^{2+} bewirkt die Verschmelzung der synaptischen Vesikel mit der präsynaptischen Membran und die Freisetzung von Neurotransmittern in den synaptischen Spalt. Die Neurotransmitter überqueren den synaptischen Spalt per Diffusion und binden an Rezeptoren auf der postsynaptischen Membran. Die Bindung von Neurotransmittern an postsynaptische Rezeptoren stimuliert oder hemmt das postsynaptische Neuron und wirkt sich somit auf die Wahrscheinlichkeit aus, mit der es selbst ein Aktionspotential feuert. Schließlich lösen die Neurotransmitter sich wieder von den Rezeptoren. Sie diffundieren aus dem synaptischen Spalt, werden von Enzymen abgebaut oder vom präsynaptischen Neuron resorbiert.

Antworten

1. Endknöpfchen, 2. präsynaptische Membran, 3. Neurotransmitter-Transporter, 4. synaptischer Spalt, 5. aktive Zone, 6. postsynaptische Membran, 7. postsynaptische dichte Region, 8. dendritischer Dorn, 9. Dendrit, 10. Rezeptor, 11. Ca^{2+}-Kanäle, 12. synaptischer Vesikel, 13. Neurotransmitter

Blut-Hirn-Schranke

Die Blut-Hirn-Schranke (BHS) ist eine hochselektive Barriere, die den molekularen Austausch zwischen Hirn und Blutkreislauf begrenzt und reguliert.

Die Hauptelemente der BHS sind Kapillarendothelzellen, eine Basallamina und die Endfüßchen von Astrozyten. Feste Verbindungen zwischen benachbarten Endothelzellen bilden Barrieren, die verhindern, dass Moleküle durch Interzellularräume in das Gehirn diffundieren. Die Endothelzellmembran enthält viele Proteintransporter, die den selektiven Zu- und Abfluss von Molekülen erlauben. Um die Endothelzellen herum liegt eine Schicht extrazellulärer Matrix, die sogenannte Basallamina, die als strukturelle Unterstützung und weitere Diffusionsbarriere fungiert. In die Basallamina eingebettet sind kontraktile Zellen, die Perizyten genannt werden. Diese umhüllen die Endothelzellen und regeln den kapillaren Blutfluss und die BHS-Permeabilität. Die Endfüßchen der Astrozyten umschließen die Kapillaren und die Basallamina. Sie sind wichtig für die Bildung und die Aufrechterhaltung der BHS, auch wenn sie keine Diffusionsbarriere sind. Vielmehr verbinden sie Neuronen und Komponenten der BHS und regeln ebenfalls den kapillaren Blutfluss und die BHS-Permeabilität. Mikroglia schließlich überwachen die BHS und sind die wichtigste Form der aktiven Immunabwehr.

Auch wenn die BHS die medikamentöse Versorgung des ZNS erschwert, ist ihre Intaktheit für ein gesundes Gehirn unerlässlich.

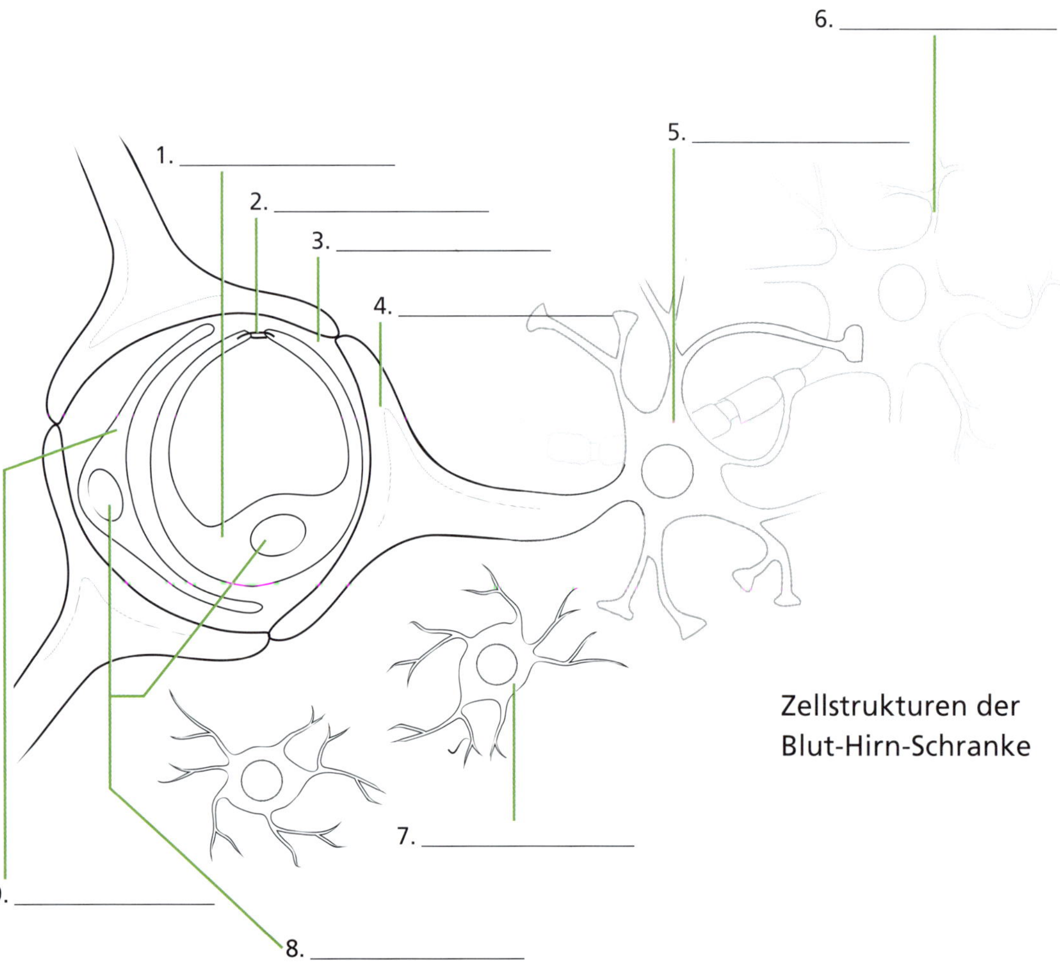

Zellstrukturen der Blut-Hirn-Schranke

Antworten

1. Kapillarendothelzelle, 2. Tight Junction, 3. Basallamina, 4. Astrozyten-Endfüßchen, 5. Astrozyt, 6. Neuron, 7. Mikroglia, 8. Nucleus, 9. Perizyt

Neuralplatte und Neuralrohr

Drei Wochen nach der Empfängnis beginnt die Entwicklung des embryonalen Nervensystems mit dem Neuroektoderm. Das Neuroektoderm entwickelt sich aus dem Ektoderm, dem äußeren Keimblatt. Die beiden inneren Keimblätter sind das Mesoderm und das Endoderm. Wichtige Strukturen des sich entwickelnden Nervensystems sind die Neuralplatte, aus der die meisten Neuronen und Gliazellen hervorgehen, und das Neuralrohr, der Vorläufer des Gehirns und des Rückenmarks. Aus dem anterioren und posterioren Ende der Neuralplatte werden Gehirn bzw. Rückenmark. Ähnlich wie ein Rückenmark ist das Notochord eine flexible stabförmige Struktur, die in allen sich entwickelnden Chordatieren vorkommt. Es entsteht aus dem Mesoderm und induziert die Entwicklung der Neuralplatte. Die Neuralplatte verdickt, dehnt sich aus und bildet die Neuralrille. Die Neuralrille ist die Längsfurche der Neuralplatte, aus der das Neuralrohr entsteht. Vom Rand der Neuralrille migrieren Zellen und bilden die Neuralleiste. Die Enden der Neuralplatte, die sogenannten Neuralfalten, vereinigen sich und formen das Neuralrohr. Dieses verschließt sich und wird ein wichtiger Baustein der Gehirn- und Rückenmarksentwicklung.

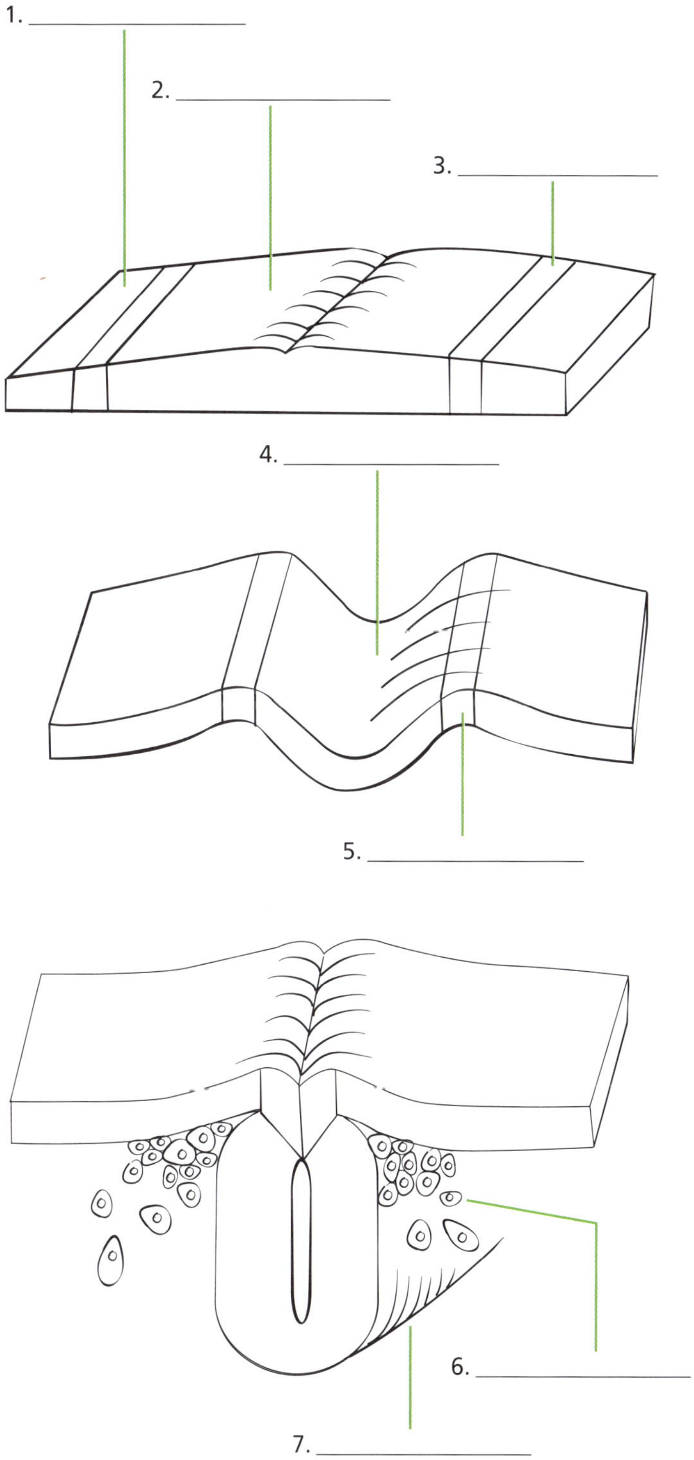

Entwicklung des Neuralrohrs

Antworten

1. Ektoderm, 2. Neuralplatte, 3. Rand der Neuralplatte, 4. Neuralrille, 5. Neuralfalte, 6. Neuralleistenzellen, 7. Neuralrohr

Neurogenese und Gliogenese

Das Gehirn eines Erwachsenen enthält etwa hundert Milliarden Neuronen und noch mehr Gliazellen. Aus einer Population von selbsterneuernden Zellen, den sogenannten Stammzellen, entstehen zunächst Vorläuferzellen, die dann zu Neuronen und Gliazellen differenzieren. Die Vorläuferzellen des Nervensystems, darunter Neuronen sowie Astrozyten und Oligodendrozyten (Gliazellen), stammen aus spezialisierten ektodermalen Regionen des späten Embryos, dem sogenannten Neuroektoderm. Nicht differenzierte Vorläuferzellen können in das vorherige Stadium zurückkehren, ausdifferenzierte Zellen dagegen können sich nicht mehr erneuern.

Die Differenzierung von Vorläuferzellen zu Neuronen oder Gliazellen folgt einem kontrollierten Mechanismus, der chemische Botenstoffe wie Hormone und Wachstumsfaktoren einbezieht. Neurogenese ist die Bildung von Neuronen aus neuronalen Stammzellen und Vorläuferzellen. Bei Säugetieren erfolgt sie sehr früh in der Embryonalentwicklung, während die Gliogenese typischerweise zwischen der fünfzehnten und der zwanzigsten Schwangerschaftswoche einsetzt. Die Neurogenese erfolgt pränatal im gesamten Gehirn. Erwachsenen Säugetieren verbleiben dagegen nur zwei Hirnregionen, die zur Neurogenese fähig sind, Hippocampus und subventrikuläre Zone.

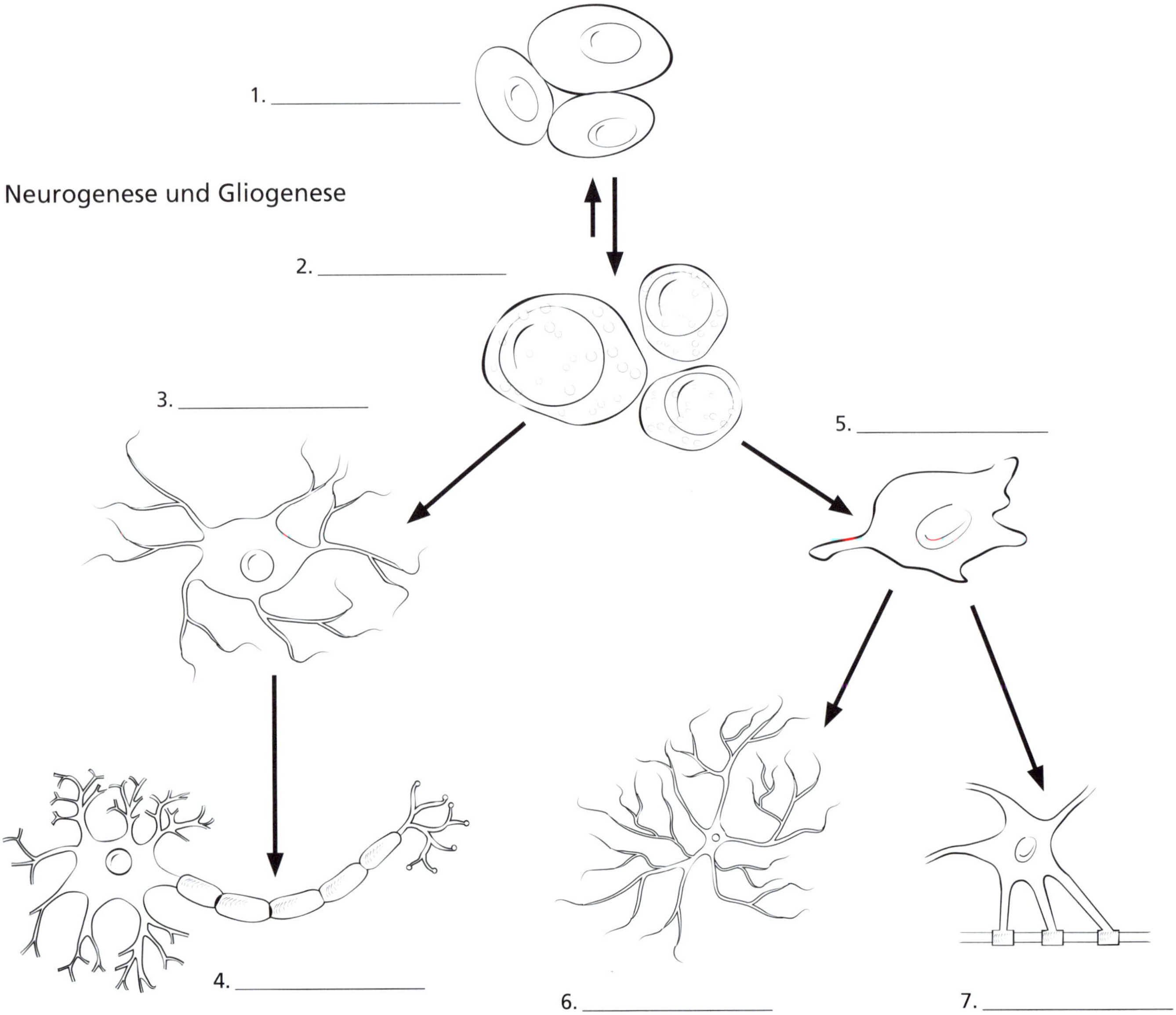

Antworten

1. Stammzelle, 2. Vorläuferzelle, 3. Neuroblast, 4. Neuron, 5. Glioblast, 6. Astrozyt, 7. Oligodendrozyt

Die Entwicklung des Rückenmarks

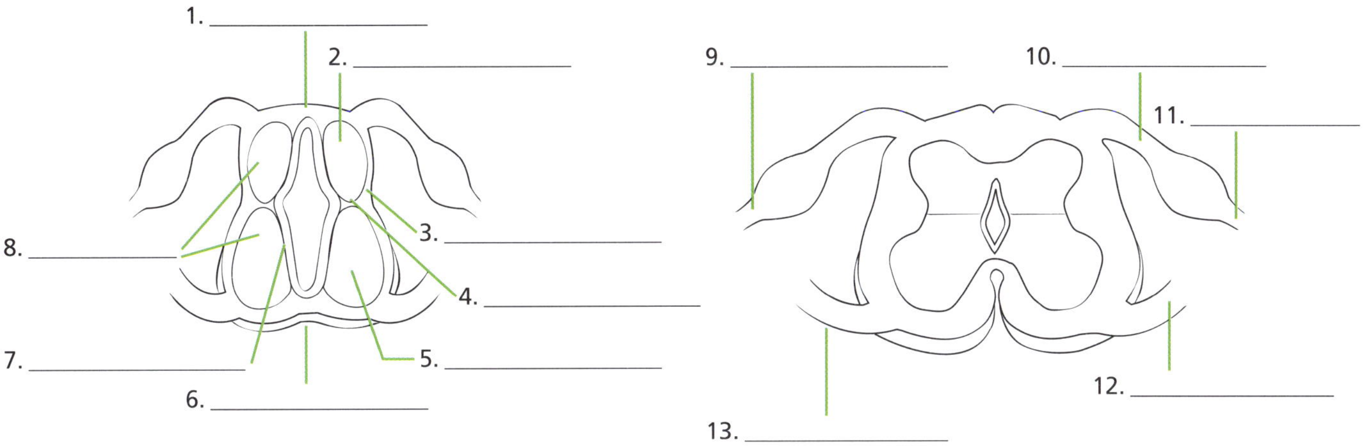

Frühes, mittleres und spätes Stadium der Rückenmarksentwicklung

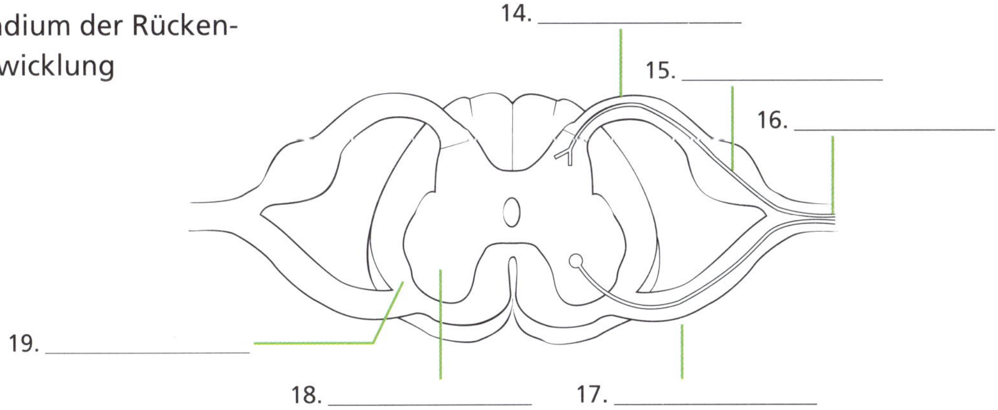

Das sich entwickelnde Rückenmark besteht aus ventrikulärer Zone, Mantelzone und Marginalzone. Die ventrikuläre Zone enthält undifferenzierte, proliferierende Zellen. Die Mantelzone entsteht aus Neuroepithelzellen aus der Neuralrohrwand. Sie enthält die Zellkörper von Proneuronen und wird schließlich zur grauen Substanz. Die Axone der Proneuronen wachsen in die Marginalzone hinein, die zur weißen Substanz wird. Etwa vier Wochen nach der Empfängnis sammeln sich unreife Neuronen, sogenannte Neurozyten, entlang des Sulcus limitans, einer Struktur, die aus dem Neuralrohr hervorgeht und die Marginalzone in Grundplatte und Flügelplatte teilt. Dorsale Neurozyten bilden die mit sensorischen Signalwegen assoziierte Flügelplatte, ventrale Neurozyten die mit motorischen Signalwegen verbundene Grundplatte. Die funktionellen Komponenten des sich entwickelnden Rückenmarks gliedern sich in allgemein somatisch afferent, allgemein somatisch efferent, allgemein viszeral afferent und allgemein viszeral efferent. Somatische Ein- und Ausgangssignale stammen von Haut- und Tiefengeweben, viszerale von inneren Organen. Afferente (zuführende) Neuronen übertragen Informationen von der Peripherie und den viszeralen Strukturen an das Gehirn, efferente (herausführende) Neuronen vom ZNS an Skelettmuskeln, glatte Muskeln und Drüsen.

Antworten

1. Dachplatte, 2. Flügelplatte, 3. Marginalzone, 4. Sulcus limitans, 5. Grundplatte, 6. Bodenplatte, 7. ventrikuläre Zone, 8. Mantelzone, 9. Radix dorsalis, 10. Cornu posterius, 11. sensorischer Signalweg, 12. motorischer Signalweg, 13. Cornu ventrale, 14. Radix dorsalis, 15. Spinalganglion, 16. Spinalnerv, 17. Radix ventralis, 18. graue Substanz, 19. weiße Substanz

Entwicklung und Funktion der Neuralleiste

In der vierten Embryonalwoche wandern Zellen vom lateralen Rand der aus dem Ektoderm hervorgegangenen Neuralrille an die Ränder des Neuralrohrs und bilden die Neuralleiste. Neuralleistenzellen migrieren an viele verschiedene Orte im Embryo und differenzieren auf Grundlage lokaler biochemischer Signale in die unterschiedlichsten Zelltypen, z. B. glatte Muskelzellen, Osteoblasten, Adipozyten, Chondrozyten, Melanozyten und Neuronen. Auch die Migrationswege der Zellen werden durch Signalfaktoren kontrolliert. Die Neuralleiste besteht aus Kranial-, Rumpf-, Vagus-, Sakral- und Kardialkomponenten. Die kranialen Regionen setzen sich aus Prosencephalon (Vorderhirn), Mesencephalon (Mittelhirn) und Rhombencephalon (Rautenhirn) zusammen, den drei wichtigsten Untereinheiten des embryonalen Gehirns. Neuralleistenzellen aus dem Rumpfbereich werden zu Ganglien und Bündeln von Aortennerven. Aus vagalen und sakralen Neuralleistenzellen bilden sich die parasympathischen Ganglien des Darms, und aus kardialen Neuralleistenzellen die muskuloskelettalen Gewebe der großen Arterien sowie Knorpel, Bindegewebe und Neuronen.

Einzelbereiche der Neuralleiste

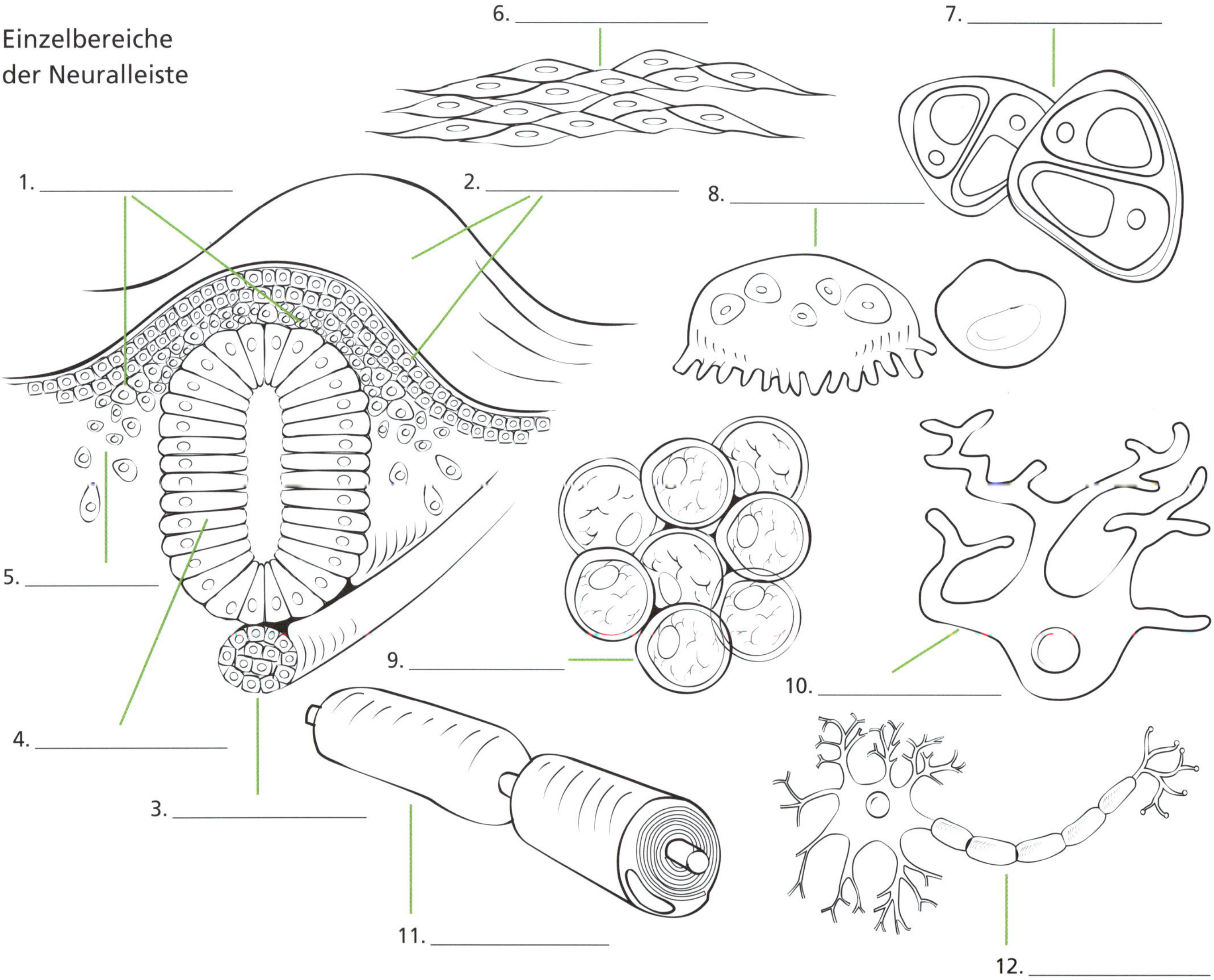

Antworten

1. Neuralleiste, 2. Ektoderm, 3. Notochord, 4. Neuralrohr, 5. Neuralleistenzellen, 6. glatte Muskelzellen, 7. Osteoblasten/Osteoklasten, 8. Adipozyten, 9. Chondrozyten, 10. Melanozyten, 11. Schwann-Zellen, 12. Neuronen

Entstehung der Hirnvesikel

Das Neuralrohr ist der embryonale Vorläufer des ZNS. Bei seiner Entstehung in der vierten Embryonalwoche bildet es die drei primären Hirnvesikel Prosencephalon (Vorderhirn), Mesencephalon (Mittelhirn) und Rhombencephalon (Rautenhirn). Die Vesikel sind kleine Unterteilungen innerhalb des Embryonalgehirns mit verschiedenen Strukturen und Funktionen. Während der sechsten Schwangerschaftswoche entwickeln sich aus den drei primären Hirnvesikeln fünf sekundäre Vesikel und die entsprechenden Hirnregionen. Das Cerebrum (Großhirn) umfasst Cortex, Basalganglien, Hippocampus und olfaktisches System. Zum Diencephalon (Zwischenhirn) gehören Thalamus, Epiphysis cerebri (Zirbeldrüse), Netzhaut und Sehnerv. Das Mesencephalon ist das Mittelhirn, das Metencephalon besteht aus der Pons und dem Kleinhirn, und das Myelencephalon ist die Medulla oblongata. Regionen des Vorderhirns, auch Prosencephalon genannt, kontrollieren Körpertemperatur, Fortpflanzungsfunktionen, Essen und Schlafen. Das Mittelhirn, zu dem auch Diencephalon und Mesencephalon gehören, koordiniert Sehen, Hören, Motorik und Wachsamkeit. Das Hinterhirn umfasst Metencephalon und Myelencephalon und reguliert Atmung, Gleichgewicht und autonome Funktionen wie Atmung und Herzfrequenz.

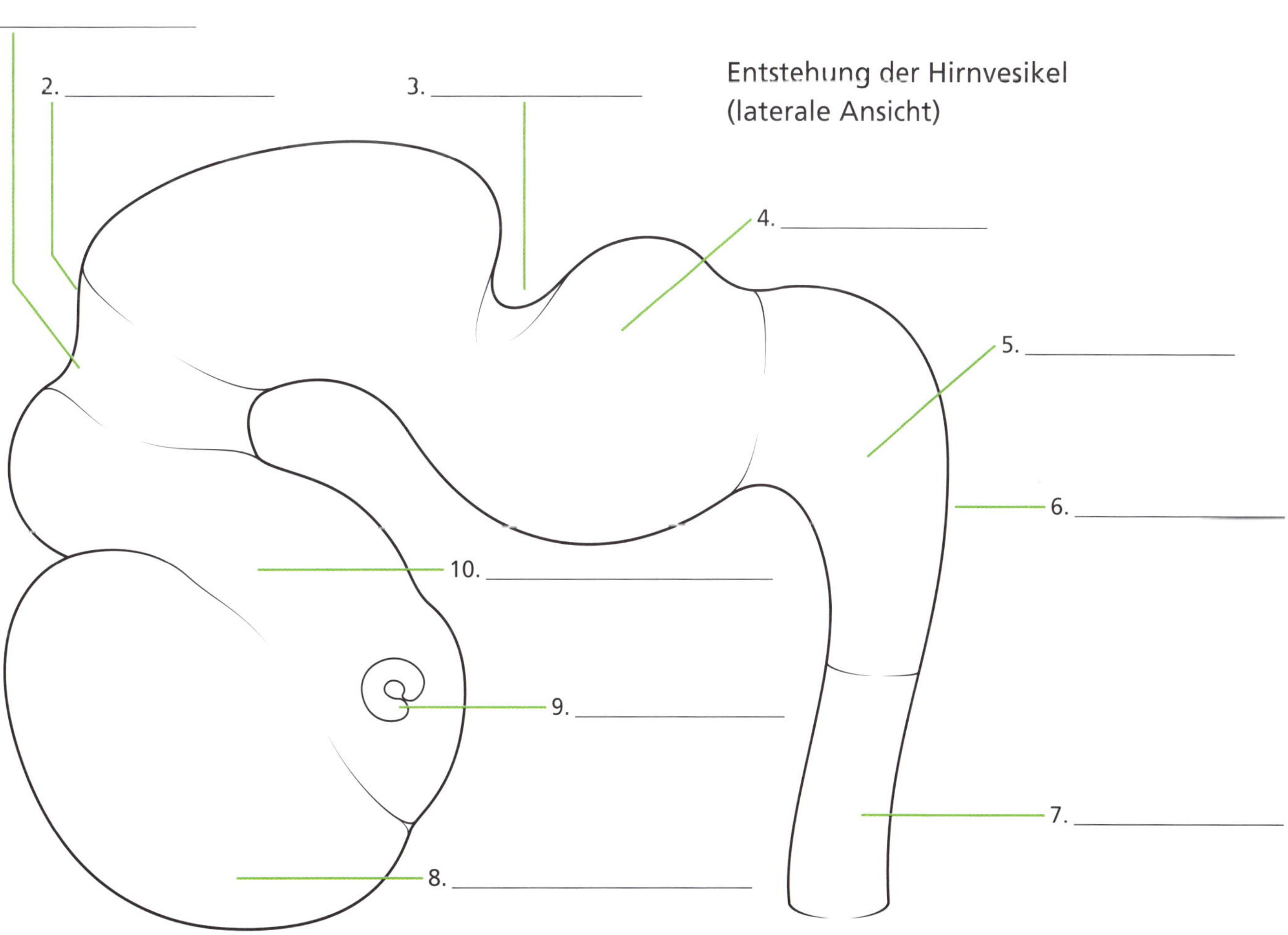

Antworten

1. Mesencephalon (Mittelhirn), 2. Flexura mesencephalica (Scheitelbeuge), 3. Flexura pontina (Brückenbeuge), 4. Metencephalon (Pons), 5. Myelencephalon (Medulla oblongata), 6. Flexura cervicalis (Nackenbeuge), 7. Rückenmark, 8. Großhirn (Hemisphären), 9. optischer Vesikel, 10. Diencephalon

Entwicklung des Truncus cerebri (Hirnstamm)

Der Truncus cerebri ist der posteriore Teil des Gehirns, der mit dem Rückenmark verbunden ist. Er umfasst die Medulla oblongata (Myelencephalon), den Pons und das Mittelhirn (Mesencephalon). Der Truncus cerebri enthält die Hirnnerven und die wichtigsten sensorischen und motorischen Nervenfasern für Kopf- und Halsregionen. Er ist an der Regulierung der Atmungs- und Herzfunktionen sowie an der Bewusstseinserhaltung beteiligt. Der Truncus cerebri bildet sich während der ersten fünf Schwangerschaftswochen aus dem dritten, vierten und fünften Vesikel des Embryonalgehirns und ist bei der Geburt eine der am weitesten entwickelten Hirnregionen. Der untere Truncus cerebri entwickelt sich in Bezug auf Grundplatte, Flügelplatte und Sulcus limitans. Zu den funktionalen Komponenten der Hirnnervenkerne, der mit den Hirnnerven assoziierten Neuronenansammlungen im Truncus cerebri, gehören allgemein somatisch afferente, allgemein somatisch efferente, allgemein viszeral afferente und allgemein viszeral efferente Neuronen. Afferente Neuronen liefern Informationen aus der Peripherie und den viszeralen Strukturen an das Gehirn, efferente Neuronen vom ZNS an Skelettmuskeln, glatte Muskeln und Drüsen.

Ausdehnung der Dachplatte des Hirnstamms

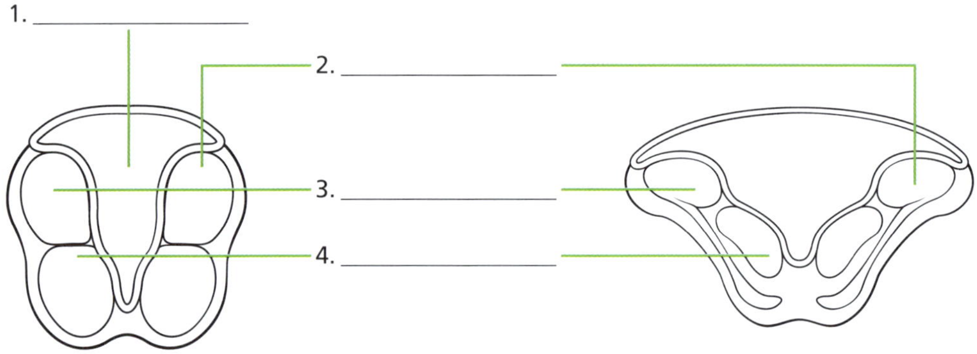

Anordnung der Hirnnervenkerne

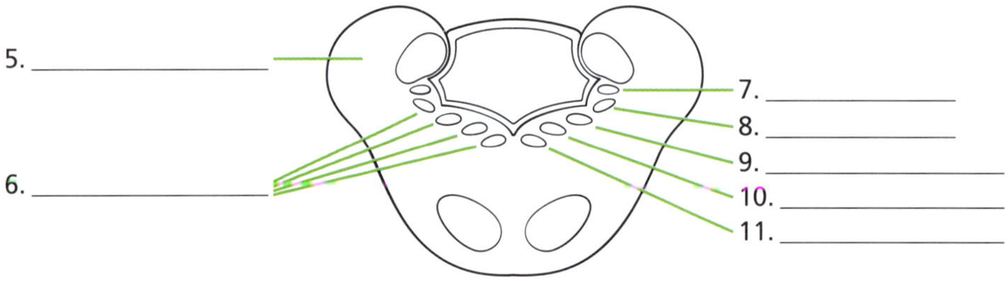

Übergang von der Rhombischen Lippe zum Cerebellum

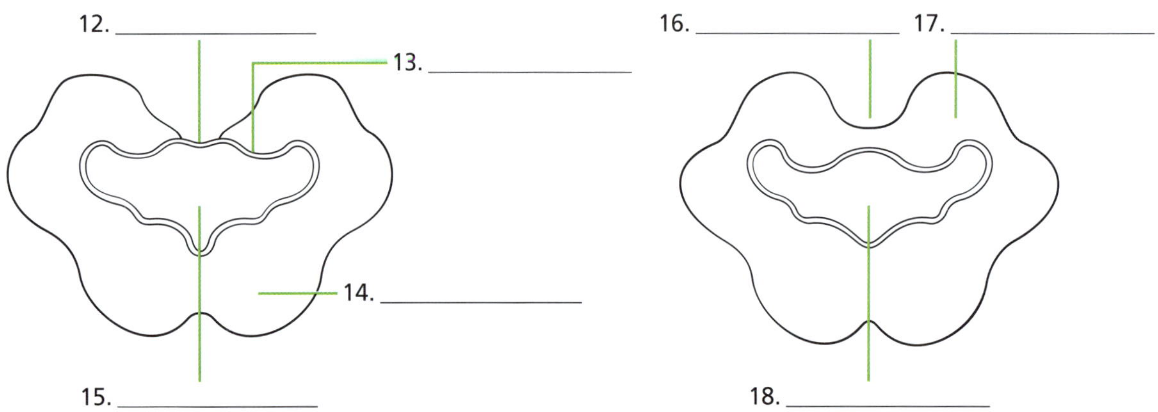

Antworten

1. Ventriculus quartus cerebri, 2. Flügelplatte, 3. Sulcus limitans, 4. Grundplatte, 5. Cerebellum, 6. motorische Hirnnervenkerne, 7. spezielle und allgemeine sensorisch afferente Neuronen, 8. spezielle und allgemeine viszeral afferente Neuronen, 9. allgemein viszeral efferentes Neuron, 10. speziell viszeral efferentes Neuron, 11. allgemein sensorisch efferentes Neuron, 12. Dachplatte, 13. rhombische Lippe, 14. Pons, 15. Ventriculus quartus cerebri, 16. Vermis cerebelli, 17. Kleinhirnhälfte, 18. Ventriculus quartus cerebri

Entwicklung des Cerebellum (Kleinhirn)

Zwischen Empfängnis und achter Embryonalwoche bildet sich die Kleinhirnplatte als Verdickung des Rhombencephalon (Rautenhirn), jenes Primärvesikels, der das Metencephalon (Hinterhirn) ausmacht. Die Rhombische Lippe entsteht und produziert während der Entwicklung Körnerzellen. Neuronale Vorläuferzellen wandern aus der ventrikulären Zone, einer embryonalen Cortexregion, aus der die meisten Neuronen im Gehirn stammen. Das Neuroepithel des Ventriculus quartus cerebri (vierten Ventrikel) der ventrikulären Zone, jenes Teils des embryonalen Ektoderms, dem das Nervensystem entstammt, ist die Quelle aller hemmenden, GABA-produzierenden Neuronen, darunter Purkinje-Zellen, jene Neuronen, die hemmende Signale an Kerne tief im Cerebellum senden und ganz allein den motorischen Output des Cerebellum regeln. Der Rhombischen Lippe entstammen alle anregenden, Glutamat-produzierenden Neuronen, darunter Kleinhirnkerne und Neuronen der äußeren Keimzone, aus der die Körnerzellen hervorgehen. Bei Säugetieren besteht das Kleinhirn aus drei Lappen und zehn Läppchen.

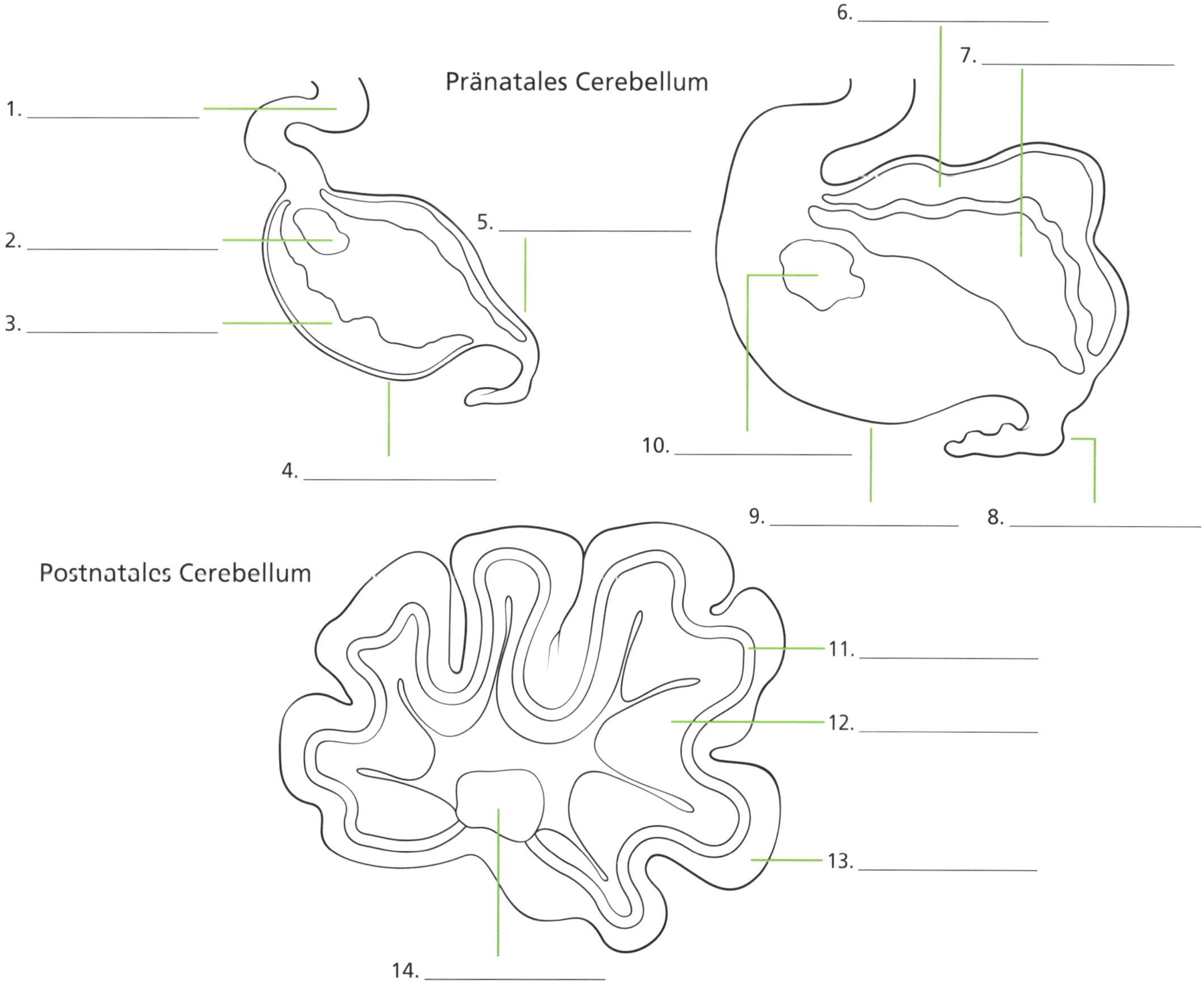

Antworten

1. Mesencephalon, 2. Übergangszone, 3. Purkinje-Zellvorläufer, 4. ventrikuläre Zone, 5. rhombische Lippe, 6. äußere Keimzone, 7. Purkinje-Zellcluster, 8. rhombische Lippe, 9. ventrikuläre Zone, 10. Kleinhirnkerne mit Neuronen, 11. Purkinje-Zellschicht, 12. Körnerschicht, 13. Molekularschicht, 14. Kleinhirnkerne mit Neuronen

Entwicklung der Hemisphären

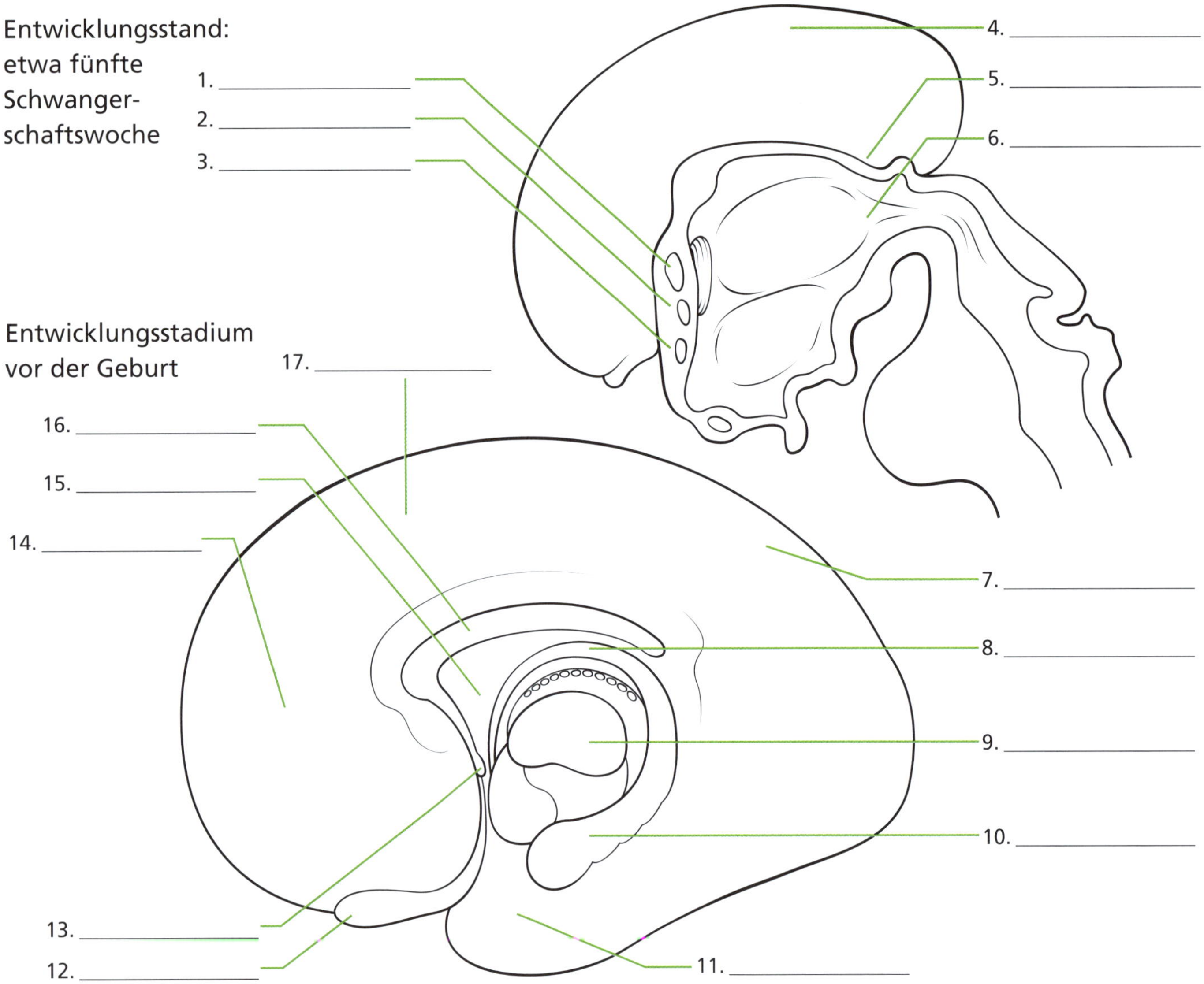

Die Entwicklung der Hemisphären beginnt in der fünften Schwangerschaftswoche und geht von einem spezialisierten Bereich des embryonalen Ektoderms auf dem anterioren Teil der Neuralplatte, dem Cerebrum (Großhirn), aus. Sie mündet in der Verschmelzung mit dem Diencephalon (Zwischenhirn). Das hohle Innere des Neuralrohrs wird zum ventrikulären System, und aus dem Prosencephalon (Vorderhirn) werden die Hirnhälfen und der Cortex. Die Fissura longitudinalis (Längsfurche) teilt das Gehirn in die linke und rechte Hemisphäre. Obwohl man gemeinhin glaubt, bestimmte Funktionen seien mit der einen oder der anderen Hemisphäre assoziiert, sind die meisten Hirnfunktionen auf beide Hirnhälften verteilt. Das Gehirn ist in vier Lappen aufgeteilt, von denen jeder Strukturen für spezielle Funktionen aufweist. Die Hirnhälften wachsen zunächst in anteriore Richtung, dann lateral und superior, und schließlich in posteriore und inferiore Ausdehnung. Entsprechend entwickelt sich zuerst der Frontallappen, dann der Parietallappen und zuletzt der Temporallappen. Die Lappen sind nach den entsprechenden Schädelknochen benannt und werden durch bestimmte Fissuren und Sulci (Furchen) auf der Oberfläche der Gehirnhälften voneinander getrennt. Die Furchen stammen vermutlich aus der Frühentwicklung der weißen Substanz, bei der es durch die Ausdehnung des Gehirnmaterials zu Druckspannungen kam.

Antworten

1. Corpus callosum, 2. Commissura fornicis, 3. Commissura anterior, 4. Hemisphäre, 5. Tela choroidea, 6. Diencephalon, 7. Hemisphäre, 8. Fornix cerebri, 9. Diencephalon, 10. Hippocampusformation, 11. anteriorer Temporallappen, 12. Bulbus olfactorius, 13. Commissura anterior, 14. Frontallappen, 15. Septum pellucidum, 16. Corpus callosum, 17. Parietallappen

Entwicklung des Cortex cerebri (Hirnrinde)

Der Cortex cerebri (Hirnrinde), kurz Cortex, ist die äußere Schicht des Gehirns und entwickelt sich im zweiten Drittel der Schwangerschaft zusammen mit den Hemisphären (Hirnhälften). Der Parietalcortex bildet sich aus dorsalen und lateralen Bereichen des Neuralrohrs, Temporal- und Okzipitalrinde entsprechend aus posterioren und ventralen Bereichen. Der Cortex ist in zwei Abschnitte unterteilt, Neocortex und Allocortex. Den größten Anteil bildet der in sechs Schichten gegliederte Neocortex, wogegen der Allocortex mit weniger Schichten viel kleiner ist. Jede Schicht des Neocortex setzt sich aus verschiedenen Zelltypen zusammen, darunter Pyramidenzellen, Astrozyten und Körnerzellen. Aufgrund ihrer Struktur und ihrer Lage haben diese verschiedenen Zelltypen spezifische Funktionen. Zum Beispiel wachsen Pyramidenzellen in andere Regionen aus und bilden die innere Kapsel. Sie erhalten Informationen vom Thalamus. Der Cortex gliedert sich in primäre Areale und einen Assoziationscortex. Primäre Areale sind für einfachere Aufgaben wie die Reizverarbeitung verantwortlich, der Assoziationscortex übernimmt komplexere Aufgaben wie Kreativität, Abstraktion und Sprache.

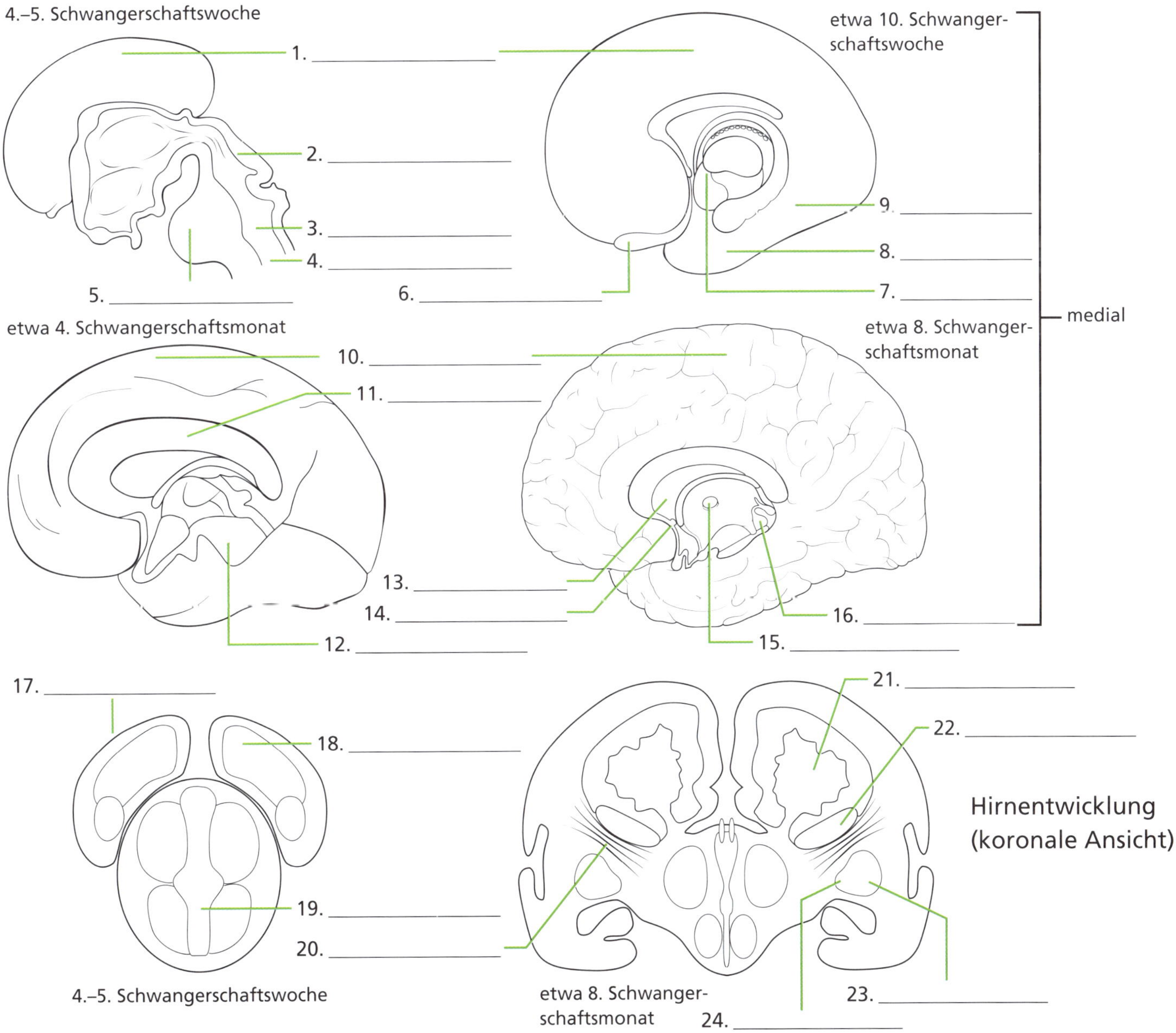

Antworten

1. cerebraler Cortex (Cortex), 2. Mesencephalon, 3. Medulla oblongata, 4. Rückenmark, 5. Pons, 6. Bulbus olfactorius und Tuberculum olfactorium, 7. Foramen interventriculare, 8. piriformer Cortex, 9. entorhinaler Cortex, 10. cerebraler Cortex, 11. Corpus callosum, 12. Mesencephalon, 13. Septum pellucidum, 14. Commissura anterior 15. Massa intermedia, 16. Commissura posterior, 17. cerebraler Cortex, 18. Ventriculi laterales, 19. Ventriculus tertius cerebri, 20. Capsula interna, 21. Plexus choroideus des Seitenventrikels, 22. Nucleus caudatus, 23. Putamen, 24. Globus pallidus

Makroskopische Struktur des thorakalen Rückenmarks

Das Rückenmark ist ein wichtiger Bestandteil des ZNS und unterstützt den bidirektionalen Informationsfluss zwischen Körper und Gehirn. Das Rückenmark hat eine säulenförmige Struktur und verläuft vom Schädel abwärts durch das Foramen magnum (große Hinterhauptsloch) und weiter durch die Foramina vertebralia (Wirbellöcher der Rückenwirbel). Bei Erwachsenen ist das Rückenmark 40–50 cm lang und 1–1,5 cm dick. Es gliedert sich in zervikale, thorakale, lumbale und sakrale Regionen, entsprechend den gleichnamigen Wirbelgruppen. Vom Rückenmark aus verlaufen einunddreißig Spinalnervenpaare durch die Foramina intervertebralia (Zwischenwirbellöcher) in Richtung ihrer distalen Zielorte. Sie übertragen sensorische, motorische und viszerale Informationen. Ab der Lendenregion verjüngt sich das Rückenmark und bildet den Conus medullaris (Markkegel). Darunter laufen die Spinalnerven, die die Wirbelsäule noch nicht verlassen haben, parallel abwärts und formen die Cauda equina (Pferdeschwanz). Das Rückenmark wird von den gleichen drei Meningen (Pia, Arachnoid und Dura) geschützt wie das Gehirn und ist im Epiduralraum von Fettgewebe umgeben und gepolstert. Ein zentraler, mit den Hirnventrikeln verbundener Kanal durchläuft das Rückenmark. Er ist gefüllt mit Liquor, Zerebrospinalflüssigkeit so wie die das Rückenmark umgebende Cavitas subarachnoidea (Subarachnoidalraum).

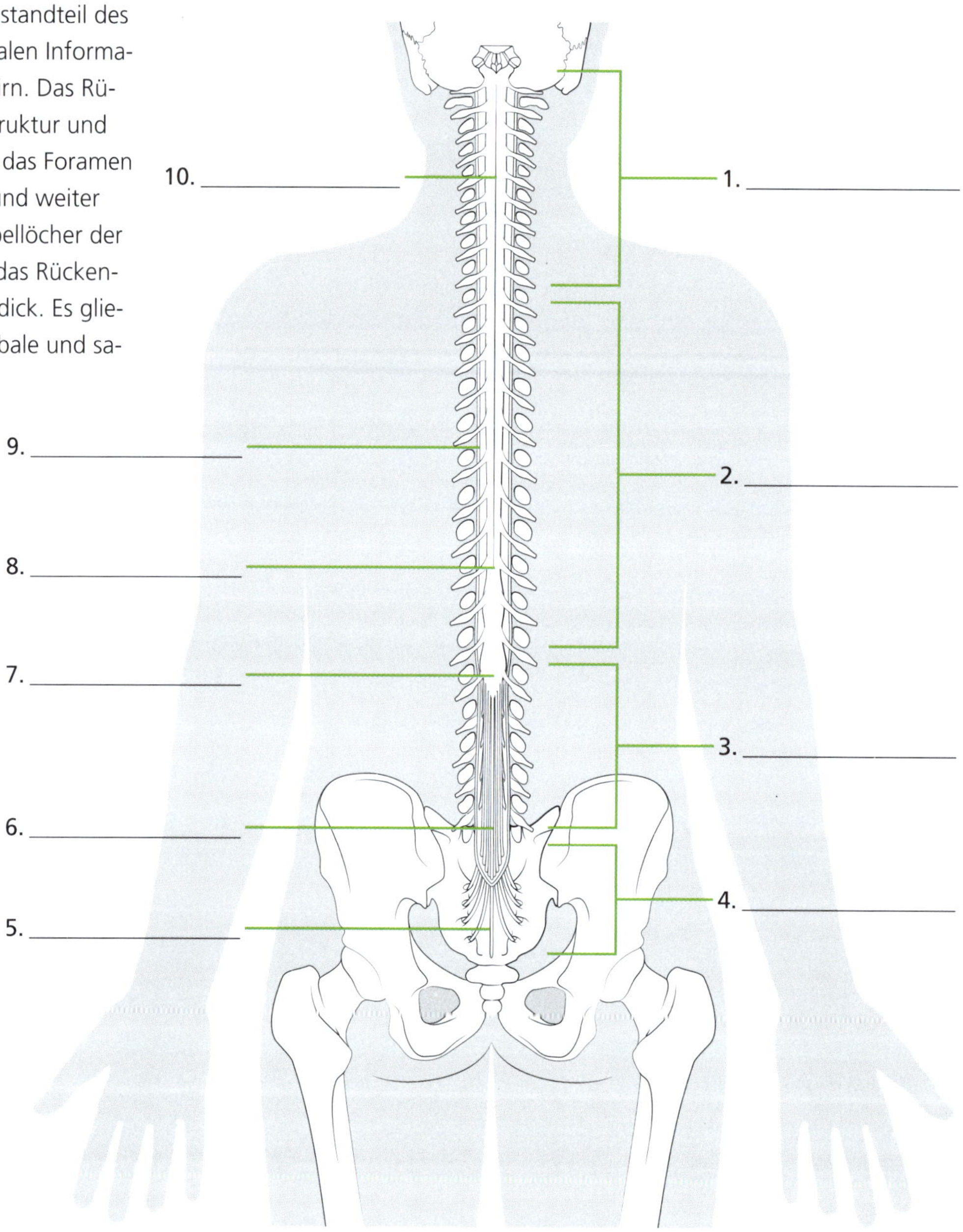

Wirbelsäule (posteriore Ansicht)

Antworten

1. zervikale Spinalnerven, 2. thorakale Spinalnerven, 3. lumbale Spinalnerven, 4. sakrale Spinalnerven, 5. kokzygeales Ligament, 6. Cauda equina, 7. Conus medullaris, 8. lumbosakrale Vergrößerung, 9. Meningen, 10. zervikale Vergrößerung

Querschnittsanatomie des thorakalen Rückenmarks

Im Rückenmarksquerschnitt erkennt man am Rand eine weiße, innen in Form eines »H« eine graue Substanz sowie den mit Liquor (Zerebrospinalflüssigkeit) gefüllten Canalis centralis (Zentralkanal). Die oberen und unteren Fortsätze des »H« werden als Cornes ventrales und posteriores (Vorder- und Hinterhörner) bezeichnet. Sie bilden Stränge aus grauer Substanz über die gesamte Länge des Rückenmarks. Die beiden Cornes posteriores sind durch den Sulcus medianus posterior medullae oblongatae getrennt, die Cornes ventrales durch die Fissura mediana anterior medullae oblongatae. Die Commissura grisea (graue Kommissur) ist ein dünner Streifen aus weißer Substanz, der den Canalis centralis (Zentralkanal) umgibt und die beiden Rückenmarkshälften verbindet. Die Hinterstränge enthalten hauptsächlich die aufsteigenden Bahnen des Lemniskalen Systems, während die Vorderhörner absteigend vestibuläre, ventral corticospinale, reticulospinale und mit der Tektospinalbahn verbundene Axone enthalten. Die Funiculi laterales (Seitenstränge) enthalten aufsteigende Bahnen von Axonen der lateralen spinothalamischen und spinoretikulären Bahnen. Die Somas der Neuronen erster Ordnung liegen zusammen mit anderen in den Spinalganglien und werden von einer dorsalen und einer ventralen Spinalnervenwurzel versorgt.

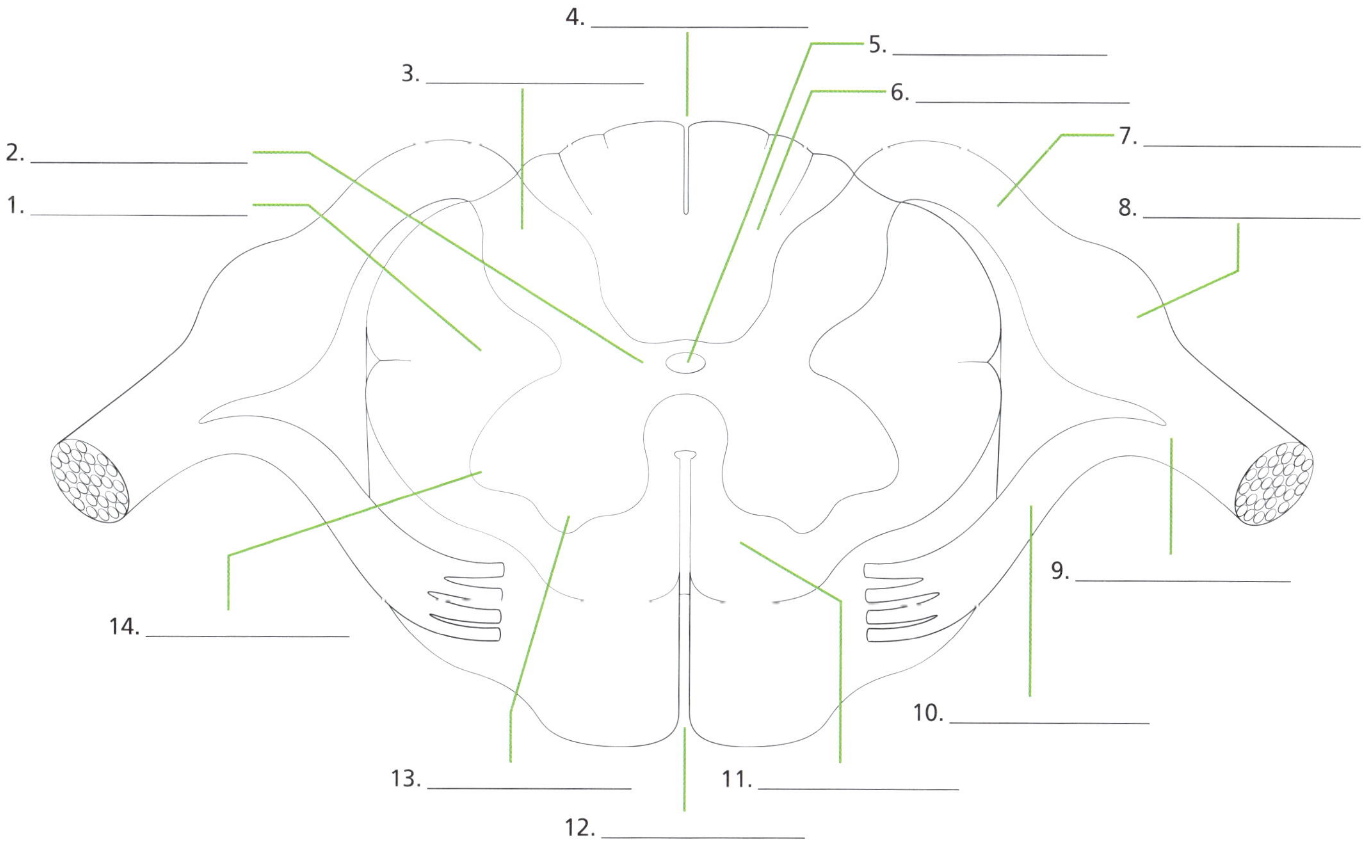

Thorakales Rückenmark
(Querschnitt, anteriore Ansicht)

Antworten

1. Funiculus lateralis, 2. Commissura grisea, 3. Cornu posterius, 4. Sulcus medianus posterior medullae oblongatae, 5. Canalis centralis, 6. Funiculus posterior, 7. Radix dorsalis, 8. Spinalganglion, 9. Spinalnerv, 10. Radix ventralis, 11. Funiculus anterior, 12. Fissura mediana anterior medullae oblongatae, 13. Cornu ventralis, 14. Cornu laterale

Struktur des Rückenmarks auf verschiedenen Ebenen

Die Menge der grauen Substanz ist am größten in den Rückenmarkssegmenten, die an der sensorischen und motorischen Kontrolle der Gliedmaßen beteiligt sind, so in der zervikalen Erweiterung, die Schultergürtel und Arme innerviert, und in der lumbosakralen Erweiterung, die Becken und Beine innerviert. Rückenmarksquerschnitte zeigen die unterschiedlichen charakteristischen Erscheinungsformen der grauen und weißen Substanz. Im thorakalen Bereich, der vor allem sympathische Funktionen des autonomen motorischen Systems (Veränderungen der kardialen, pulmonalen, hepatischen und gastrointestinalen Aktivitäten) übernimmt, sind zusätzliche Cornes laterales (Seitenhörner) sichtbar.

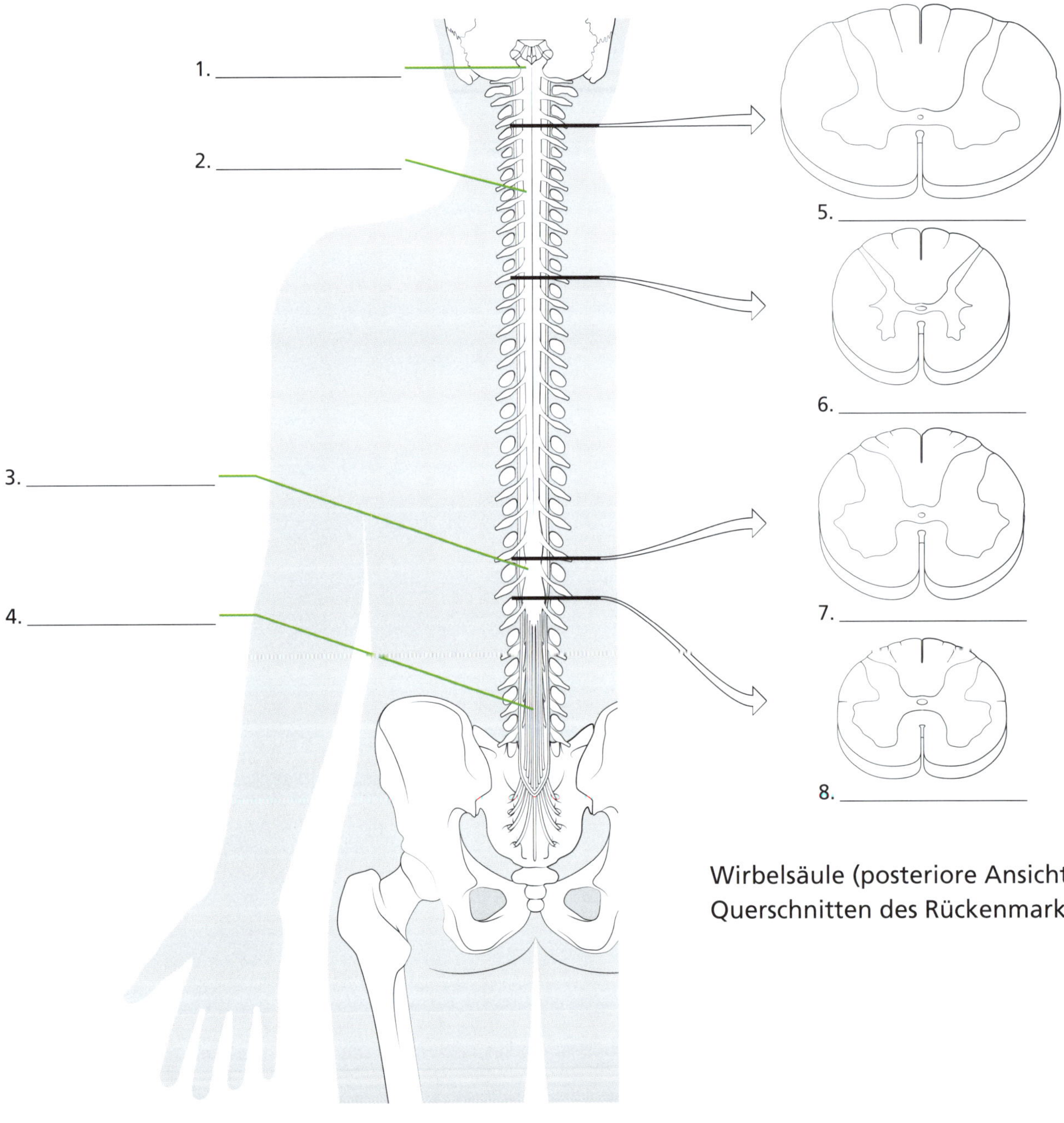

Wirbelsäule (posteriore Ansicht) mit Querschnitten des Rückenmarks

Antworten

1. Truncus cerebri, 2. zervikale Erweiterung, 3. lumbosakrale Erweiterung, 4. Cauda equina, 5. zervikal, 6. thorakal, 7. lumbal, 8. sakral

Aufsteigende Nervenbahnen: Tractus spinobulbaris

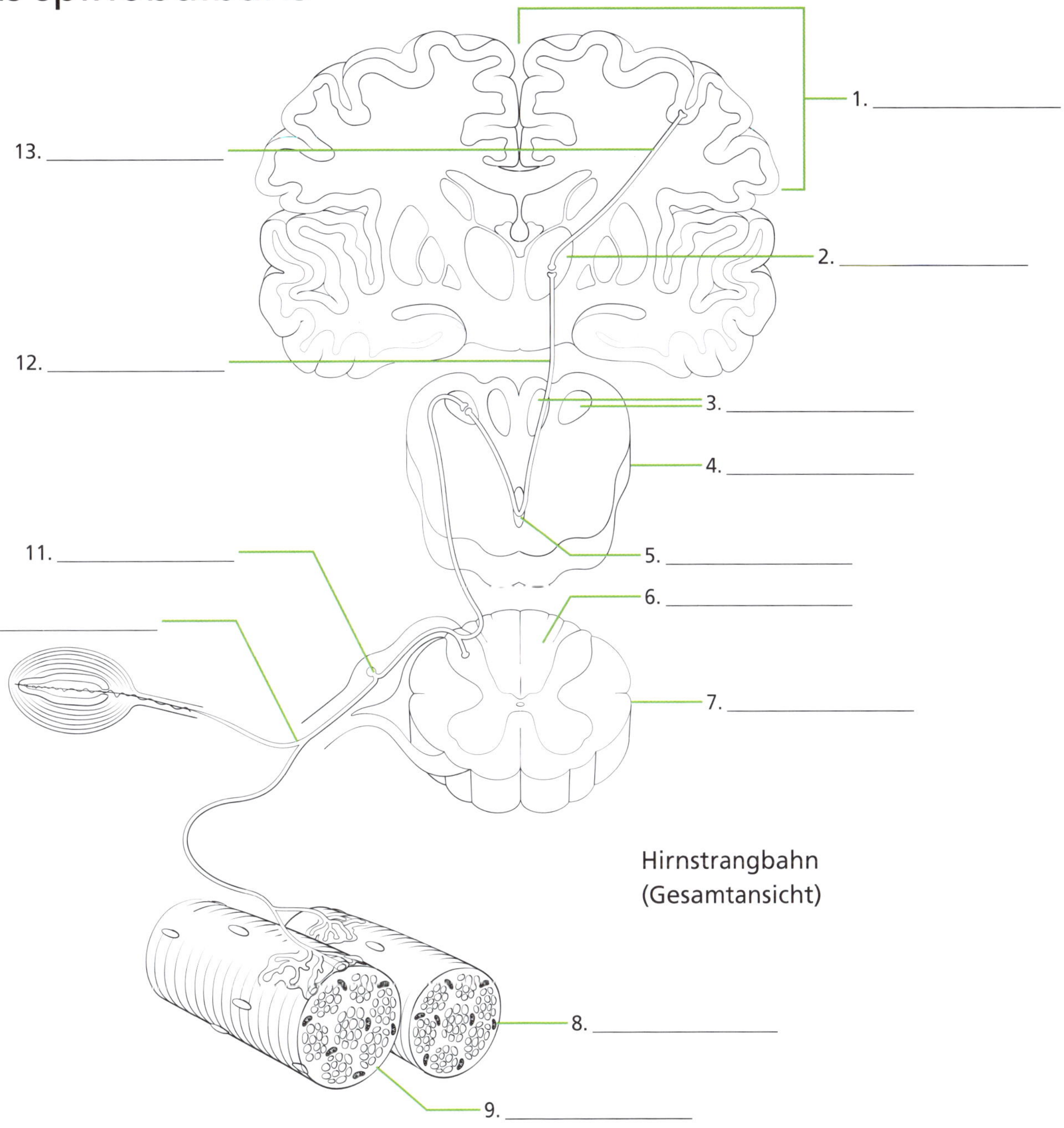

Hirnstrangbahn (Gesamtansicht)

Die auch als lemniskales System bezeichnete Hinterstrangbahn vermittelt Propriozeption, Tastsinn und Vibrationssinn und bildet Erkennungssignale. In allen Wirbelsäulenbereichen liegt das neuronale Soma erster Ordnung in den Spinalganglien, von denen die Signale in die Hinterstränge gelangen. Dort wandern sie das Rückenmark hinauf zu den medullären Kernen Nucleus gracilis (Goll-Kern) und Nucleus cuneatus (Burdach-Kern). Hier werden die Signale auf Neuronen des thalamischen Nucleus ventralis posterior übertragen und erreichen schließlich den somatosensorischen Cortex (Brodmann-Areale 3, 1 und 2). Da sich die Nervenbahnen an der Medulla kreuzen, werden die Signale von der rechten Körperseite von der linken Gehirnseite und die Signale von der linken Körperseite von der rechten Gehirnseite verarbeitet.

Antworten

1. primär somatosensorischer Cortex, 2. Thalamus, 3. Nuclei des Funiculus posterior, 4. Medulla oblongata, 5. Dekussation des Lemniscus medialis, 6. Funiculi posteriores, 7. Rückenmark, 8. Propriozeptoren, 9. Mechanorezeptoren, 10. Neuron erster Ordnung, 11. Spinalganglion, 12. Neuron zweiter Ordnung, 13. Neuron dritter Ordnung

Aufsteigende Nervenbahnen: Tractus spinothalamicus

Der Tractus spinothalamicus überträgt Schmerz-, Temperatur- und sehr schwache Berührungsinformationen von der Haut. Die Signale werden von dünn myelinisierten und nicht myelinisierten Axonen geleitet, deren Somas im Spinalganglion liegen. Auf dem dorsalen Rückenmark bilden diese Axone seitliche Verzweigungen, die sich über den Lissauer-Trakt auf und ab verteilen und dann mit Neuronen zweiter Ordnung in der Substantia gelatinosa Rolandi oder dem Nucleus proprius Synapsen bilden. Ein oder zwei Spinalnervensegmente oberhalb des Eintrittspunkts in das Rückenmark dekussieren die Axone entlang der Commissura anterior (vordere Kommissur) auf die anterolaterale Seite. Dann steigen sie bis zur Medulla ventromedialis rostralis im Truncus cerebri (Hirnstamm), ziehen rostral weiter aufwärts und bilden Synapsen mit mehreren Kernen dritter Ordnung im Thalamus, darunter der Nucleus mediodorsalis, der Nucleus ventrocaudalis und der Nucleus ventralis posteromedialis. Von dort steigen die Signale zum Gyrus cinguli (cingulärer Cortex), dem primär somatosensorischen Cortex und dem Cortex insularis (Insula) auf.

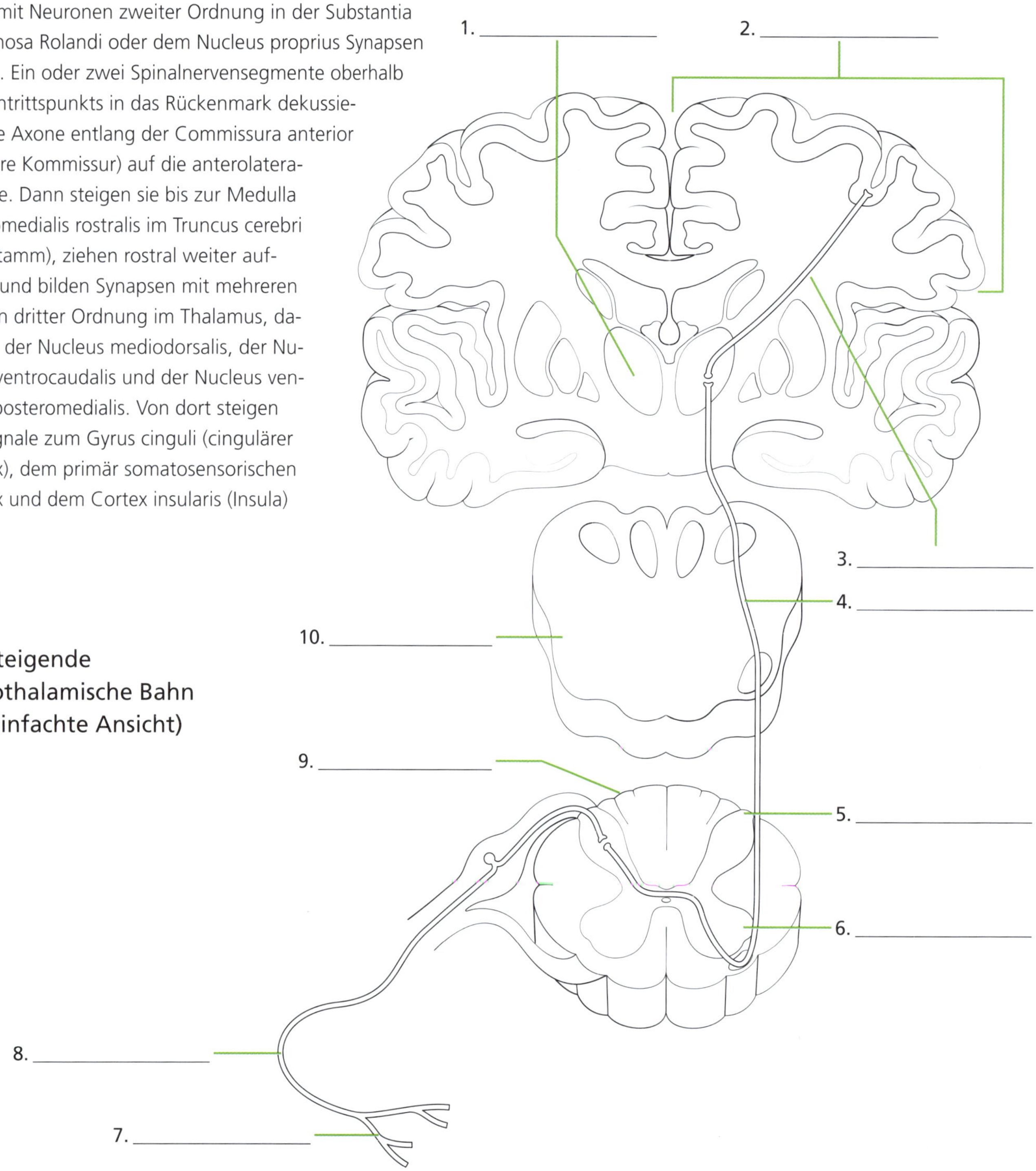

Aufsteigende spinothalamische Bahn (vereinfachte Ansicht)

Antworten

1. Thalamus, 2. primär somatosensorischer Cortex, 3. Neuron dritter Ordnung, 4. Neuron zweiter Ordnung, 5. Lissauer-Trakt, 6. anterolateraler Quadrant, 7. Nozizeptoren oder Thermozeptoren, 8. Neuron erster Ordnung, 9. Rückenmark, 10. Medulla oblongata

Aufsteigende Nervenbahnen: Tractus spinocerebellaris posterior

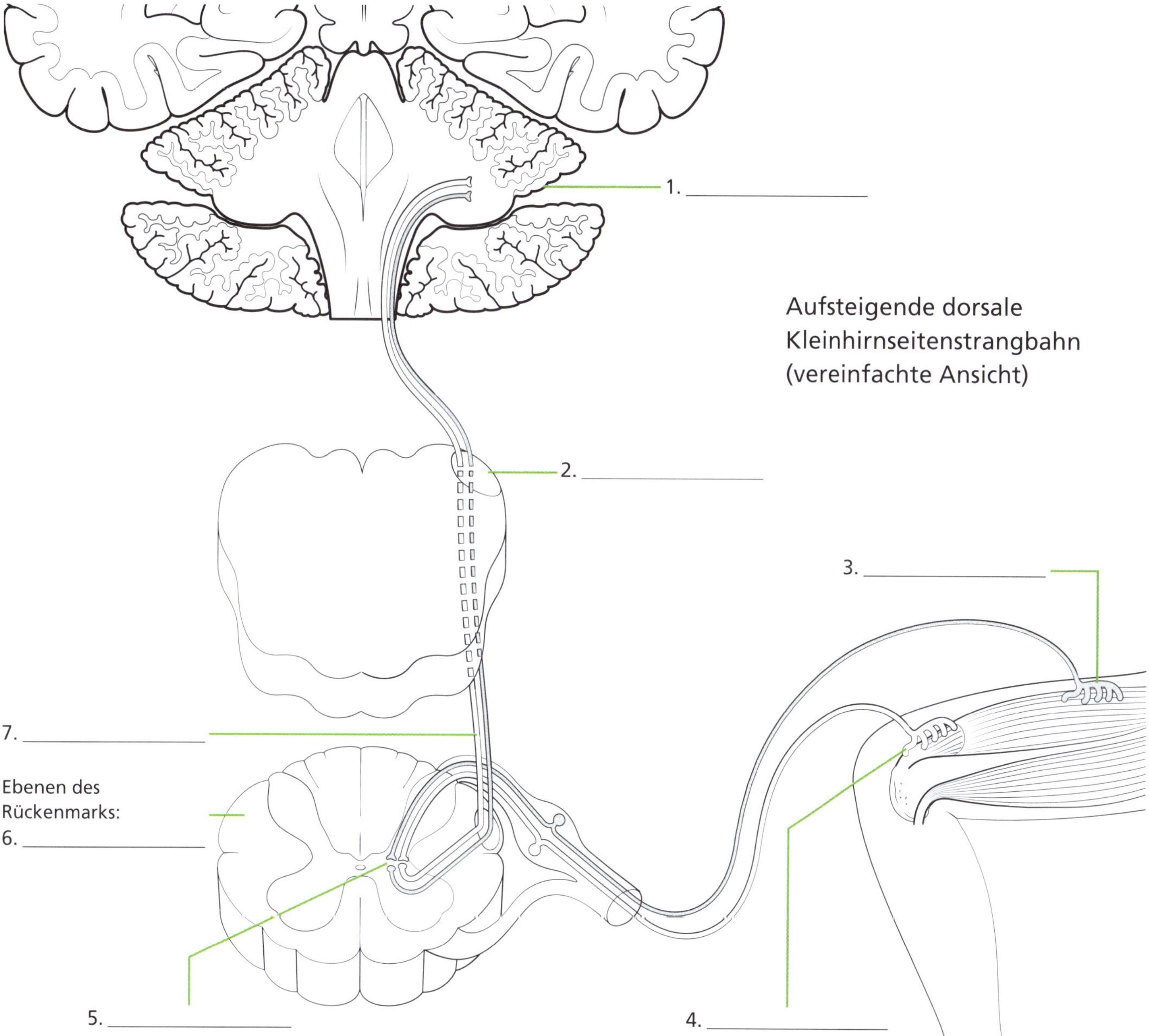

Aufsteigende dorsale Kleinhirnseitenstrangbahn (vereinfachte Ansicht)

Der Tractus spinocerebellaris posterior (dorsale Kleinhirnseitenstrangbahn) ist Teil des somatosensorischen Systems und leitet propriozeptive Informationen von den Skelettmuskeln und Gelenken zum Cerebellum (Kleinhirn). Von den Muskelspindeln werden die Informationen über das Spinalganglion bis zum Cornu posterius (Hinterhorn) geleitet, wo die Neuronen Synapsen mit dem Nucleus dorsalis bilden, einer Gruppe von Interneuronen im mittleren Teil der Lamina spinalis VIII. Axone aus diesem Kern tragen die Informationen ipsilateral über den Funiculus posterior (Hinterstrang) durch den Pedunculus cerebellaris inferior (unterer Kleinhirnstiel) in das Cerebellum hinein und weiter zu Medulla oblongata, Pons und Truncus cerebri (Hirnstamm).

Antworten

1. Cerebellum, 2. Pedunculus cerebellaris inferior, 3. Muskelspindel, 4. Golgi-Sehnenorgan, 5. Nucleus dorsalis, 6. C8-L2, 7. dorsale Kleinhirnseitenstrangbahn

Aufsteigende Nervenbahnen: Tractus spinocerebellaris anterior

Aufsteigende ventrale Kleinhirnseitenstrangbahn (Gesamtansicht)

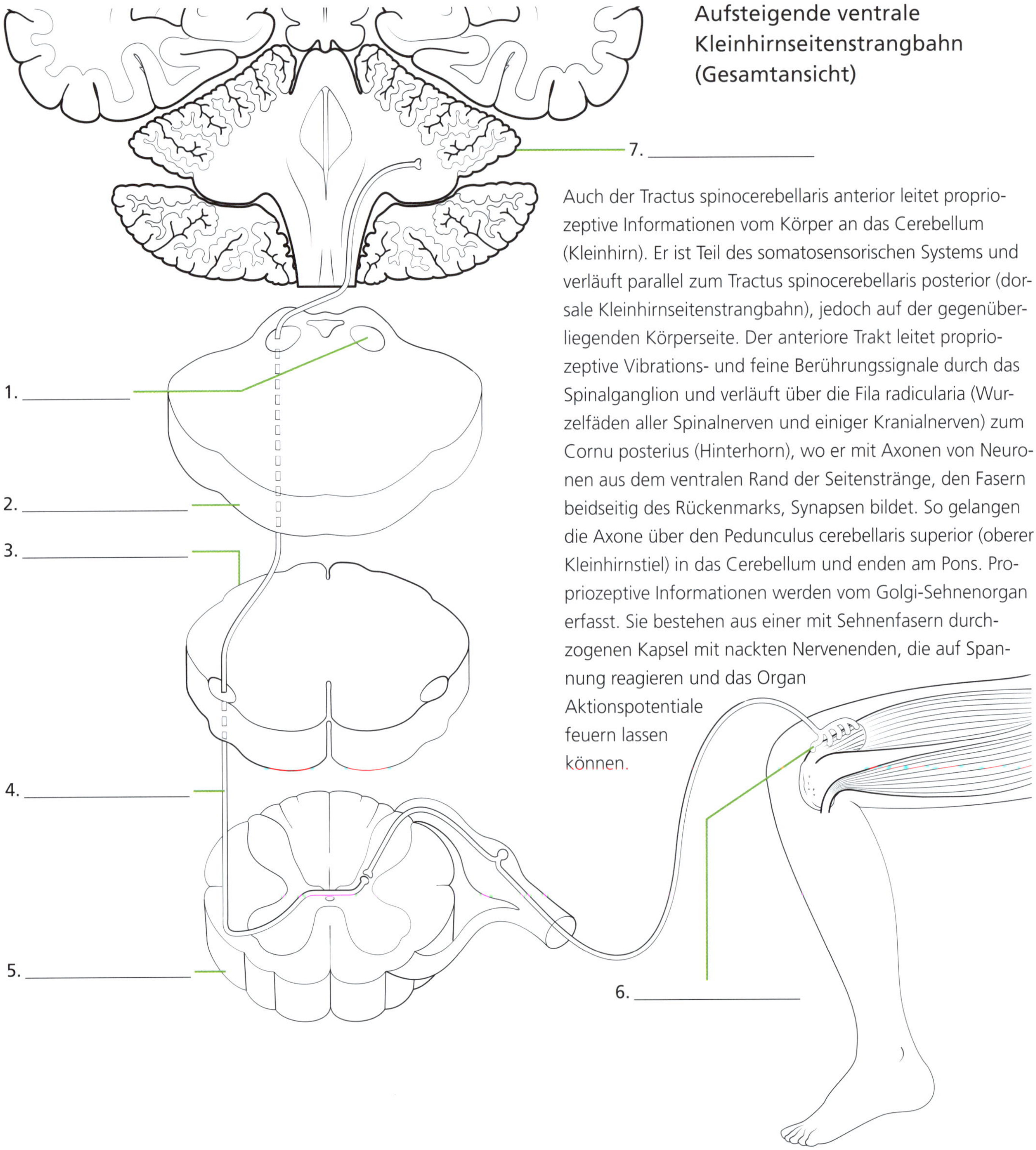

Auch der Tractus spinocerebellaris anterior leitet propriozeptive Informationen vom Körper an das Cerebellum (Kleinhirn). Er ist Teil des somatosensorischen Systems und verläuft parallel zum Tractus spinocerebellaris posterior (dorsale Kleinhirnseitenstrangbahn), jedoch auf der gegenüberliegenden Körperseite. Der anteriore Trakt leitet propriozeptive Vibrations- und feine Berührungssignale durch das Spinalganglion und verläuft über die Fila radicularia (Wurzelfäden aller Spinalnerven und einiger Kranialnerven) zum Cornu posterius (Hinterhorn), wo er mit Axonen von Neuronen aus dem ventralen Rand der Seitenstränge, den Fasern beidseitig des Rückenmarks, Synapsen bildet. So gelangen die Axone über den Pedunculus cerebellaris superior (oberer Kleinhirnstiel) in das Cerebellum und enden am Pons. Propriozeptive Informationen werden vom Golgi-Sehnenorgan erfasst. Sie bestehen aus einer mit Sehnenfasern durchzogenen Kapsel mit nackten Nervenenden, die auf Spannung reagieren und das Organ Aktionspotentiale feuern lassen können.

Antworten

1. Pedunculus cerebellaris superior, 2. Pons, 3. Medulla, 4. Tractus spinocerebellaris anterior, 5. Rückenmark, 6. Golgi-Sehnenorgan, 7. Cerebellum

Aufsteigende Nervenbahnen: Tractus cuneocerebellaris

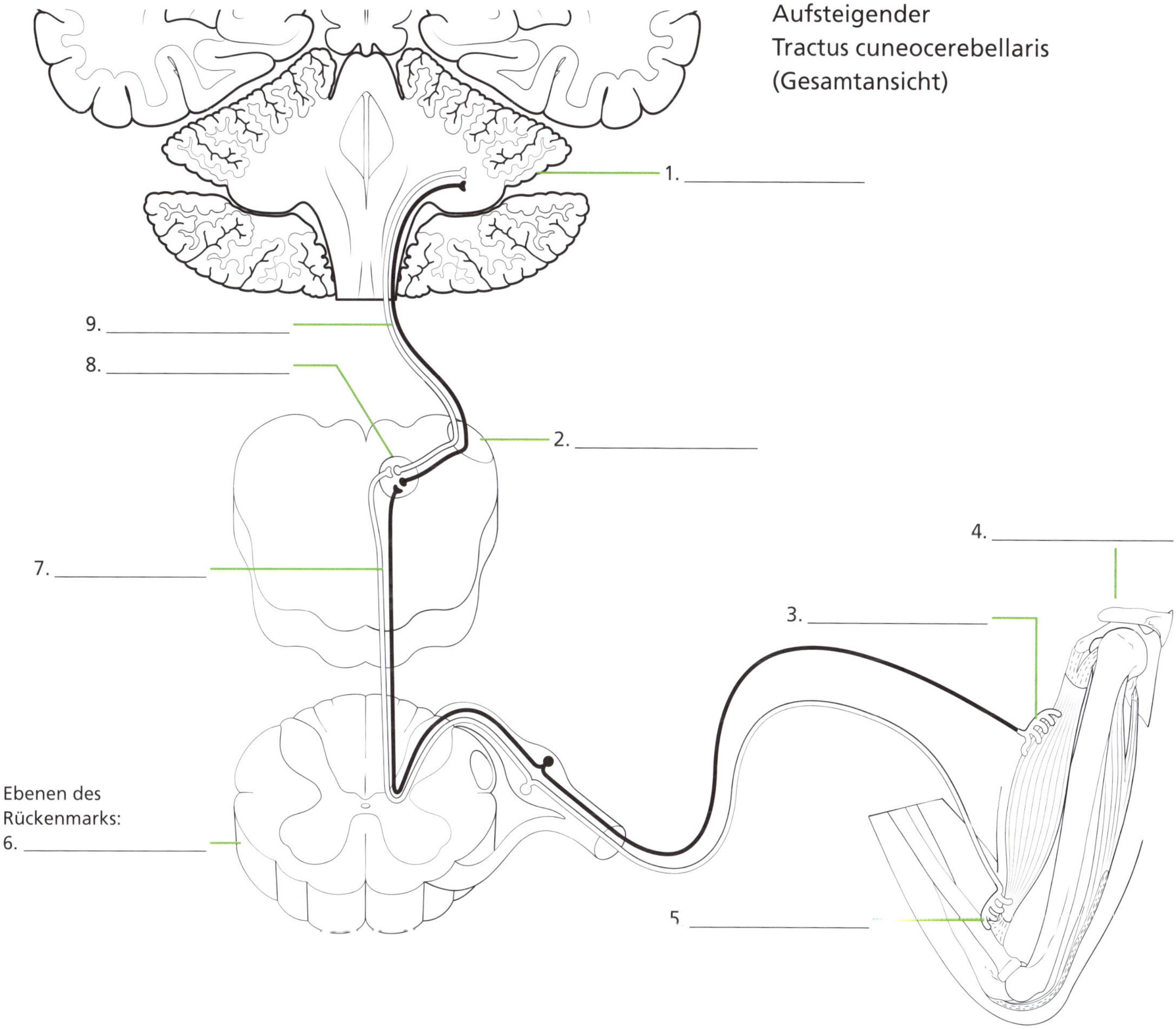

Aufsteigender Tractus cuneocerebellaris (Gesamtansicht)

Da der Nucleus dorsalis nicht bis oberhalb von C8 in das Rückenmark reicht, kann der Tractus spinocerebellaris posterior (dorsale Kleinhirnseitenstrangbahn) keine propriozeptiven Signale aus den oberen Extremitäten weiterleiten. Der Tractus cuneocerebellaris leitet die propriozeptiven Signale der Golgi-Sehnenorgane von den Muskel-Sehnen-Übergängen der Arme und des Halses. Diese Signale gelangen durch den ipsilateralen Fasciculus cuneatus (Burdach-Strang des Rückenmarks) in den Nucleus cuneatus accessorius (äquivalent zum Nucleus dorsalis). Der Tractus cuneocerebellaris tritt über den Pedunculus cerebellaris inferior (unterer Kleinhirnstiel) in das Cerebellum (Kleinhirn) ein und endet in den vorderen und hinteren Lappen, die die Signale der oberen Extremitäten verarbeiten. Dieser Signalweg ist das rostrale Äquivalent zum Tractus spinocerebellaris posterior für die oberen Extremitäten.

Antworten

1. Cerebellum, 2. Pedunculus cerebellaris inferior, 3. Muskelspindel, 4. obere Extremität, 5. Golgi-Sehnenorgan, 6. C7–C1, 7. Fasciculus cuneatus, 8. Nucleus cuneatus accessorius, 9. Tractus cuneocerebellaris

Absteigende Nervenbahnen: Tractus corticospinalis

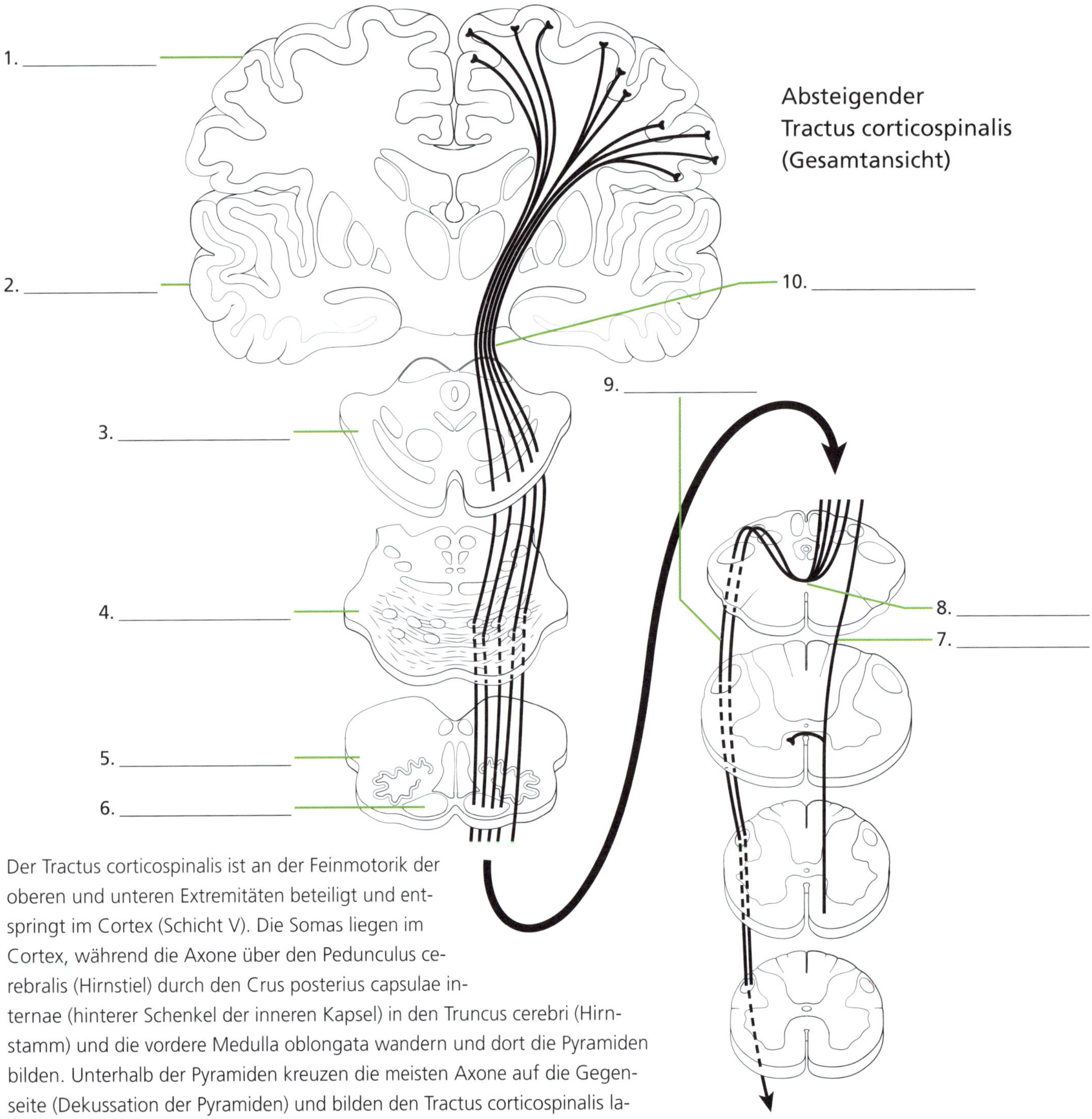

Der Tractus corticospinalis ist an der Feinmotorik der oberen und unteren Extremitäten beteiligt und entspringt im Cortex (Schicht V). Die Somas liegen im Cortex, während die Axone über den Pedunculus cerebralis (Hirnstiel) durch den Crus posterius capsulae internae (hinterer Schenkel der inneren Kapsel) in den Truncus cerebri (Hirnstamm) und die vordere Medulla oblongata wandern und dort die Pyramiden bilden. Unterhalb der Pyramiden kreuzen die meisten Axone auf die Gegenseite (Dekussation der Pyramiden) und bilden den Tractus corticospinalis lateralis (laterale corticospinale Bahn). Die nicht kreuzenden Axone formen den Tractus corticospinalis anterior (vordere corticospinale Bahn). Die Axone wandern die weiße Substanz im Rückenmark hinunter, bis auf die Höhe des jeweiligen Muskels, den sie innervieren. Dort vereinen sie sich mit einem Interneuron, bevor sie mit einem Motoneuron im Cornu ventralis (Vorderhorn des Rückenmarks) synapsieren. Axone, die unterhalb der Pyramiden nicht auf die Gegenseite gekreuzt sind, tun dies nun auf der Höhe des Rückenmarks, auf der sie enden.

Antworten

1. Motocortex, 2. Prosencephalon, 3. Mesencephalon, 4. Pons, 5. Medulla oblongata, 6. Pyramide, 7. Tractus corticospinalis anterior, 8. Dekussation der Pyramiden, 9. Tractus corticospinalis lateralis, 10. Tractus corticospinalis

Absteigende Nervenbahnen: Tractus vestibulospinalis

Absteigende vestibulospinale Bahn (Gesamtansicht)

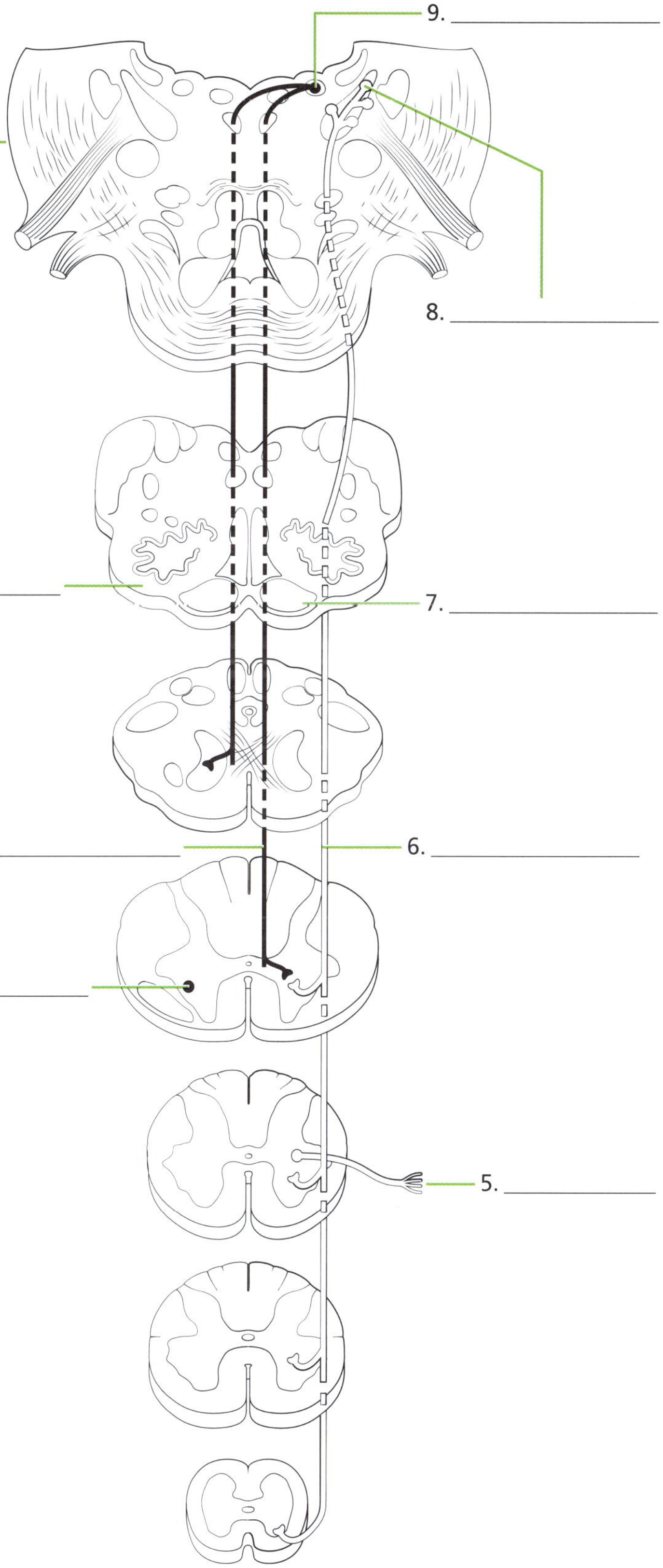

Der Tractus vestibulospinalis lateralis entspringt im Nucleus vestibularis lateralis des Pons. Von dort verläuft er ungekreuzt (ipsilateral) den Funiculus lateralis des Rückenmarks hinunter bis zu den Interneuronen der Laminae VII und VIII im Cornu posterius (Hinterhorn). Einige der Axone enden dort auf Dendriten von Alpha-Motoneuronen, die Motoneuronen von Streckmuskeln im Rumpf und den Extremitäten aktivieren. So wie andere absteigende Nervenbahnen leitet auch der Tractus vestibulospinalis Informationen von einem Kern an Motoneuronen weiter. Über den Nervus vestibulocochlearis (Hör-Gleichgewichtsnerv), den Nerv, der das Innenohr mit dem Gehirn verbindet, erhalten die Nuclei vestibulares Informationen über Orientierungsänderungen des Kopfs. Die Hauptfunktion dieser Nervenbahn ist die Kontrolle jener Muskeln, die für die aufrechte Körperhaltung und die Bewahrung des Gleichgewichts zuständig sind.

Der Tractus vestibulospinalis medialis entspringt dem Nucleus vestibularis medialis, der den Raum zwischen Nucleus olivaris inferior – den kranialen Kernen des Nervus vestibularis (Gleichgewichtsnerv) – in der Medulla oblongata und dem kaudalen Teil des Pons einnimmt. Der Trakt tritt zunächst kontralateral in den Fasciculus longitudinalis medialis ein, verläuft dann im Funiculus anterior bis zu den zervikalen Segmenten hinunter und endet auf Neuronen der Laminae VII und VIII. Seine Hauptfunktion besteht darin, die Kopfposition an Veränderungen der Körperhaltung anzupassen.

Antworten

1. Übergang des Pons zur Medulla oblongata, 2. Lemniscus medialis, 3. Tractus vestibulospinalis medialis, 4. Neuron III des Cornu ventralis, 5. motorische Endplatten, 6. Tractus vestibulospinalis lateralis, 7. Pyramide, 8. Nucleus vestibularis lateralis 9. Nucleus vestibularis medialis

Absteigende Nervenbahnen: Tractus reticulospinalis

Der Tractus reticulospinalis hat seinen Ursprung in der Formatio reticularis (Retikulärformation des Truncus cerebri (Hirnstamm), genauer in Medulla oblongata und Pons. Er leitet motorische und autonome Informationen und moduliert die Schmerzempfindung. Der laterale Tractus bulboreticulospinalis entspringt dem medullären Teil der Formatio reticularis, der mediale Tractus pontoreticulospinalis dem pontinen Teil. Der Tractus bulboreticulospinalis entspringt dem Nucleus reticularis gigantocellularis, einem Abschnitt der Formatio reticularis mit riesigen neuronalen Zellen, und verläuft ipsilateral abwärts durch den Funiculus anterior (Vorderstrang des Rückenmarks). Er tritt auf allen Wirbelsäulenabschnitten aus und endet in den Laminae VII und IX. Der Tractus pontoreticulospinalis entspringt dem Nucleus reticularis pontis caudalis und dem Nucleus reticularis pontis oralis und verläuft ipsilateral durch den Fasciculus longitudinalis. Von dort gelangt er in den Funiculus anterior und tritt ipsilateral auf allen Ebenen der Wirbelsäule aus. Er endet in den Laminae VII und VIII.

Der Tractus bulboreticulospinalis ist für die Hemmung spinalmotorischer Streckreflexe verantwortlich, während der Tractus pontoreticulospinalis derartige Reflexe erleichtert.

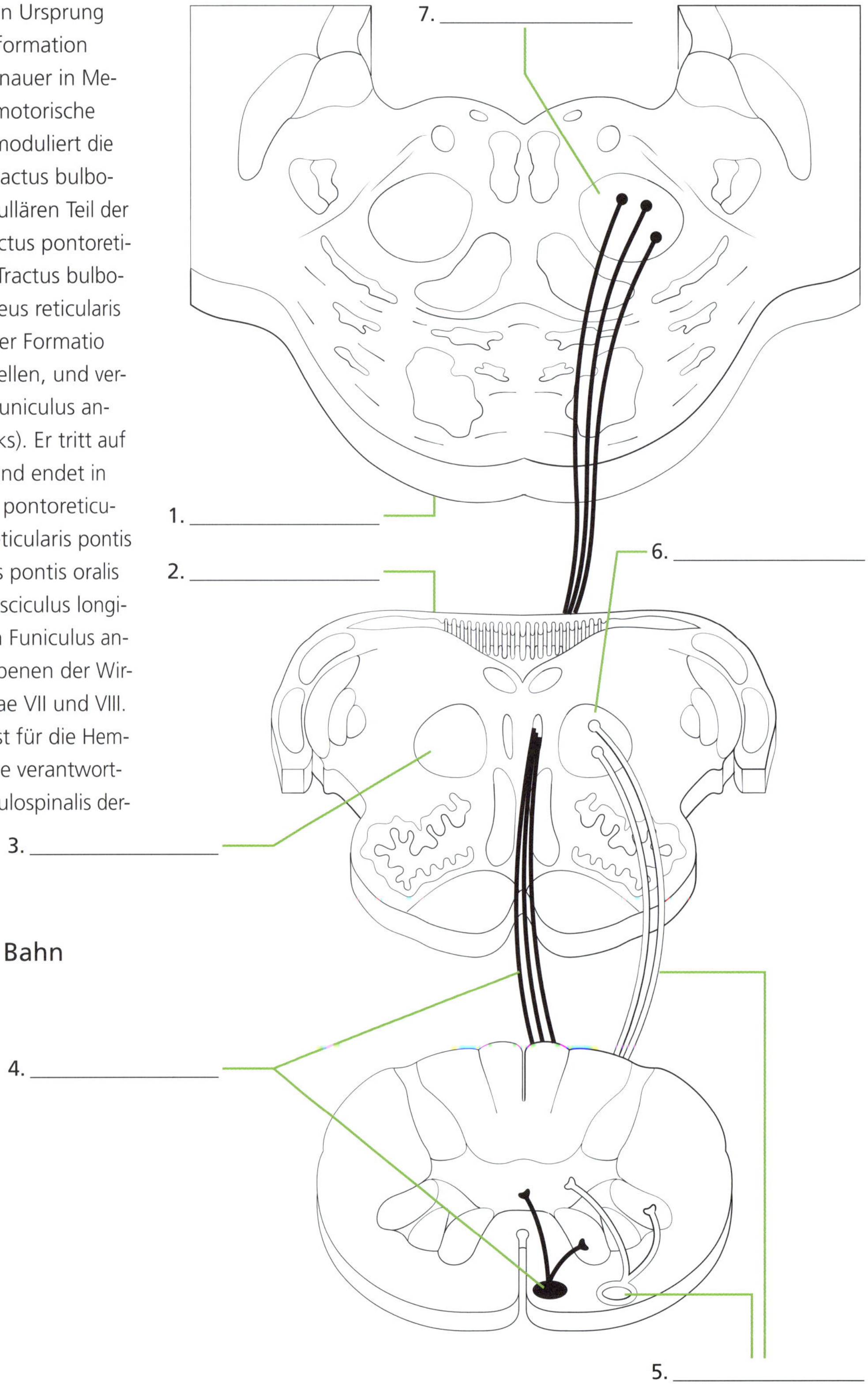

Absteigende reticulospinale Bahn (Gesamtansicht)

Antworten

1. Pons, 2. Medulla oblongata, 3. Nucleus reticularis gigantocellularis, 4. Tractus pontoreticulospinalis, 5. Tractus bulboreticulospinalis, 6. medulläre Formatio reticularis, 7. pontine Formatio reticularis

Absteigende Nervenbahnen: Tractus rubrospinalis

Der Tractus rubrospinalis entspringt dem Mesencephalon (Mittelhirn), genauer dem Nucleus ruber (Roten Kern; Neuronen der magnozellulären Schicht des Corpus geniculatum laterale, seitlicher Kniehöcker im Thalamus). Er kreuzt sofort auf die kontralaterale Seite des Mesencephalon (Mittelhirn), bekannt als ventral tegmentale Dekussation, und steigt dann im lateralen Teil des Tegmentum den Truncus cerebri (Hirnstamm) hinab, vorbei an den Colliculi inferiores im Mesencephalon, am Mittelhirn und weiter über den Lemniscus medialis bis zum Pons. Dann steigen die Axone durch den Nucleus reticularis lateralis die Medulla oblongata hinab und nahe dem Tractus corticospinalis lateralis weiter durch den Funiculus lateralis (Seitenstrang des Rückenmarks), um schließlich in allen Rückenmarksbereichen Synapsen zu bilden. Die Funktion des Tractus rubrospinalis ist es, Beuger-Motoneuronen zu stimulieren und Strecker-Motoneuronen zu hemmen; er ist eine Nervenbahn, über die Signale für freiwillige Bewegungen an das Rückenmark gesendet werden können. Allerdings ist sie nur bei Tieren von Bedeutung, beim Menschen spielt sie eine relativ geringe Rolle. Zusätzlich erhält der Nucleus ruber Informationen vom Cerebellum (Kleinhirn). Man nimmt daher an, dass er an der Übertragung von erlernten motorischen Befehlen vom Cerebellum zur Muskulatur beteiligt ist.

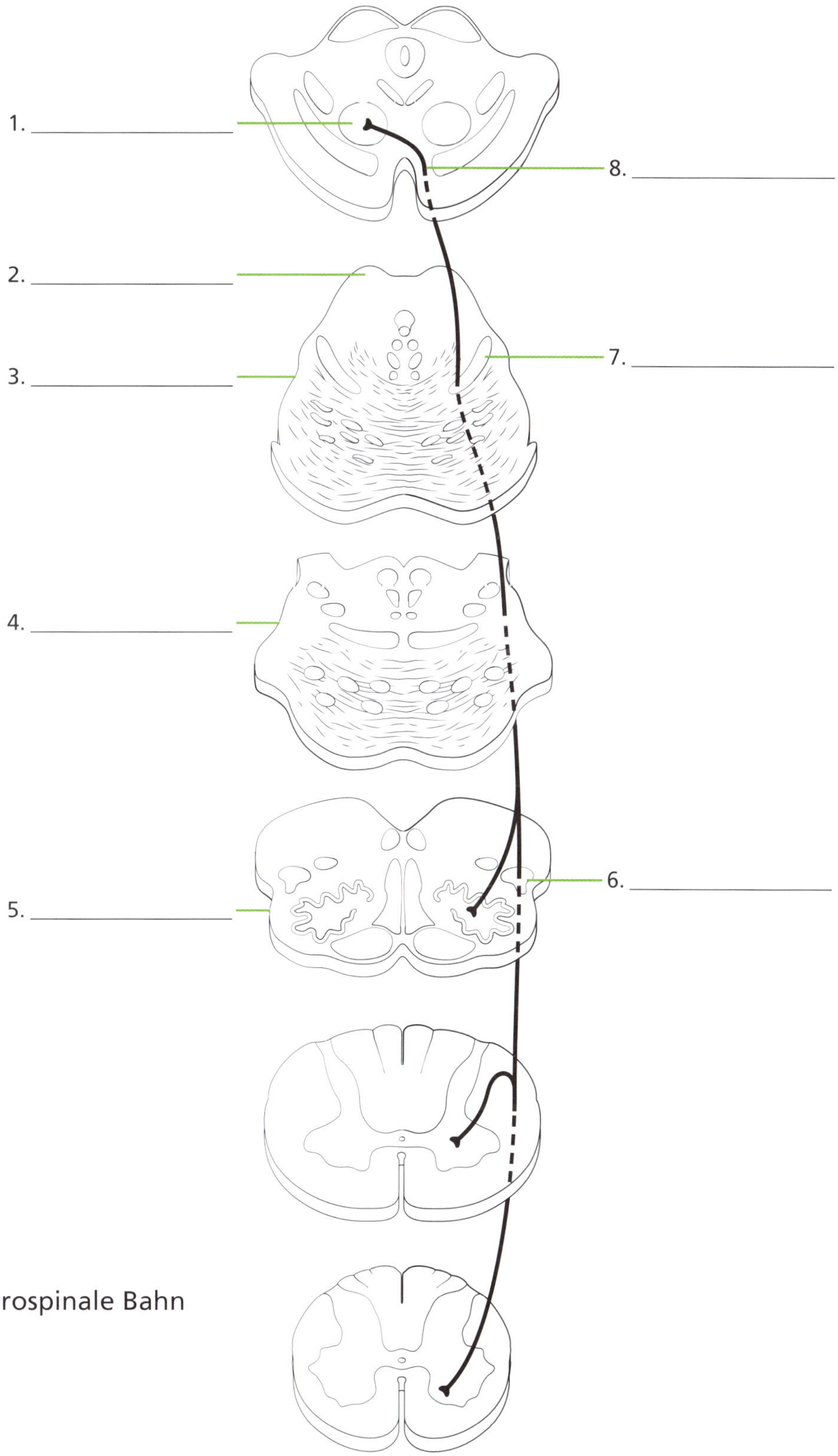

Absteigende rubrospinale Bahn (Gesamtansicht)

Antworten

1. Nucleus ruber, 2. Colliculi inferiores, 3. Mesencephalon, 4. Pons, 5. Medulla oblongata, 6. Nucleus reticularis lateralis, 7. Lemniscus medialis, 8. ventral tegmentale Dekussation

Struktur der Spinalnerven

Das Rückenmark beginnt unmittelbar unterhalb des Truncus cerebri (Hirnstamm) und erstreckt sich vom ersten Halswirbel (C1) bis zum ersten Lendenwirbel (L1). Es hat einunddreißig Spinalnervenpaare, davon acht im Zervikal-, zwölf im Thorax-, fünf im Lenden-, fünf im Sakral- und eines im Steißsegment.

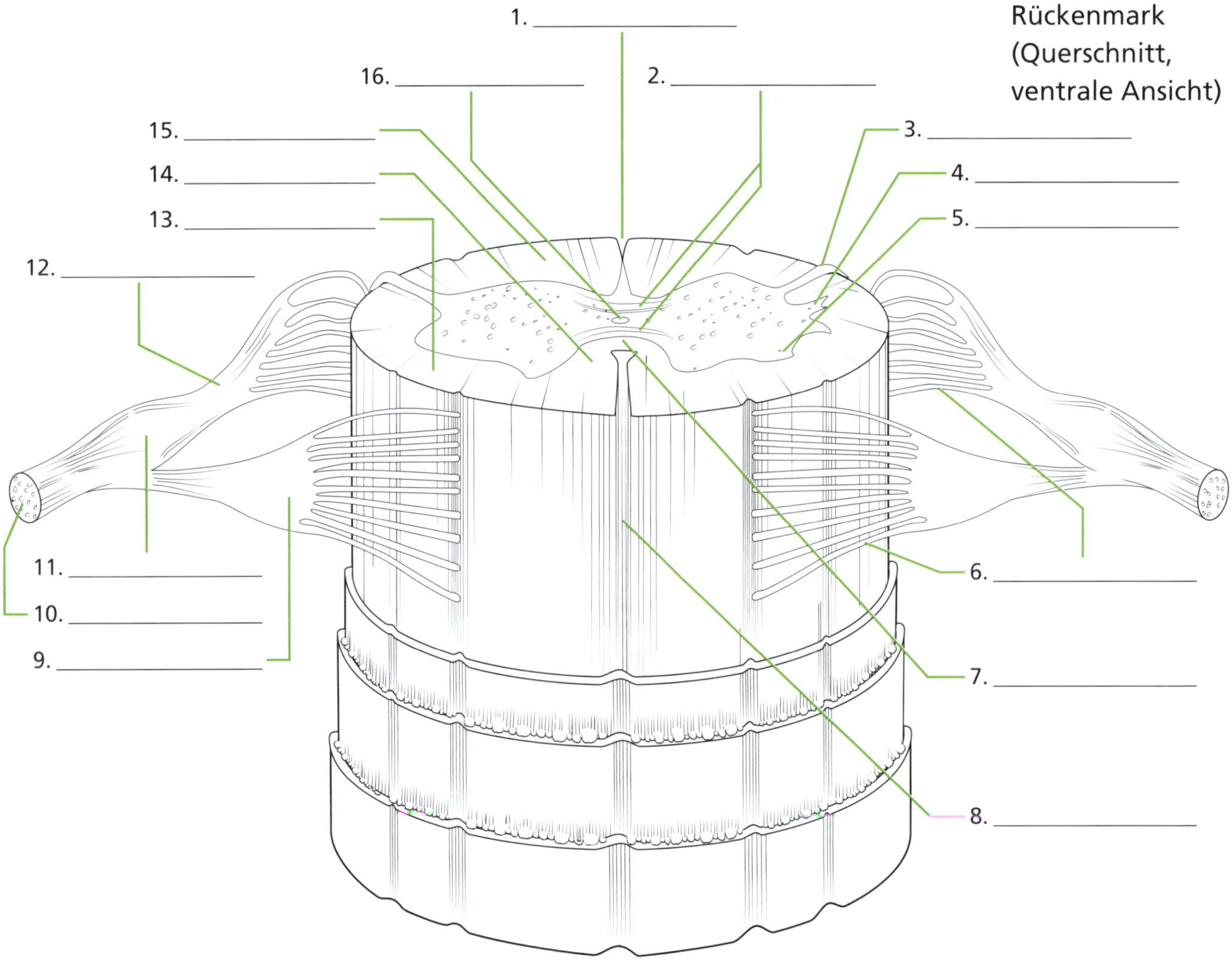

Die Spinalnerven verlaufen über den Spinalkanal durch die Foramina intervertebralia, die Löcher zwischen den Wirbelpaaren, in den Körper und übertragen Informationen vom Gehirn in den Körper und zurück. Die afferenten sensorischen Axone befinden sich in den Radices dorsales (Hinterwurzeln des Rückenmarks) und übertragen sensorische Informationen von der Peripherie zum Rückenmark. Die efferenten motorischen Axone laufen durch die Radices ventrales (Vorderwurzeln) und übertragen motorische Informationen vom Gehirn an die Peripherie.

Die Hauptfunktion des Rückenmarks ist es, als Kanal für die motorischen und sensorischen Bahnen zu dienen. Die aufsteigenden sensorischen und die absteigenden motorischen Bahnen befinden sich in der weißen Substanz. Das Rückenmark enthält auch eigene neuronale Bereiche zur Koordination der Wirbelsäulenreflexe. Diese Reflexe werden durch sensorische Informationen verursacht, die von Rezeptoren in den Muskeln an Interneuronen in der grauen Substanz weitergeleitet werden.

Antworten

1. Sulcus medianus posterior medullae oblongatae, 2. Commissura grisea, 3. graue Substanz – Cornu posterius, 4. graue Substanz – Cornu laterale, 5. graue Substanz – Cornu ventralis, 6. Nervenwürzelchen, 7. Commissura anterior, 8. Fissura mediana anterior medullae oblongatae, 9. Radix ventralis, 10. Spinalnerv, 11. Spinalganglion, 12. Radix dorsalis, 13. weiße Substanz – Funiculus lateralis, 14. weiße Substanz – Funiculus anterior, 15. weiße Substanz – Funiculus posterior, 16. Canalis centralis

Spinalnerven und Plexus

Ein Plexus ist ein Geflecht aus Nervenfasern, die die gleiche Körperregion innervieren. Es gibt sechs große Plexus und einige kleinere tiefer im Körper. Der Plexus cervicalis (Halsgeflecht) befindet sich zwischen C1 und C4, dem ersten und vierten Zervikalsegment, und übernimmt motorische und sensorische Funktionen für Kopf, Hals und Schultern. Der Plexus brachialis (Armgeflecht) umfasst Nerven aus den Zervikalsegmenten C5 bis C8 und dem ersten Thoraxsegment T1. Er verläuft über den Nacken und die Axilla (Achsel) in Schulter und Arme und versorgt diese sowie die Hände mit motorischen und sensorischen Eigenschaften. Der Plexus lumbosacralis (Lenden-Kreuz-Geflecht) stammt von T12, dem zwölften Thoraxsegment, bis S5, dem fünften Sakralsegment. Er wird unterteilt in Plexus lumbalis (Lendengeflecht), Plexus sacralis (Kreuzgeflecht) und Plexus pudendus (Schamgeflecht). Der Plexus pudendus wird auch Plexus coccygeus (Sakralgeflecht) genannt und ist ein kleines Bündel aus Nerven am Steißbein. Zu diesem Plexus gehören die Sakralnerven S4 und S5 und der coccygeale Spinalnerv Co1. Das Netzwerk seiner verwobenen Nervenfasern kann leicht beschädigt werden und Beeinträchtigungen in anatomisch distalen Regionen verursachen.

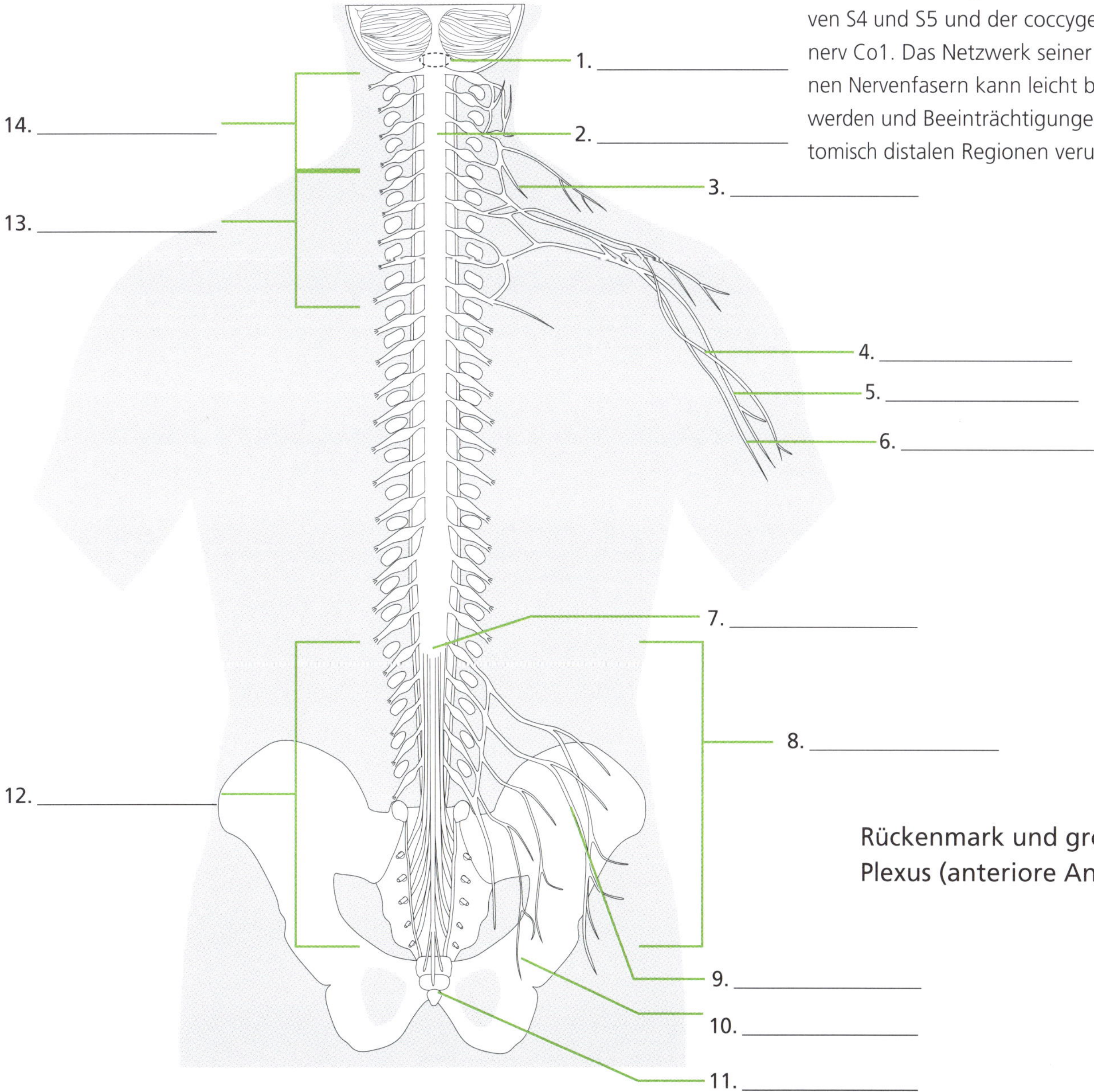

Rückenmark und großer Plexus (anteriore Ansicht)

Antworten

1. Foramen magnum, 2. Rückenmark, 3. Nervus phrenicus, 4. Nervus radialis, 5. Nervus medianus, 6. Nervus ulnaris, 7. Conus medullaris, 8. Cauda equina, 9. Nervus femoralis, 10. Nervus ischiadicus, 11. Co1 (coccygealer Spinalnerv), 12. Plexus lumbosacralis, 13. Plexus brachialis, 14. Plexus cervicalis

Dermatome

Ein Dermatom ist eine Hautregion, die von einem einzigen Spinalnerv innerviert wird, der Gefühle wie Schmerz oder Berührung an das Gehirn weiterleitet. Insgesamt gibt es dreißig Spinalnerven, darunter acht zervikale, zwölf thorakale, fünf lumbale und fünf sakrale, sowie je ein dazugehöriges Dermatom. Thoraxdermatome unterscheiden sich von Gliedmaßendermatomen darin, dass sie gestapelten Hautscheiben ähneln, von denen jede von einer anderen thorakalen oder lumbalen Nervenfaser innerviert wird. Gliedmaßendermatome verlaufen dagegen in Längsrichtung und werden auf der Vorderseite von einem Hirnnerv, dem Nervus trigeminus (Drillingsnerv), nicht von einem Spinalnerv innerviert.

Die schmerzhaften Hautausschläge bei einer Gürtelrose gehen auf einzelne Dermatome zurück und werden durch Infektionen von Herpes-Zoster-Viren in einzelnen Spinalnerven verursacht. Zum Beispiel würde ein Ausschlag entlang der hinteren Armseiten auf eine Infektion der Spinalnerven C6 oder C7 schließen lassen.

Dermatome (laterale Ansicht)

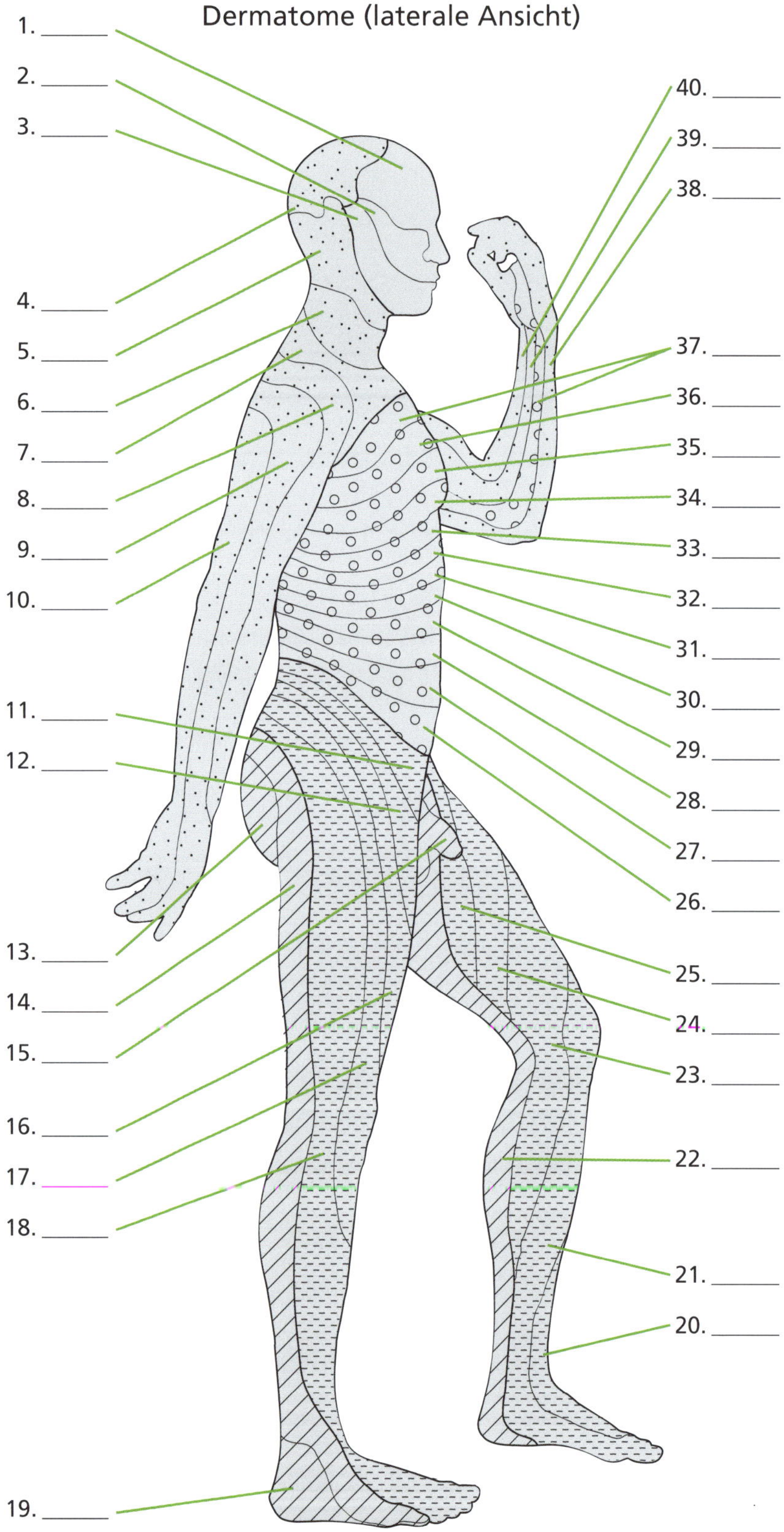

Antworten

1. V1, 2. V2, 3. V3, 4. C2, 5. C3, 6. C4, 7. C5, 8. C6, 9. C7, 10. C8, 11. L1, 12. L2, 13. S2, 14. S1, 15. S3, 16. L3, 17. L4, 18. L5, 19. S2, 20. L5, 21. L4, 22. S2, 23. L3, 24. L2, 25. L1, 26. T12, 27. T11, 28. T10, 29. T9, 30. T8, 31. T7, 32. T6, 33. T5, 34. T4, 35. T3, 36. T2, 37. T1, 38. C8, 39. C5, 40. C6

Myotome

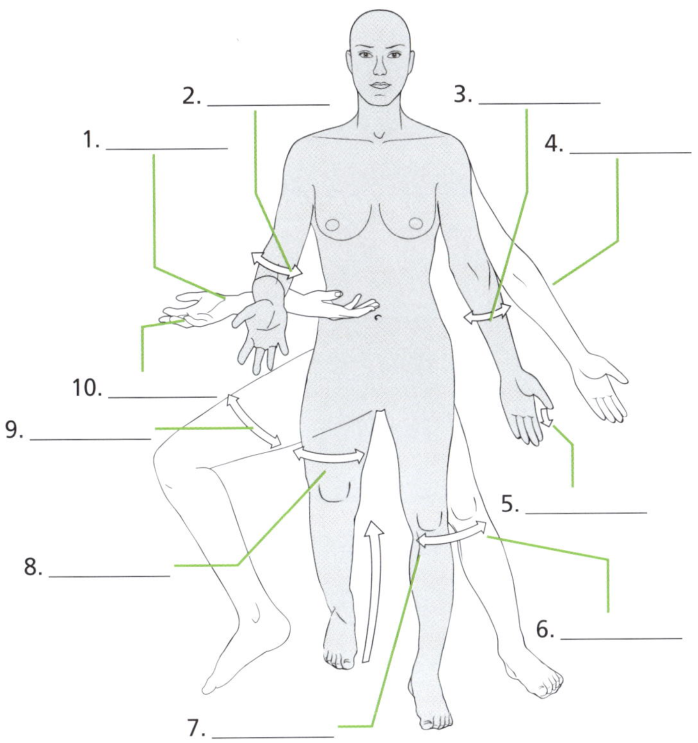

Myotome sind Muskelgruppen, die durch die motorischen Axone eines einzelnen Spinalnervs angeregt werden. Zum Beispiel braucht man für laterale oder mediale Fingerbewegungen ein einziges Myotom, das T1-Myotom. Die meisten Muskeln werden jedoch von mehr als einer Spinalnervenwurzel innerviert.

Ein Spinalnerv enthält Tausende von Nervenfasern (sensorische und motorische), die über Nervenwurzeln mit dem Rückenmark verbunden sind. Im Plexus brachialis (Armgeflecht; Segmente C5, C6, C7, C8 und T1) werden die Wurzeln in drei Stämme geflochten, die sich dann in vordere und hintere Abschnitte teilen. Aus diesen sechs Teilen entstehen die Nervenstränge, die bestimmte Muskeln innervieren. Anatomisch betrachtet hat der Nervus medianus (Mediannerv) Axone aus C5, C6, C8 und T1, der Nervus ulnaris aus C8 und T1 sowie ein paar wenige aus C7.

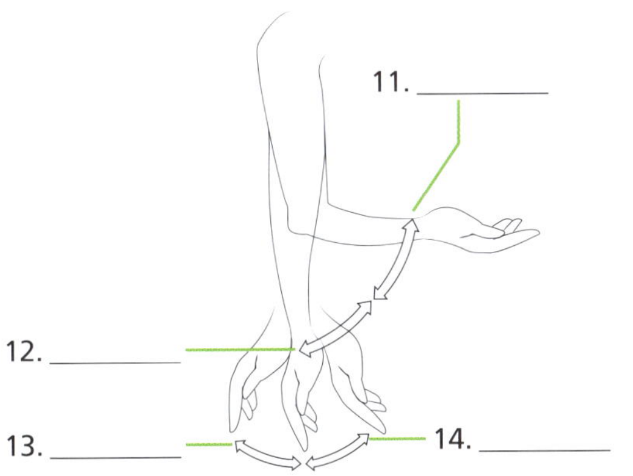

Menschliche Myotome (anteriore und laterale Ansicht)

Kennzeichnen Sie jeweils die Art der Bewegung und den Nerv, der sie steuert.

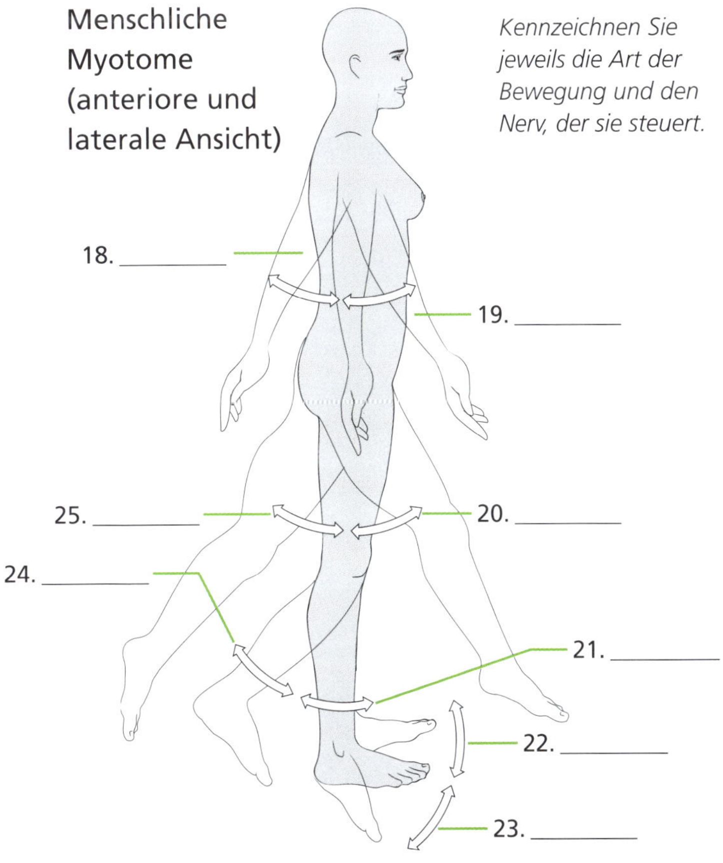

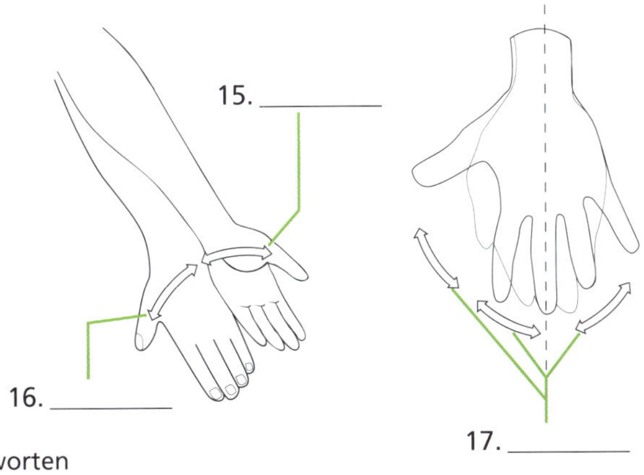

Antworten

1. laterale Drehung der Schulter C5, 2. mediale Drehung der Schulter C6, C7, C8, 3. Abduktion der Schulter C5, 4. Adduktion der Schulter C6, C7, C8, 5. Fingerstreckung C7, C8, 6. Abduktion der Hüfte L1, L2, L3, 7. Adduktion der Hüfte L1, L2, L3, 8. mediale Drehung der Hüfte L1, L2, L3, 9. laterale Drehung der Hüfte L5, S1, 10. Fingerbeugung C7, C8, 11. Beugung des Ellbogens C5, C6, 12. Streckung des Ellbogens C6, C7, 13. Streckung des Handgelenks C6, C7, 14. Beugung des Handgelenks C6, C7, 15. Auswärtsdrehung des Unterarms C6, 16. Einwärtsdrehung des Unterarms C7, C8, 17. Abduktion und Adduktion des Fingers T1, 18. Beugung der Hüfte L2, L3, 19. Beugung der Schulter, 20. Beugung der Hüfte, 21. Streckung des Knies L3, L4, 22. Dorsalflexion des Knöchels L4, L5, 23. Plantarflexion des Knöchels S1, S2, 24. Beugung des Knies L5, S1, 25. Streckung der Hüfte L4, L5

Rezeptoren der Haut: Meissner-, Pacini-, Ruffini- und Merkel-Körperchen

Die Mechanorezeptoren der Haut werden gemäß der Art der von ihnen übertragenen Reize klassifiziert. Es gibt zudem gekapselte oder nicht gekapselte Versionen, in denen die Neuronen von einer flüssigkeitsgefüllten Kapsel umgeben sind oder nicht. Jeder Mechanorezeptor verfügt über mechanisch gesteuerte Ionenkanäle, die auf durch Berührung, Dehnung und Geräusche erzeugten physikalischen Druck reagieren.

Von den vier Arten Mechanorezeptoren sind drei gekapselt (Meissner-, Pacini- und Ruffini-Körperchen) und eine nicht (Merkel-Tastscheiben). Die Meissner-Körperchen liegen in der oberen Dermis unbehaarter Hautregionen, etwa den Fingerspitzen, und reagieren auf Berührung und schwachen Druck. Die Merkel-Tastscheiben befinden sich ebenfalls in den oberen Hautschichten, allerdings sowohl in unbehaarten als auch in behaarten Regionen. Sie sind dicht verteilt in den Fingerspitzen und Lippen und reagieren ebenfalls auf Berührung und schwachen Druck. Die Ruffini- und Pacini-Körperchen liegen in tieferen Regionen von unbehaarter und behaarter Haut. Ruffini-Körperchen reagieren auf Dehnung und Wärme, Pacini-Körperchen auf Vibration und Druck.

Unbehaarte Haut mit subkutanen Schichten (Querschnitt)

1. ____________
2. ____________
3. ____________
4. ____________
5. ____________
6. ____________
7. ____________
8. ____________
9. ____________
10. ____________
11. ____________
12. ____________
13. ____________

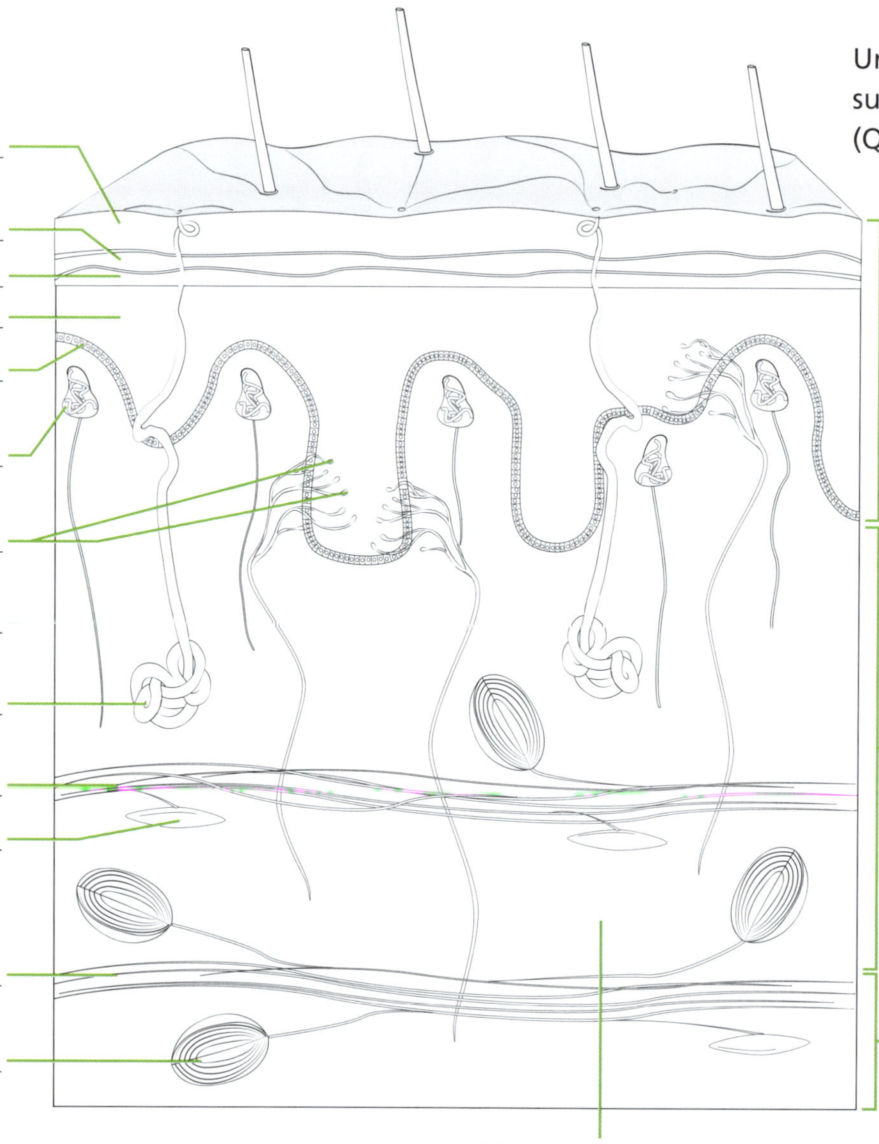

17. ____________
16. ____________
15. ____________
14. ____________

Antworten

1. Stratum corneum, 2. Stratum lucidum, 3. Stratum granulosum, 4. Stratum spinosum, 5. Stratum basale, 6. Meissner-Körperchen, 7. Merkel-Tastscheiben, 8. Stratum papillare, 9. Schweißdrüse, 10. Nervenfasern, 11. Ruffini-Körperchen, 12. Nervenfasern, 13. Pacini-Körperchen, 14. Stratum reticulare, 15. Subcutis, 16. Dermis, 17. Epidermis

Rezeptoren der Haut: Schmerzrezeptoren und Haarfollikel

Nozizeptoren sind sensorische Nervenenden, die als Reaktion auf noxische Reize Schmerzempfinden hervorrufen. Nozizeptoren befinden sich überall, vor allem aber in der Haut und den Muskeln. Basierend auf der Art des noxischen Reizes gegliedert man Nozizeptoren in thermische (reagieren auf extreme Hitze oder Kälte), mechanische (reagieren auf übermäßigen Druck oder Hauteinschnitte), chemische und polymodale (mit zwei oder mehreren sensorischen Funktionen). Die in den unbehaarten und behaarten Hautregionen liegenden Mechanorezeptoren reagieren auf mechanischen Druck. In der behaarten Haut gibt es zudem Rezeptoren in den Haarfollikeln, die auf Haarbewegungen reagieren.

Behaarte Haut mit subkutanen Schichten (Querschnitt)

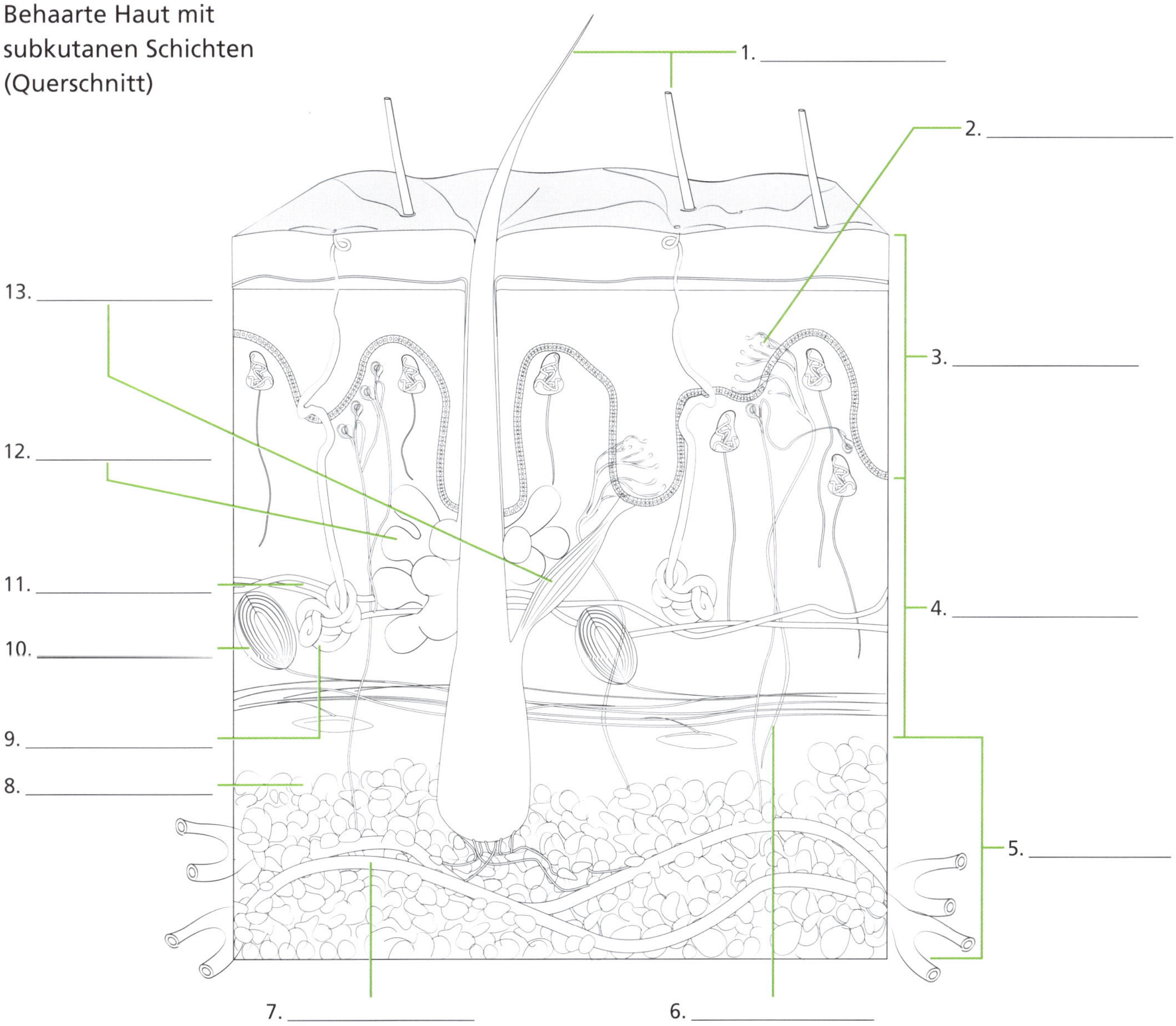

Antworten

1. Haar, 2. sensorische Nervenenden, 3. Epidermis, 4. Dermis, 5. Subcutis, 6. Nerv, 7. Arteriole, 8. Fett, Kollagen und Fibroblasten, 9. Pacini-Körperchen, 10. Pacini-Körper, 11. Kapillaren, 12. Talgdrüse, 13. Musculus arrector pili

Muskeldehnungsrezeptoren

Muskeldehnungsrezeptoren sind propriozeptive Mechanorezeptoren, die auf vom Körper selbst erzeugte Bewegungskräfte reagieren. Rezeptoren, die in den Muskelbäuchen lokalisiert sind, bezeichnet man als Muskelspindeln, solche an Muskel-Sehnen-Übergängen als Golgi-Sehnenorgane.

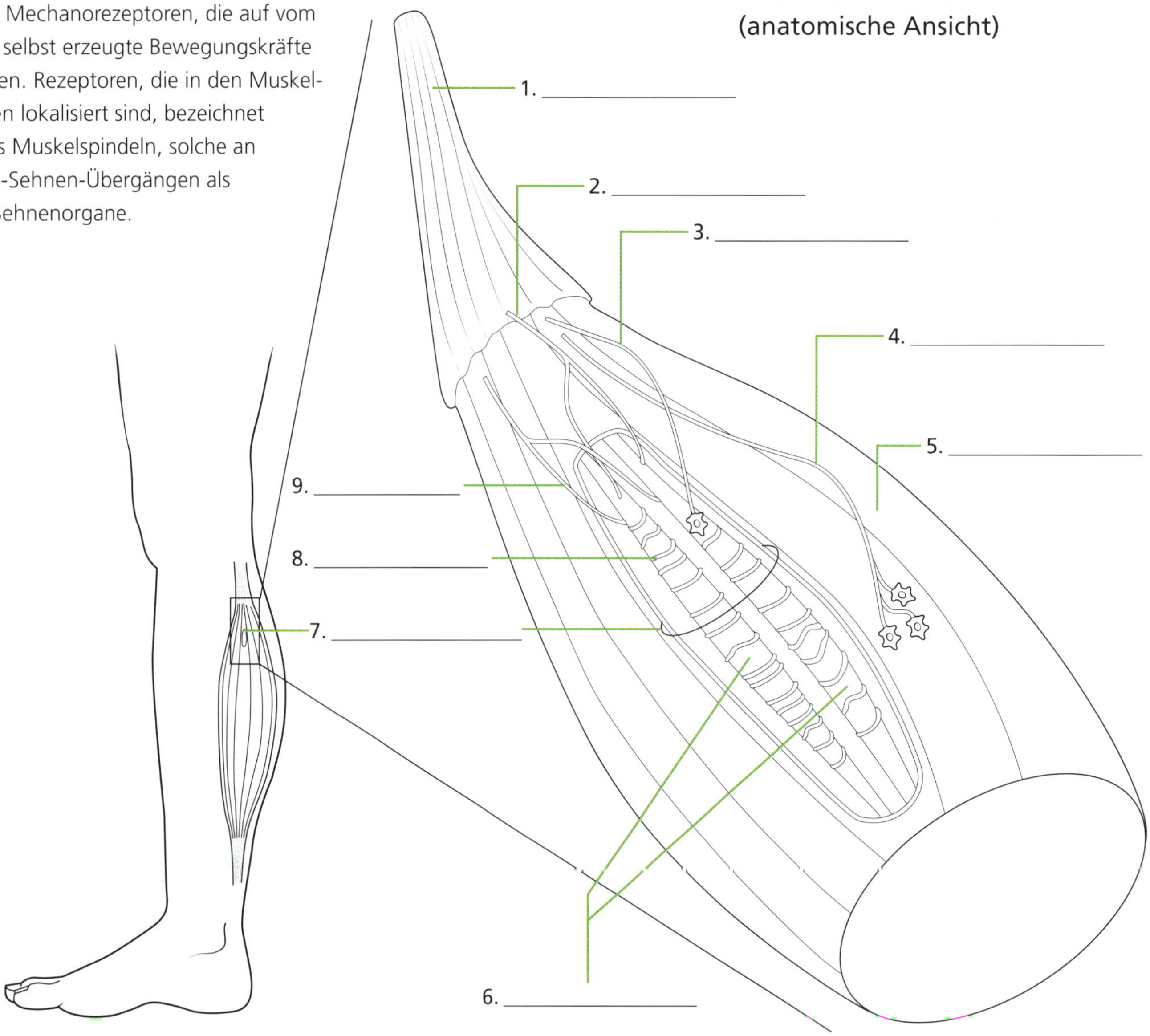

Muskelkontraktionen werden durch efferente Alpha-Motoneuronen kontrolliert, die extrafusale Muskelfasern innervieren. Die Kontraktionen werden von zwei Arten von sensorischen Nervenenden, Typ Ia und Typ II, in der Muskelspindel erkannt. Typ-Ia-Nervenenden detektieren die Intensität der Muskeldehnung, Typ II die Muskelposition. Die afferenten Typ-Ia- und Typ-II-sensorischen Nervenfasern führen zur Medulla oblongata, von der die Muskeldehnungssignale weitergeleitet werden. Das Gehirn verarbeitet diese Informationen und bestimmt die Positionen der beteiligten Körperteile. Damit das ZNS die Empfindlichkeit anpassen und die Straffheit der Muskelspindel aufrechterhalten kann, wird die Spindel von einem efferenten Gamma-Motoneuron innerviert.

Muskeldehnungsrezeptoren und Motoneuronen arbeiten aufeinander abgestimmt, um die für die Propriozeption und die koordinierte Muskeltätigkeit notwendige Konnektivität zu gewährleisten.

Antworten

1. Sehne, 2. efferente gamma-motorische Faser, 3. Typ-II-sensorische Faser, 4. efferente alpha-motorische Faser, 5. extrafusale Muskelfaser, 6. intrafusale Muskelfaser, 7. Bindegewebskapsel, 8. Muskelspindel, 9. Typ-Ia-sensorische Faser

Golgi-Sehnenorgane

Propriozeption, auch Tiefensensibilität genannt, ist die Wahrnehmung der Körperposition im dreidimensionalen Raum. Dieses Gespür beruht auf Informationen von den Muskelspindeln in den Muskelbäuchen und den Golgi-Sehnenorganen an den Muskel-Sehnen-Übergängen. Das Golgi-Sehnenorgan ist eine neurotendinöse Spindel, die in einer faserigen Kapsel eingeschlossen ist. Es liefert sensorische Informationen vor allem über Muskelspannungen und Gelenkausrichtungen.

Das Golgi-Sehnenorgan besteht aus Kollagenfibrillen, die mit Fortsätzen eines mit Sehnenfasern assoziierten, sensorisch afferenten Typ-Ib-Neurons verwoben sind. Wenn sich der Muskel anspannt, strecken sich die Fibrillen, und das Neuron wird aktiviert. Jedes Golgi-Sehnenorgan wird von einem einzigen, sensorisch afferenten Typ-Ib-Neuron innerviert, das Muskelspannungsinformationen über Rückenmark und Kleinhirn bis zum Cortex weiterleitet.
Diese sensorische Rückkopplung unterstützt die Regulation der Bewegung während der Fortbewegung.

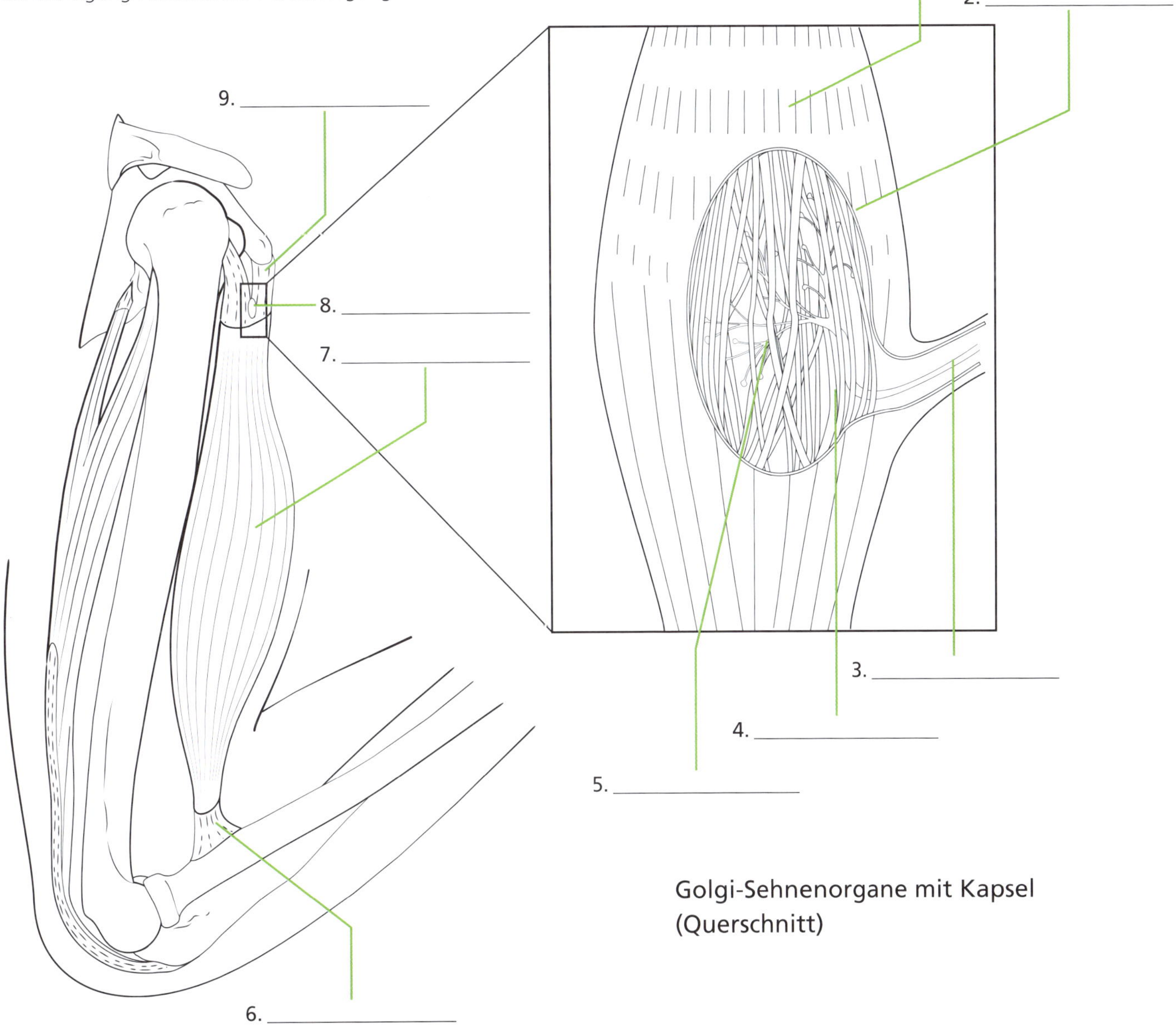

Golgi-Sehnenorgane mit Kapsel (Querschnitt)

Antworten

1. extrafusale Muskelfasern, 2. Kapsel, 3. sensorisch afferentes Typ-Ib-Neuron, 4. Kollagenfaser, 5. sensorisch afferentes Typ-Ib-Neuron, 6. Sehne, 7. extrafusale Faser, 8. Golgi-Sehnenorgan, 9. Sehne

Gelenkrezeptoren

1. ____________
(im Gelenk)

2. ____________
(in der Gelenkkapsel)

3. ____________
(im Gelenkband)

4. ____________

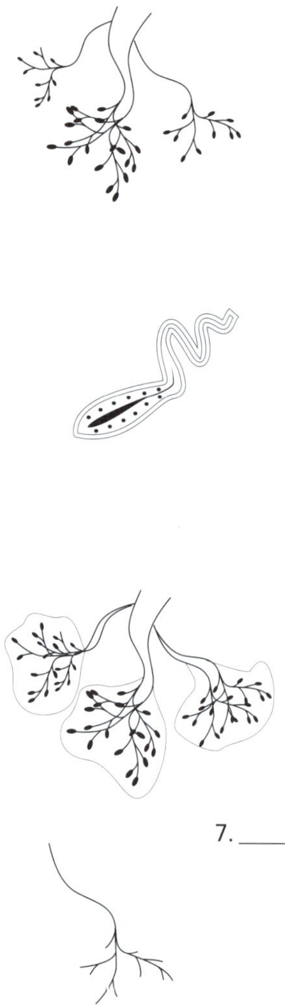

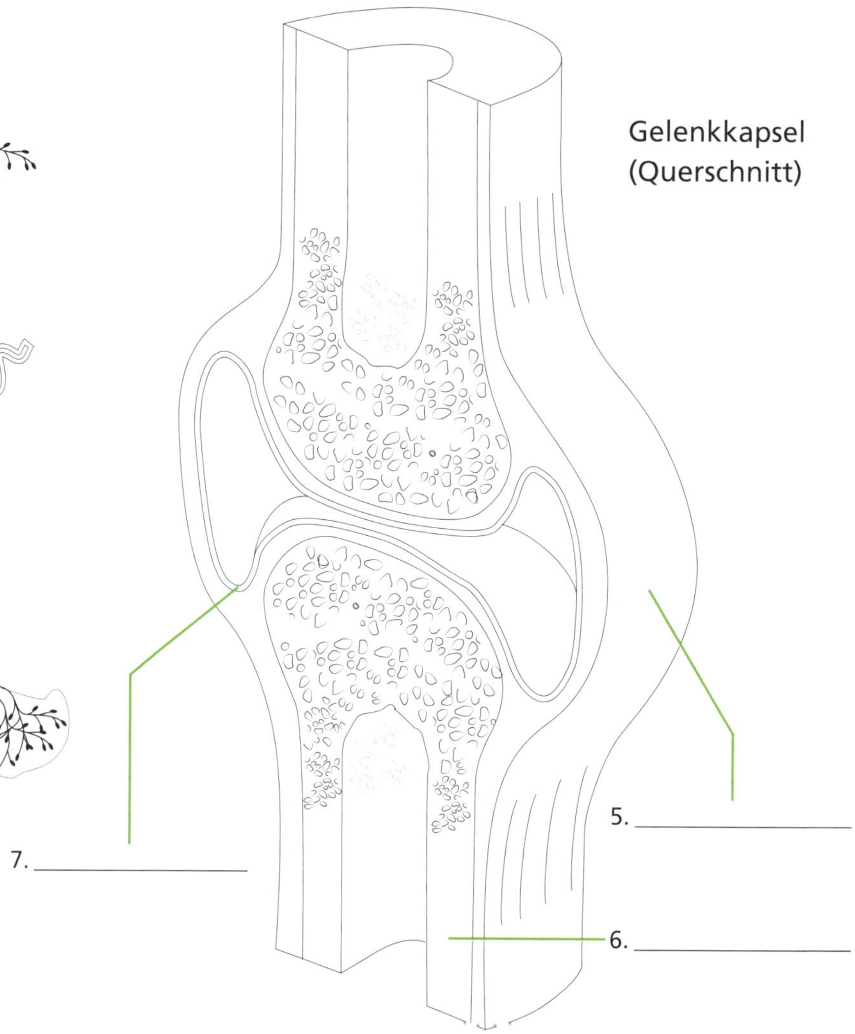

Durch das somatosensorische System können wir körperliche Sinneseindrücke mit Hilfe von propriozeptiven Rezeptoren wahrnehmen. Gelenkrezeptoren kontrollieren Dehnungen in der Gelenkkapsel und informieren über die Position und Bewegung der Gliedmaßen. Diese Wahrnehmungen werden als Kinesthesie bezeichnet und ermöglichen dem Gehirn, dynamische Bewegungen zu erfassen. Die Gelenkrezeptoren befinden sich in den Synovialknoten und erzeugen Bewegungssignale in der Gelenkkapsel und den Bändern. Sie schützen das Gelenk auch vor Überstreckung und damit verbundenen Verletzungen. Es gibt vier Arten von Gelenkrezeptoren (Typ I, II, III und IV), entsprechend Ruffini-ähnliche Rezeptoren, Pacini-ähnliche Rezeptoren, verkapselte Golgi-ähnliche Endigungen und freie Nervenendigungen.

Die Ruffini-ähnlichen Typ-I-Rezeptoren befinden sich in der Gelenkkapsel und sind sowohl im Ruhezustand als auch bei Bewegungen aktiv. Die Pacini-ähnlichen Typ-II-Rezeptoren befinden sich im Periost nahe der Gelenkkapsel und detektieren die Gelenkbewegungsgeschwindigkeit. Die Golgi-ähnlichen Endigungen (Typ III) sind mit Kollagenfasern des Bands verflochten und werden durch Banddehnung aktiviert. Auch freie Nervenendigungen (Typ IV) liegen in Gelenkkapseln; viele fungieren wie Nozizeptoren, auch wenn sie nur durch extreme Gelenkverformungen stimuliert werden.

Antworten

1. Typ I, 2. Typ II, 3. Typ III, 4. Typ IV, 5. Gelenkkapsel, 6. Knochen, 7. Knorpel

Neuromuskuläre Endplatten

Eine neuromuskuläre Endplatte ist eine Synapse zwischen dem Endknöpfchen eines Motoneurons und der postsynaptischen Membran einer gestreiften Muskelfaser. Diese Exzitations-Kontraktions-Kopplung verbindet das elektrische Aktionspotential mit der mechanischen Kontraktionsantwort der Muskelfaser.

Zwischen prä- und postsynaptischer Membran liegt der synaptische Spalt. Ein Aktionspotential wandert durch das Axon bis zu einem Endknöpfchen und verursacht dort das Einfließen von Calcium-(Ca^{2+}-)Ionen durch spannungsabhängige Ionenkanäle. Aus präsynaptischen Vesikeln wird Acetylcholin in den synaptischen Spalt freigesetzt. Es diffundiert über den Spalt hinweg und bindet an Rezeptoren auf der Muskelfaser. Daraufhin öffnen sich Ionenkanäle, Natriumionen dringen ein und depolarisieren die Plasmamembran. Die Depolarisation, auch Endplattenpotential genannt, führt zur Freisetzung von Ca^{2+}-Ionen aus dem Sarkoplastischen Retikulum, einer speziellen Form des Endoplasmatischen Retikulum, die nur in Muskelzellen vorkommt. Es speichert Ca^{2+}-Ionen und setzt sie auf Signal hin frei, um eine Muskelkontraktion auszulösen. Um eine anhaltende Kontraktion zu verhindern, entfernt die Acetylcholinesterase das Acetylcholin aus dem synaptischen Spalt, indem sie es in Acetat und Cholin zerlegt.

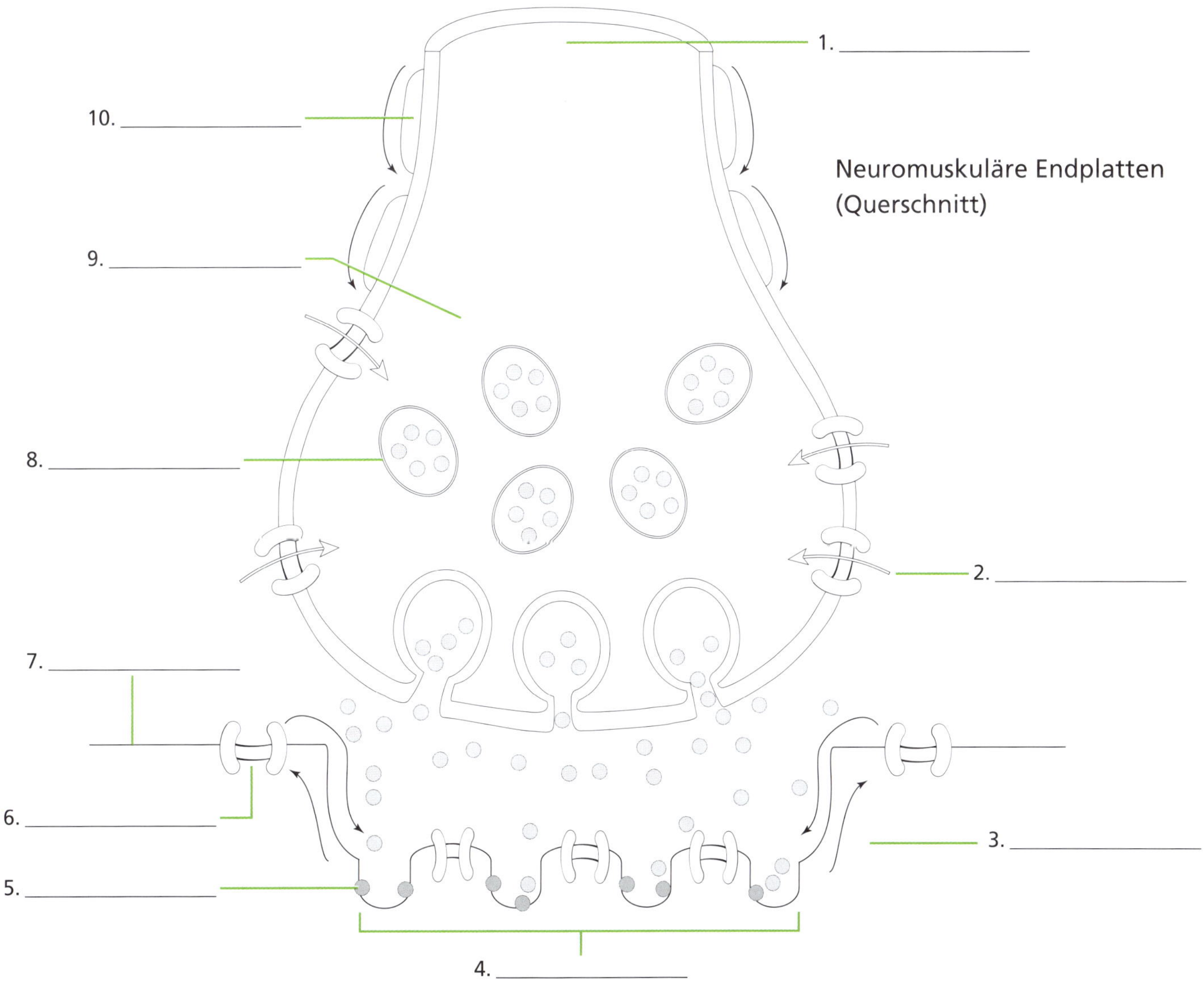

Neuromuskuläre Endplatten (Querschnitt)

Antworten

1. Axon eines Motoneurons, 2. spannungsabhängiger Calciumionenkanal, 3. Muskelfaser, 4. motorische Endplatte, 5. Acetylcholinesterase, 6. Acetylcholin-Rezeptor, 7. postsynaptische Membran, 8. präsynaptischer Vesikel mit Acetylcholin, 9. Endknöpfchen, 10. Myelinscheide

Rückenmarksreflexe: der Streckreflex

Rückenmarksreflexe sind automatische, sensorisch gesteuerte Reflexe, die über absteigende Bahnen vom Truncus cerebri (Hirnstamm) und der Hirnrinde kontrolliert werden. Es gibt vier Haupttypen von Rückenmarksreflexen: Streckreflex, Wegziehreflex, gekreuzter Streckreflex und Golgi-Sehnenreflex.

Der Streckreflex ist ein automatischer monosynaptischer Reflex, der die Muskelspindel zur Regulation der Muskellänge durch Kontraktionsstimulation anregt. Er ist entscheidend für die Bewahrung der aufrechten Körperhaltung. Taumelt man nach rechts, wird linksseitig der Dehnungsreflex aktiviert und so dem Taumeln entgegengewirkt.

Der Kniescheibenreflex-Test prüft den Streckreflex. Klopft man mit einem Hammer gegen die Ligamentum patellae (Patellasehne) eines angewinkelten Beins, streckt sich unvermittelt der Extensor des Knies, der Musculus quadriceps femoris (Quadrizeps). Um dieser abrupten Streckung entgegenzuwirken, wird der Streckreflex aktiviert: Der Quadrizeps kontrahiert, und das Bein streckt sich. Die antagonistische Muskelgruppe, hier die hinteren Oberschenkelmuskeln, wird davon abgehalten zu kontrahieren. Diese reziproke Hemmung geht auf ein hemmendes Interneuron im Rückenmark zurück, welches das den antagonistischen Muskel kontrollierende Motoneuron innerviert.

Das linke Knie und der Patella-Reflex (laterale Ansicht)

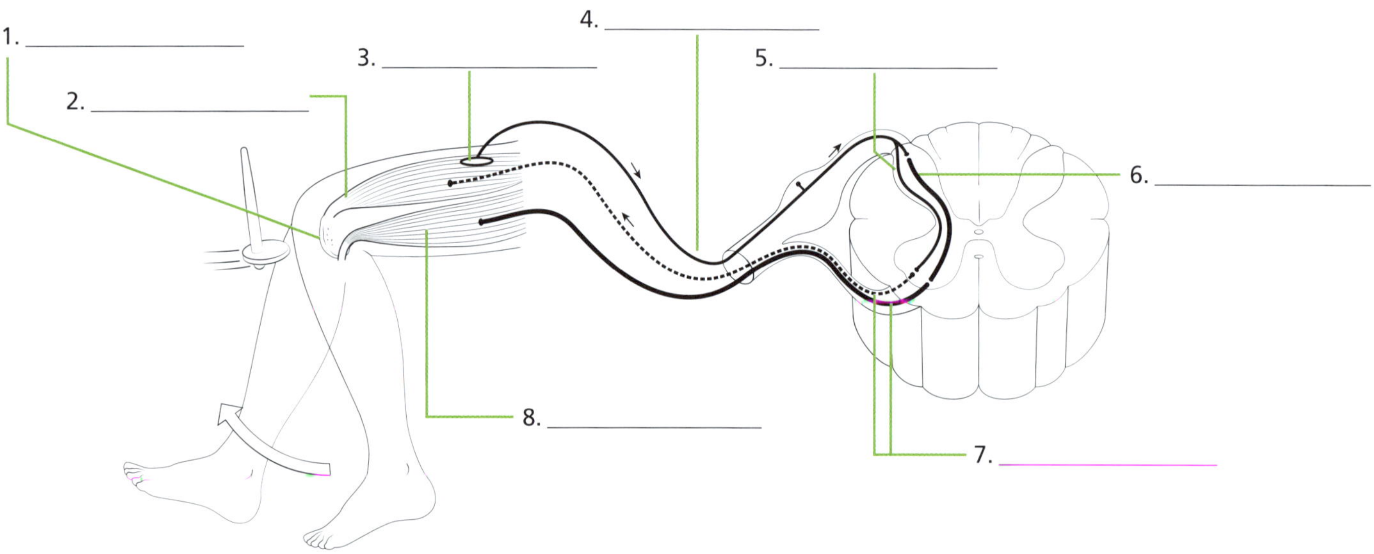

Antworten

1. Muskelstreckung über die Ligamentum patellae, 2. gestreckter Musculus quadriceps femoris, 3. Muskelspindelfaser, 4. afferentes Neuron, 5. anregendes Neuron, 6. hemmendes Interneuron, 7. efferente Neuronen, 8. antagonistischer Beugemuskel

Rückenmarksreflexe: autogene Hemmung

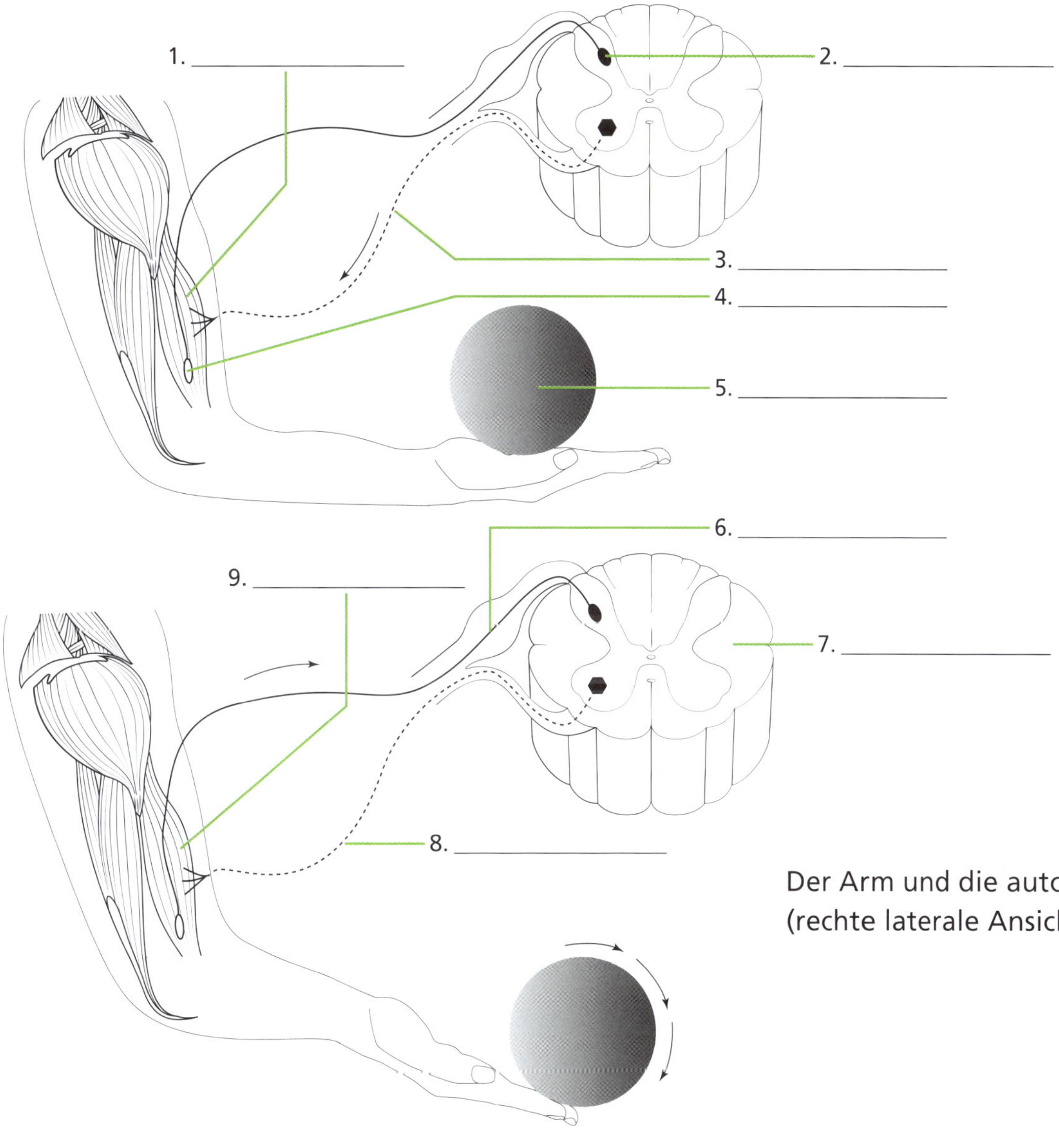

Der Arm und die autogene Hemmung (rechte laterale Ansicht)

Muskelspindeln und Golgi-Sehnenorgane sind wichtige Rezeptoren, über die wir Bewegungen und Positionen des Körpers wahrnehmen. Diese Rezeptoren sind wesentliche Bausteine in gewissen motorischen Steuerungsprozessen, den Rückenmarksreflexen.

Die autogene Hemmung ist ein Rückenmarksreflex, an dem das Golgi-Sehnenorgan beteiligt ist. Wenn eine schwere Last eine zu hohe Spannung auf einen Muskel ausübt, besteht die Gefahr, dass der betroffene Muskel oder die Sehne beschädigt wird. Durch autogene Hemmung wird das hemmende Interneuron im Rückenmark stimuliert, das mit jenem Motoneuron verschaltet ist, welches den Muskel kontrolliert.

So wie der Streckreflex löst auch die autogene Hemmung eine Reaktion aus, die zur Kontraktion des antagonistischen Muskels führt. Dadurch wird erreicht, dass der antagonistische Muskel und der an der Kontraktion gehinderte Muskel harmonisch zusammenarbeiten.

Antworten

1. kontrahierter Muskel, 2. hemmendes Interneuron, 3. Motoneuron, 4. Golgi-Sehnenorgan, 5. schwere Last, 6. Neuron des Golgi-Sehnenorgans feuert, 7. Rückenmark, 8. gehemmtes Motoneuron, 9. der Muskel erschlafft

Axondegeneration und -regeneration

Die Axondegeneration ist ein pathologisches Phänomen, das durch neurodegenerative Erkrankungen und akute traumatische Verletzungen entsteht. Generell bleiben beschädigte Axone im ZNS nach einem Trauma irreparabel. Dies ist auf Gliazellen zurückzuführen, die sofort zum Traumaort migrieren und dort eine Glianarbe bilden, die eine zukünftige Axonregeneration verhindert. Dagegen kann im PNS der programmierte Zelltod (Apoptose) manchmal umgangen und das beschädigte Axon regeneriert werden.

Der durchtrennte Nerv wird am proximalen Ende einer Chromatolyse unterzogen, und die Wachstumskegel beginnen zu sprießen. Chromatolyse ist die Rückbildung der Nissl-Substanz als Reaktion auf äußere Verletzungen. Dies ist ein kritischer Moment, denn es folgen entweder Apoptose oder Regeneration. Am distalen Ende des durchtrennten Nervs degenerieren die Axone und die Myelinscheide in einem Prozess, der Wallerische Degeneration genannt wird. Inzwischen wachsen die Wachstumskegel am proximalen Ende unter dem Einfluss chemotaktischer Faktoren, die von den verbliebenen Schwann-Zellen freigesetzt werden, weiter aus. Auch Makrophagen sind dafür bekannt, neurotrophe Faktoren freizusetzen, um die Axonregeneration zu fördern, bis das Axon an die richtige Stelle im Effektor gewandert ist.

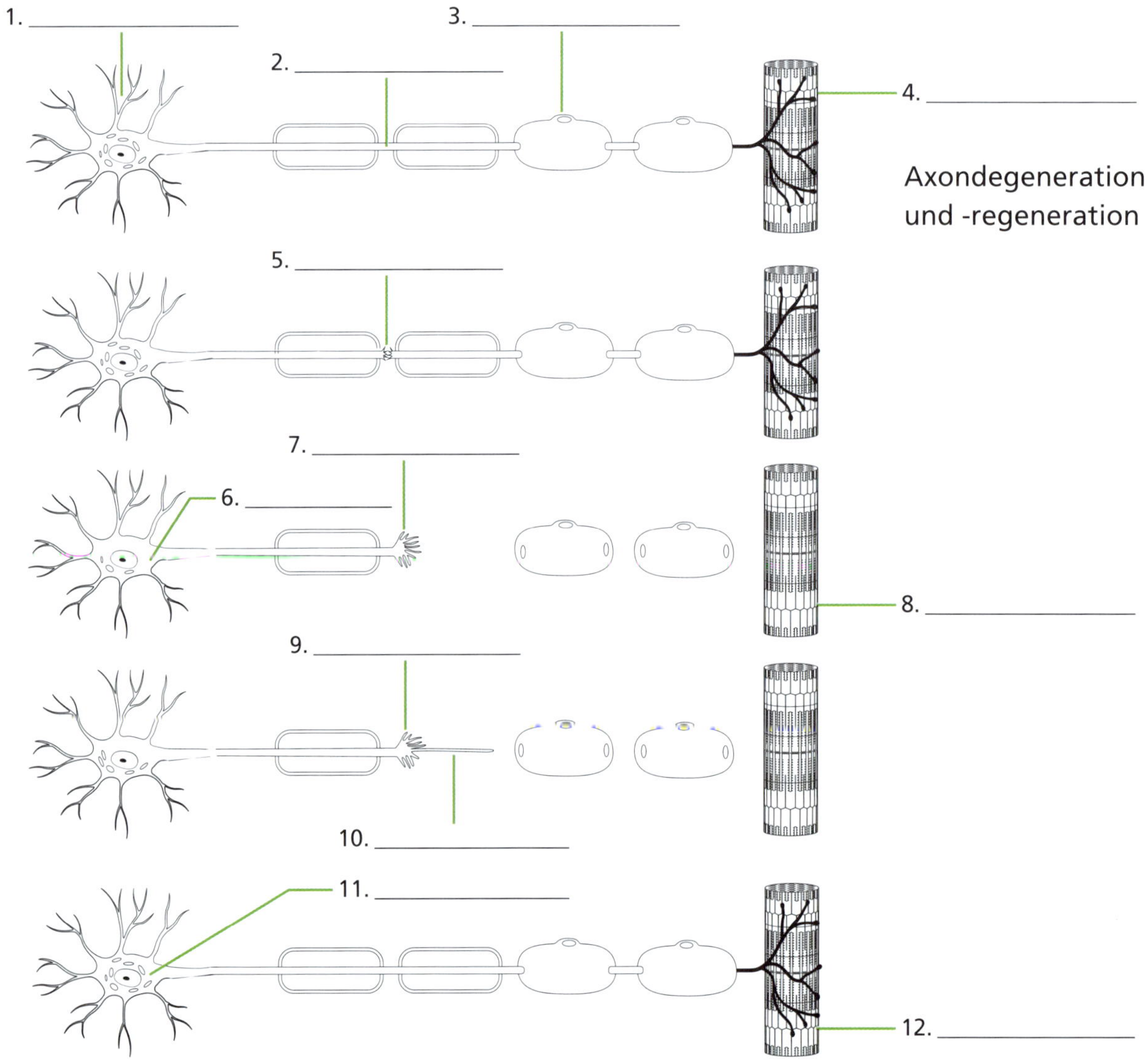

Axondegeneration und -regeneration

Antworten

1. Zellkörper, 2. Axon, 3. Schwann-Zelle, 4. Muskelfaser, 5. durchtrenntes Axon, 6. Chromatolyse, 7. proximales Ende des durchtrennten Axons sprießt, 8. denervierter Effektor, 9. Axonsprossen degenerieren, 10. Axon regeneriert, 11. Chromatolyse beendet, 12. Effektor erneut innerviert

Struktur des autonomen Nervensystems

Das autonome Nervensystem beinhaltet präganglionäre und postganglionäre Nervenfasern. Präganglionäre Fasern entspringen dem ZNS und bilden Synapsen auf Neuronenclustern, sogenannten Ganglien. Postganglionäre Fasern entspringen den Ganglien und verlaufen zu glatten Muskeln und Drüsen im ganzen Körper. Das autonome Nervensystem besteht aus Sympathikus und Parasympathikus. Der Sympathikus hat kurze präganglionäre Fasern und Ganglien nahe am Rückenmark, aus denen längere postganglionäre Fasern austreten. Er ist an Kampf-oder-Flucht-Szenarien beteiligt und steuert die Erhöhung der Herzfrequenz, die Pupillenerweiterung, die Verringerung der Urinproduktion, die Hemmung der Peristaltik und die Erweiterung der Blutgefäße zu den Skelettmuskeln hin. Der Parasympathikus hat längere präganglionäre Fasern mit Ganglien nahe oder innerhalb der Effektoren. Er dient als Ausgleich zum Sympathikus der Körperberuhigung und reguliert die Senkung der Herzfrequenz, die Pupillenverengung, die Verringerung der Schweißproduktion, die Erhöhung der Urinproduktion und die Verengung der Blutgefäße zu den Skelettmuskeln hin. Gemeinsam bewahren Sympathikus und Parasympathikus die Homöostase.

Ergänze die anatomischen Namen, nenne die Neurotransmitter (3, 6, 8 und 14) und die entsprechenden Erfolgsorgane (7, 10 und 11).

Rückenmark, autonome Ganglien und Erfolgsorgane (Querschnitt)

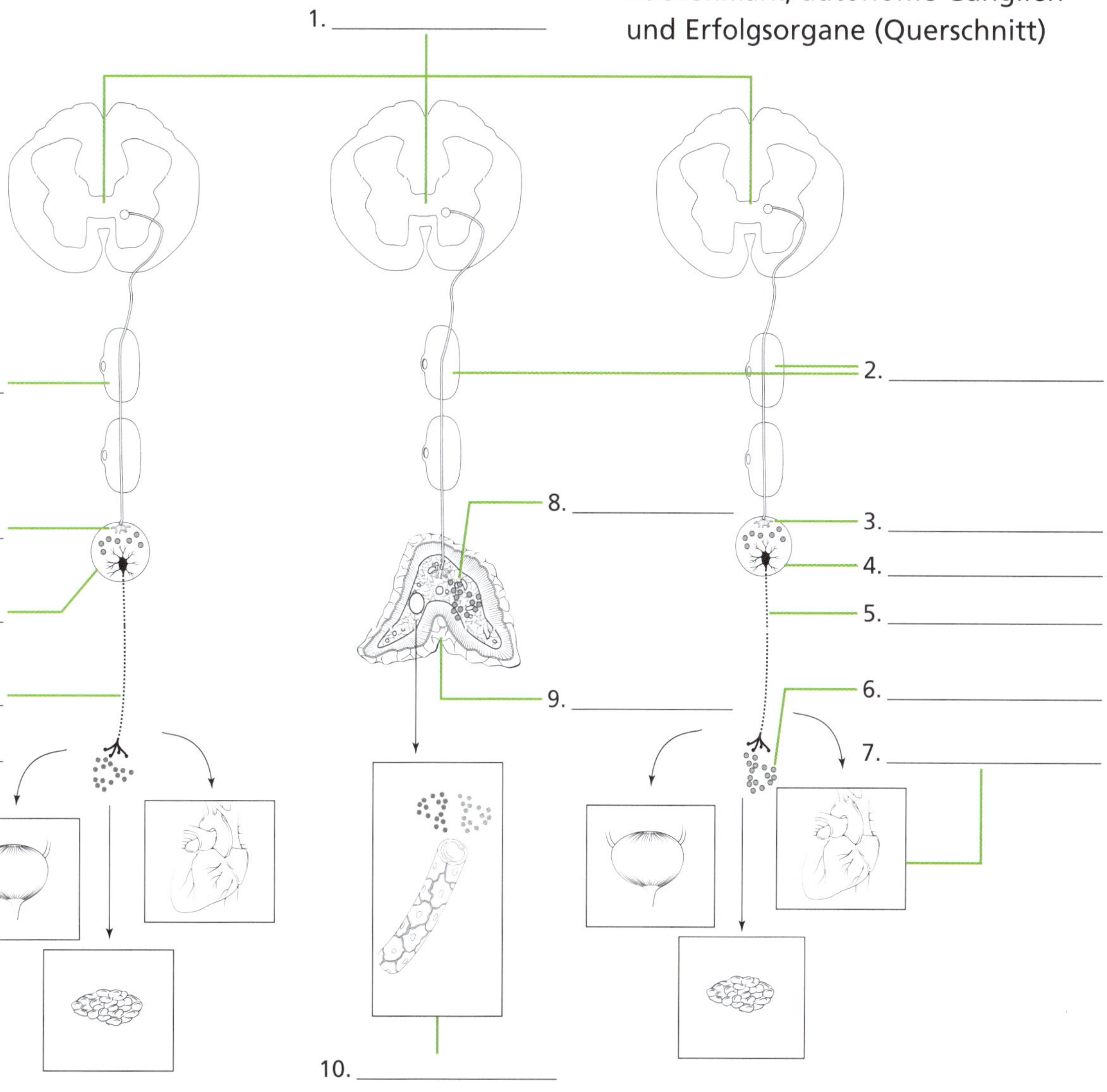

Antworten

1. Rückenmark, 2. sympathisches präganglionäres Neuron (myelinisiert), 3. Acetylcholin, 4. autonomes Ganglion, 5. sympathisches postganglionäres Neuron (unmyelinisiert), 6. Norepinephrin, 7. Noriponephrin-Effektoren (Drüsen/Herzmuskel/Glattmuskel), 8. Acetylcholin, 9. Nebennierenmark, 10. Effektoren (Freisetzung von Adrenalin und Norepinephrin), 11. Acetylcholin-Effektoren (Drüsen/Herzmuskel/Glattmuskel), 12. parasympathisches postganglionäres Neuron (unmyelinisiert), 13. autonomes Ganglion, 14. Acetylcholin, 15. parasympathisches präganglionäres Neuron (myelinisiert)

Neurotransmitter des autonomen Nervensystems

Autonomes Nervensystem: Neurotransmitter

Sowohl Sympathikus als auch Parasympathikus des autonomen Nervensystems setzen sich aus cholinergen Nerven zusammen. An den Synapsen in den Ganglien setzen die präganglionären Fasern Acetylcholin frei, das an nikotinische Acetylcholinrezeptoren auf den ganglionären Neuronen bindet. Die postganglionären Nervenfasern des Sympathikus sind entweder adrenerg (setzen Norepinephrin frei) oder cholinerg (setzen Acetylcholin frei). Im Sympathikus bilden adrenerge postganglionäre Fasern die Mehrheit und können entweder auf α- oder β-Typ Norepinephrin-Rezeptoren wirken. Es gibt Effektororgane mit nur einem Rezeptortyp, andere exprimieren eine Mischung aus beiden. Die Antwort hängt ab vom Verhältnis der α- und β-Rezeptoren, wodurch viele Kontrollmöglichkeiten geboten sind. Die postganglionären Fasern des Parasympathikus sind alle cholinerg und wirken auf muskarinische Acetylcholinrezeptoren.

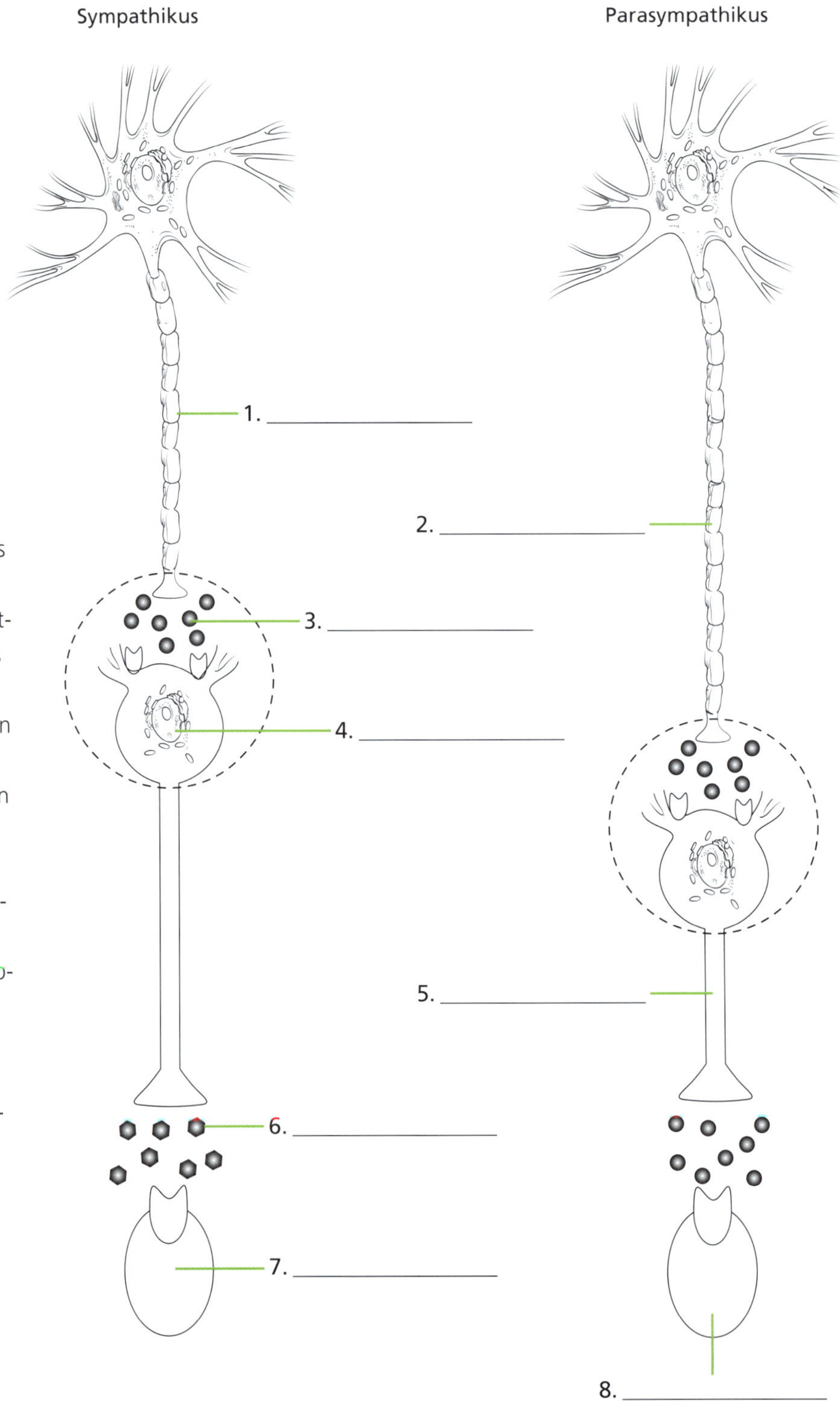

Antworten

1. präganglionäre Fasern (kurz), 2. präganglionäre Fasern (lang), 3. Acetylcholin, 4. Nikotinrezeptor, 5. postganglionäre Fasern, 6. Norepinephrin, 7. α- oder β-adrenerger Rezeptor, 8. muskarinischer Acetylcholinrezeptor

Das sympathische Nervensystem

Zum autonomen Nervensystem gehören ein sympathischer und ein parasympathischer Bereich. Der sympathische Teil steuert vorwiegend unbewusste Handlungen in Kampf-oder-Flucht-Situationen. Er besteht aus kurzen präganglionären Neuronen, die mit längeren, sich über den ganzen Körper erstreckenden postganglionären Neuronen synapsieren und dabei Acetylcholin ausschütten. Postganglionäre sympathische Fasern setzen Noradrenalin frei, das an Adrenalinrezeptoren im Zielgewebe bindet.

Der sympathische Teil ist verantwortlich für physiologische Reaktionen wie die Erhöhung der Herzfrequenz und des Blutdrucks, die Erweiterung der Pupillen und die Erhöhung der Skelettmuskeldurchblutung. Während der Kampf-oder-Flucht-Reaktion aktivieren präganglionäre sympathische Nervenfasern im Nebennierenmark die Adrenalin-Sekretion. Adrenalin und Noradrenalin bereiten den Körper auf extreme körperliche Leistung vor. Zudem nimmt der sympathische Teil auch punktuell Anpassungen am menschlichen Körper vor und trägt so zur Erhaltung der Homöostase bei. Dazu gehören die Erhöhung der Schweißproduktion als Reaktion auf eine erhöhte Körpertemperatur sowie die Stimulation des Harndrangs.

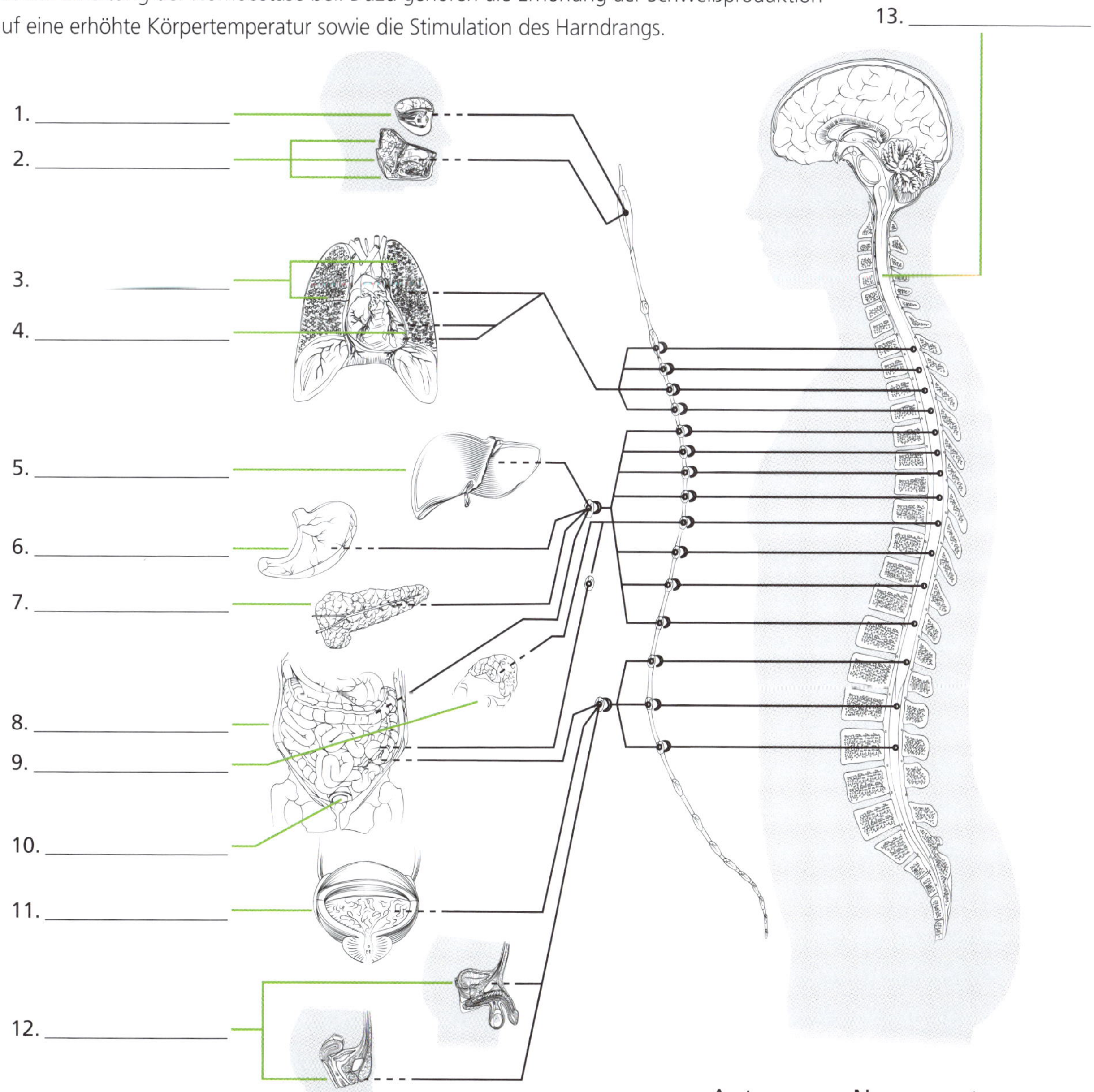

Autonomes Nervensystem: Sympathikus

Antworten

1. Augen- und Tränendrüsen, 2. Speicheldrüsen, 3. Lunge, 4. Herz, 5. Leber, 6. Magen, 7. Pankreas, 8. Dünndarm, 9. Nebennierenmark, 10. Dickdarm und Rektum, 11. Blase, 12. Fortpflanzungsorgane, 13. Rückenmark

Das parasympathische Nervensystem

Das parasympathische Nervensystem gehört zum autonomen Nervensystem (zusammen mit dem sympathischen und dem enterischen Nervensystem) und ist maßgeblich an der Steuerung von Organ- und Drüsenaktivitäten im Ruhezustand beteiligt.

Die präganglionären parasympathischen Nerven entspringen dem ZNS und stellen mehrere wichtige Hirnnerven (III, VII, IX und X) sowie die drei pelvinen splanchnischen Nerven. Diese präganglionären Nerven bilden Synapsen mit postganglionären parasympathischen Nerven an anderer Stelle im Körper und setzen dort Acetylcholin frei. Die postganglionären parasympathischen Ganglien liegen typischerweise sehr nah an ihrem Zielorgan. Sie schütten ebenfalls Acetylcholin aus, um die Muskarinrezeptoren des Zielorgans zu stimulieren.

Der Parasympathikus schafft einen Ausgleich zum Sympathikus, indem er den Blutdruck und die Herzfrequenz senkt. Er stimuliert auch andere wichtige Körperfunktionen, etwa die Speichelproduktion, die Muskelaktivität von Magen und Darm sowie die Tränenbildung.

Autonomes Nervensystem: Parasympathikus

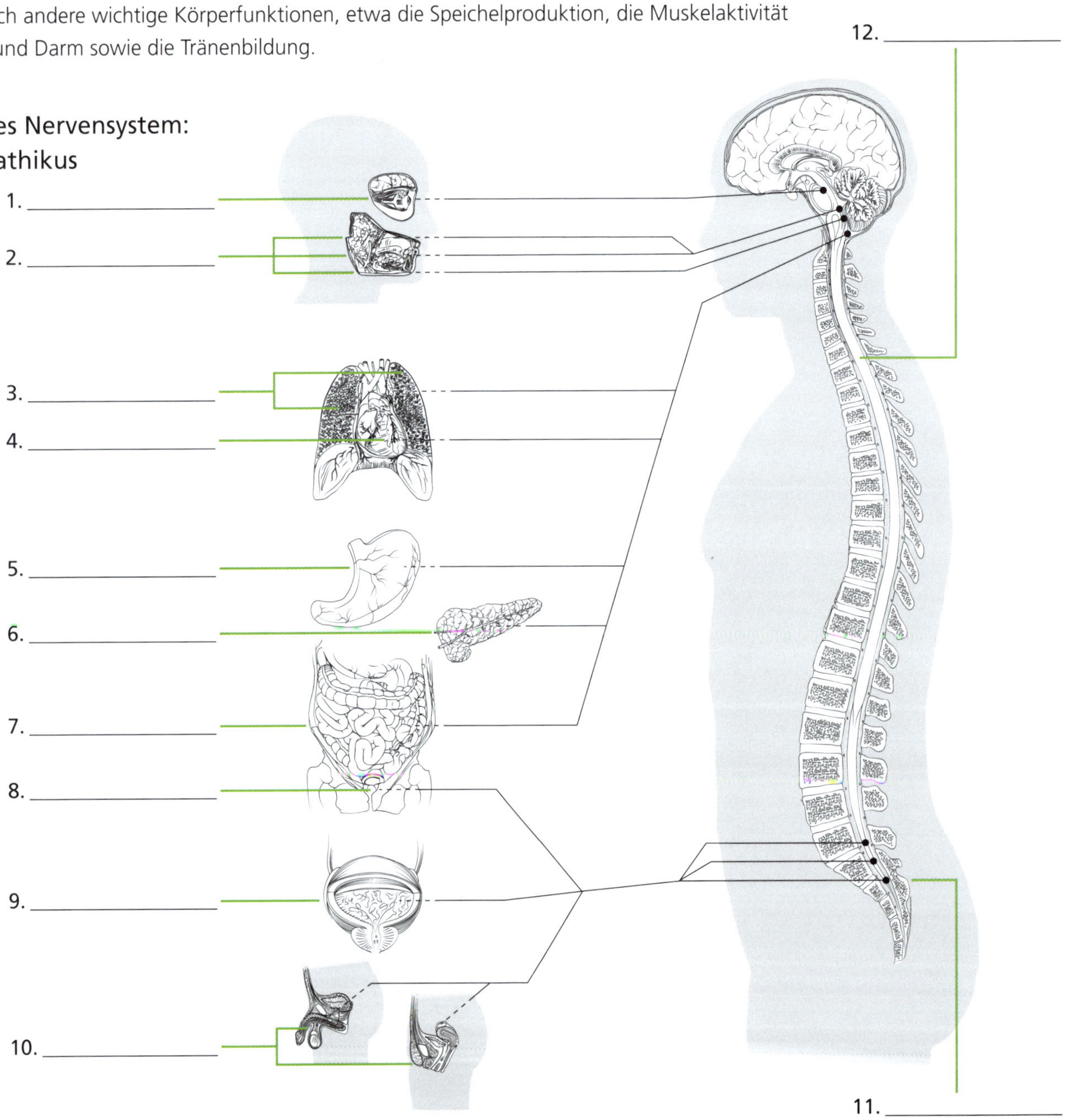

Antworten

1. Augen- und Tränendrüsen, 2. Speicheldrüsen, 3. Lunge, 4. Herz, 5. Magen, 6. Pankreas, 7. Dünndarm, 8. Rektum, 9. Blase, 10. Fortpflanzungsorgane, 11. Kreuzbein, 12. Rückenmark

Das enterische Nervensystem

Rückenmark und Gastrointestinaltrakt (anatomische Sicht)

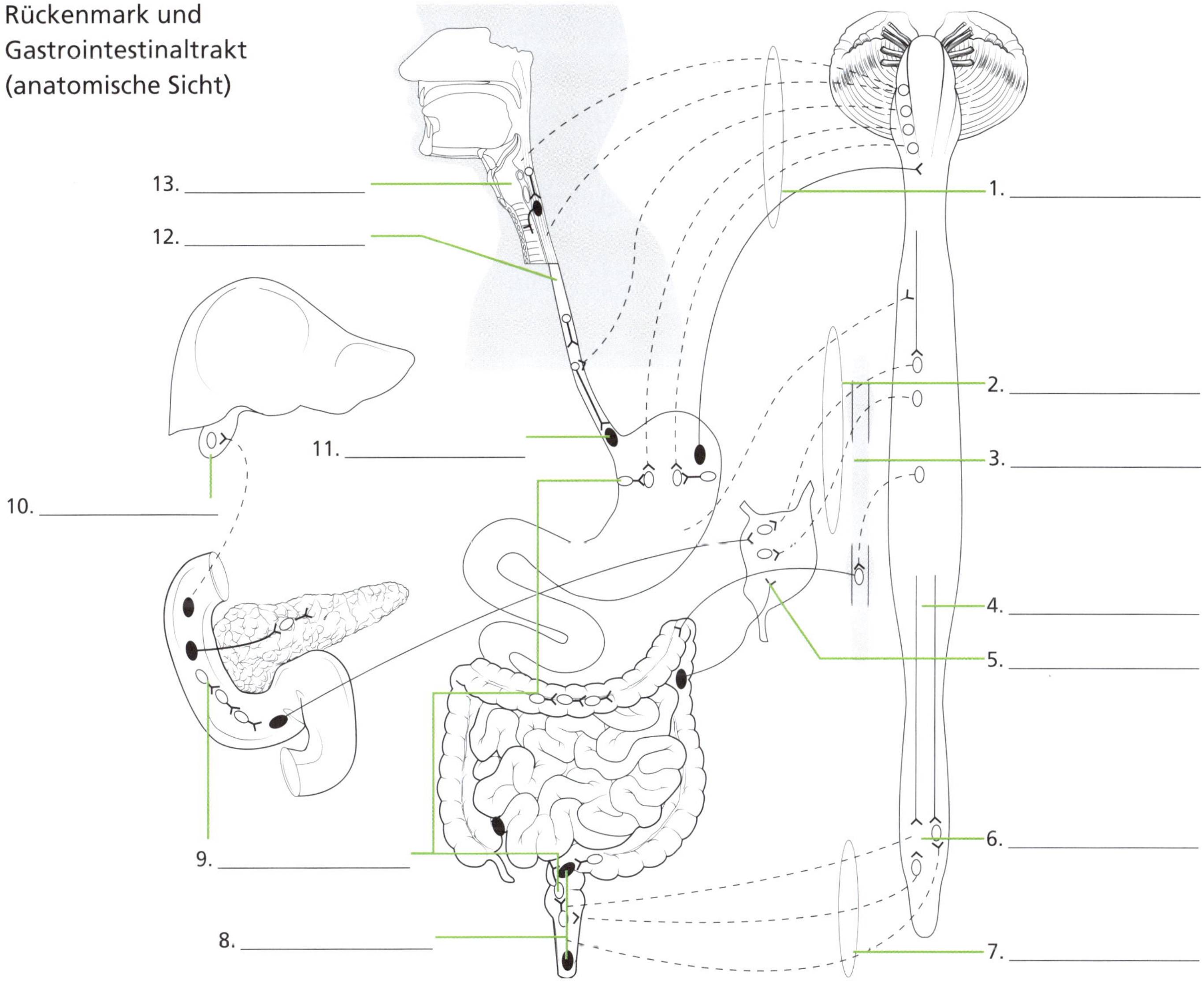

Das enterische Nervensystem (ENS) steuert den Magen-Darm-(MD-)Trakt. Es ist Teil des autonomen Nervensystems und hat etwa so viele Neuronen wie das Rückenmark. Das ENS ist in zwei großen Netzwerken organisiert, dem Plexus myentericus (Auerbach-Plexus) und dem Plexus submusosus (Meissner-Plexus). Beide setzen sich aus afferenten und efferenten Nerven und Interneuronen zusammen, die die Darmtätigkeit ohne Mithilfe des ZNS koordinieren und modulieren können. Diese Autonomie gewährleistet ein robustes System, um auf Nahrungs- und Nährstoffzusammensetzungen reagieren zu können. Das ENS reagiert auf externe und interne Signale und leitet Informationen über den gesamten MD-Trakt, vom Mund bis zum Anus. Rezeptoren auf MD-Schleimhäuten und Muskeln liefern Informationen für Reflexe in glatten Muskeln und in sekretorischen und endokrinen Zellen.

Durch sympathische und parasympathische Innervation hat der Darm aber auch viele bidirektionale Verbindungen zum ZNS. Sympathische Neuronen hemmen die Sekretion und jegliche motorische Aktivität im MD-Trakt, z. B. die Peristaltik, die wellenförmigen Muskelkontraktionen, die die Nahrung im MD-Trakt bewegen. Umgekehrt stimulieren parasympathische Verbindungen die Sekretion und Peristaltik im MD-Trakt, wenn ansprechende Speisen gesehen, geschmeckt oder gerochen werden.

Antworten

1. Aufzweigungen des Nervus vagus, 2. sympathische Nervenbahnen, 3. sympathischer Nervenstamm, 4. thorakolumbales Rückenmark, 5. Bauchhöhlenganglion, 6. sakrales Rückenmark, 7. pelvine Nervenbahnen, 8. Schließmuskeln, 9. enterisches Nervensystem, 10. Gallenblase, 11. Schließmuskel, 12. Speiseröhre, 13. Luftröhre

Ventrale Ansicht des Truncus cerebri (Hirnstamm)

Der Truncus cerebri (Hirnstamm) verbindet das Rückenmark mit höhergelegenen Hirnbereichen und ist anatomisch in drei Teile gegliedert: Mesencephalon (Mittelhirn), Pons und Medulla oblongata.

Das Mittelhirn ist gekennzeichnet durch zwei große Pedunculi cerebellares (Kleinhirnstiele). Auf Höhe des Mittelhirns entspringt zwischen den Hirnstielen der Nervus oculomotorius (HN III), während der Nervus trochlearis (HN IV) posterior austritt.

Der Pons ist an der anterioren Wölbung erkennbar, die die pontinen Kerne enthält. Diese Kerne regeln Schlaf, Gemüt, Atmung, Schluckreflex, Blase, Augenbewegungen und viele andere Funktionen. Im Bereich des Pons tritt der Nervus trigeminus (Drillingsnerv; HN V) aus dem Pedunculus cerebellaris medius (mittleren Kleinhirnstiel) aus; der Nervus abducens (HN VI) entspringt anterior an der Verbindung zwischen Pons und Medulla oblongata.

Die Medulla oblongata hat zwei markante Pyramiden auf beiden Seiten der Mittellinie. Sie enthalten den Tractus corticospinalis und den Tractus corticobulbaris, die motorische Impulse vom Gehirn an das Rückenmark bzw. die Hirnnerven weiterleiten. Der Truncus cerebri beherbergt die Kerne und Bahnen der Hirnnerven.

Hirnstamm (ventrale Ansicht)

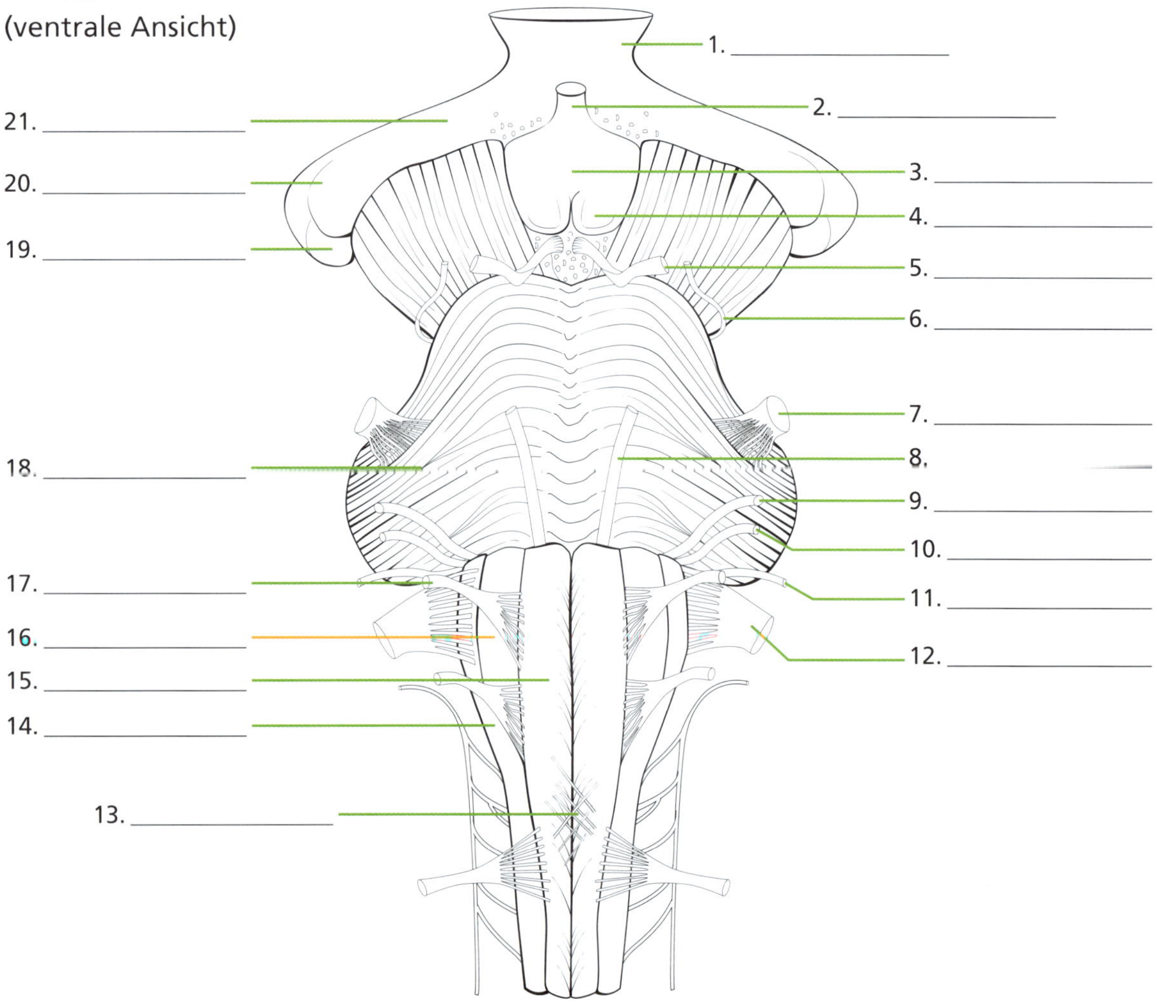

Antworten

1. Chiasma opticum, 2. Infundibulum, 3. Tuber cinereum, 4. Corpus mamillare, 5. Nervus oculomotorius (HN III), 6. Nervus trochlearis (HN IV), 7. Nervus trigeminus (HN V), 8. Nervus abducens (HN VI), 9. Nervus facialis (HN VII), 10. Nervus vestibulocochlearis (HN VIII), 11. Nervus glossopharyngeus (HN IX), 12. Nervus vagus (HN X), 13. Dekussation der Pyramiden, 14. Fasciculus circumolivaris, 15. Pyramide, 16. Olive, 17. Nervus hypoglossus (HN XII), 18. Verbindung zwischen Pons und mittlerem Kleinhirnstiel, 19. Corpus geniculatum laterale, 20. Corpus geniculatum mediale, 21. Tractus opticus

Dorsale Ansicht des Truncus cerebri (Hirnstamm)

In dieser Abbildung wurde das Cerebellum (Kleinhirn) entfernt, um die Lage des Ventriculus quartus cerebri zu zeigen. Der Truncus cerebri enthält die motorischen und sensorischen Zentren für zehn der zwölf Hirnnervenpaare, die das Gesicht und den Hals innervieren. Zudem beherbergt er die wesentlichen motorischen und sensorischen Bahnen zwischen Gehirn und dem Rest des Körpers, darunter den Lemniscus medialis (mediale Schleifenbahn), den Tractus spinothalamicus und den Tractus corticospinalis.

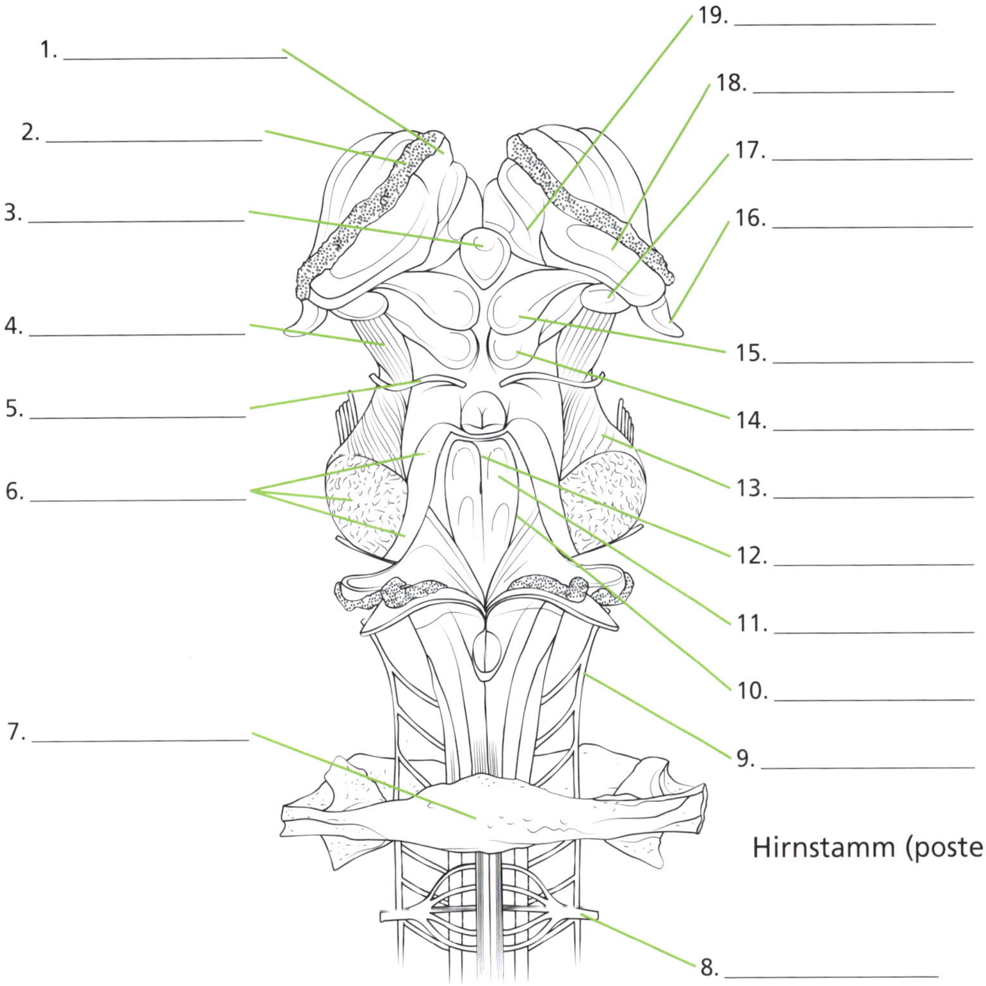

Hirnstamm (posteriore Ansicht)

Der Lemniscus medialis ist eine sensorische Nervenbahn und leitet Impulse von feinen Berührungen und Vibrationen der Haut an den Thalamus weiter. Die spinothalamische Bahn ist ebenfalls eine sensorische Bahn, und auch sie leitet Berührungsreize von der Haut zum Thalamus, allerdings nur solche, die von groben Berührungen herrühren. Die corticospinale Bahn verläuft absteigend vom Cortex aus und dient der Feinregulierung von Bewegungen.

Auf der Hinterseite des Truncus cerebri verläuft mittig eine Rille, der Sulcus medianus posterior. Die dazu seitlich gelegenen Bahnen gehören zum Fasciculus gracilis (Goll-Strang), der die Propriozeption der unteren Gliedmaßen und des Unterkörpers vermittelt. Daneben befindet sich der Fasciculus cuneatus (Burdach-Strang), der propriozeptive Signale sowie feine Berührungen und Vibrationen von den Armen weiterleitet.

Antworten

1. Thalamus, 2. Plexus choroideus des Seitenventrikels, 3. Epiphysis cerebri, 4. Pedunculus cerebralis, 5. Nervus trochlearis (IV), 6. Pedunculi cerebelli, 7. Atlas, 8. erster Halsnerv, 9. Nervus accessorius, 10. Sulcus limitans, 11. Colliculus facialis, 12. Sulcus medianus posterior, 13. Pons, 14. Colliculi inferiores, 15. Colliculi superiores, 16. Corpus geniculatum laterale, 17. Corpus geniculatum mediale, 18. Pulvinar, 19. Nuclei habenulares

Seitenansicht des Truncus cerebri (Hirnstamm)

In der Seitenansicht des Truncus cerebri zeigen sich Struktur und Position von Mesencephalon (Mittelhirn), Pons und Medulla oblongata sowie die Lage des Thalamus und des Hypothalamus.

Das Mesencephalon ist die Relaisstation für akustische und visuelle Informationen. Konvergierende auditorische Signalbahnen leiten Informationen aus verschiedenen Gehirnregionen einschließlich des auditorischen Cortex an die Colliculi inferiores (untere Hügelchen), die sie an die motorischen Kontrollzentren der Colliculi superiores (obere Hügelchen) und des Cerebellum (Kleinhirn) weitergibt. Diese auditorischen Informationen tragen zur Generierung von somatischen und motorischen Reflexreaktionen bei. Somatische Reflexreaktionen sind automatische Reflexe, z. B. das Zurückziehen der Hand von sehr heißen Oberflächen. Zu den Merkmalen des Mesencephalon, Mittelhirns zählen die Kerne, aus denen der Nervus oculomotorius (HN III) und der Nervus trochlearis (HN IV) entspringen. Sie steuern die Pupillenverengung und die Augenbewegung (nach unten und seitlich). Die Medulla oblongata ist das Zentralorgan für die Koordination der viszeralen Funktionen und leitet sensorische Informationen an den Thalamus. Zu den Nerven, die aus der Medulla oblongata hervorgehen, gehören der Nervus glossopharyngeus (Zungen-Rachen-Nerv; HN IX), der Nervus vagus (Vagusnerv; HN X), der Nervus accessorius (HN XI) und der Nervus hypoglossus (Unterzungennerv; HN XII).

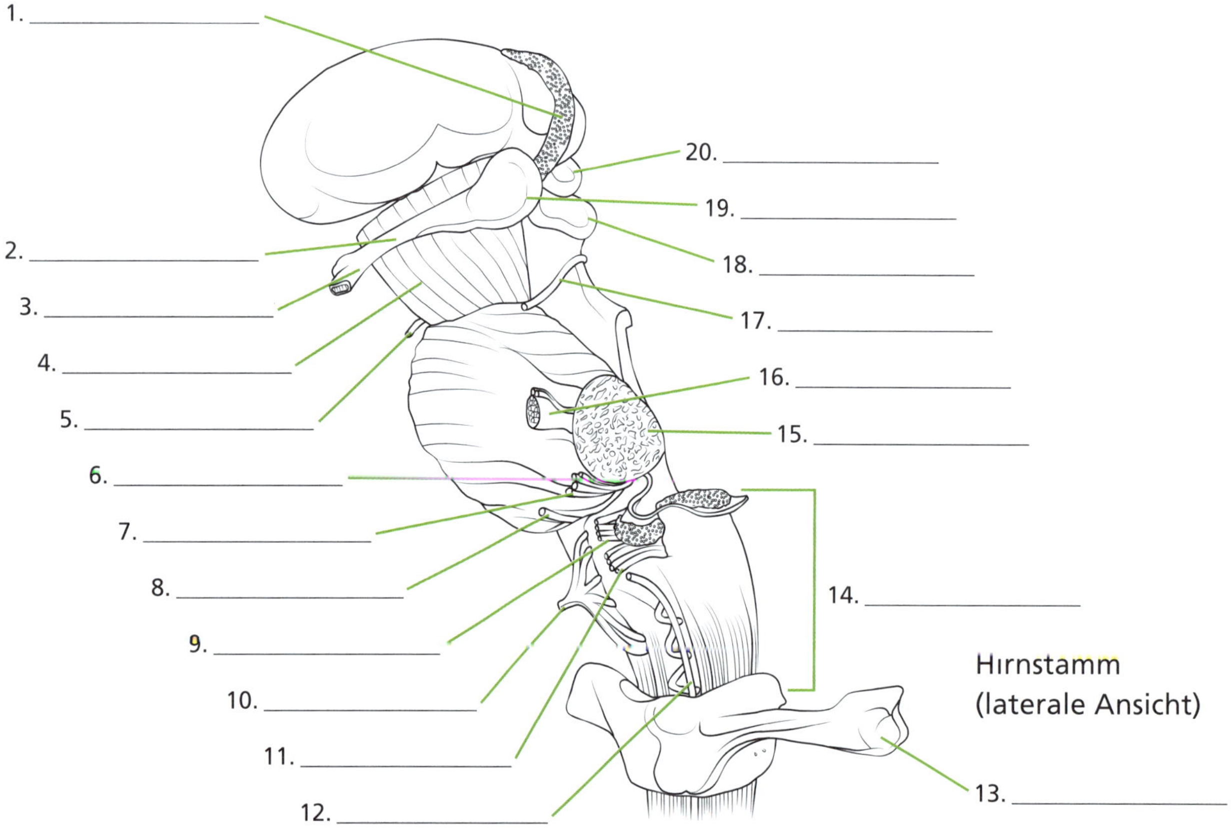

Antworten

1. Plexus choroideus, 2. Tractus opticus, 3. Sehnerv (II), 4. Pedunculus cerebralis, 5. Nervus oculomotorius (III), 6. Nervus vestibulocochlearis (VIII), 7. Nervus facialis (VII), 8. Nervus abducens (VI), 9. Nervus glossopharyngeus (IX), 10. Nervus hypoglossus (XII), 11. Nervus vagus (X), 12. Nervus accessorius (XI), 13. Atlas, 14. Medulla oblongata, 15. Pedunculus cerebellaris medius, 16. Nervus trigeminus (V), 17. Nervus trochlearis (IV), 18. Colliculi inferiors, 19. Corpus geniculatum laterale, 20. Colliculi superiores

Innere Struktur des Truncus cerebri (Hirnstamm)

Der Truncus cerebri hilft bei der Vermittlung von Informationen zwischen Körper und Gehirn. Er hat viele wichtige Funktionen, darunter autonome Funktionen, die von bestimmten Zentren gesteuert werden, etwa das kardiovaskuläre Zentrum zur Kontrolle der Herzschlagrate und das Atemzentrum zur Kontrolle der Atmung. Der Truncus cerebri enthält aufsteigende sensorische Nervenbahnen, darunter die des Nucleus cuneatus (Burdach-Kern) und des Nucleus gracilis (Goll-Kern) für den Tastsinn in den Armen respektive Beinen. Dazu gehört auch die Formatio reticularis (Retikulärformation), die eingehende Reize aussortiert und den Biorhythmus beeinflusst. Der Nucleus solitarius (Geschmackskern) besteht aus mehreren Kernen, die in die Medulla oblongata eingebettet und am Geschmackssinn (Nervus facialis/Gesichtsnerv HN VII) sowie den respiratorischen und gastrointestinalen Reflexen (Nervus glossopharyngeus/Zungen-Rachen-Nerv HN IX und Nervus Vagus/Vagusnerv HN X) beteiligt sind. Die Olive befindet sich auf der Vorderseite der Medulla oblongata. Sie ist zweigeteilt in Nucleus olivaris inferior (unterer Olivenkern), der am motorischen Lernen beteiligt ist, z. B. der Bewegungskoordination, und Nucleus olivaris superior (oberer Olivenkern), der an der Tonempfindung mitwirkt, z. B. der Wahrnehmung der Zeitdifferenz zwischen den Tönen. Der Truncus cerebri ist ungemein wichtig für durchlaufende Nervenbahnen, die Informationen vom Körper zum Gehirn und zurück leiten.

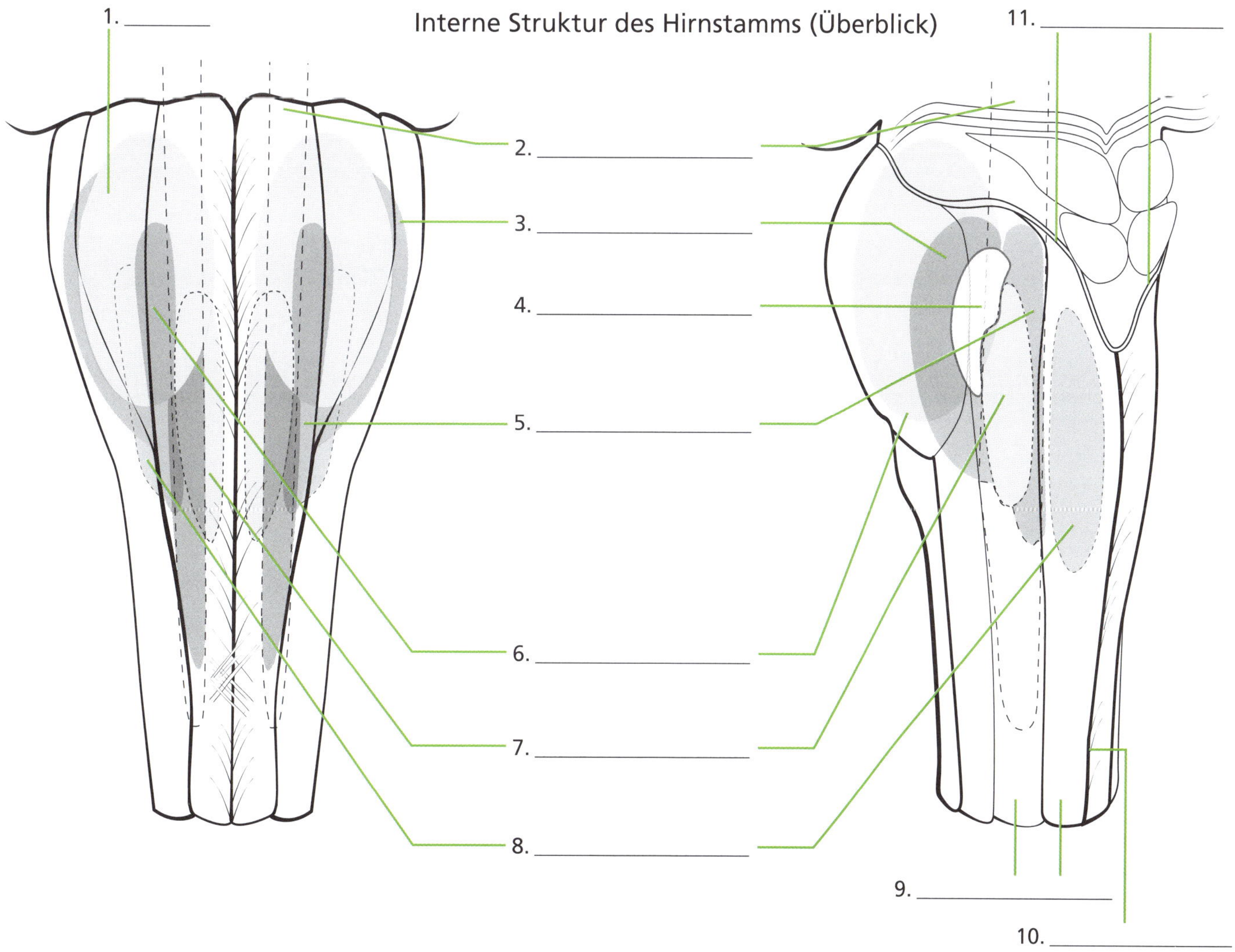

Antworten

1. Olive, 2. Formatio reticularis, 3. kardiovaskuläres Zentrum, 4. Atemzentrum, 5. Nucleus solitarius, 6. Nucleus olivaris, 7. Nucleus cuneatus, 8. Nucleus gracilis, 9. Rückenmark, 10. Sulcus medianus posterior, 11. Anbindung an den Ventriculus quartus cerebri

Medulla oblongata

Die Medulla oblongata ist zweigeteilt in einen offenen (oberen) und einen geschlossenen (unteren) Teil. Die Pyramiden befinden sich beidseitig der Medianebene und enthalten die motorischen Nervenfasern der corticobulbären und corticospinalen Bahnen. Diese Fasern stammen aus dem Cortex und verlaufen über die Medulla oblongata bis zu den Hirnnerven bzw. zum Rückenmark. Der Medullaquerschnitt im Bereich der Pyramidendekussation zeigt dem Rückenmark ähnelnde innere Strukturen. Ventral liegen die zwei Pyramiden, Strukturen aus weißer Substanz, die aus den corticospinalen und corticobulbären Bahnen bestehen. Diese motorischen Nervenbahnen dekussieren – oder kreuzen sich – in der Fissura mediana anterior medullae oblongatae. Von einer Dekussation spricht man, wenn Nervenfasern von einer Seite zur anderen wechseln; zu Dekussationen kam es während der Evolution vermutlich, als sich erste Wirbeltiere entwickelten. Der Medullaquerschnitt im Bereich der sensorischen Dekussation zeigt eine ähnliche innere Struktur wie der der Pyramidendekussation. Er unterscheidet sich jedoch wesentlich im Nucleus gracilis (Goll-Kern) und im Nucleus cuneatus (Burdach-Kern), die hier sehr ausgeprägt sind. Die Fasern der sensorischen Dekussation dienen der Wahrnehmung feiner Berührungen und der Zwei-Punkte-Diskrimination (der Unterscheidung von zwei Hautkontaktpunkten als zwei getrennte Objekte).

Medulla oblongata (transversaler Schnitt)

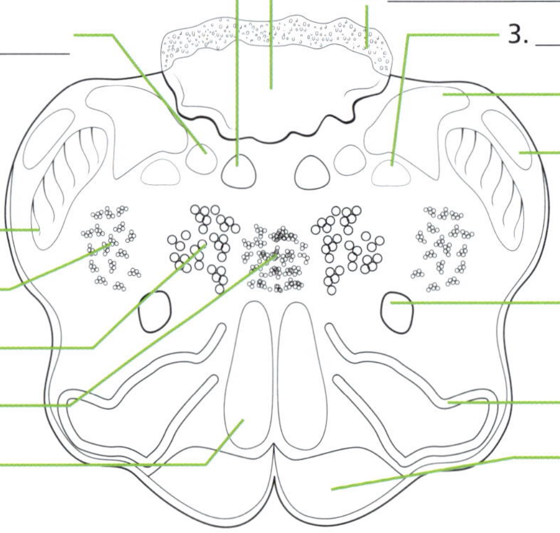

Pyramidale Dekussation (transversaler Schnitt)

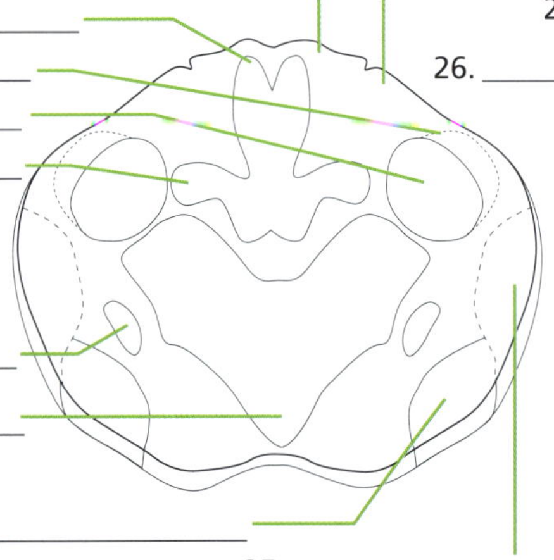

Sensorische Dekussation (transversaler Schnitt)

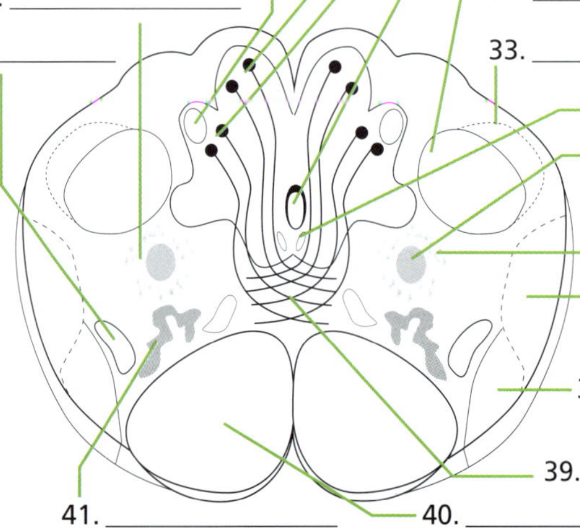

Antworten

1. Ventriculus quartus cerebri, 2. Plexus choroideus, 3. Nucleus solitarius, 4. Nuclei vestibulares, 5. Nuclei cochleares, 6. Nucleus ambiguus, 7. Nucleus olivaris inferior, 8. Pyramide, 9. Lemniscus medialis, 10. Formatio reticularis/Nucleus Raphe, 11. Formatio reticularis/mittlere Kerngruppe, 12. Formatio reticularis/seitliche Kerngruppe, 13. Pedunculus cerebellaris inferior, 14. Nucleus dorsalis nervi vagi, 15. Nucleus nervi hypoglossi, 16. Fasciculus cuneatus, 17. Fasciculus gracilis, 18. Nucleus gracilis, 19. Spinalbahn, 20. Spinalkern, 21. Nucleus cuneatus, 22. Tractus spinothalamicus, 23. Pyramidendekussation, 24. Tractus spinocerebellaris anterior, 25. Tractus spinocerebellaris posterior, 26. Tractus spinothalamicus, 27. Formatio reticularis, 28. Nucleus cuneatus accessorius, 29. Nucleus gracilis, 30. Nucleus cuneatus, 31. Canalis centralis, 32. Nucleus spinalis nervi trigemini, 33. Tractus spinalis nervi trigemini, 34. Fasciculus longitudinalis medialis, 35. Fasern des Vagusnervs, 36. Nucleus ambiguus, 37. Tractus spinocerebellaris posterior, 38. Tractus spinocerebellaris anterior, 39. Dekussation des Lemniscus medialis, 40. Pyramide, 41. Nucleus olivaris inferior

Pons

Der Pons ist eine Querwulst des Truncus cerebri (Hirnstamm), rostral zur Medulla oblongata. Er enthält wichtige Kerne, die Informationen vom Prosencephalon (Vorderhirn) an das Cerebellum (Kleinhirn) und andere Gehirnregionen weitergeben. Der Querschnitt im Bereich des Nucleus nervi facialis (motorischer Fazialiskern) zeigt zwei wichtige motorische und einen wichtigen sensorischen Kern. Der dorsomedial nahe dem Ventriculus quartus cerebri (vierter Ventrikel) gelegene motorische Nucleus nervi abducentis (Abducenskern) kontrolliert die lateralen Augenbewegungen; der Nucleus nervi facialis (motorischer Fazialiskern), dem der Nervus facialis (Gesichtsnerv; HN VII) entspringt, befindet sich dorsomedial nahe des Ventriculus quartus cerebri und enthält die motorischen Kerne, die die Gesichtsmuskulatur steuern. Oben nahe dem Mesencephalon (Mittelhirn) liegen die wichtigsten sensorischen und motorischen Kerne des Nervus trigeminus (Drillingsnerv; HN V), der somatosensorische und motorische Informationen überträgt. Typisch für den Pons sind transversale Fasern, die sich zum Pedunculus cerebellaris medius (mittlerer Kleinhirnstiel) zusammenfügen. Darunter liegen Kerne, die an der Motorik beteiligt sind und Nervenfasern bis in den Cortex aussenden. Der Pons ist die Fortsetzung der Medulla oblongata und besteht aus vertikalen Fasern, die vom Cortex bis in den Pons oder die Medulla reichen.

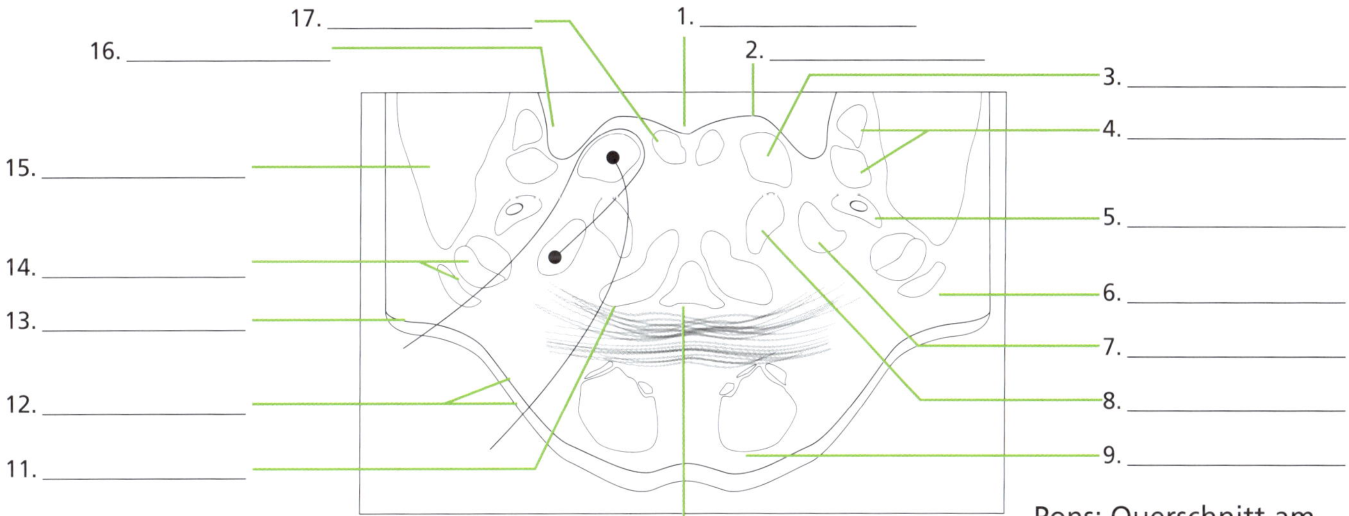

Pons: Querschnitt am Nucleus nervi facialis

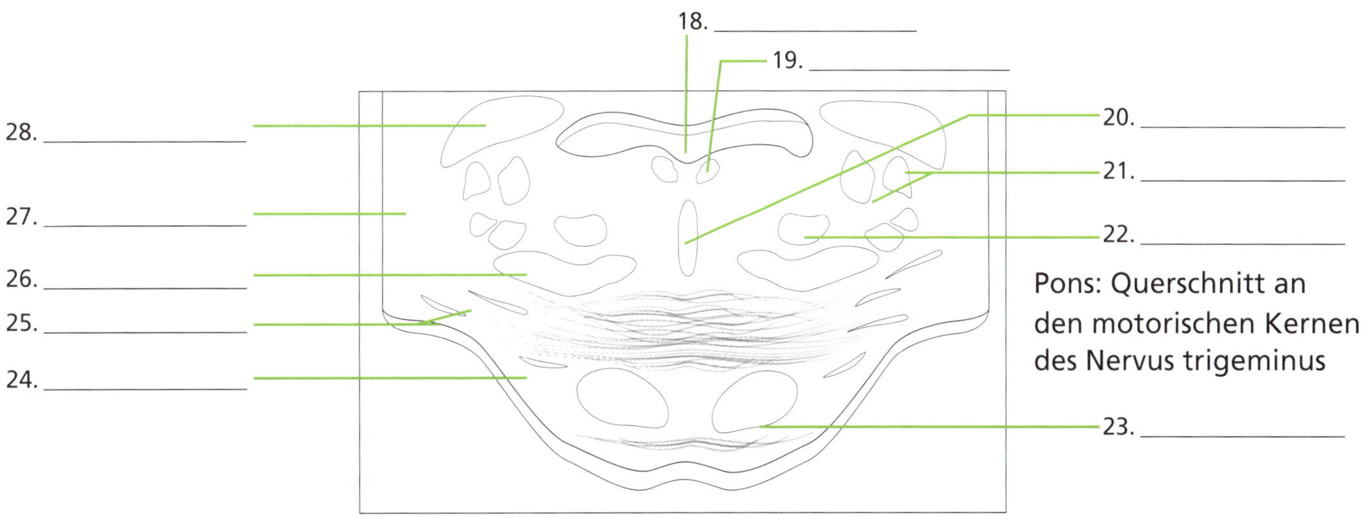

Pons: Querschnitt an den motorischen Kernen des Nervus trigeminus

Antworten

1. vierter Ventrikel, 2. Colliculus facialis, 3. Nucleus nervi abducentis, 4. Nuclei vestibulares (lateralis und superior), 5. Nucleus und Tractus solitarius, 6. Tractus spinothalamicus, 7. Nucleus nervi facialis (HN VII), 8. Tractus tegmentalis centralis, 9. corticobulbäre und corticospinale Bahnen, 10. Nucleus corporis trapezoidei, 11. Lemniscus medialis, 12. transversale pontine Fasern und darunterliegende pontine Kerne, 13. Pedunculus cerebellaris medius, 14. Nucleus und Tractus spinalis, 15. Pedunculus cerebellaris inferior, 16. Genu nervi facialis, 17. Fasern des Fasciculus longitudinalis medialis, 18. Ventriculus quartus cerebri, 19. Fasern des Fasciculus longitudinalis medialis, 20. Nuclei Raphe, 21. sensorische und motorische Kerne des Nervus trigeminus (HN V), 22. Tractus tegmentalis centralis, 23. corticobulbäre und corticospinale Bahnen, 24. tiefgelegene pontine Kerne, 25. transversale pontine Fasern, 26. Lemniscus medialis, 27. Pedunculus cerebellaris medius, 28. Pedunculus cerebellaris superior

Mesencephalon (Mittelhirn)

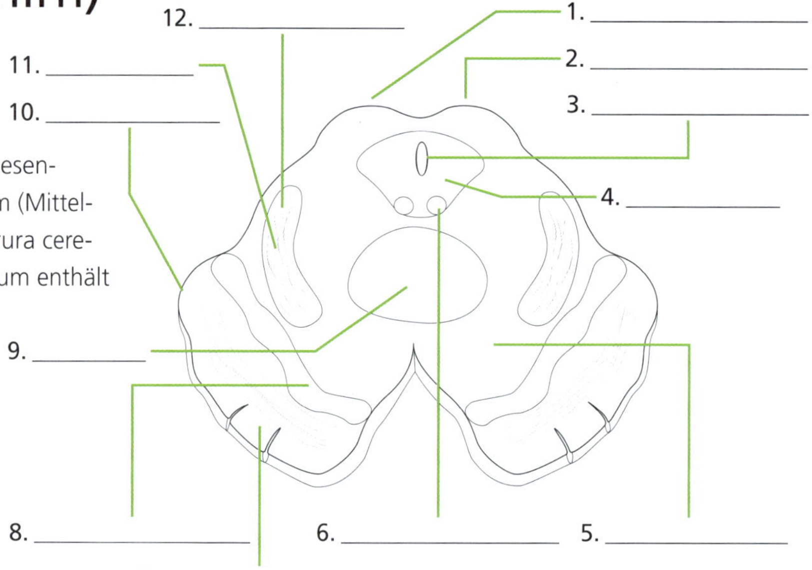

Ebene der Colliculi inferiores

Die Colliculi inferiores (untere Hügelchen) sind eine Hemisphäre von Nerven, die den kaudalen Teil des Mesencephalon (Mittelhirn) bilden. Er gliedert sich in Tectum (Mittelhirndach) und Pedunculus cerebralis (Hirnstiel) mit Crura cerebri (Hirnschenkel) und Tegmentum (Haube). Das Tectum enthält die Colliculi inferiores, eine wichtige Komponente der Hörbahn, die für Frequenzerkennung, Signalintegration und Tonhöhenunterscheidung verantwortlich sind. Der Aquaeductus cerebri (Sylvische Wasserleitung) ist ein mit Zerebrospinalflüssigkeit gefüllter Kanal des Ventrikelsystems, der den Ventriculus tertius cerebri (dritter Ventrikel) und den Ventriculus quartus cerebri (vierter Ventrikel) verbindet. Er ist umgeben von grauer Substanz (periaquäduktales Grau; PAG) und trennt Tegmentum und Tectum. Das PAG verbindet Prosencephalon (Vorderhirn) und unteren Truncus cerebri (Hirnstamm) und ist verantwortlich für Schmerzempfinden, Analgesie und Angst. Der Nervus trochlearis (HN IV), der den Musculus obliquus superior des Auges innerviert, liegt dorsal im kaudalen Mesencephalon. Die Substantia nigra ist eine Gruppe von Neuronen, die Dopamin produziert. Sie befindet sich zwischen Crura cerebri und Tegmentum. Seitlich am Tegmentum verlaufen afferente auditorische Signalbahnen, darunter der Lemniscus lateralis (seitliche Schleifenbahn) und der große aufsteigende Lemniscus medialis (mediale Schleifenbahn). Die Colliculi inferiores sind sehr wichtig für die Orientierung des Kopfes als Reaktion auf alle Arten eingehender Reize.

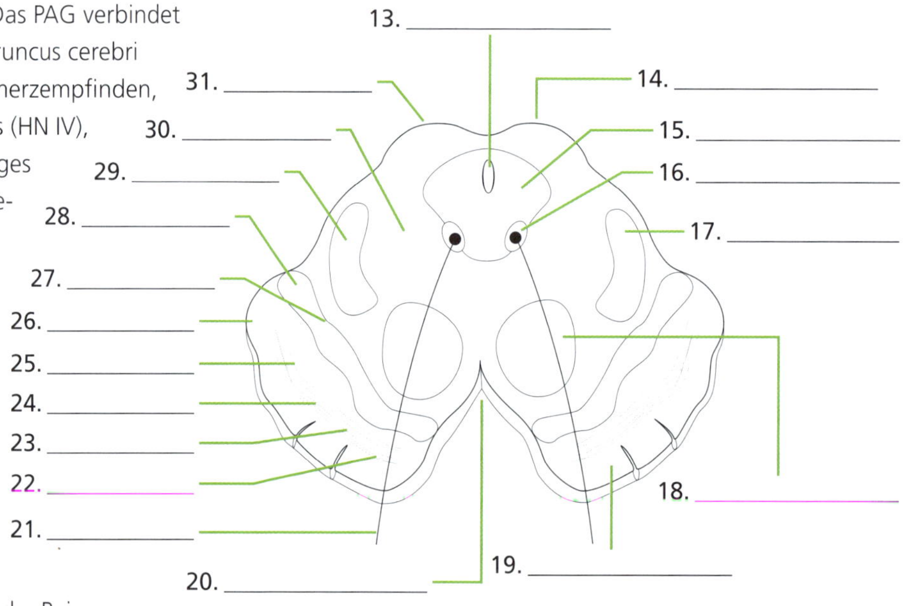

Ebene der Colliculi superiores

Die Colliculi superiores (obere Hügelchen) bilden eine rostrale Mittelhirnstruktur. Sie sind in erster Linie für die Verarbeitung visueller sensorischer Signale und das Knüpfen von Verbindungen zum supplementär motorischen Cortex zuständig und gliedern sich in Tectum und Pedunculus cerebralis. Das Tectum besteht aus mehreren Schichten, die visuelle Signale verarbeiten und die Augenbewegungen steuern, und ist mit vielen anderen Zentren im visuellen Cortex des Okzipitallappens verbunden. Der Hirnstiel setzt sich aus Tegmentum, Crura cerebri und Substantia nigra zusammen. Das Tegmentum enthält wichtige sensorische Nervenbahnen, etwa Formatio reticularis (Retikulärformation; zentral gelegen), Tractus spinothalamicus (spinothalamische Bahn; lateral) und Lemniscus trigeminalis (Trigeminusschleife; medial). Ein weiteres Merkmal des Tegmentum ist der Nucleus ruber (Roter Kern), ein subkortikales Zentrum zur motorischen Koordination. Die Crura cerebri enthalten absteigende Nervenbahnen, die die Augenbewegung steuern, etwa okzipitospinale, parietospinale und temporopontine Fasern. Die Substantia nigra liegt zwischen Crura cerebri und Tegmentum und enthält dopaminerge Neuronen, die durch unerwartete visuelle Reize stimuliert werden.

Antworten

1. Tectum, 2. Colliculi inferiors, 3. Aquaeductus cerebri, 4. Substantia grisea centralis, 5. Tegmentum (Formatio reticularis), 6. Nervus trochlearis (HN IV), 7. Crura cerebri, 8. Substantia nigra, 9. Pedunculus cerebellaris superior, 10. Pedunculus cerebralis, 11. Lemniscus medialis, 12. Lemniscus lateralis: spinothalamische und trigeminothalamische Fasern, 13. Aquaeductus cerebri, 14. Colliculi superiores, 15. Substantia grisea centralis, 16. Nervus oculomotorius (HN III), 17. Tractus spinothalamicus und Lemniscus trigeminalis, 18. Nucleus ruber, 19. Crura cerebri, 20. Area tegmentalis ventralis, 21. Wurzelfasern des Nervus oculomotorius (HN III), 22. frontopontine Fasern, 23. corticobulbäre Fasern, 24. corticospinale Fasern, 25. okzipitospinale, parietospinale und temporopontine Fasern, 26. Pedunculus cerebralis, 27. Pars compacta, 28. Substantia nigra, 29. Lemniscus medialis, 30. Tegmentum (Formatio reticularis), 31. Colliculi superiors

Formatio reticularis (Retikulärformation)

Hirnstamm und Retikulärformation (linke laterale Ansicht)

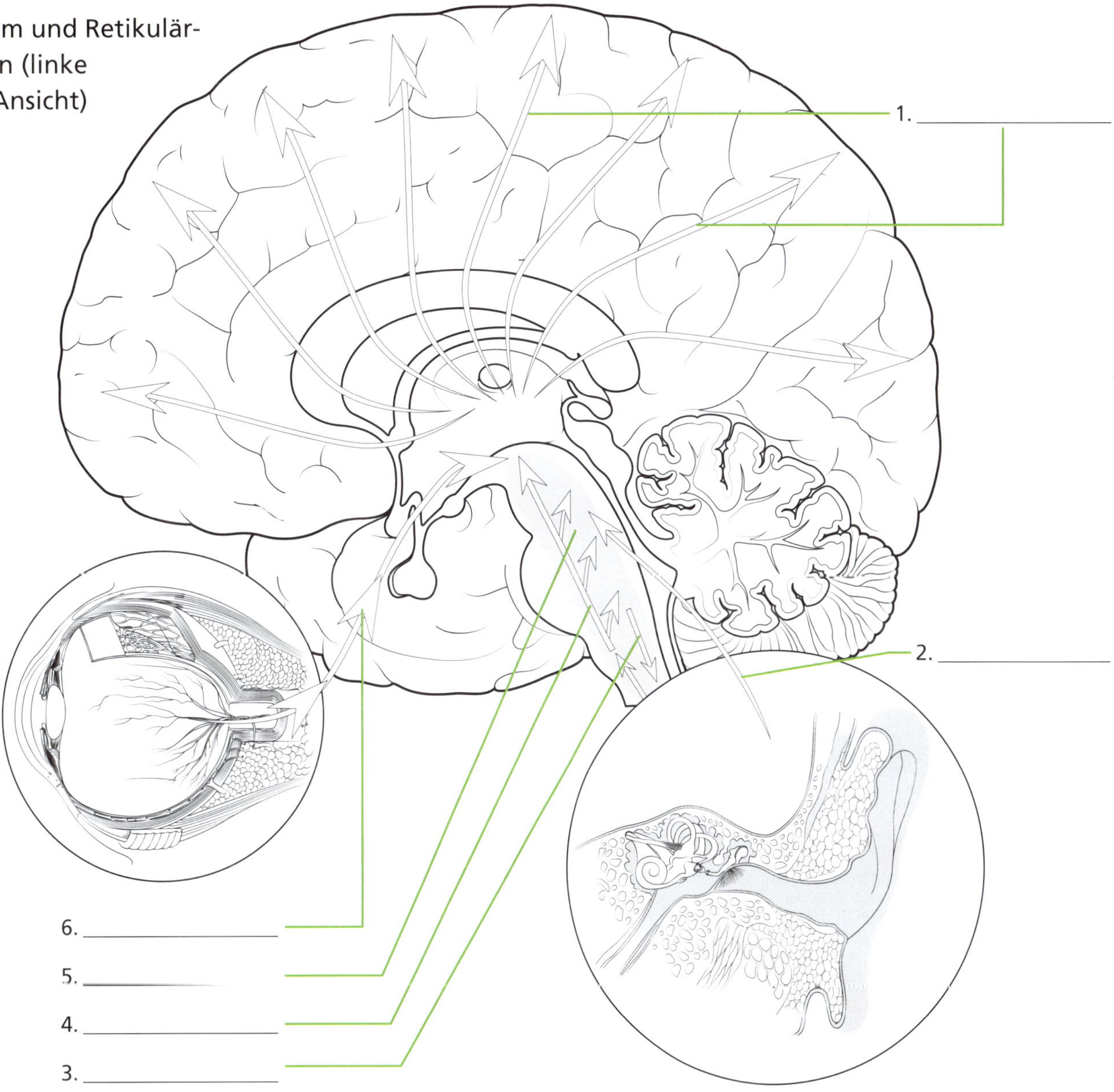

Die Formatio reticularis ist ein Netz miteinander verbundener Kerne und verläuft über die Gesamtlänge des Truncus cerebri (Hirnstamm). Die Kerne werden unterteilt in mediane Säule (Nuclei Raphe/Raphe-Kerne), mediale Säule (magnozelluläre Kerne) und laterale Säule (parvozelluläre Kerne). Die Säulen sind für die Steuerung vieler wichtiger Funktionen unerlässlich. Aufsteigende sensorische Bahnen sind über Verbindungen mit dem Thalamus und dem Cortex an der Schlaf- und Bewusstseinskontrolle beteiligt. Absteigende motorische Bahnen dienen der Steuerung der somatischen Motorik (z. B. Gleichgewicht und Körperhaltung), der Herzfunktion (z. B. Herzfrequenz) und der vasomotorischen Zentren (z. B. Ausdehnung und Verengung der Blutgefäße). Zudem leitet die Formatio reticularis visuelle und auditorische Signale an das Kleinhirn und ermöglicht so die Integration dieser Signale zur Anpassung der motorischen Reaktionen. Sie lenkt auch Schmerzsignale vom Unterkörper zum Cortex. Eingehende Schmerzsignale können gefiltert und blockiert werden.

Antworten

1. Verbindungen mit dem Cortex, 2. auditorische Signale, 3. absteigende motorische Nervenbahnen zum Rückenmark, 4. aufsteigende sensorische Nervenbahnen, 5. Formatio reticularis, 6. visuelle Signale

Hirnnerven (Übersicht)

Die zwölf Hirnnerven sind diejenigen Nerven, die direkt dem Gehirn und nicht dem Rückenmark entspringen. Sie übertragen sensorische Informationen an das Gehirn sowie motorische und parasympathische Signale an Muskeln und Organe. Die Hirnnerven innervieren in erster Linie den Kopf und das Gesicht sowie die dortigen Sinnesorgane, einige auch den Hals und darunterliegendes Gewebe. Alle Hirnnerven existieren paarweise für jede Körperseite. Sie werden traditionell von I bis XII (in römischen Ziffern) in der Reihenfolge nummeriert, wie sie von vorn nach hinten aus dem Gehirn herauswachsen. Die Hirnnerven III bis XII gehen aus dem Truncus cerebri (Hirnstamm) hervor und gehören zum PNS, die Hirnnerven I und II (Nervus olfactorius/Riechfäden) und Nervus opticus (Sehnerv) entstammen dem Prosencephalon (Vorderhirn) und sind Teil des ZNS.

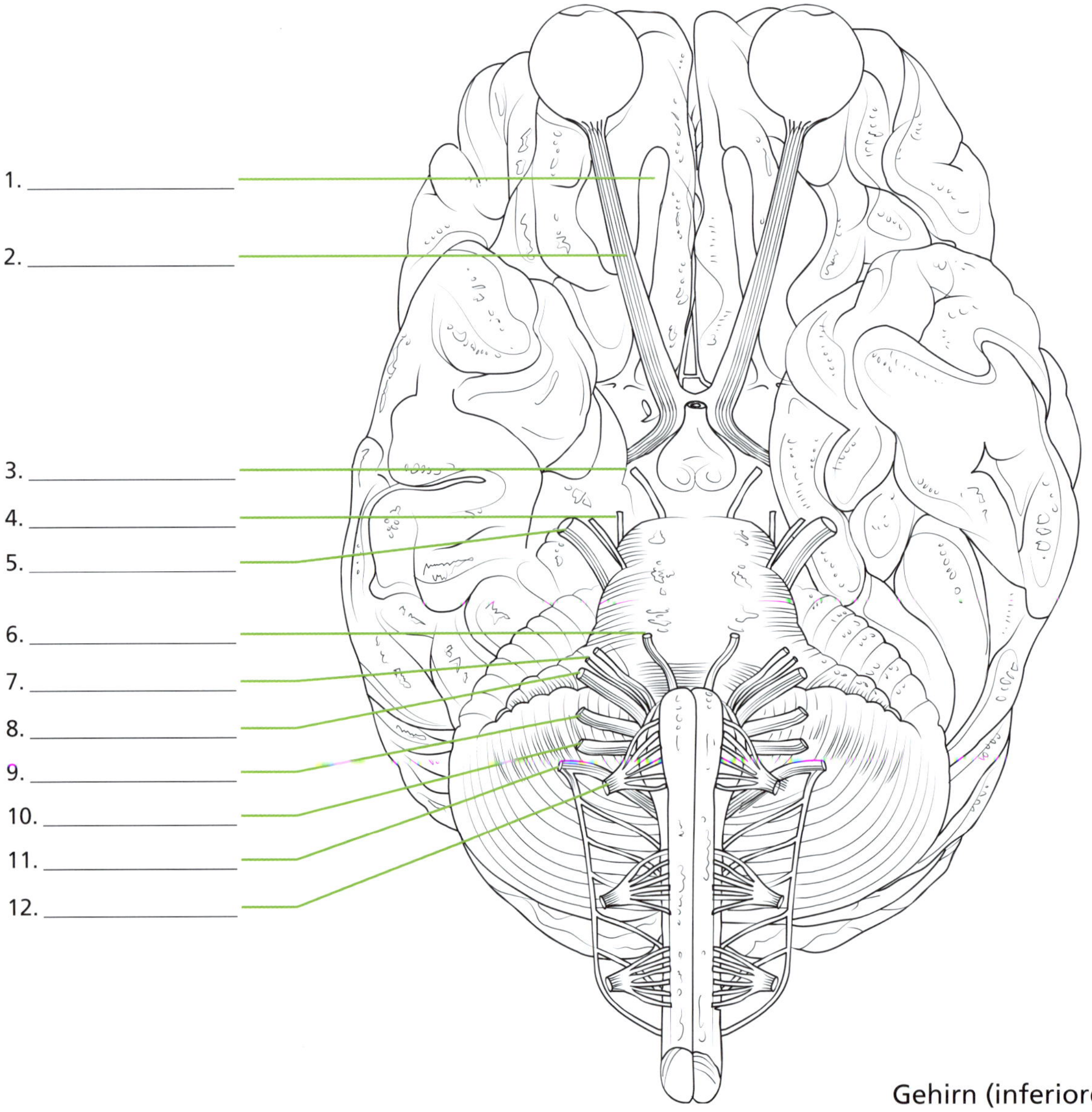

Gehirn (inferiore Ansicht)

Antworten

1. Bulbus olfactorius (HN I), 2. Nervus opticus (HN II), 3. Nervus oculomotorius (HN III), 4. Nervus trochlearis (HN IV), 5. Nervus trigeminus (HN V), 6. Nervus abducens (HN VI), 7. Nervus facialis (HN VII), 8. Nervus vestibulocochlearis (HN VIII), 9. Nervus glossopharyngeus (HN IX), 10. Nervus vagus (HN X), 11. Nervus accessorius (HN XI), 12. Nervus hypoglossus (HN XII)

Hirnnervenkerne

So wie alle Nerven sind auch die Hirnnerven Bündel von Axonen, die auf ein gemeinsames Ziel zulaufen. Bei den meisten Hirnnerven – denen, die aus dem Truncus cerebri (Hirnstamm) kommen – sind die Neuronen, die diese Axone bilden (im Falle von motorischem Ausgang), bzw. die Neuronen, die von diesen Axonen Signale empfangen (im Falle von sensorischem Eingang), in einzelnen Kernen zusammengefasst. Die meisten dieser Hirnstammkerne enthalten Neuronen, die nur mit einem Hirnnerv assoziiert sind. Es gibt aber auch einige mit Neuronen, die mit mehreren Hirnnerven verbunden sind – meist mit solchen, die die gleiche Art von Information (z. B. Schmerz) leiten. Ebenso sind viele Nerven, die mehrere Arten von Informationen leiten, mit mehreren Kernen assoziiert. Dabei sind motorische Komponenten eines Nervs mit anderen Kernen verbunden als sensorische. Motorische Kerne liegen gewöhnlich auf der ventralen Seite des Truncus cerebri, sensorische auf der dorsalen. Bis auf den Nucleus nervi trochlearis sind alle Kerne mit Nerven auf der gleichen Körperseite assoziiert.

Mittelhirn (posteriore Ansicht)

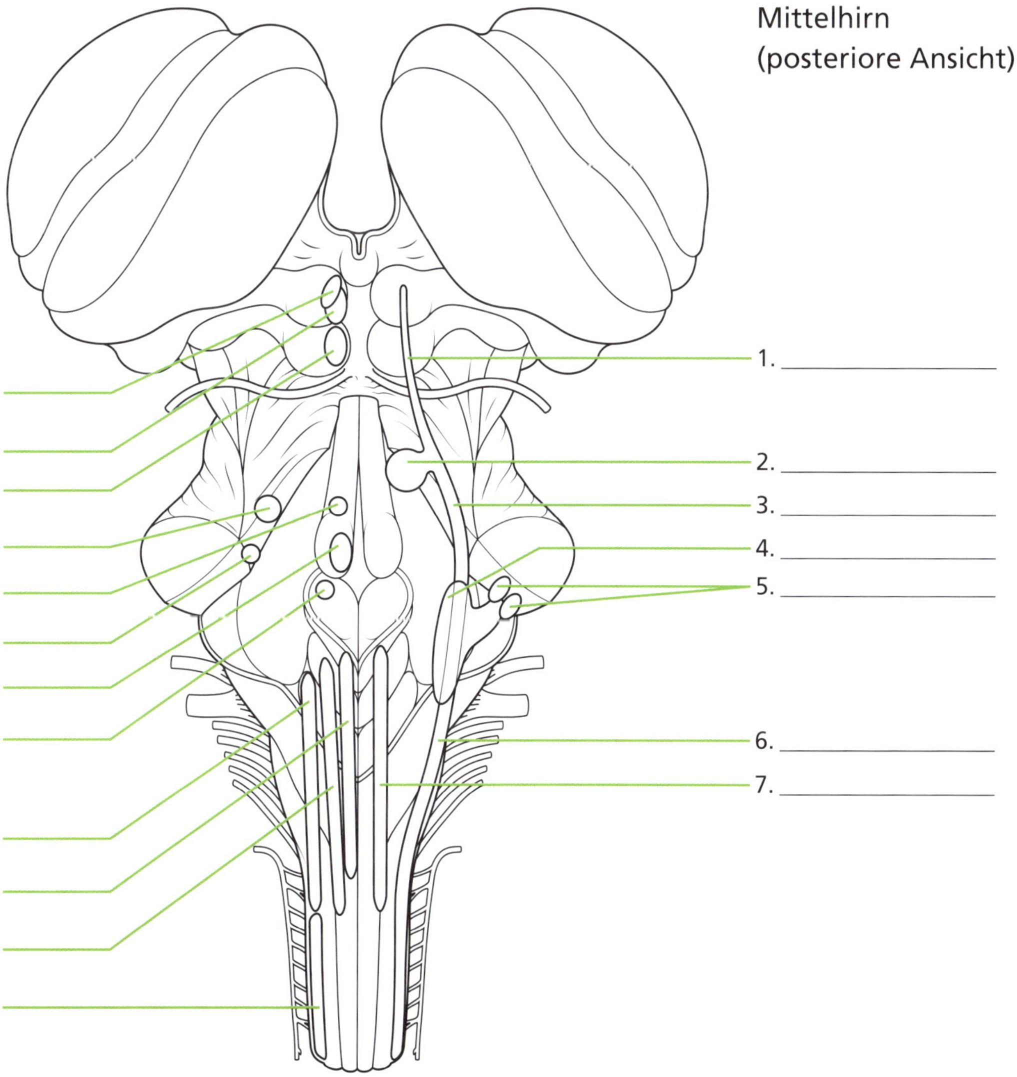

Antworten

1. Nucleus mesencephalicus nervi trigemini (HN V), 2. wichtigster sensorischer Kern des Drillingsnervs (HN V), 3. Nucleus spinalis nervi trigemini (HN V, VII, IX, X), 4. Nuclei vestibulares (HN VIII), 5. Nucleus cochlearis dorsalis und Nucleus cochlearis ventralis (HN VIII), 6. Nucleus solitarius (HN VII, IX, X), 7. Nucleus solitarius (HN IX, X), 8. Nucleus nervi accessorii (HN XI), 9. Nucleus dorsalis nervi vagi (HN X), 10. Nucleus nervi hypoglossi (HN XII), 11. Nucleus ambiguus (HN IX, X), 12. Nucleus salivatorius inferior (HN IX), 13. Nucleus nervi abducentis (HN VI), 14. Nucleus nervi facialis (HN VII), 15. Nucleus salivatorius superior (HN VII), 16. Nucleus motorius nervi trigemini (HN V), 17. Nucleus nervi trochlearis (HN IV), 18. Nucleus nervi oculomotorii (HN III), 19. Edinger-Westphal-Kern (HN III)

Hirnnerven und Schädelforamina

Die Hirnnerven treten durch besondere Tunnel im Schädelknochen, sog. Foramina (Singular: Foramen), in den Kopf ein und aus. Manchmal durchläuft ein einzelner Nerv ein Foramen, etwa der Nervus opticus (Sehnerv) das Foramen opticum (Sehnervenkanal), in anderen Fällen passieren mehrere Nerven gemeinsam ein Foramen (z. B. Nervus vagus, Nervus glossopharyngeus und Nervus accessorius das Foramen jugularis/Jochbeinvenenloch). Einige Nerven durchlaufen mehrere Foramina – etwa der Nervus trigeminus (Drillingsnerv) die Foramina rotundum, ovale und spinosum sowie die Fissura orbitalis inferior und superior (untere und obere Orbitalfissur). Der Nervus olfactorius (Riechfäden) ist ein Sonderfall: Er schickt seine Fasern durch viele winzige Kanäle in der Siebplatte des Siebbeins, die gemeinsam als Foramen olfactorium bezeichnet werden.

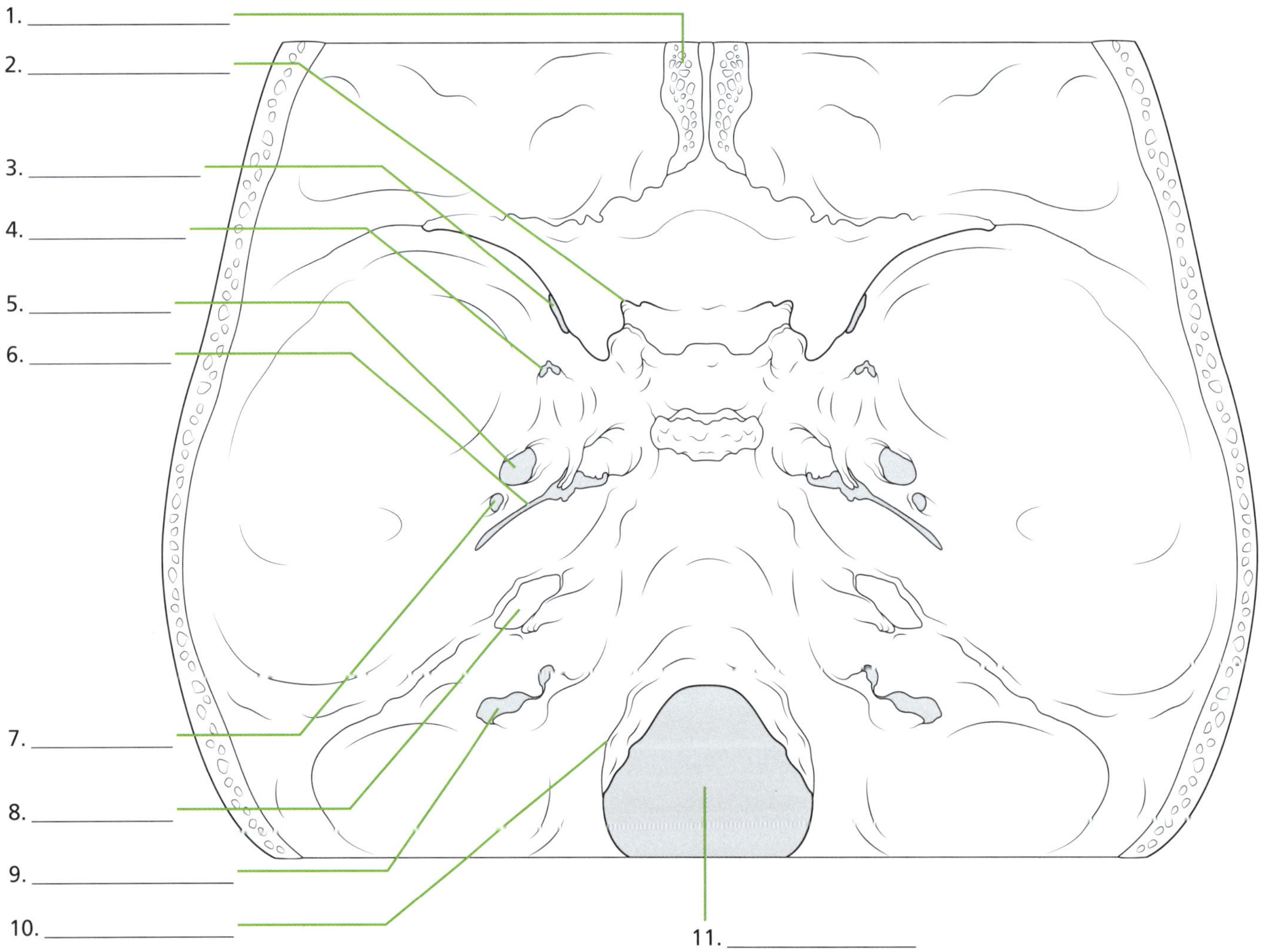

Schädelinnenseite (inferiore Oberfläche)

Antworten

1. Foramen olfactorium (HN I), 2. Foramen opticum (HN II), 3. Fissura orbitalis superior (HN III, IV, V, VI), 4. Foramen rotundum (HN V), 5. Foramen ovale (HN V), 6. Foramen lacerum (HN VII), 7. Foramen spinosum (HN V), 8. Meatus acusticus internus (HN VII, VIII), 9. Foramen jugularis (HN IX, X, XI), 10. Canalis hypoglossus (HN XII), 11. Foramen magnum (HN XI)

Schädelaußenseite (inferiore Oberfläche)

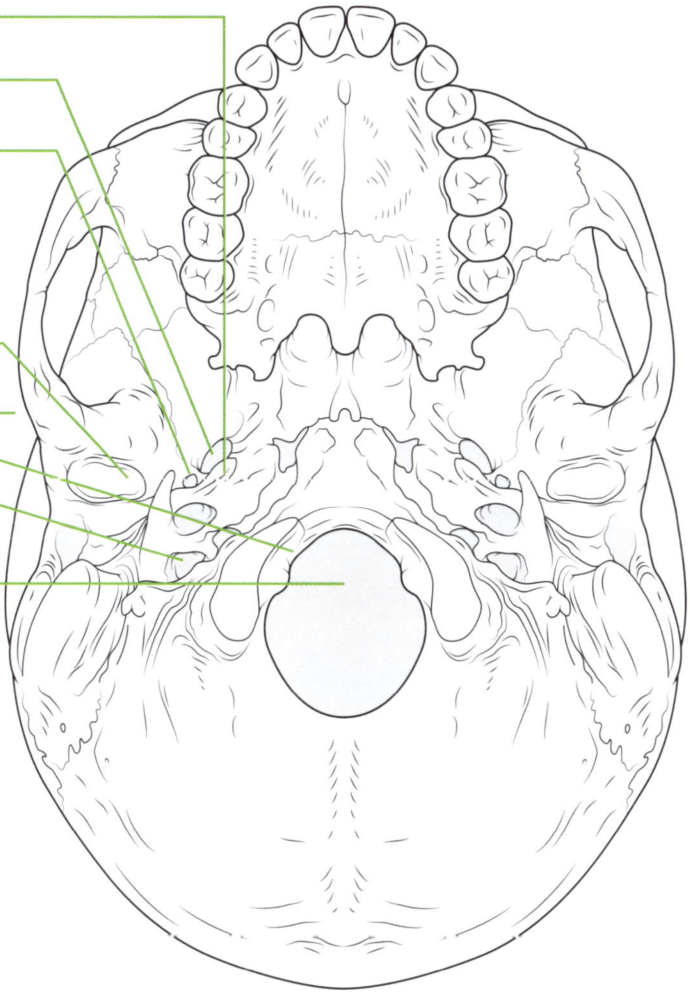

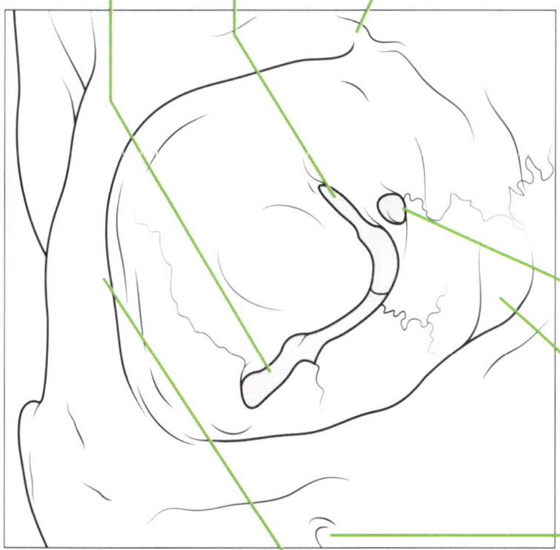

Orbita (anteriore Ansicht)

Antworten

12. Foramen lacerum (HN VII), 13. Foramen ovale (HN V), 14. Foramen spinosum (HN V), 15. Meatus acusticus externus (HN VII, VIII), 16. Foramen stylomastoideum (HN VII), 17. Canalis hypoglossus (HN XII), 18. Foramen jugularis (HN IX, X, XI), 19. Foramen magnum (HN XI), 20. supraorbitale Kerbe, 21. Fissura orbitalis superior, 22. Fissura orbitalis inferior, 23. Foramen opticum, 24. Fossa lacrimalis, 25. Foramen infraorbitale, 26. Tuberculum orbitale

Struktur des Riechepithels

Der Nervus olfactorius (Riechfäden; HN I) leitet alle sensorischen Informationen für den Geruchssinn. Das Erriechen von Geruchsstoffen beginnt mit dem Einfangen inhalierter Moleküle auf dem von den Bowman-Drüsen erzeugten Schleim der Nasenschleimhaut. Die Geruchsstoffe werden gelöst und binden an Rezeptoren von Geruchsrezeptorneuronen (GRN). Die Axone der GRN bilden die Riechfäden. Die Nasenschleimhaut enthält Stammzellen, die ständig neue GRN erzeugen, weshalb der Nervus olfactorius regenerierbar ist. Bei genauer Betrachtung erkennt man im Inneren des Nervus olfactorius viele kleine Axonbündel, nicht nur ein einzelnes großes. Sie gelangen in den Schädel durch die vielen kleinen Kanäle in der Siebplatte des Siebbeins. Die Axone der GRN enden in einer speziellen Struktur, dem sogenannten Bulbus olfactorius (Riechkolben). Jedes GRN exprimiert Rezeptoren für ein einzelnes Geruchsmolekül, und die GRN mit dem gleichen Rezeptortyp sind mit anatomisch individuellen Regionen des Bulbus olfactorius verbunden, den Glomeruli olfactorii (Sgl.: Glomerulus olfactorius). Dort wird das Geruchssignal von neuronalen Schaltkreisen verarbeitet und die Information über die Riechbahn an übergeordnete Geruchszentren des Gehirns weitergeleitet.

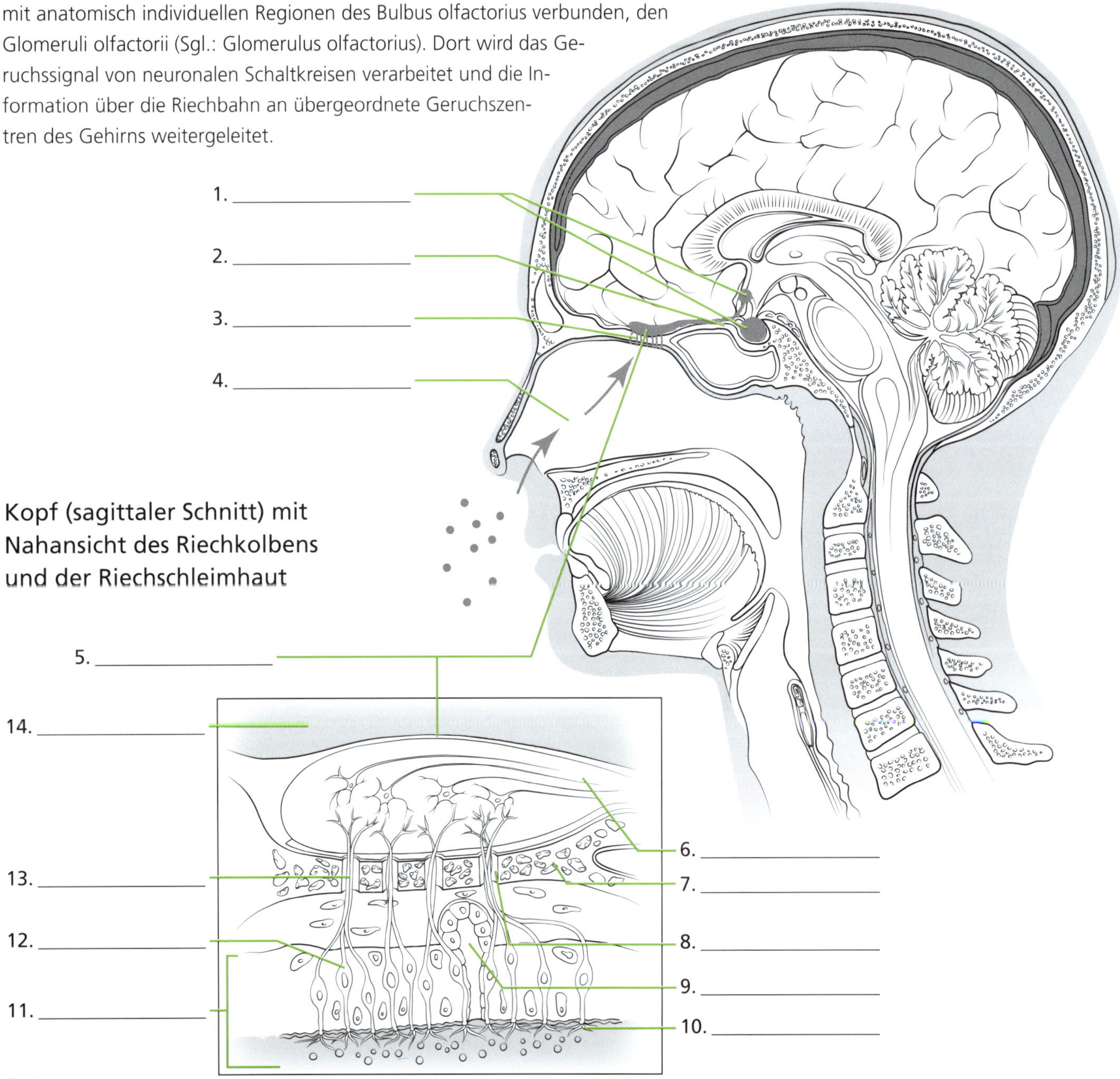

Kopf (sagittaler Schnitt) mit Nahansicht des Riechkolbens und der Riechschleimhaut

Antworten

1. Geruchszentren im Gehirn, 2. Keilbein, 3. Riechfäden, 4. Nasenhöhle, 5. Bulbus olfactorius, 6. Tractus olfactorius, 7. Siebplatte, 8. Foramen olfactorium, 9. Bowman-Drüse, 10. Zilien der Geruchsrezeptorneuronen, 11. Riechschleimhaut, 12. Geruchsrezeptorneuron, 13. Nervus olfactorius, 14. Frontallappen

Nervus olfactorius (Riechfäden): zentrale Riechbahnen und Anosmie

Nach der Verarbeitung der Geruchsinformationen in den Glomeruli des Bulbus olfactorius (Riechkolben) wird das Signal über den Tractus olfactorius (Riechbahn) weitergeleitet. Dieser besteht aus gebündelten Axonen von Neuronen in den Glomeruli und verläuft hinter dem Riechkolben die untere Seite des Frontallappens entlang, bis er sich in Stria olfactoria lateralis und Stria olfactoria medialis trennt. Die Stria olfactoria lateralis verläuft zum piriformen Cortex (wichtigster olfaktorischer Cortexbereich), zum entorhinalen Cortex (assoziiert mit dem Geruchsgedächtnis), zum Tuberculum olfactorium, dem Riechtuberkel (mit belohnungsgesteuertem Verhalten und Aufmerksamkeit verbundenes multisensorisches Schaltzentrum), und zur medialen Amygdala (verarbeitet Pheromone und emotionale Geruchsassoziationen). Die Stria olfactoria medialis bedient die kontralateralen Riechzentren. Es ist wichtig festzuhalten, dass die Signale nicht direkt im Thalamus landen. Dies erklärt u. a., warum der Geruchssinn stark mit Erinnerungen verknüpft ist. Eine Schädigung des Riechkolbens oder der Riechbahn kann zum dauerhaften, ipsilateralen Verlust des Geruchssinns (Anosmie) führen. Eine komplette (beidseitige) Anosmie kann vorübergehend durch eine Entzündung der Nasenschleimhaut (z. B. durch Erkältung oder Grippe) oder dauerhaft als Nebenwirkung bestimmter Medikamente oder Infektionen ausgelöst werden.

Anterolateraler Blick auf das Gehirn (inferiore Ansicht)

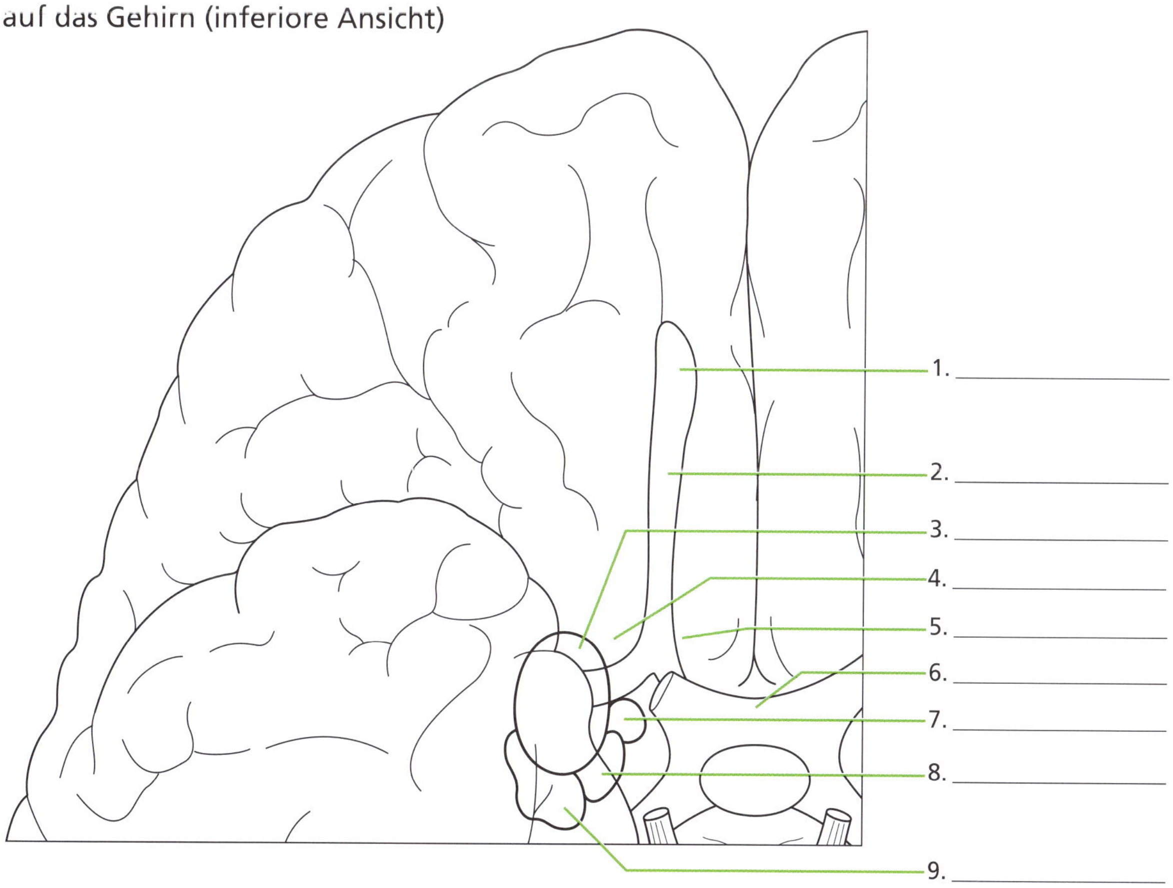

Antworten

1. Bulbus olfactorius, 2. Tractus olfactorius, 3. Amygdala, 4. Stria olfactoria lateralis, 5. Stria olfactoria medialis (zu den kontralateralen Riechzentren), 6. Chiasma opticum, 7. Tuberculum olfactorium, 8. Piriformer Cortex, 9. entorhinaler Cortex

Nervus opticus (Sehnerv): Topografie und mehrschichtige Struktur der Netzhaut

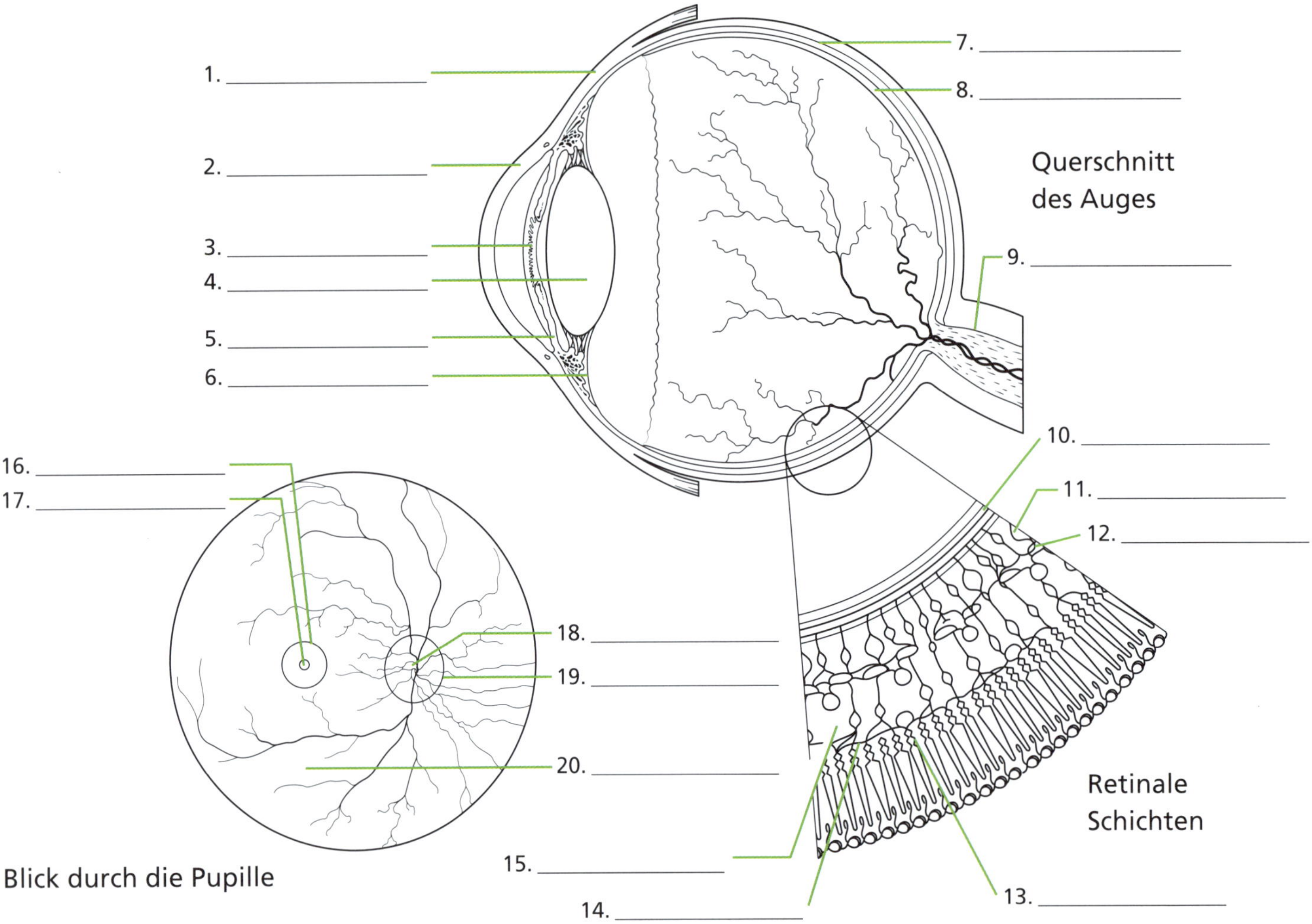

Der Nervus opticus (Sehnerv; HN II) leitet die visuellen Sinnesinformationen vom Auge zum Gehirn. Das Licht dringt durch die Hornhaut und die Pupille in das Auge und wird von der Linse auf die Retina (Netzhaut) fokussiert. Die Netzhaut besteht aus mehreren Neuronenschichten. Mit Hilfe spezieller Photorezeptor-Neuronen in der äußeren Körnerschicht fängt sie Photonen ein. Die Rezeptoren wandeln die Photonen in elektrische Signale um und leiten sie (über Synapsen in der äußeren plexiformen Schicht) an Interneuronen in der inneren Körnerschicht weiter. Die Interneuronen verarbeiten die Signale in mehrere parallele Ströme mit visuellen Teilinformationen und übertragen sie (über Synapsen in der inneren plexiformen Schicht) an retinale Ganglienzellen. Die Ganglienzellen verschlüsseln die parallelen Ströme weiter und senden die Informationen über ihre in der Nervenfaserschicht gebündelten Axone an das Gehirn. Die Axonbündel laufen zunächst in Richtung Sehnervenscheibe, treten dort als Sehnerv aus dem Auge aus und dringen schließlich durch das Foramen opticum (Sehnervenkanal) in den Schädel ein. Betrachtet man die Netzhaut durch die Pupille, findet man darauf einige Besonderheiten, allen voran die Macula lutea (gelber Fleck) und mittig darin die Fovea centralis (Sehgrube), den Bereich mit der höchsten Sehschärfe.

Antworten

1. Sklera, 2. Kornea, 3. Pupille, 4. Linse, 5. Iris, 6. Corpus ciliare, 7. Choroidea, 8. Retina, 9. Nervus opticus, 10. Nervenfaserschicht, 11. Ganglienzellschicht, 12. innere plexiforme Schicht, 13. äußere Körnerschicht, 14. äußere plexiforme Schicht, 15. innere Körnerschicht, 16. Macula lutea, 17. Fovea centralis, 18. Sehnervenkopf, 19. Sehnervenscheibe, 20. periphere Netzhaut

Nervus opticus (Sehnerv): zentrale Sehbahnen und Auswirkungen von Läsionen

Das Blickfeld ist der Teil der Welt, der Licht auf die Retina (Netzhaut) wirft. Dabei sieht die linke Seite der Netzhaut den rechten Bereich des Blickfeldes und umgekehrt. Das ipsilaterale Blickfeld eines Auges wird an die kontralaterale Seite des Gehirns gesendet. Am sogenannten Chiasma opticum (Sehnervenkreuzung) wechseln die Axone, die die ipsilateralen Gesichtsfeldinformationen leiten, auf die jeweils gegenüberliegende Hemisphäre (Hirnhälfte). Hinter dem Chiasma opticum enden die Axone der retinalen Ganglienzellen im Corpus geniculatum laterale (lateraler Kniehöcker) des Thalamus. Axone von thalamischen Neuronen leiten die Signale über die Radiatio optica (Gratiolet-Sehstrahlung) an den visuellen Cortex weiter. Läsionen an verschiedenen Stellen des Tractus opticus (Sehbahn) resultieren in komplizierten Mustern von Blickfeldverlusten. Läsionen des Nervus opticus (Sehnerv) führen zum totalen Blickfeldverlust des betroffenen Auges. Läsionen des Chiasma opticum resultieren in einem vorübergehenden Blickfeldverlust beider Augen (bitemporale Hemianopsie). Läsionen des Tractus opticus verursachen Sehstörungen im kontralateralen Blickfeld beider Augen (homonyme Hemianopsie), und Läsionen der Radiatio optica oder des visuellen Cortex führen, abhängig von der genauen Lage, zu spezifischeren Blickfeldverlusten.

Grauschattierungen in Grafiken verweisen auf einen Gesichtsfeldverlust, der die entsprechenden Teile der Sehbahnen schädigen würde.

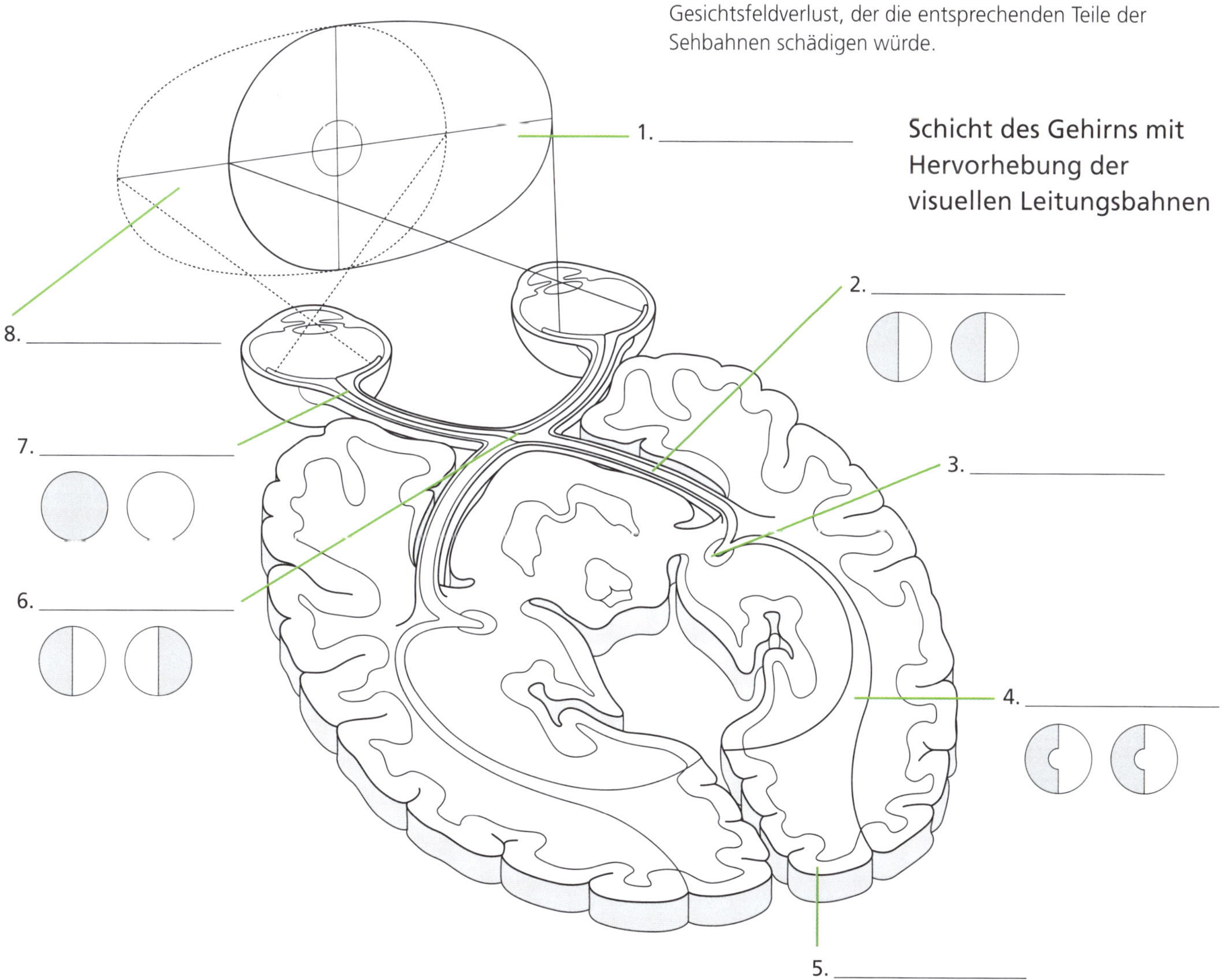

Schicht des Gehirns mit Hervorhebung der visuellen Leitungsbahnen

Antworten

1. rechtes Blickfeld, 2. Tractus opticus, 3. Corpus geniculatum laterale, 4. Radiatio optica, 5. primär visueller Cortex, 6. Chiasma opticum, 7. Nervus opticus, 8. linkes Blickfeld

Nerven zu den Augenmuskeln: Nervenverläufe

Drei Nerven kontrollieren die Augenbewegungen: der Nervus oculomotorius, der Nervus trochlearis und der Nervus abducens. Der Nervus oculomotorius und der Nervus trochlearis entspringen im Mesencephalon (Mittelhirn), der Nervus abducens im Pons. Alle drei Nerven verlassen den Schädel durch die Fissura orbitalis superior (obere Orbitalfissur) in Richtung der Augen. Der Nervus oculomotorius innerviert die meisten Augenmuskeln: Musculus rectus superior, Musculus rectus inferior, Musculus rectus medialis und Musculus obliquus inferior. Er hat auch einen parasympathischen Zweig, der das Ziliarganglion bildet. Neuronen aus diesem Ganglion stimulieren den Musculus sphincter pupillae (Pupillenschließmuskel, der die Pupille verengt) und den Musculus ciliaris (Ziliarmuskel, der die Form der Linse verändert, um das Licht auf die Netzhaut zu fokussieren). Schließlich wird durch den Nervus oculomotorius auch der Musculus levator palpebrae superioris (oberer Augenlidheber) angeregt, der das Oberlid anhebt. Nervus trochlearis und Nervus abducens kontrollieren jeweils nur einen Augenmuskel, den Musculus obliquus superior bzw. den Musculus rectus lateralis. Der Nervus trochlearis innerviert als einziger einen Muskel auf der kontralateralen Körperseite. Er heißt so, weil die Sehne, die den Musculus obliquus superior mit dem Auge verbindet, durch einen Knorpelring an der Augenhöhle verläuft, die den Namen Trochlea trägt.

Orbita und Hirnstamm (sagittaler Schnitt)

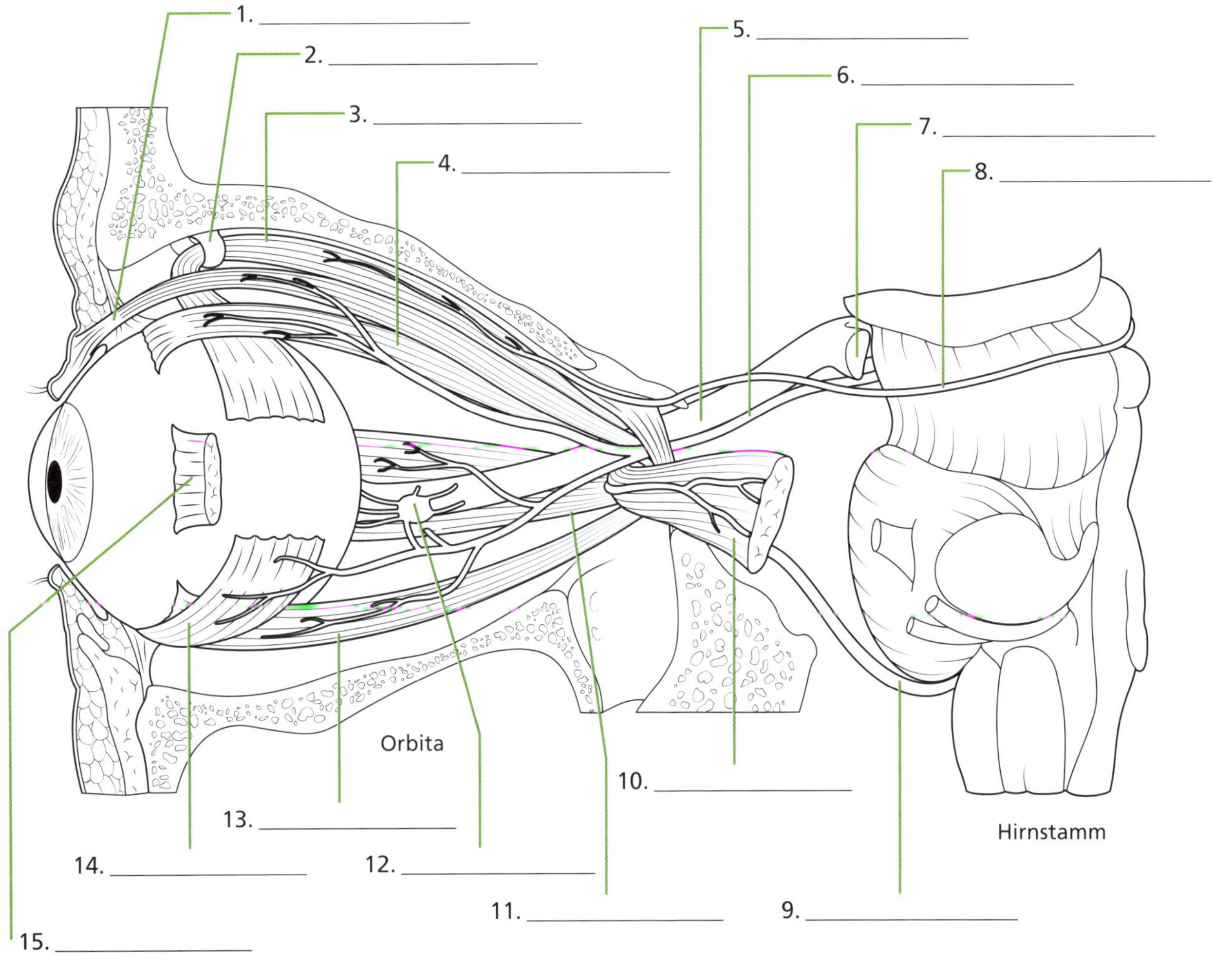

Antworten

1. Musculus levator palpebrae superioris, 2. Trochlea, 3. Musculus obliquus superior, 4. Musculus rectus superior, 5. Nervus opticus, 6. Nervus oculomotorius (HN III), 7. Chiasma opticum, 8. Nervus trochlearis (HN IV), 9. Nervus abducens (HN VI), 10. Musculus rectus lateralis (geschnitten), 11. Musculus rectus medialis, 12. Ganglion ciliare, 13. Musculus rectus inferior, 14. Musculus obliquus inferior, 15. Musculus rectus lateralis (geschnitten)

Nerven zu den Augenmuskeln: Augenbewegungen und Auswirkungen von Läsionen

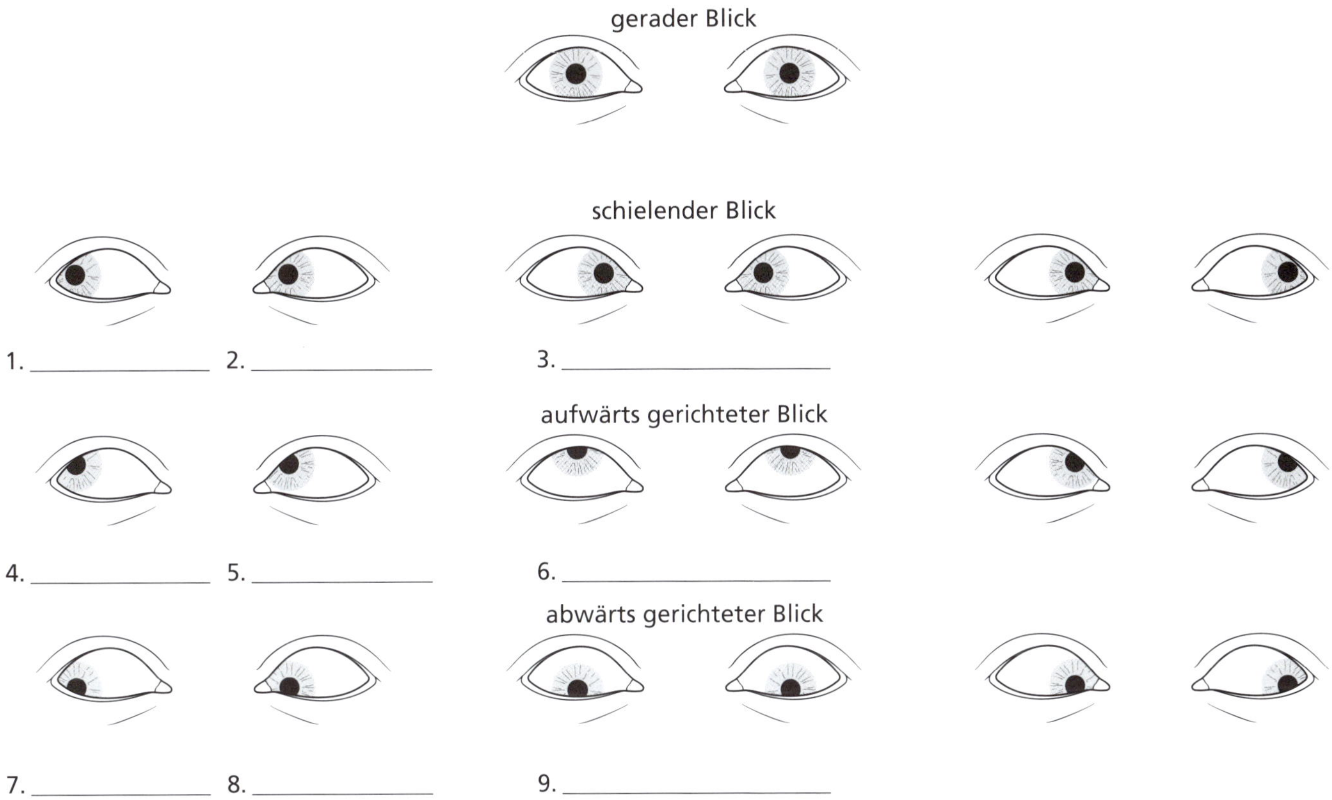

Nenne die Muskeln, die für die einzelnen Augenbewegungen verantwortlich sind, und die Nerven, die sie innervieren.

Die extraokulären Muskeln arbeiten koordiniert und kontrollieren die Blickrichtung entweder aktiv oder reflexartig. Die vier geraden (lateinisch rectus) Muskeln sind für die Bewegungen der Augen in den vier Himmelsrichtungen verantwortlich, die schrägen (obliquus) Muskeln für Augendrehungen sowie Auf- und Abbewegungen. Die Beurteilung der Funktionen der Hirnnerven III, IV und VI erfolgt mit dem H-Test, bei dem die Augen eines Probanden auf ein vor ihm liegendes »H« hin untersucht werden. Beim Blick nach rechts kontrahieren der Musculus rectus lateralis des rechten Auges und der Musculus rectus medialis des linken Auges. Da diese Muskeln vom Nervus abducens bzw. dem Nervus oculomotorius angeregt werden, lassen sich so Nervenfunktionsstörungen erkennen. Entsprechend kontrahieren beim Blick nach unten und nach rechts der vom okulomotorischen Nerv kontrollierte Musculus rectus inferior des rechten Auges und der vom Nervus trochlearis gesteuerte Musculus obliquus superior des linken Auges, wodurch wiederum Nervenfunktionsstörungen erkannt werden können. Mit dem H-Test kann ein Arzt Läsionen lokalisieren, die für diagnostizierte Anomalien verantwortlich sind.

Antworten

1. Musculus rectus lateralis, 2. Musculus rectus medialis, 3. Musculus rectus medialis, 4. Musculus rectus superior, 5. Musculus obliquus inferior, 6. Musculus rectus superior und Musculus obliquus inferior, 7. Musculus rectus inferior, 8. Musculus obliquus superior, 9. Musculus rectus inferior und Musculus obliquus superior

Nervus trigeminus (Drillingsnerv): sensorische Verbreitung

Der Nervus trigeminus (HN V) leitet sensorische Signale aus dem Gesicht und motorische Signale an die Kaumuskeln. Vor dem Austritt aus dem Schädel verbreitert er sich am Ganglion trigeminale, in dem die Somas seiner sensorischen Neuronen liegen. Der Vorderseite des Ganglion trigeminale entspringen Augen-, Oberkiefer- und Unterkieferast (Nervus ophthalmicus, Nervus maxillaris, Nervus mandibularis). Der Nervus ophthalmicus (V_1) tritt über die Fissura orbitalis superior (obere Orbitalfissur) aus dem Schädel aus und überträgt somatosensorische Signale von Nase, Hornhaut, Oberlidern, Stirn, Stirnbereich der Kopfhaut und Stirnhöhle. Der Nervus maxillaris (V_2) verlässt den Schädel durch das Foramen rotundum und überträgt somatosensorische Signale von Gaumen, oberen Zähnen und Zahnfleisch, Oberlippe, Nasenlöchern, Wangen, unteren Augenlidern sowie Siebbein-, Kiefer- und Keilbeinhöhle. Der Nervus mandibularis (V_3) tritt durch das Foramen ovale aus dem Schädel aus und überträgt somatosensorische Signale von Kinn, Unterkiefer, unteren Zähnen und Zahnfleisch, Unterlippe und Schläfen. Die Äste des Trigeminusnervs verzweigen sich weiter und passieren unterwegs zu ihren Zielen verschiedene Foramina in den Gesichtsknochen, so der von V_1 abzweigende Nervus supraorbitalis das Foramen supraorbitale, der von V_2 abzweigende Nervus infraorbitalis das Foramen infraorbitale und der von V_3 abzweigende Nervus mentalis das Foramen mentale.

Kopf (sagittaler Schnitt)

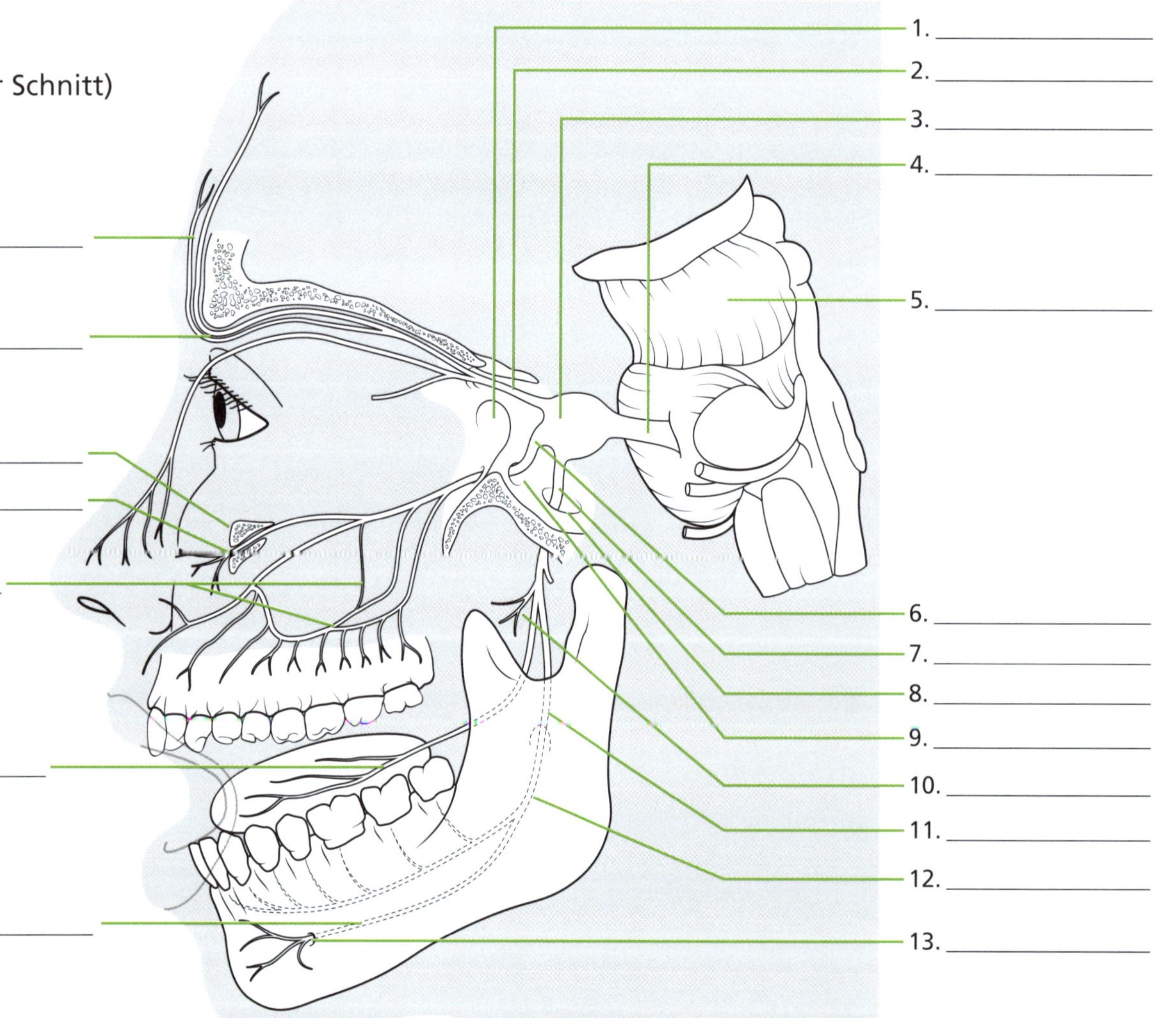

Antworten

1. Fissura orbitalis superior, 2. Nervus ophthalmicus (V_1), 3. Ganglion trigeminale, 4. Nervus trigeminus (HN V), 5. Pons, 6. Nervus maxillaris (V_2), 7. Nervus mandibularis (V_3), 8. Foramen ovale, 9. Foramen rotundum, 10. vorderer Zweig zu den Kaumuskeln, 11. Foramen mandibulae, 12. Nervus alveolaris inferior, 13. Foramen mentale, 14. Nervus mentalis, 15. Nervus lingualis, 16. Nervi alveolares superiores, 17. Nervus infraorbitalis, 18. Foramen infraorbitale, 19. Foramen supraorbitale, 20. Nervus supraorbitalis

Nervus trigeminus (Drillingsnerv): motorische Verbreitung, Kaumuskeln und Hornhautreflex

Der Nervus trigeminus (HN V) versorgt über den Nervus mandibularis (Unterkieferast; V3) mehrere Muskeln, darunter den Musculus tensor tympani (Trommelfellspanner) im Ohr, der den Kaugeräuschpegel reduziert, den Musculus tensor veli palatini (Gaumensegelspannermuskel) im weichen Gaumen, der beim Schlucken das Eindringen von Nahrung in die Atemwege verhindert, den Musculus mylohyoideus (Kieferzungenbeinmuskel) und den vorderen Bauch des Musculus digastricus (zweibäuchiger Muskel), der beim Schlucken und Sprechen das Zungenbein anhebt. Der Nervus mandibularis innerviert auch die Kaumuskeln: den Musculus masseter (Masseter), den Musculus pterygoideus lateralis (äußerer Flügelmuskel), den Musculus pterygoideus medialis (innerer Flügelmuskel) und den Musculus temporalis (Schläfenmuskel). Sie verankern den Unterkiefer am Schädel und regeln den komplexen Bewegungsablauf beim Beißen und Kauen. Der Nervus trigeminus ist auch am Lidschlussreflex beteiligt, der bei der neurologischen Untersuchung hilfreich sein kann. Wenn die Kornea (Hornhaut) stimuliert wird (etwa mit einem Wattestäbchen), leiten die sensorischen Fasern aus dem Nervus ophthalmicus (Augenast) das Signal an den Nucleus principalis nervi trigemini weiter. Interneuronen geben diese Information bilateral an den Nucleus nervi facialis (motorischer Fazialiskern) weiter und aktivieren efferente motorische Nerven, die auf dem Musculus orbicularis oculi (Augenringmuskel) synapsieren und die Augenlider blinzeln lassen.

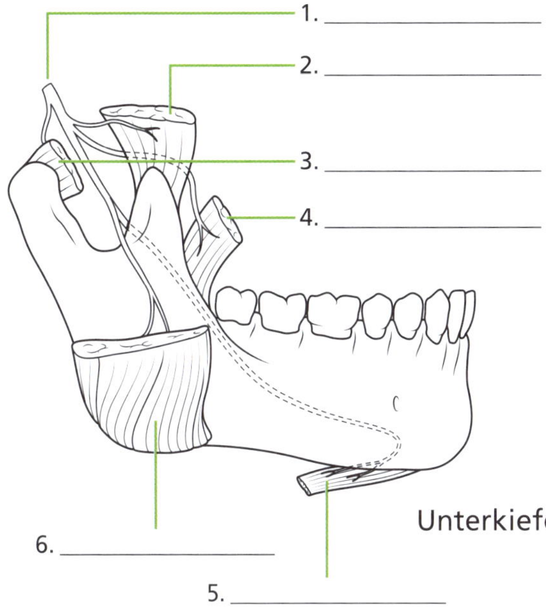

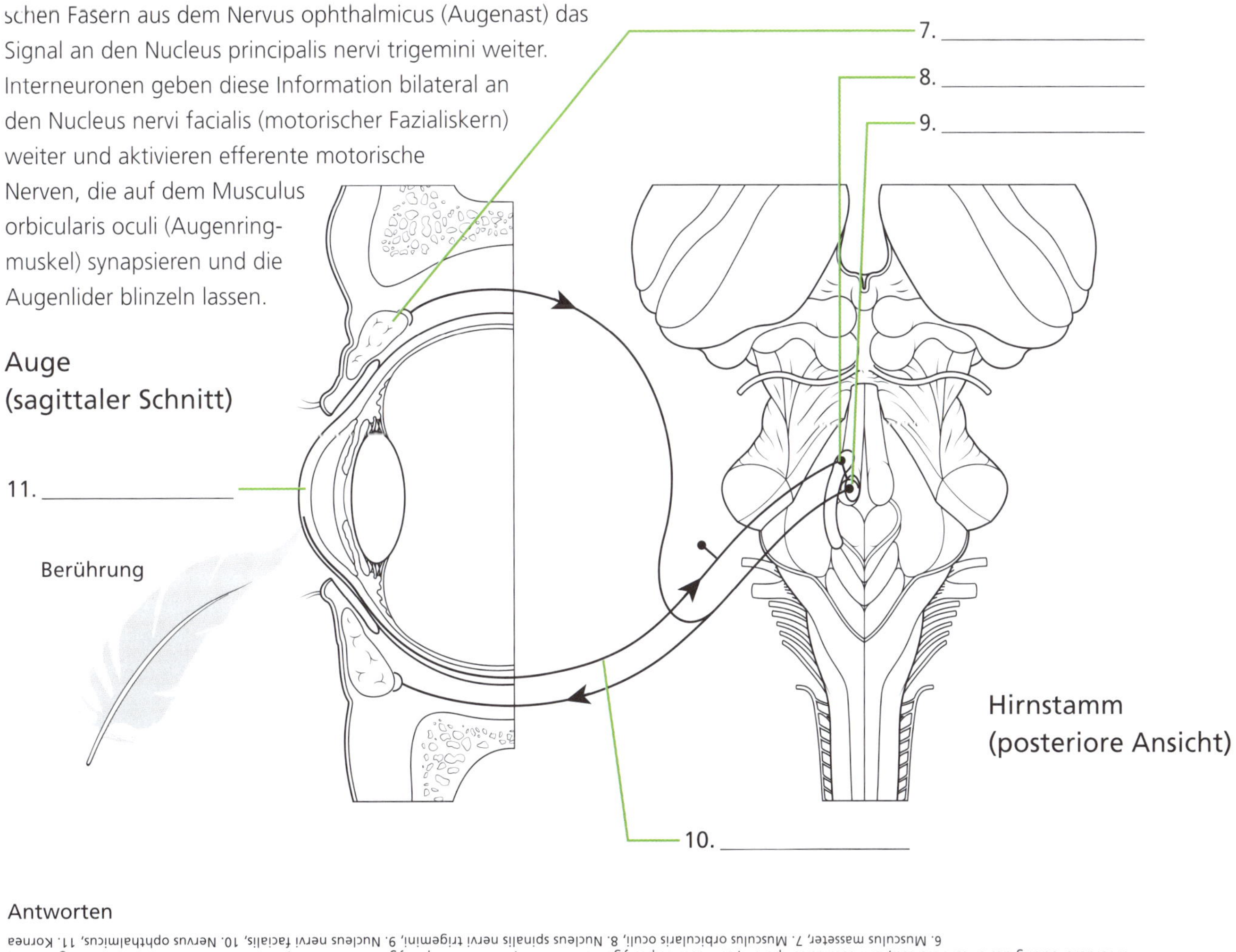

Antworten

1. vorderer Strang des Unterkieferasts, 2. Musculus temporalis, 3. Musculus pterygoideus lateralis, 4. Musculus pterygoideus medialis, 5. vorderer Bauch des Musculus digastricus, 6. Musculus masseter, 7. Musculus orbicularis oculi, 8. Nucleus spinalis nervi trigemini, 9. Nucleus nervi facialis, 10. Nervus ophthalmicus, 11. Kornea

Nervus facialis (Gesichtsnerv): motorische Verbreitung und mimische Muskulatur

Der Nervus facialis (Gesichtsnerv; HN VII) überträgt motorische, sensorische und parasympathische Signale. Er entspringt dem Pons und verlässt den Schädel, indem er zuerst den Meatus acusticus internus (innerer Gehörgang), dann den davon abzweigenden Canalis nervi facialis (Fazialiskanal) und schließlich das Foramen stylomastoidum durchläuft. Der Nervus facialis hat viele Verästelungen. Fünf Äste sind wie die Finger einer Hand angeordnet und senden efferente motorische Fasern anterior zu den Gesichtsmuskeln. Von oben nach unten sind dies (samt der innervierten Muskel): Schläfenast (Musculus occipitofrontalis, Musculus orbicularis oris/Mundringmuskel), Jochbeinast (Musculus orbicularis oris/Mundringmuskel, Musculus zygomaticus/ochbeinmuskel), Wangenast (Musculus levator labii superioris/Oberlippenheber, Musculus buccinator/Backenmuskel, Musculus orbicularis oris/ Mundringmuskel, Musculus risorius/Lachmuskel), Kieferast (Musculus mentalis/Kinnmuskel, Musculus depressor labii inferioris, Musculus depressor anguli oris) und Halsast (Platysma). Auch der Nervus auricularis posterior (hinterer Ohrnerv) zweigt vom Nervus facialis (Gesichtsnerv) ab, sendet aber efferente motorische Fasern posterior zum Musculus auricularis posterior (hinterer Ohrmuskel) und zum Musculus occipitalis. Zudem leitet der Nervus facialis (Gesichtsnerv) Geschmackssignale vom vorderen Bereich der Zunge zum Gehirn.

Muskel und Nerven von Kopf und Nacken (laterale Ansicht)

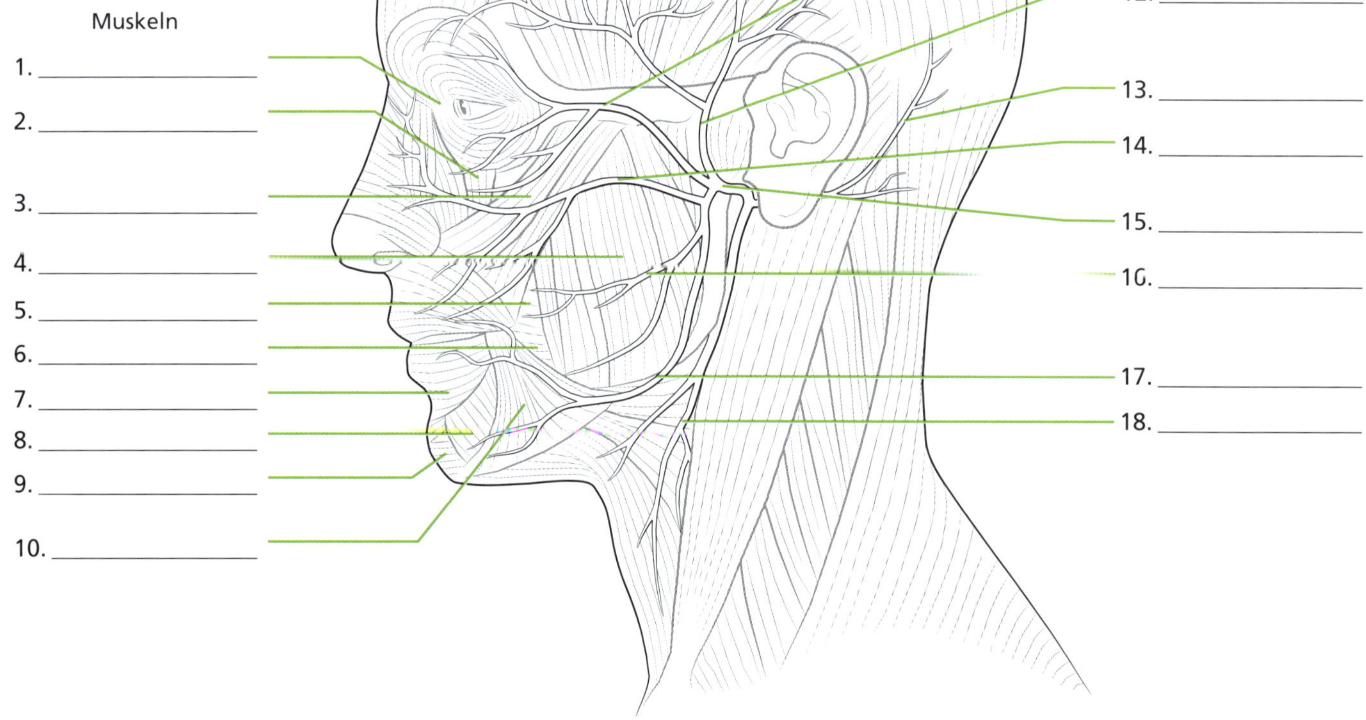

Antworten

1. Musculus orbicularis oculi, 2. Musculus levator labii superioris, 3. Musculus zygomaticus, 4. Musculus masseter, 5. Musculus buccinator, 6. Musculus risorius, 7. Musculus orbicularis oris, 8. Musculus depressor labii inferioris, 9. Musculus mentalis, 10. Musculus depressor anguli oris, 11. Jochbeinast, 12. Schläfenast, 13. Nervus auricularis posterior, 14. oberer Wangenast, 15. Gesichtsnervenstamm, 16. unterer Wangenast, 17. Kieferast, 18. Halsast

Nervus facialis (Gesichtsnerv): Kontrolle der Speicheldrüsen und Bell-Lähmung

Der Nervus facialis (Gesichtsnerv) sorgt für eine parasympathische Innervation der sublingualen und submandibulären Drüsen (Speicheldrüsen), der Tränendrüse und der Gaumendrüsen (Schleimdrüsen) sowie der Schädelnebenhöhlen. Stimulationen des Nervus facialis erhöhen die Produktion dieser Drüsen und Membranen.

Gesicht mit Bell-Lähmung

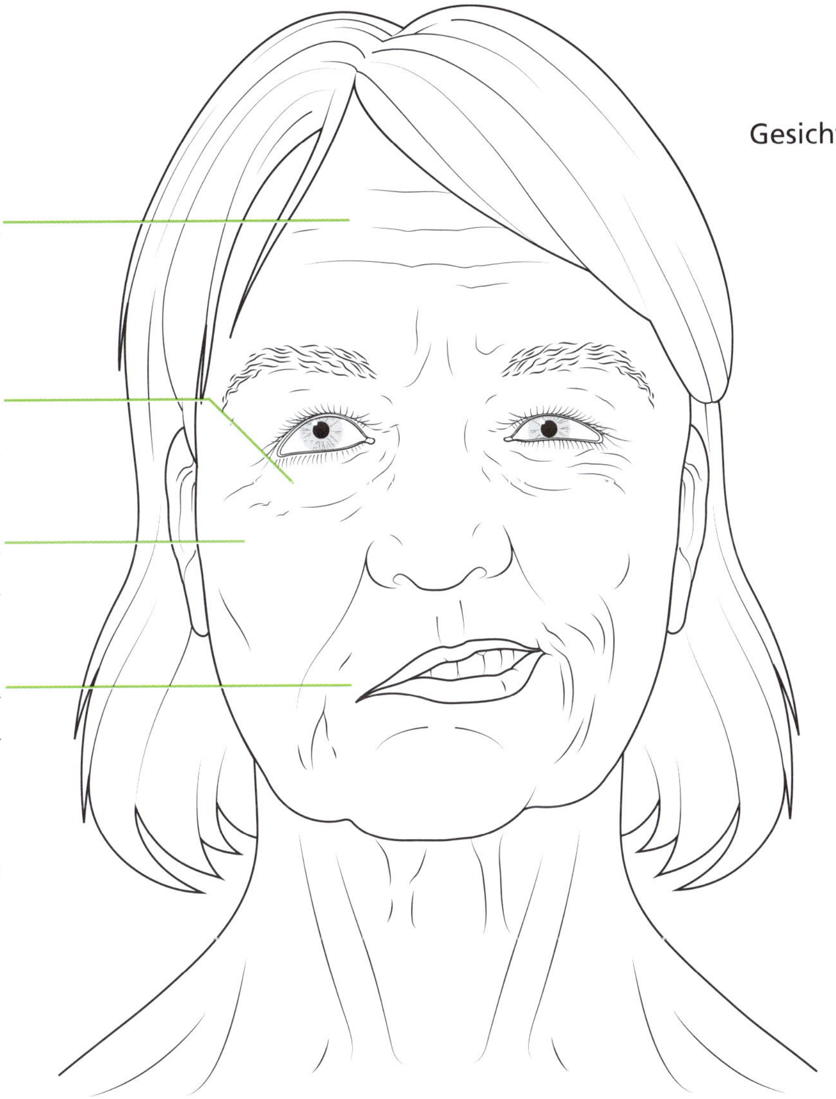

1. ____________
2. ____________
3. ____________
4. ____________
5. ____________
6. ____________
7. ____________

Für die Paare 2/3, 4/5, und 6/7 geben Sie bitte zwei Antworten.

Eine Schädigung des Nervus facialis (Gesichtsnerv) oder des Nucleus nervi facialis, seines motorischen Kerns, kann zu einer Gesichtslähmung führen, am häufigsten zur sogenannten Bell-Lähmung. Die Erkrankung kann plötzlich und altersunabhängig ausbrechen, betrifft aber meist Erwachsene. Sie zeigt sich an einer herabhängenden Gesichtshälfte. Betroffene können nicht lächeln, die Stirn runzeln und die Wange bewegen. Das untere Augenlid hängt herab, und das Auge kann nicht geschlossen werden, sodass die Gefahr des Austrocknens besteht. Die meisten Betroffenen erholen sich innerhalb mehrerer Monate. Die Ursache der Bell-Lähmung ist unbekannt, doch Linderung durch Steroidbehandlungen deuten auf eine Gesichtsnervenentzündung hin.

Antworten

1. Unfähigkeit, die Stirn zu runzeln, 2. hängendes Augenlid, 3. Unfähigkeit, das Auge zu schließen, 4. Unfähigkeit, die Wangen aufzublasen, 5. fehlender Wangenmuskeltonus, 6. hängender Mund, 7. Unfähigkeit, zu lächeln oder das Gesicht zu verziehen

Nervus vestibulocochlearis (Hör-Gleichgewichtsnerv): Struktur des Innenohrs und zentrale Verbindungen

Innenohr (Querschnitt)

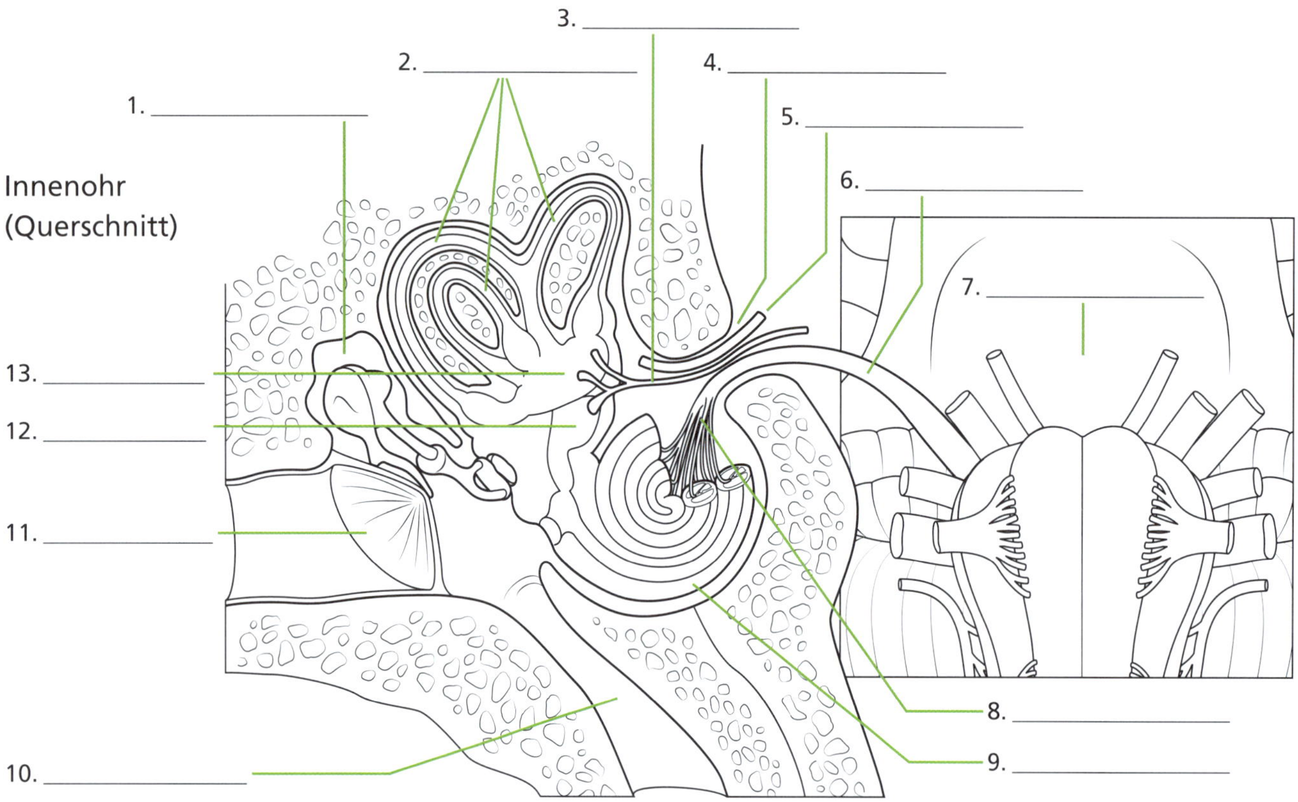

Der Nervus vestibulocochlearis (Hör-Gleichgewichtsnerv; HN VIII) leitet Hör- und Gleichgewichtssignale aus dem Innenohr. Er entspringt im Pons, verlässt den Schädel durch den Meatus acusticus internus (innerer Gehörgang) und trennt sich in Nervus vestibularis (Gleichgewichtsnerv) und Nervus cochlearis (Hörnerv). Beide liegen in mit Endolymphe gefüllten Kammern und erhalten Signale spezialisierter sensorischer Neuronen, der Haarzellen, die Bewegungen der Flüssigkeit wahrnehmen. Der Nervus vestibularis erhält Gleichgewichts- und Bewegungsimpulse aus den Canales semicirculares ossei (Bogengänge), dem Utriculus (Vorhofbläschen) und dem Sacculus. Die drei Bogengänge erkennen Drehbewegungen des Kopfes an der Quer-, Längs- und Hochachse, der Utriculus erfasst Beschleunigungen in der horizontalen, der Sacculus in der vertikalen Ebene. Der Nervus cochlearis erhält akustische Signale aus der Cochlea (Hörschnecke), einer spiralförmigen Struktur, die ihrer Länge nach immer niedrigere Hörfrequenzen erkennt. Der Nervus cochlearis endet in den zwei Nuclei cochleares (Schneckenkernen), der Nervus vestibularis in den vier Nuclei vestibulares (Vestibulariskerne). Sie alle finden sich im Hirnstamm zwischen Pons und Medulla oblongata. Der Nervus vestibularis enthält auch Neuronen, die mit dem Pedunculus cerebellaris inferior (unterer Kleinhirnstiel) synapsieren; er ist mit dem Archeocerebellum verbunden.

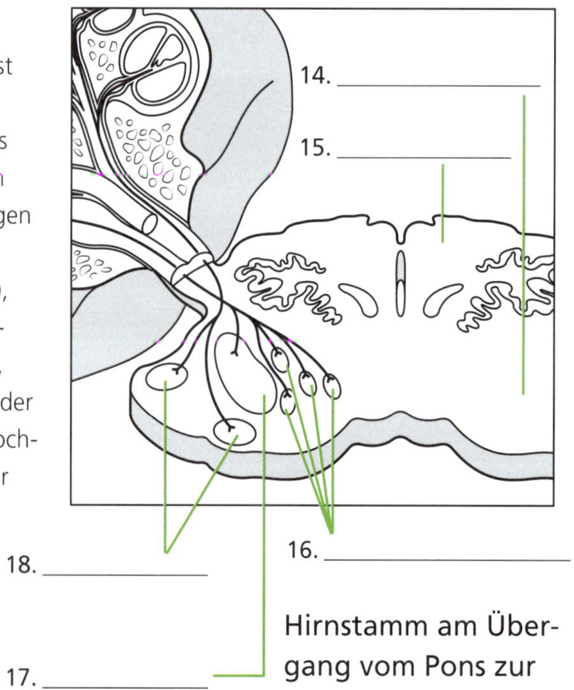

Hirnstamm am Übergang vom Pons zur Medulla oblongata (Querschnitt)

Antworten

1. Cavitas tympanica, 2. Canales semicirculares ossei, 3. Nervus vestibularis, 4. Meatus acusticus internus, 5. Nervus facialis (geschnitten), 6. Nervus vestibulocochlearis (HN VIII), 7. Pons, 8. Nervus cochlearis, 9. Cochlea, 10. Tuba auditive, 11. Membrana tympanica, 12. Sacculus, 13. Utriculus, 14. Truncus cerebri, 15. Medulla oblongata, 16. Nuclei vestibulares (medialis, rostralis, caudalis und lateralis), 17. Pedunculus cerebellaris inferior, 18. Nuclei cochleares (anterior und posterior)

Nervus vestibulocochlearis (Hör-Gleichgewichtsnerv): vestibulookulärer Reflex

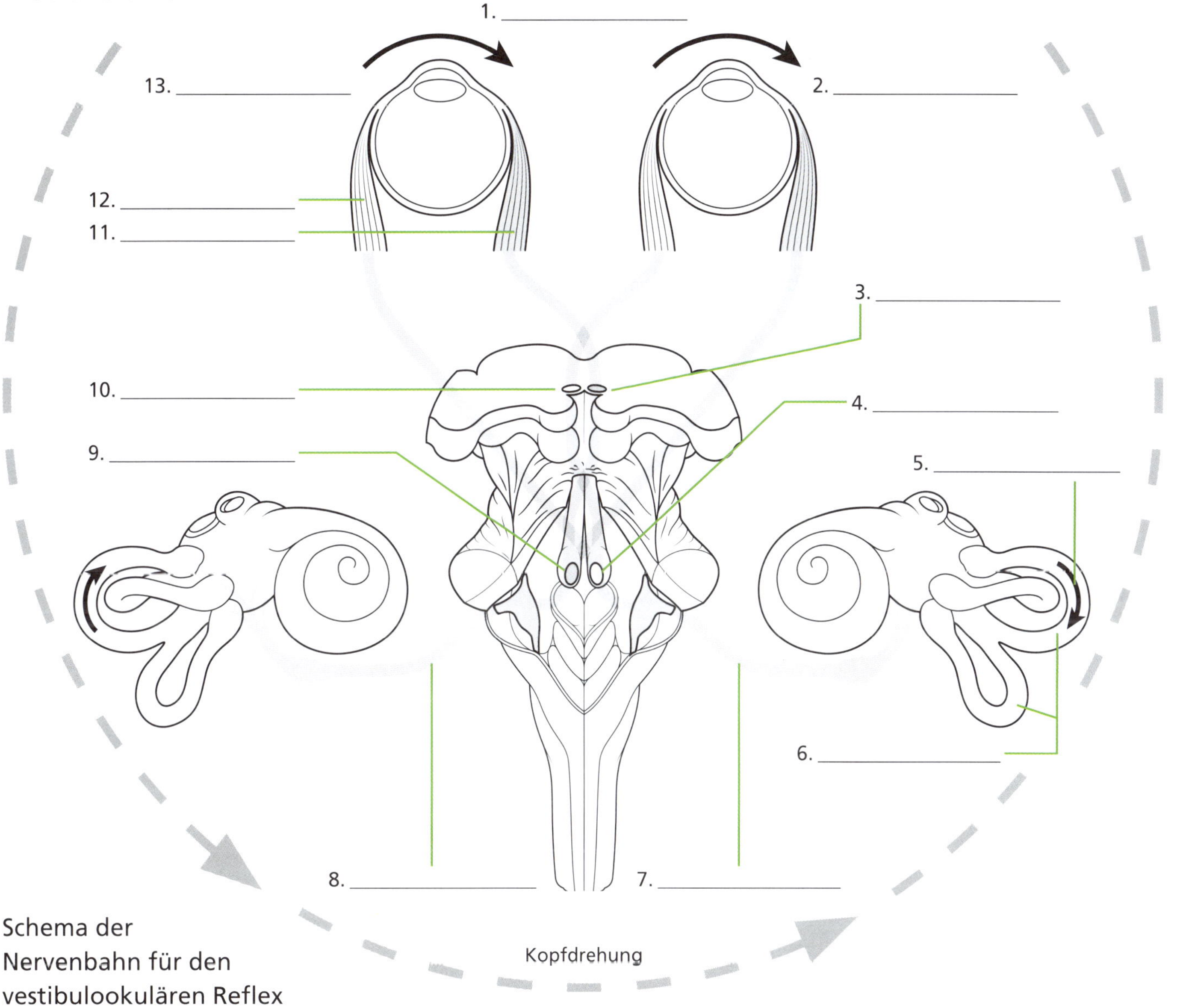

Schema der Nervenbahn für den vestibulookulären Reflex

Der vestibulookuläre Reflex (VOR) ist eine Augenbewegung, die reflexartig als Reaktion auf eine auslösende Kopfbewegung in die entgegengesetzte Richtung erfolgt. Dadurch bleiben die Augen auch bei veränderter Kopfposition fixiert und stabilisieren das Bild auf der Netzhaut. Der VOR wird durch eine Drehung des Kopfes ausgelöst, wodurch die Endolymphe in den Canales semicirculares ossei (Bogengänge) verlagert wird. Die Flüssigkeit bewegt sich in den Bogengängen jeweils in entgegengesetzter Richtung, was zu einer Erregung der Haarzellen auf der einen und einer Hemmung auf der anderen Seite führt. Die den Haarzellen nachgeschalteten sensorischen Neuronen bilden Synapsen mit Interneuronen der Nuclei vestibulares (Vestibulariskerne), die die Signale an Motoneuronen und Interneuronen im Nucleus abducens leiten. Die Motoneuronen stimulieren den Musculus rectus lateralis, wodurch der den erregten Haarzellen nachgelagerte Muskel kontrahiert und sein Pendant entspannt. Gleichzeitig senden die Interneuronen des Nucleus abducens Signale über den Fasciculus longitudinalis medialis (mediales Längsbündel: zwei Faserbündel, die sich im Truncus cerebri, dem Hirnstamm, kreuzen) an Motoneuronen im Nucleus nervi oculomotorii, die den Musculus rectus medialis kontrahieren oder entspannen lassen. Der VOR ist ein extrem schneller Reflex und hält das visuelle Bild bei Kopfbewegungen sehr stabil.

Antworten

1. kompensatorische Augenbewegung, 2. Hemmung des linken Musculus rectus medialis und des rechten Musculus rectus lateralis, 3. Nucleus nervi oculomotorii, 4. Nucleus abducens, 5. Richtung der Endolymphbewegung, 6. Canales semicirculares ossei, 7. hemmende Bahn, 8. stimulierende Bahn, 9. Nucleus vestibularis, 10. Fasciculus longitudinalis medialis, 11. Musculus rectus medialis, 12. Musculus rectus lateralis, 13. Stimulation des linken Musculus rectus lateralis und des rechten Musculus rectus medialis

Nervus glossopharyngeus (Zungen-Rachen-Nerv)

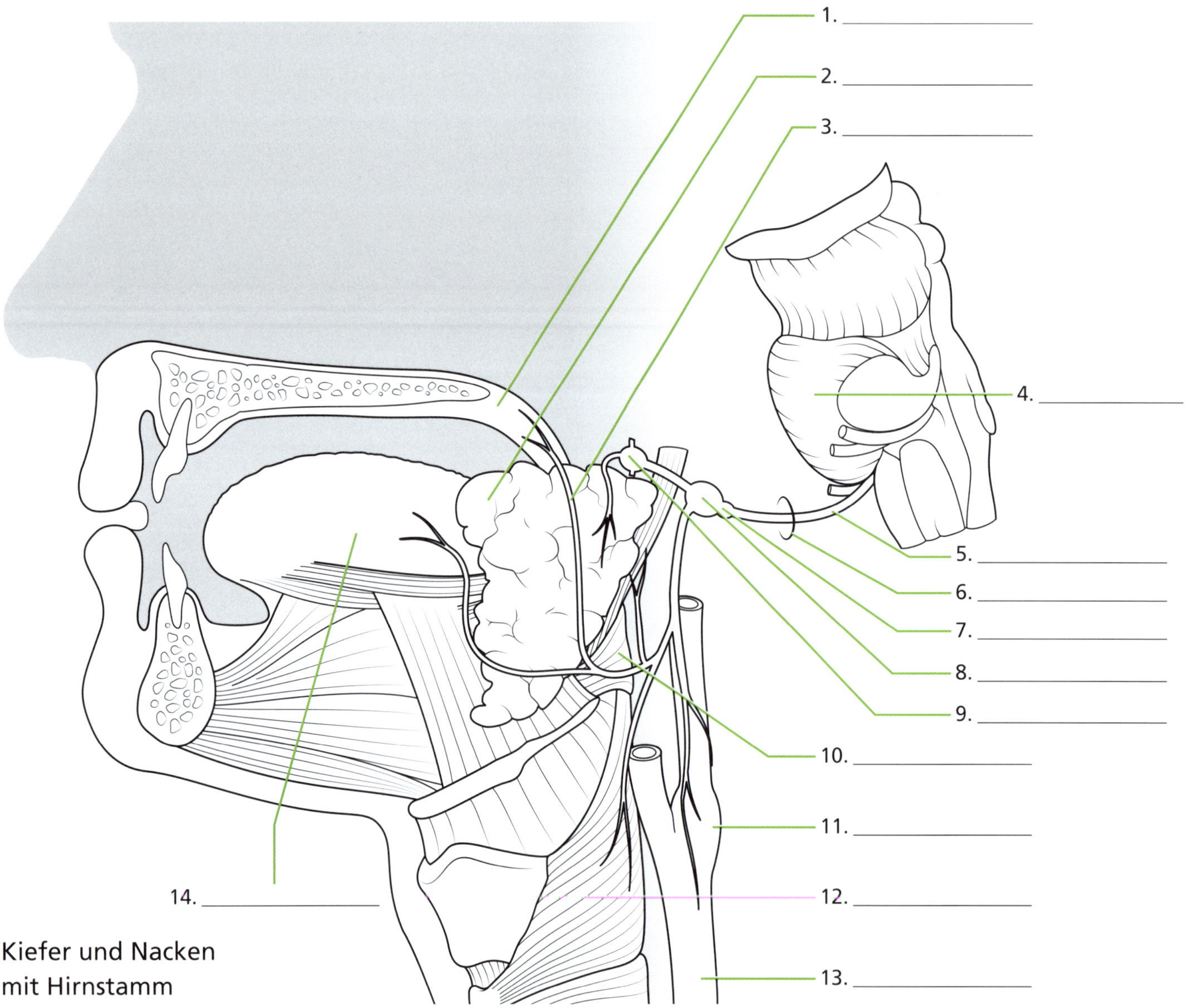

Kiefer und Nacken mit Hirnstamm (sagittaler Schnitt)

Der Nervus glossopharyngeus (Zungen-Rachen-Nerv; HN IX) übermittelt sensorische, motorische und parasympathische Signale. Er entspringt der Medulla oblongata und tritt durch das Foramen jugulare (Jochbeinvenenloch) aus dem Schädel aus. Er hat mehrere Ganglien, von denen das Ganglion superius und das Ganglion inferius somatosensorische bzw. viszerale sensorische Neuronen enthalten, während das Ganglion oticum durch parasympathische Innervation der Glandula parotidea (Ohrspeicheldrüse) die Speichelproduktion steuert. Der Nervus glossopharyngeus (Zungen-Rachen-Nerv) sorgt für die motorische Innervation des Musculus stylopharyngeus (wichtig für das Schlucken) und erhält sensorische Signale von der Auris media (Mittelohr), der Tonsilla palatina (Gaumenmandel) und dem Pharynx (Rachen). Zudem leitet er sensorische und Geschmackssignale aus dem hinteren Zungendrittel sowie sensorische Signale über den Sauerstoffgehalt des Blutes und den Blutdruck aus dem Glomus caroticum (Karotisdrüse) bzw. dem Sinus caroticus (Karotissinus).

Antworten

1. Tonsilla palatina, 2. Glandula parotidea, 3. parasympathische Fasern, 4. Pons, 5. Nervus glossopharyngeus (HN IX), 6. Foramen jugularis, 7. Ganglion superius, 8. Ganglion inferius, 9. Ganglion oticum, 10. Musculus stylopharyngeus, 11. Sinus caroticus, 12. Rachenmuskeln, 13. Arteria carotis communis, 14. Zunge

Nervus vagus (Vagusnerv): sensorische und motorische Funktionen

Der Nervus vagus (Vagusnerv; HN X) ist nach seinem umherstreifenden Weg durch den Körper benannt. Er entspringt der Medulla oblongata und tritt durch das Foramen jugulare (Jochbeinvenenloch) aus dem Schädel aus. Das Ganglion superius und das Ganglion inferius des Vagusnervs enthalten somatosensorische und viszerale sensorische Neuronen. Der Vagusnerv zieht parallel zur Arteria carotis communis (Halsschlagader) abwärts und hat viele Äste, die einige Muskeln und Organe innervieren. Er hat hauptsächlich viszerale sensorische und motorische Axonen, die die Organe mit dem Gehirn verbinden und umgekehrt. Er hat aber auch Motoneuronen, die einige Skelettmuskeln stimulieren, insbesondere Rachen- und Kehlkopfmuskeln, und ist daher wichtig für das Schlucken, Atmen und Sprechen. Der Vagusnerv ist essenziell für die Erfassung und Regulierung der inneren Körperumgebung. Seine Funktionen sind vielfältig: Herzfrequenz senken, Bronchien der Lunge zusammenziehen, Blutdruck senken, Nahrung aus dem Magen und durch den Dünndarm bewegen – um nur einige zu nennen.

Schematische Darstellung der Verbindung von Vagusnerv und Organsystem

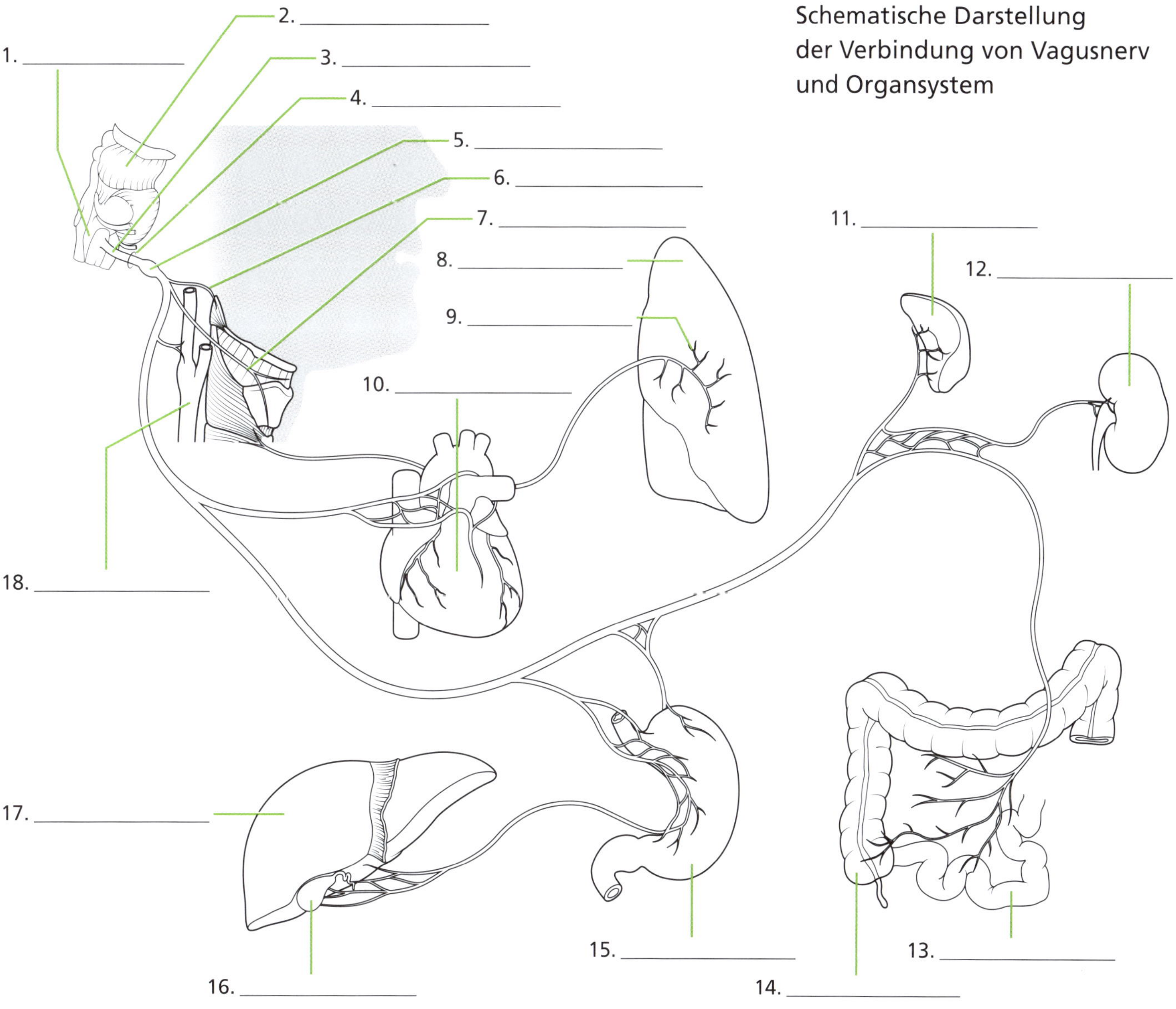

Antworten

1. Medulla oblongata, 2. Pons, 3. Nervus vagus (HN X), 4. Foramen jugulare, 5. Ganglion superius und Ganglion inferius, 6. Nervenäste zum Rachen hin, 7. Nervenäste zum Kehlkopf hin, 8. Lunge, 9. Lungengeflecht, 10. Herz, 11. Milz, 12. Niere, 13. Dünndarm, 14. Dickdarm (proximaler Teil), 15. Magen, 16. Gallenblase, 17. Leber, 18. Sinus caroticus und Glomus caroticum

Nervus accessorius

Der Nervus accessorius (HN XI) gilt als Hirnnerv, weil man bei seiner Entdeckung dachte, dass er im Gehirn entspringt. Später zeigte sich aber, dass er aus dem Rückenmark austritt. Was früher als Ausgangspunkt des Hirnnervs galt, wird als Radix cranialis (Schädelwurzel) bezeichnet; heute rechnet man den Bereich dem Nervus vagus (Vagusnerv) hinzu. Der eigentliche Entstehungspunkt des Nervus accessorius wird Spinalwurzel genannt. Von dort tritt er durch das Foramen magnum (großes Hinterhauptsloch) in den Schädel ein und fast im gleichen Moment wieder durch das Foramen jugularis (Jochbeinvenenloch) aus ihm aus. Der Nervus accessorius sorgt für die motorische Innervation des Musculus sternocleidomastoideus (Kopfnicker) und des Musculus trapezius (Trapezmuskel). Diese Muskeln neigen und wenden den Kopf bzw. heben die Schultern an und bewegen die Arme vom Körper weg.

Nacken und Schultern (koronaler Schnitt)

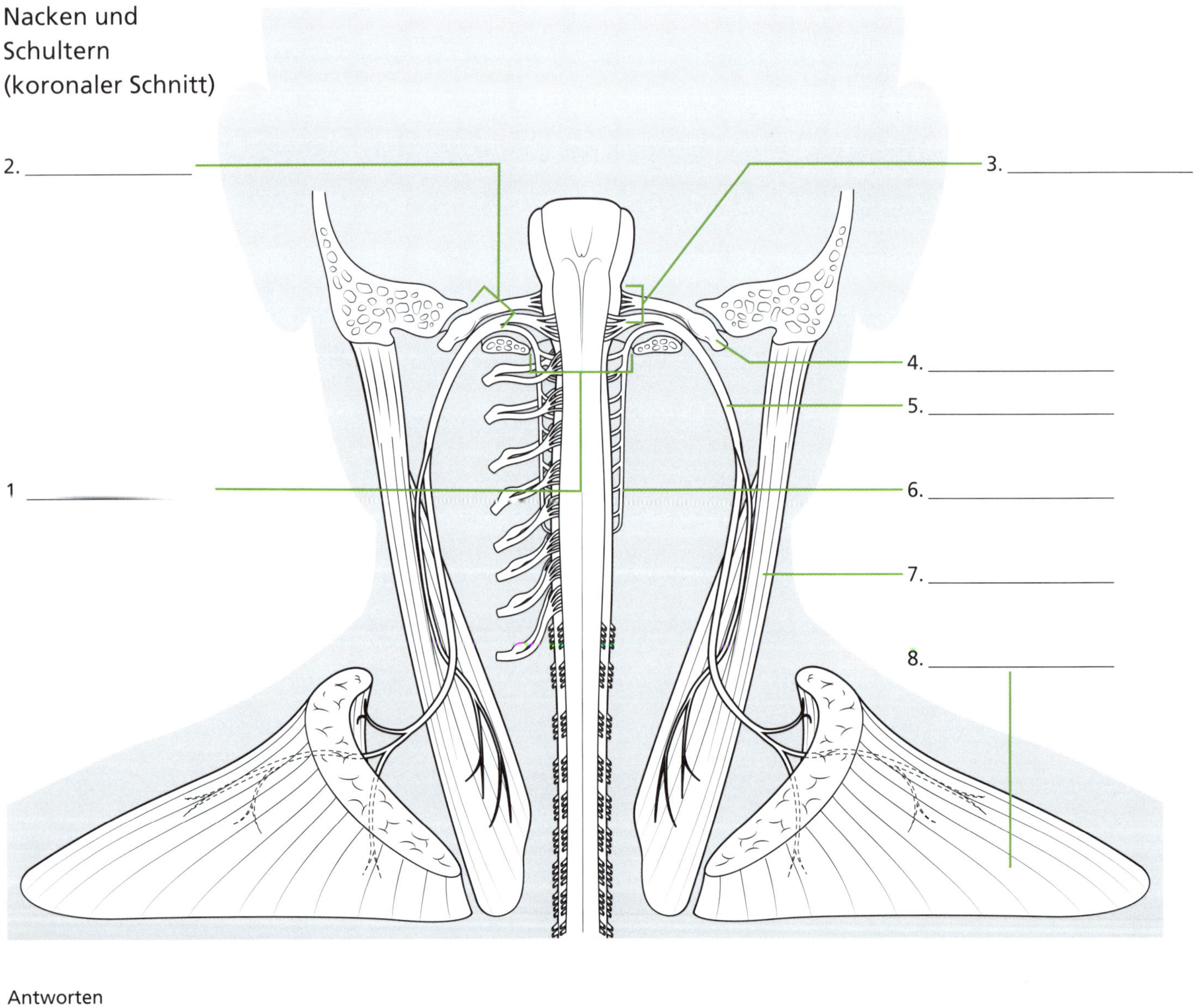

Antworten

1. Foramen magnum, 2. Foramen jugulare, 3. Radix cranialis des Nervus accessorius, 4. Nervus vagus (HN X), 5. Nervus accessorius (HN XI), 6. Spinalwurzel des Nervus accessorius, 7. Musculus sternocleidomastoideus, 8. Musculus trapezius

Nervus hypoglossus (Unterzungennerv)

Der Nervus hypoglossus (Unterzungennerv; HN XII) kontrolliert die Zungenmuskeln. Er entspringt der Medulla oblongata und verlässt den Schädel durch den Canalis hypoglossus. Er verzweigt sich und innerviert den Musculus genioglossus (Kinn-Zungen-Muskel), den Musculus hyoglossus und den Musculus styloglossus, drei der vier äußeren Zungenmuskeln (Muskeln, die an der Zunge befestigt sind), sowie alle vier inneren Zungenmuskeln (die Zunge selbst). Er ist also sowohl für Bewegungen der Zunge (über die äußeren Muskeln) als auch für Veränderungen der Zungenform (über die inneren Muskeln) verantwortlich, einschließlich der unbeabsichtigten und beabsichtigten Funktionen (etwa das Schlucken und die Sprachproduktion).

Unterkiefer und Hirnstamm (sagittaler Schnitt)

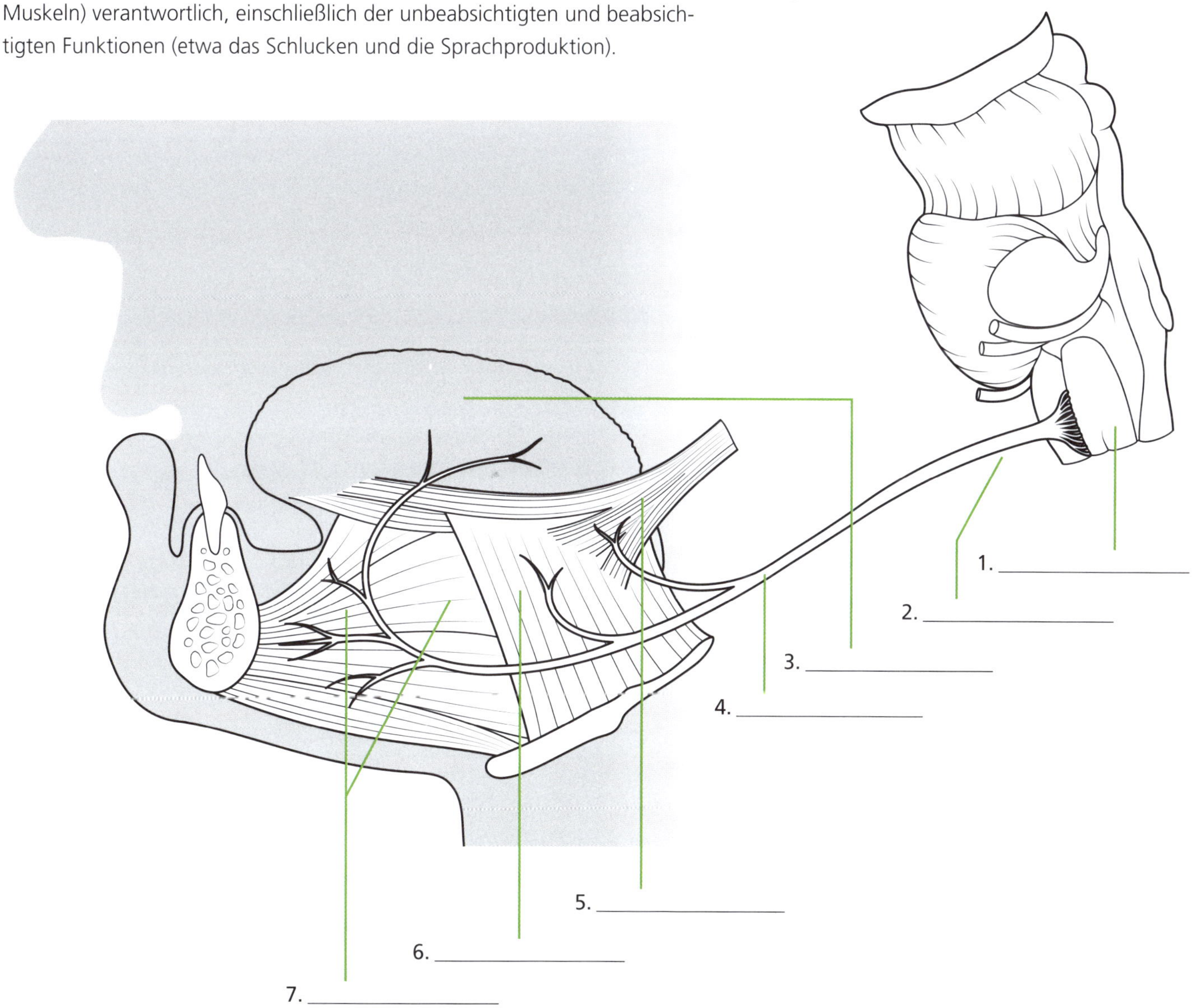

Antworten

1. Medulla oblongata, 2. Canalis hypoglossus, 3. innere Zungenmuskeln, 4. Nervus hypoglossus (HN XII), 5. Musculus styloglossus, 6. Musculus hyoglossus, 7. Musculus genioglossus

Funktionelle Säulen der Hirnnerven im Truncus cerebri (Hirnstamm)

Abhängig von den Funktionen ihrer Neuronen können die Kerne der Hirnnerven in vertikalen Säulen entlang des Truncus cerebri organisiert sein. Es gibt je drei funktionelle Säulen für motorische und sensorische Kerne und sieben zugehörige Funktionen (eine sensorische Säule ist mit zwei Funktionen assoziiert). Die mediale motorische Säule enthält allgemeine somatische efferente (ASE) Fasern, die Skelettmuskeln anregen. Die am weitesten seitlich gelegene motorische Säule enthält spezielle viszerale efferente Fasern (SVE). Auch diese regen Skelettmuskeln an, aber nur jene, die von den Kiemenbögen stammen. Zwischen diesen Säulen liegen die allgemeinen viszeralen efferenten (AVE) Fasern, die glatte Muskeln und Drüsen anregen. Die mediale sensorische Säule enthält die speziellen und allgemeinen viszeralen afferenten (SVA und AVA) Fasern. Die SVA-Fasern erhalten sensorische Geruchs- und Geschmackssignale, die AVA_Fasern parasympathische Signale. Die am weitesten seitlich gelegene sensorische Säule enthält spezielle somatische afferente (SSA) Fasern, die visuelle, auditorische und vestibuläre sensorische Signale empfangen. Zwischen diesen Säulen liegen die allgemeinen somatischen afferenten (ASA) Fasern, die sensorische Informationen von Haut, Muskeln und Gelenken erhalten.

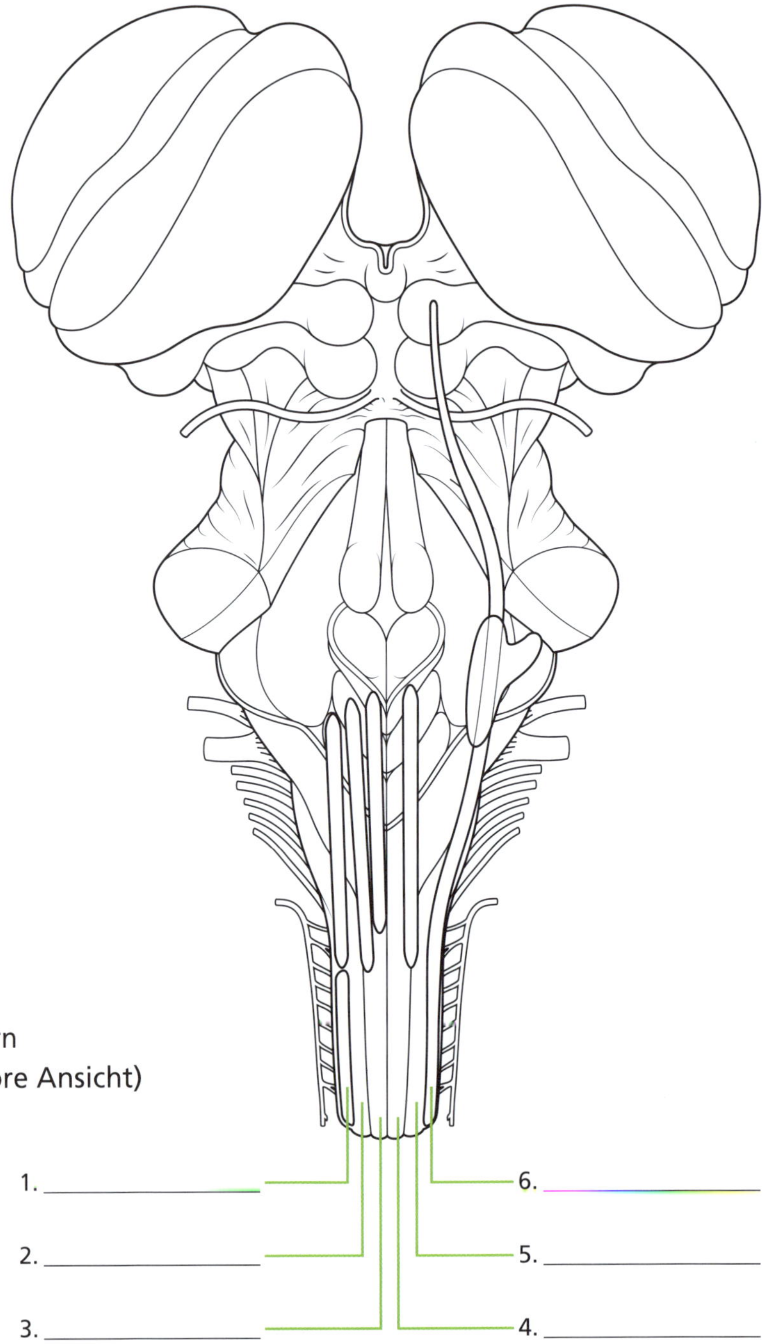

Mittelhirn
(posteriore Ansicht)

Antworten

1. branchiale motorische Säule (SVE), 2. parasympathische Säule (AVE), 3. somatische motorische Säule (ASE), 4. viszerale sensorische Säule (SVA und AVA), 5. allgemeine somatische sensorische Säule (ASA), 6. spezielle somatische sensorische Säule (SSA)

Äußere Merkmale des Cerebellum (Kleinhirn): vorderer Lappen

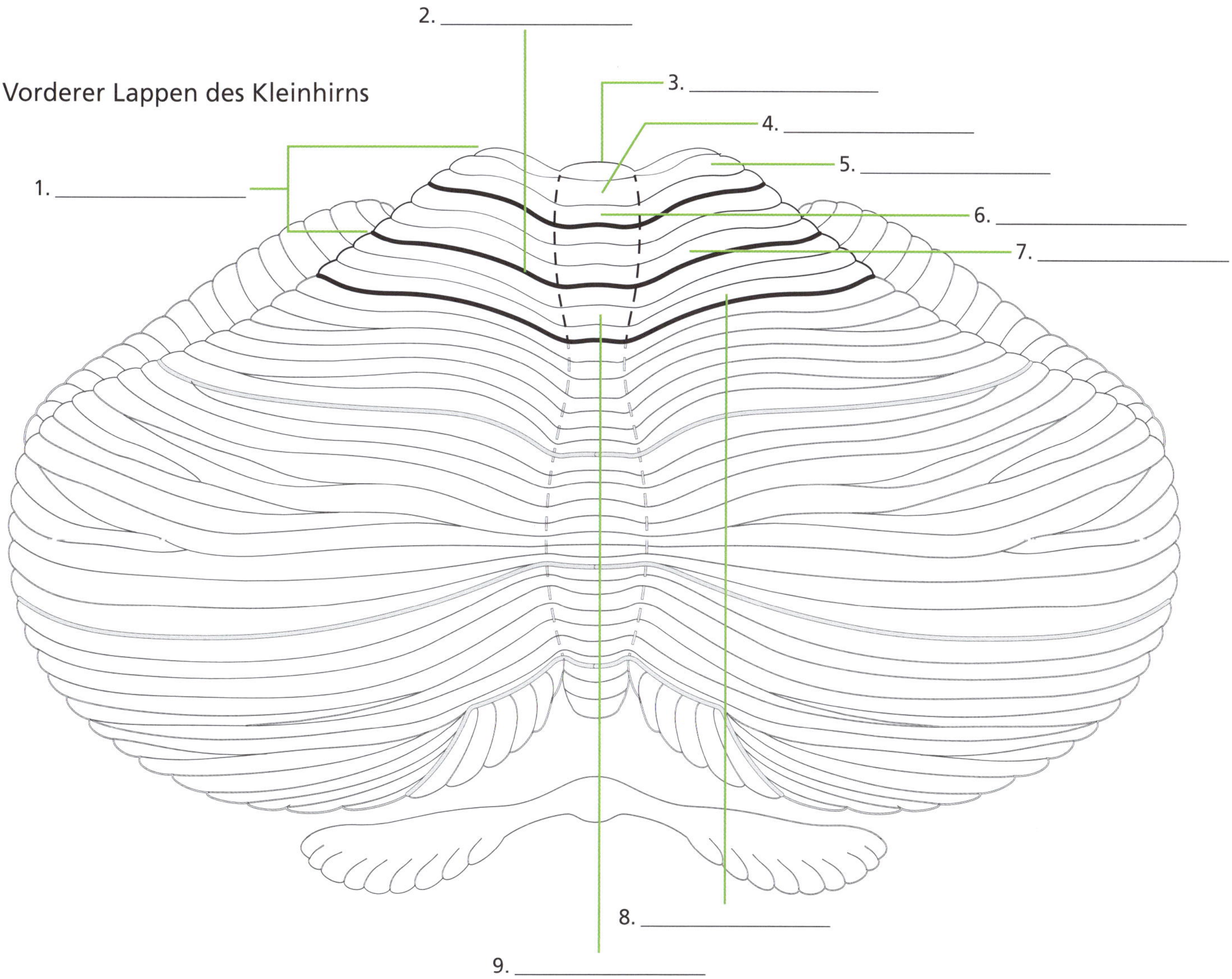

Der vordere Lappen des Cerebellum erhält propriozeptive Signale vom Rückenmark, was die Wahrnehmung von Reizen innerhalb des Körpers hinsichtlich Position, Bewegung und Gleichgewicht ermöglicht. Der vordere Lappen liegt kaudal zur Fissura prima. Zusammen mit dem Rest des Cerebellum ist er in Teilbereiche unterteilt, die sogenannten Läppchen. Das am weitesten anterior liegende Läppchen ist die Lingula cerebelli (Kleinhirnzünglein), die sich dem Velum medullare superius (oberes Marksegel) auflagert. Hinter der Lingula cerebelli befinden sich die Läppchen II und III, die das Lobulus centralis (Zentralläppchen) bilden. Die Läppchen IV und V bilden den Culmen (Gipfel), der rostral neben der Fissura prima liegt.

Antworten

1. vorderer Lappen, 2. Fissura prima, 3. Lingula cerebelli, 4. Lobulus centralis, 5. Ala lobuli centralis, 6. Culmen, 7. Lobulus quadrangularis, 8. Lobulus simplex, 9. Declive

Äußere Merkmale des Cerebellum (Kleinhirn): hinterer Lappen

Der hintere Lappen liegt rostral zum Lobus flocculonodularis (separiert durch die Fissura flocculonodularis) und kaudal zum vorderen Lappen (separiert durch die Fissura prima). Er ist verantwortlich für die Koordination der Feinmotorik und Muskelbewegungen. Der hintere Lappen ist der größte der drei Kleinhirnlappen und empfängt Signale hauptsächlich vom Truncus cerebri (Hirnstamm) und vom Cortex. Er enthält sechs der zehn Lobuli cerebelli (Läppchen), die Bewegungen in verschiedenen Körperregionen koordinieren und modifizieren. Der Lobulus simplex (einfaches Läppchen; VI) liegt ganz vorne am hinteren Lappen. Das Folium (VII A) und der Tuber (VII B) bilden den Lobulus ansiformis und sind für die bilateralen Bewegungen der oberen und unteren Extremitäten verantwortlich. Das Folium liegt vor der Fissura horizontalis, der Tuber dahinter. Die Fissura horizontalis trennt auch die Lobuli semilunares superior und inferior, obere und das untere halbmondförmige Läppchen, wobei das superiore/obere anterior und das inferiore/untere posterior zur Fissura liegen. Diese beiden Läppchen koordinieren unilaterale Armbewegungen. Hinter dem Lobulus semilunaris inferior, dem unteren halbmondförmigen Läppchen, befindet sich die Pyramide, die an der Steuerung von Rumpfmuskelkontraktionen beteiligt ist. Die hintersten Läppchen sind die Uvula (VIII) und die Tonsille (IX). Sie liegen vor bzw. hinter der Fissura posterolateralis.

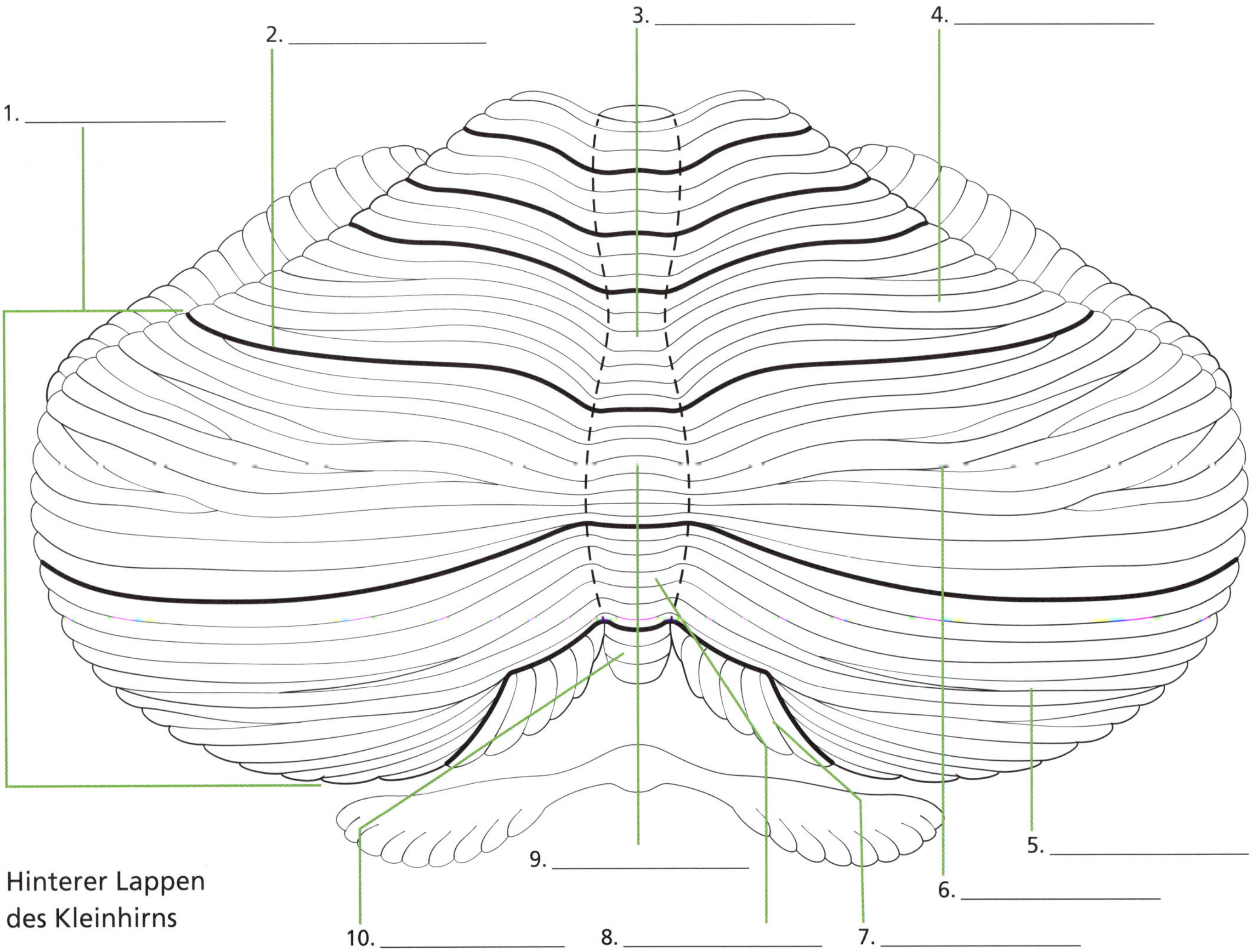

Hinterer Lappen des Kleinhirns

Antworten

1. hinterer Lappen, 2. Fissura horizontalis, 3. Folium, 4. Lobulus semilunaris superior, 5. Lobulus biventer, 6. Lobulus semilunaris inferior, 7. Tonsille, 8. Pyramide, 9. Tuber, 10. Uvula

Äußere Merkmale des Cerebellum (Kleinhirn): Lobus flocculonodularis

Der Lobus flocculonodularis ist der kleinste der drei Kleinhirnlappen. Er empfängt Signale über das vestibuläre System aus dem Innenohr zur Wahrnehmung der Körperhaltung und -position. Der Lobus flocculonodularis besteht aus dem Flocculus und dem Nodulus vermis und ist an der Gleichgewichtskontrolle, der Entwicklung der grundlegenden Motorik und der Augenmotorik beteiligt. Der Flocculus hilft auch bei der Stabilisierung des Bildfeldes bei Kopfdrehungen. Der Nodulus vermis (X) ist das einzige Läppchen im Lobus flocculonodularis. Der Lobus flocculonodularis ist durch die Fissura posterolateralis vom restlichen Kleinhirn getrennt. Er empfängt Informationen von den Nuclei vestibulares (Vestibulariskernen), den Colliculi superiores (obere Hügelchen) und dem visuellen Cortex und sendet an die Nuclei vestibulares zurück. Damit ist er an Augenbewegungen, Körperhaltung und der Wahrnehmung von Bewegungen beteiligt.

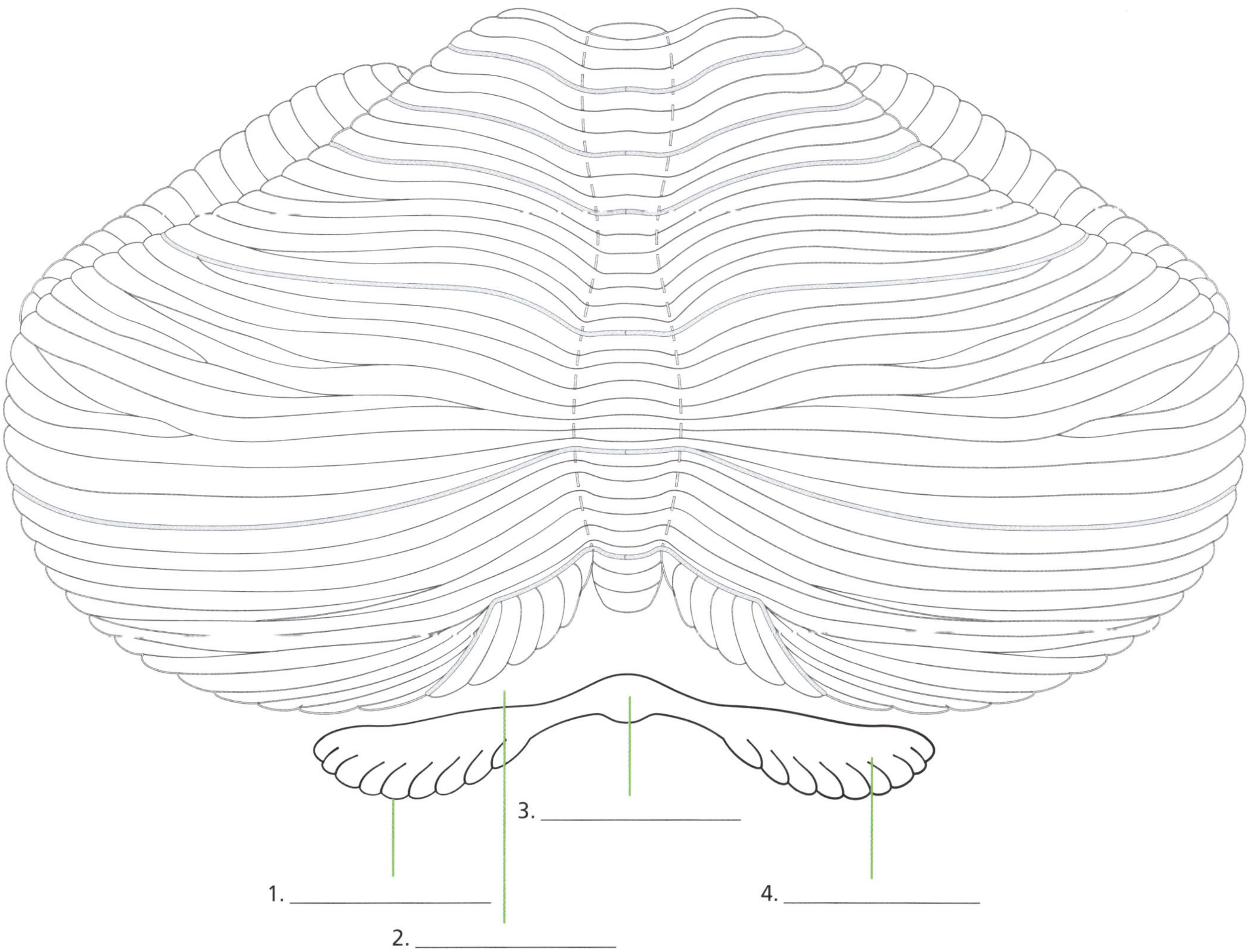

Lobus flocculonodularis des Kleinhirns

Antworten

1. Lobus flocculonodularis, 2. Fissura posterolateralis, 3. Nodulus vermis, 4. Flocculus

Funktionelle Komponenten des Cerebellum (Kleinhirn)

Das Cerebellum besteht aus den drei funktionellen Komponenten Vestibulocerebellum, Spinocerebellum und Pontocerebellum. Die Unterteilung beruht auf unterschiedlichen Auswirkungen von Läsionen in den jeweiligen Gehirnbereichen. Das Vestibulocerebellum enthält den Lobus flocculonodularis und ist mit den Nuclei vestibulares (Vestibulariskerne) verbunden. Es ist an vestibulären Reflexen und der Kontrolle der Körperhaltung beteiligt und verantwortlich für die Bewahrung des Gleichgewichts. Schädigungen dieser Region führen zu Symptomen wie Nystagmus (Kopfneigephänom) und Gangstörungen. Zum Spinocerebellum gehören die Vermis cerebelli (Kleinhirnwurm) und die Intermediärzone des cerebellären Cortex (Kleinhirncortex). Läsionen des Spinocerebellum führen zu Gangstörungen, die auf eine gestörte spinale Kontrolle schließen lassen. Das Pontocerebellum ist die größte funktionelle Komponente des menschlichen Cerebellum und enthält die lateralen Hemisphären und die Nuclei dentati. Es ist an der Planung und der zeitgerechten Umsetzung von Bewegungen beteiligt sowie an den kognitiven Funktionen des Cerebellum. Schädigungen des Pontocerebellum führen zu ungenauen und ungeschickten Handbewegungen oder Beeinträchtigungen der bewussten Kontrolle anderer Körperteile.

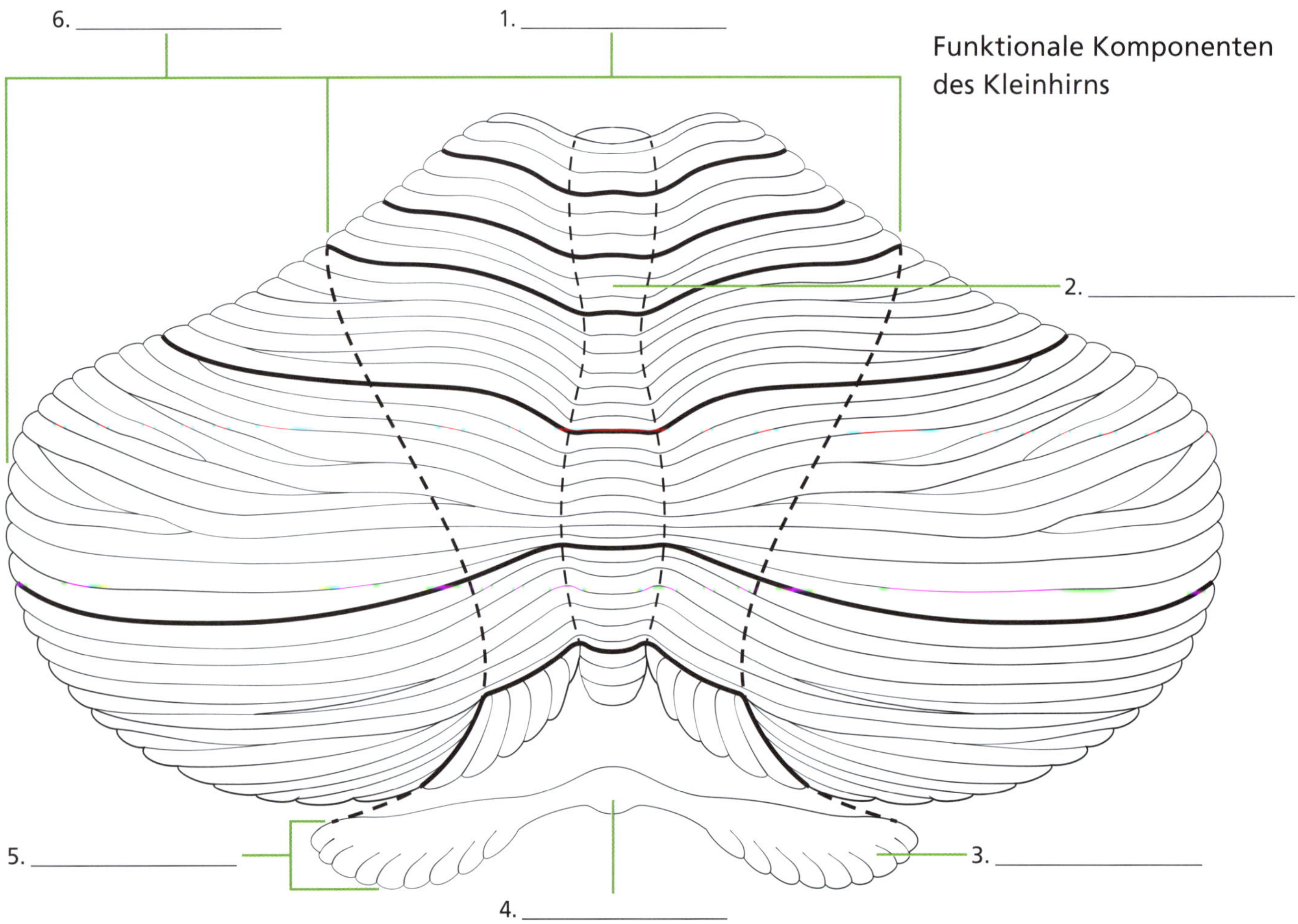

Antworten

1. Spinocerebellum, 2. Vermis cerebelli, 3. Flocculus, 4. Nodulus vermis, 5. Vestibulocerebellum, 6. Pontocerebellum

Schaltkreise im cerebellären Cortex (Kleinhirncortex)

Zelluläre Komponenten des Kleinhirncortex

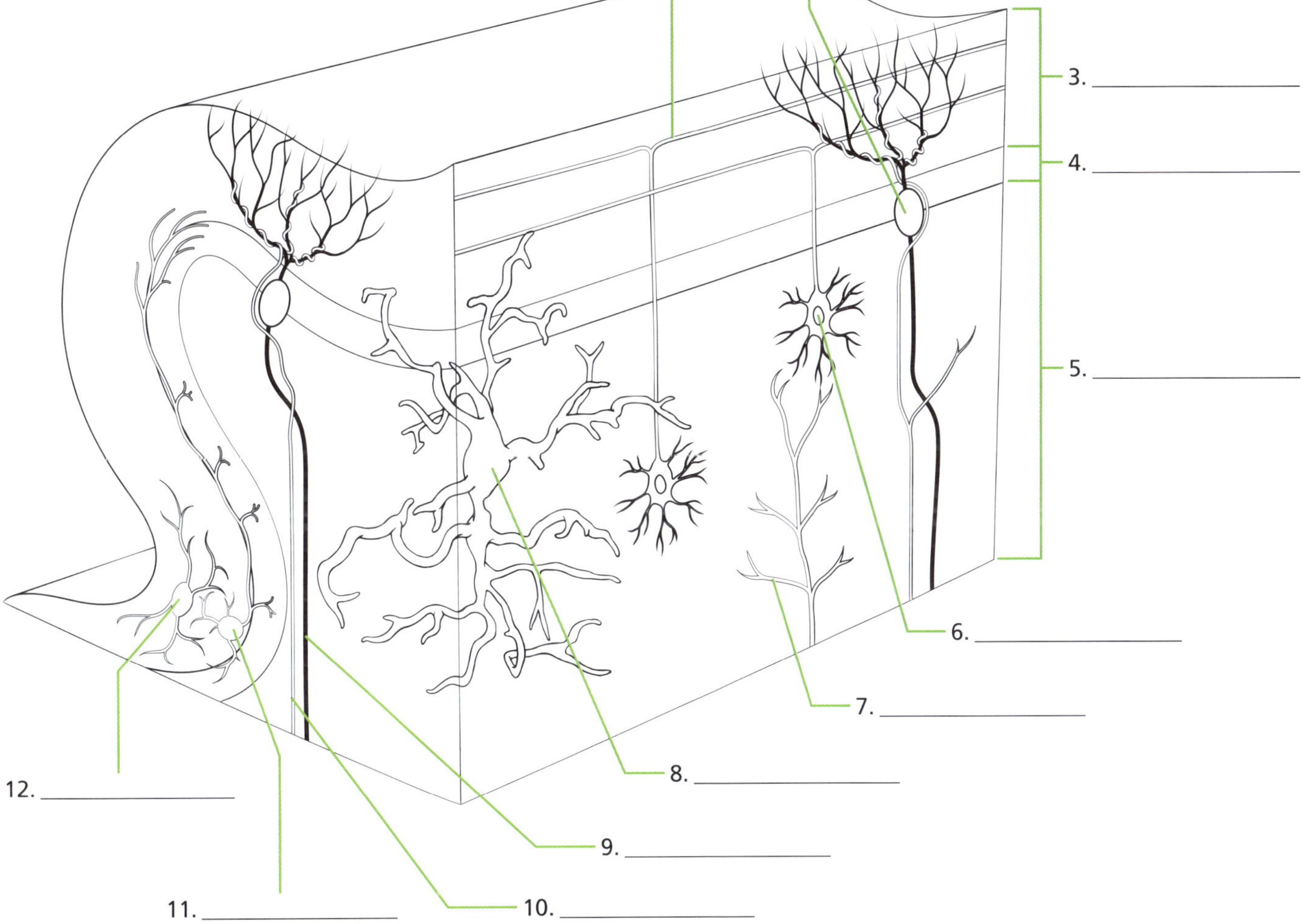

Der cerebelläre Cortex enthält fast alle Neuronen des Cerebellum (Kleinhirn) und setzt sich aus der inneren Körnerschicht, der Purkinje-Zellschicht und der äußeren Molekularschicht zusammen. Die Körnerschicht besteht aus kleinen, dicht gepackten Neuronen, sogenannten Körnerzellen und Golgi-Zellen, die Signale von Moosfasern empfangen. Die Moosfasern stammen aus den pontinen Kernen, dem Rückenmark und dem Truncus cerebri (Hirnstamm) und stimulieren die Kleinhirnkerne und Körnerzellen. Sie sind essenziell für die Modulation einfacher Spikes in Purkinje-Zellen. Die mittlere Schicht ist nur eine Zellbreite dick und besteht aus Purkinje-Zellen. Diese erhalten sensorische Informationen und sind die einzigen Zellen, die Signale vom cerebellären Cortex bekommen. Sie unterhalten hemmende Verbindungen zu den cerebellären Kernen (Kleinhirnkerne). Kletterfasern wirken dagegen anregend auf die cerebellären Kerne, was zu Signalübertragungen zum Truncus cerebri und zum Rückenmark führt. Axone aus Kletterfasern stimulieren Purkinje-Zellen, indem sie klettern und sich um deren Dendriten schlingen. Die Molekularschicht enthält Stern-, Korb- und unipolare Bürstenzellen. Stern- und Korbzellen werden durch Parallelfasern angeregt und bilden über Synapsen eine Vorwärtshemmung auf die Purkinje-Zellen aus. Die unipolaren Bürstenzellen interagieren mit Moosfasern und Körnerzellen.

Antworten

1. Parallelfaser, 2. Purkinje-Zelle, 3. Molekularschicht, 4. Purkinje-Zellschicht, 5. Körnerschicht, 6. Körnerzelle, 7. Moosfaser, 8. Golgi-Zelle, 9. Kletterfaser, 10. Axon einer Purkinje-Zelle, 11. Korbzelle, 12. Sternzelle

Verbindungen des Cerebellum (Kleinhirn): Vestibulocerebellum

Das Vestibulocerebellum ist eine funktionelle Komponente des Cerebellum, zu der der Lobus flocculonodularis und Verbindungen mit dem unter der Vermis cerebelli (Kleinhirnwurm) liegenden Nucleus vestibularis lateralis gehören. Dieser Bereich des Cerebellum ist an vestibulären Reflexen und der Körperhaltung beteiligt. Der Pedunculus cerebellaris inferior (untere Kleinhirnstiel) enthält afferente Fasern von der Medulla oblongata und efferente Fasern zu den Nuclei vestibulares (vestibuläre Kerne) im Innenohr. Das Vestibulocerebellum ist für die vestibulären Funktionen zuständig. Schädigungen dieser Region führen zu Symptomen wie Nystagmus (Kopfneigephänom) und Gangstörungen.

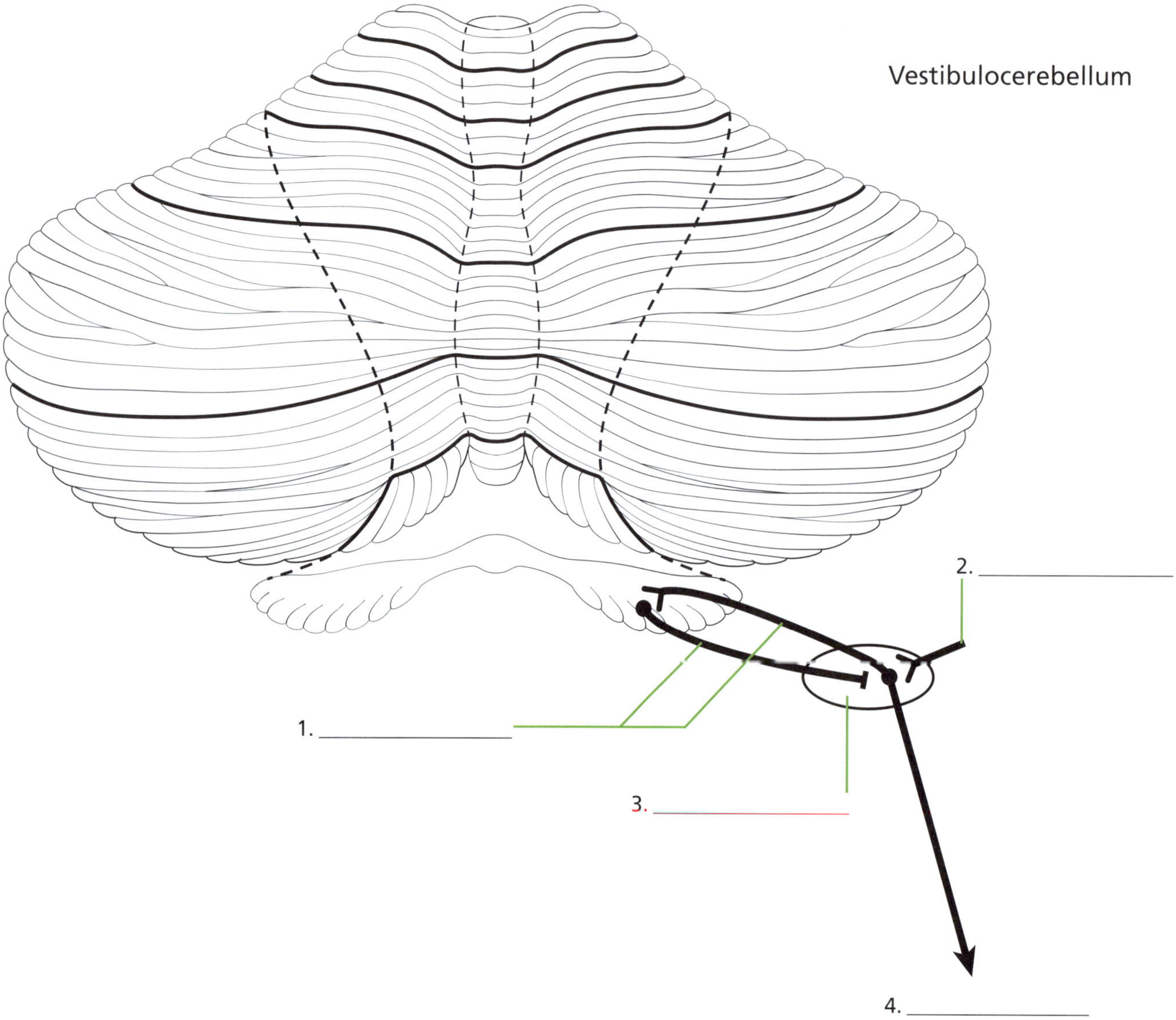

Antworten

1. Pedunculus cerebellaris inferior, 2. vestibuläres Labyrinth, 3. Nuclei vestibulares, 4. Tractus vestibulospinalis

Verbindungen des Cerebellum (Kleinhirn): Spinocerebellum

Das Spinocerebellum ist eine funktionelle Komponente des Cerebellum, die aus Vermis cerebelli (Kleinhirnwurm), Intermediärzone, Nucleus fastigii (Dachkern) und Nucleus interpositus besteht. Der Nucleus fastigii erhält Signale vom vestibulären System und hilft bei der Interpretation von Körperbewegungen, der Nucleus interpositus ist an der Koordination von Muskelpaaren, Agonisten und Antagonisten beteiligt. Zum Spinocerebellum gehört der Pedunculus cerebellaris superior (obere Kleinhirnstiel), der efferente Fasern aus cerebellären Kernen (Kleinhirnkerne) und afferente Tracti spinocerebellares (Kleinhirnseitenstrangbahnen) enthält. Signale aus dieser Region werden über den Tractus rubrospinalis, Tractus vestibulospinalis und Tractus reticulospinalis (rubrospinale, vestibulospinale und reticulospinale Bahnen) weitergeleitet. Für die adaptive motorische Koordination werden eingehende sensorische Informationen zu ausgehenden motorischen Signalen verarbeitet. Läsionen des Spinocerebellum führen zu Gangstörungen.

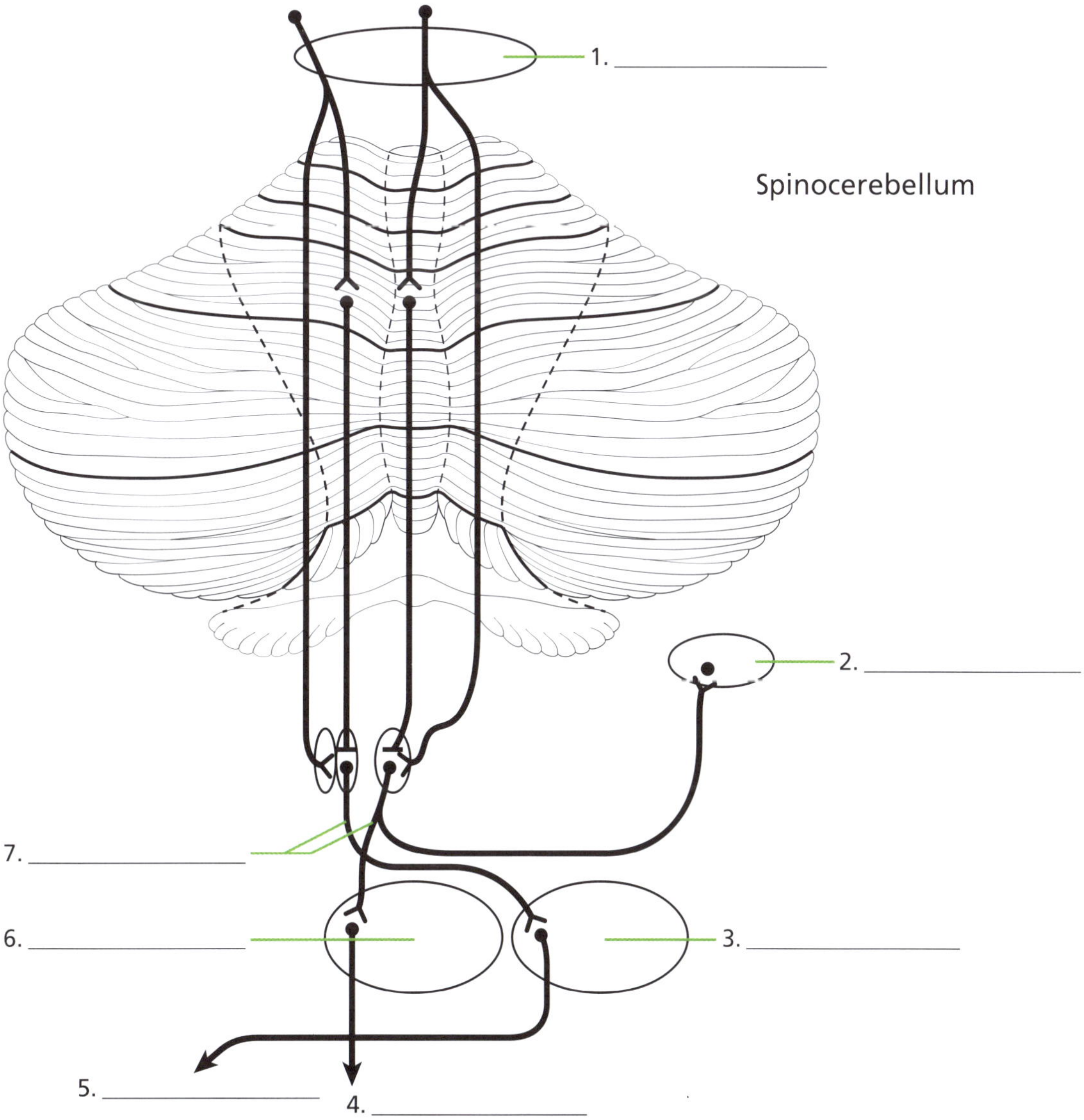

Antworten

1. Pedunculus cerebellaris inferior, 2. Nuclei vestibulares, 3. Nucleus ruber, 4. medial absteigende Bahnen, 5. lateral absteigende Bahnen, 6. Formatio reticularis, 7. Pedunculus cerebellaris superior

Verbindungen des Cerebellum (Kleinhirn): Pontocerebellum

Das Pontocerebellum ist die größte funktionelle Komponente des menschlichen Cerebellum. Es wird von Spinocerebellum und Vestibulocerebellum umschlossen und enthält die lateralen Hemisphären (Hirnhälften) und die Nuclei dentati. Das Pontocerebellum, insbesondere der Pedunculus cerebellaris medius (mittlere Kleinhirnstiel), hat über die pontinen Kerne umfangreiche afferente Verbindungen zum Cortex sowie efferente Verbindungen zum ventrolateralen Thalamus. Es ist an der Koordination von Bewegungen und kognitiven Funktionen beteiligt. Läsionen des Pontocerebellum führen zu ungenauen und ungeschickten Handbewegungen oder Beeinträchtigungen der bewussten Kontrolle anderer Körperteile

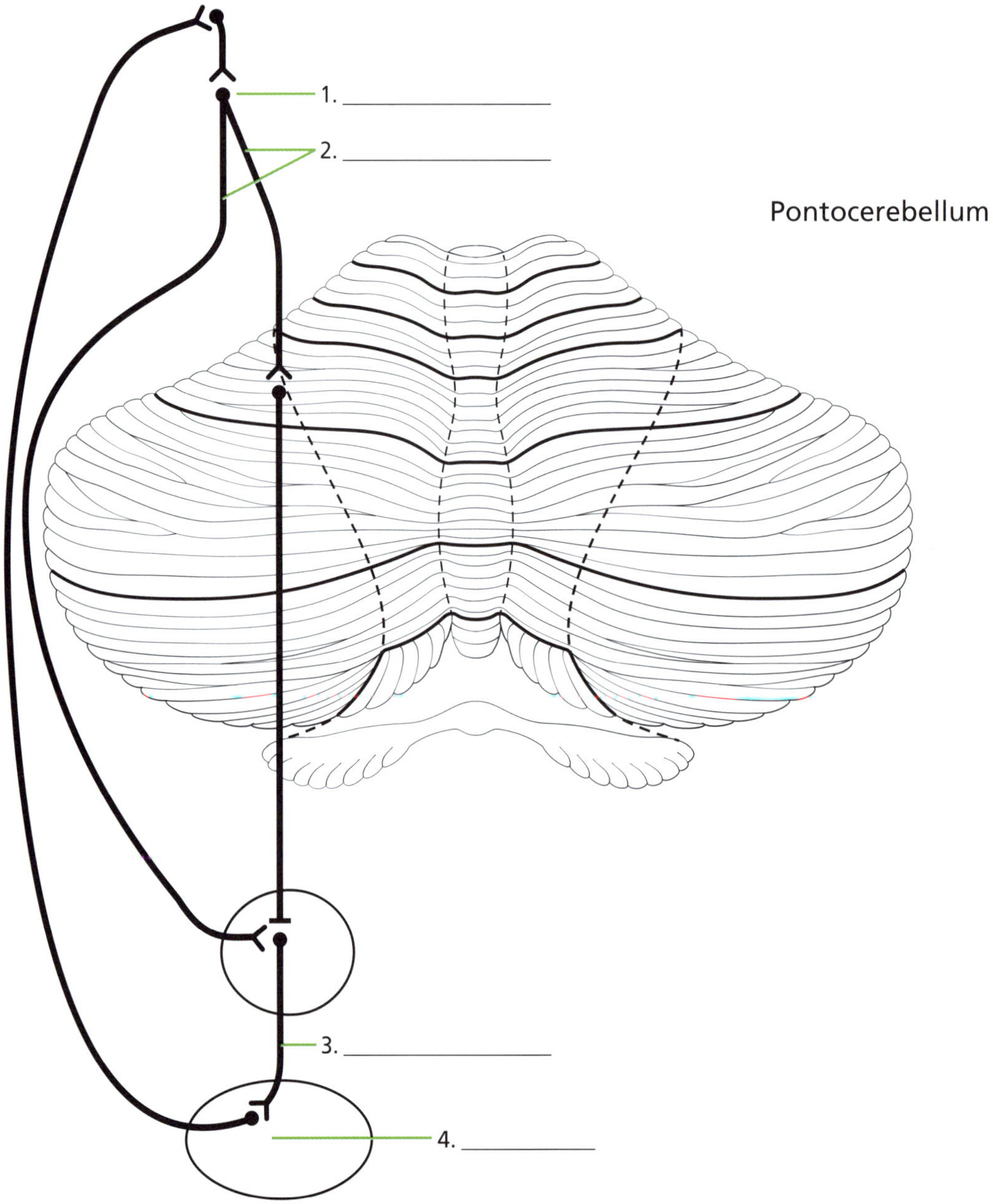

Antworten

1. pontine Kerne, 2. Pedunculus cerebellaris medius, 3. Pedunculus cerebellaris superior, 4. ventrolateraler Thalamus

Thalamus (Übersicht)

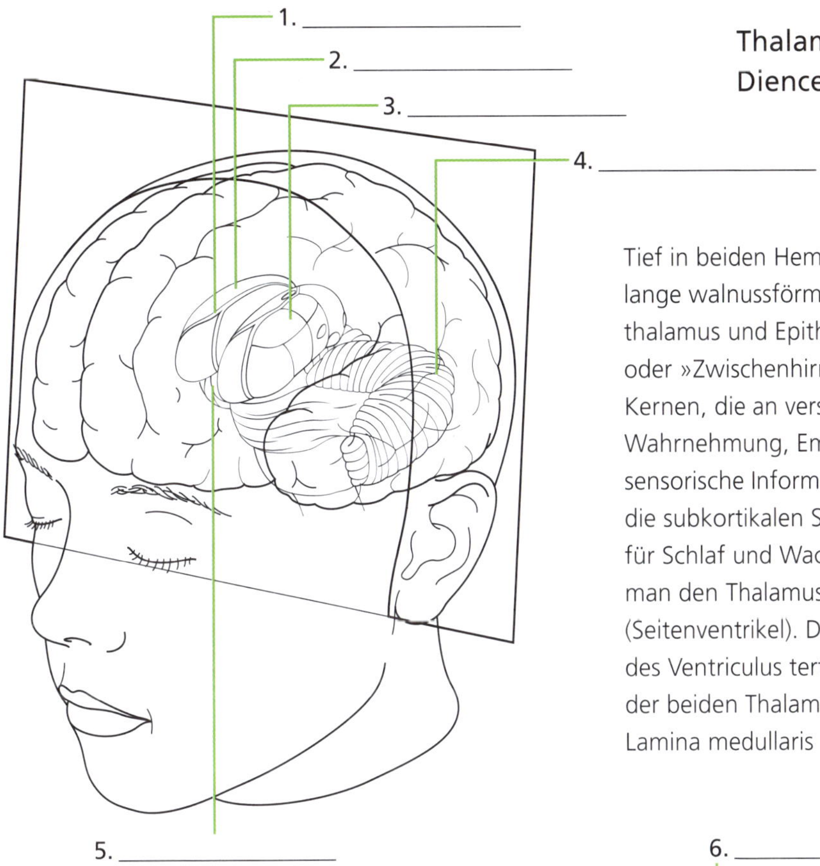

Thalamus, Cerebellum und Diencephalon (Gesamtansicht)

Tief in beiden Hemisphären liegt der Thalamus, eine etwa 3 cm lange walnussförmige Struktur. Thalamus, Hypothalamus, Subthalamus und Epithalamus bilden zusammen das Diencephalon oder »Zwischenhirn«. Der Thalamus ist ein Mosaik aus mehreren Kernen, die an verschiedenen Prozessen beteiligt sind, darunter Wahrnehmung, Emotion und Gedächtnis. Viele dieser Kerne leiten sensorische Informationen von der Peripherie an den Cortex und die subkortikalen Strukturen weiter, während andere eine Funktion für Schlaf und Wachsamkeit übernehmen. Im Koronalschnitt sieht man den Thalamus dorsal flankiert von den Ventriculi laterales (Seitenventrikel). Die mediale Seite des Thalamus bildet die Wand des Ventriculus tertius cerebri (dritter Ventrikel). Durch die Mitte der beiden Thalami verlaufen die myelinisierten Faserbündel der Lamina medullaris interna (innere Marklamelle).

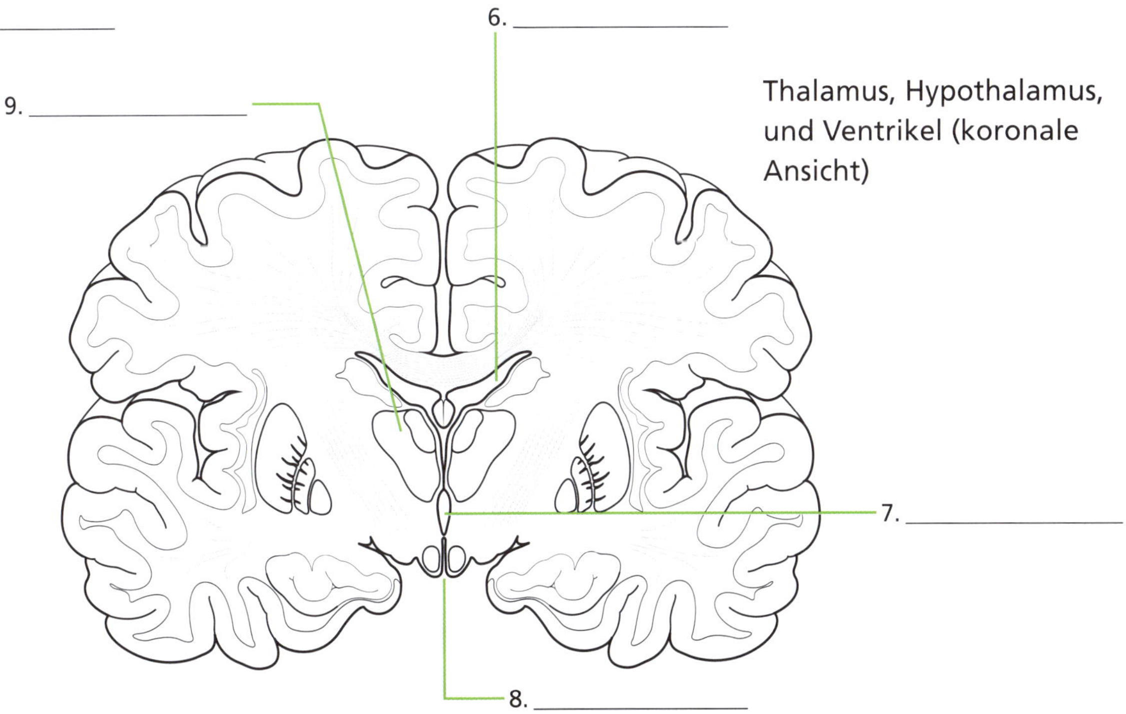

Thalamus, Hypothalamus, und Ventrikel (koronale Ansicht)

Antworten

1. Lamina medullaris interna, 2. rechter Thalamus, 3. linker Thalamus, 4. Cerebellum, 5. Hypothalamus, 6. Ventriculi laterales, 7. Ventriculus tertius cerebri, 8. Hypothalamus, 9. Thalamus

Aufbau des Thalamus

Der Thalamus besteht aus vielen Kernen mit unterschiedlichen Funktionen und ist eine komplexe, vielschichtige Struktur. Anatomisch lässt er sich in anteriore, mediale und laterale Bereiche unterteilen. Der Nucleus anterior liegt am weitesten anterior in der Gabel der Lamina medullaris interna (innere Marklamelle). Innerhalb der Lamina befinden sich kleine Zellgruppen (Nuclei intralaminares), zu denen auch der Nucleus centromedianus zählt. Der laterale Bereich besteht aus Nucleus ventralis anterior, Nucleus ventralis lateralis, Nucleus ventralis posterior, Nucleus geniculatus lateralis, Nucleus lateralis posterior und Nucleus geniculatus medialis. Der größte thalamische Kern beim Menschen ist das Pulvinar. Es gehört ebenfalls zum lateralen Bereich und liegt am weitesten posterior. Der mediale Bereich enthält den Nucleus mediodorsalis. Die Adhaesio interthalamica ist eine Gruppe von Neuronen und Fasern zwischen den medialen Oberflächen des Thalamus, hat aber keine Direktverbindungen zwischen den Hemisphären.

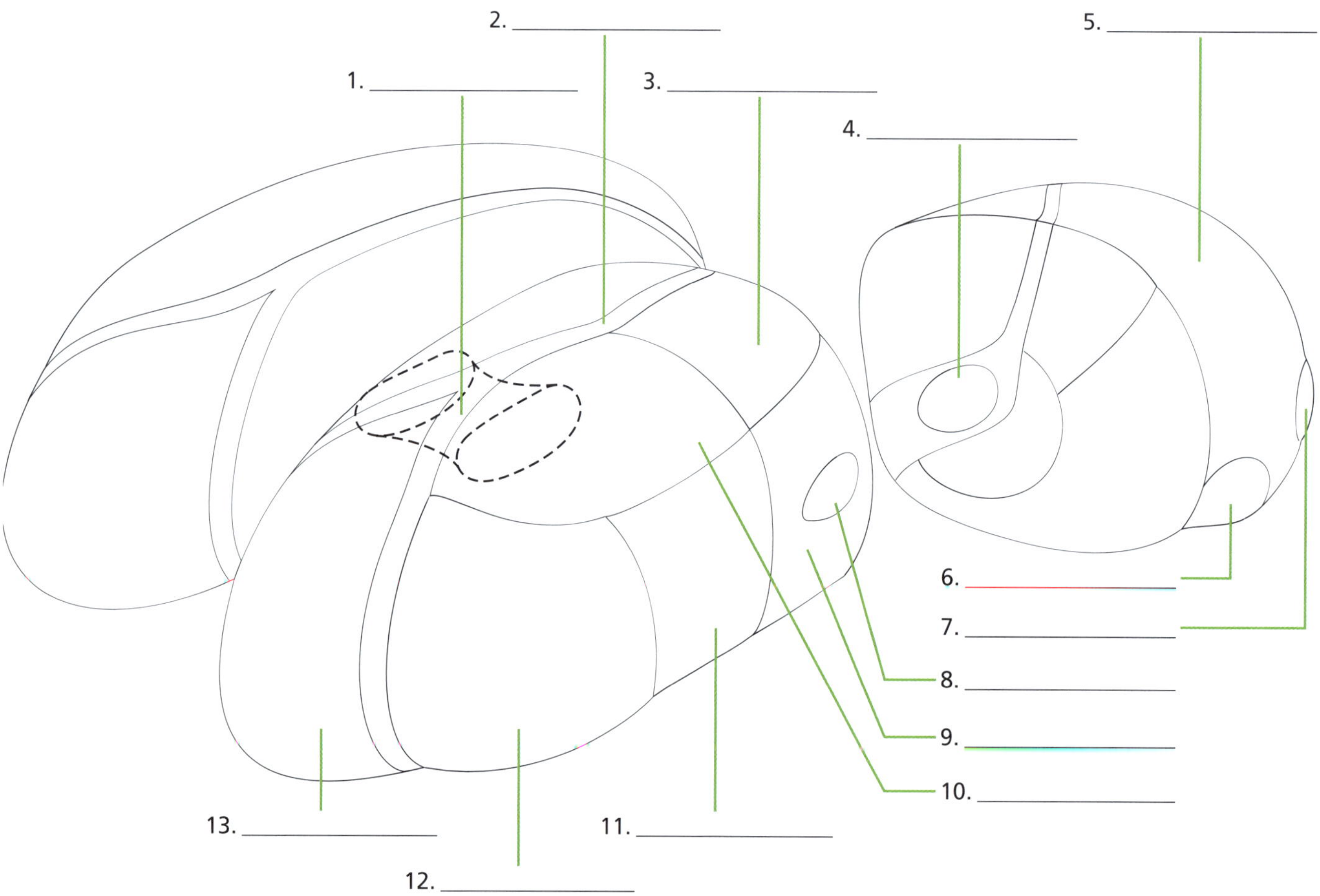

Nuclei des Thalamus

Antworten

1. Adhaesio interthalamica, 2. Nuclei intralaminares, 3. Nucleus centromedianus, 4. Nucleus lateralis posterior, 5. Pulvinar, 6. Nucleus geniculatus medialis, 7. Nucleus geniculatus lateralis, 8. Nucleus ventralis posteromedialis, 9. Nucleus ventralis posterolateralis, 10. Nucleus mediodorsalis, 11. Nucleus ventralis lateralis, 12. Nucleus ventralis anterior, 13. Nucleus anterior

Signaleingänge der thalamischen Kerne

Der Nucleus anterior erhält Signale vom Tractus mamillothalamicus und dem Fornix cerebri (Hirngewölbe) und ist an der Gedächtnisbildung beteiligt. Die Nuclei mediani sind wechselseitig mit dem präfrontalen Cortex verbunden und erhalten Informationen von der Amygdala, dem Temporallappen und der Substantia nigra. Mit Ausnahme des Geruchssinns sendet jedes sensorische System Signale an den Thalamus. Beim Hörsystem wandern die in der Cochlea (Hörschnecke) erzeugten Signale über den Lemniscus lateralis (seitliche Schleifenbahn) und die Colliculi inferiores (untere Hügelchen) zum Nucleus geniculatus medialis. Ähnlich werden sensorische Signale aus dem Rückenmark durch den Lemniscus medialis (mediale Schleifenbahn) und weiter zum Nucleus ventralis posterolateralis geleitet. Beim visuellen System werden die Signale von der Retina (Netzhaut) direkt an den Nucleus geniculatus lateralis geleitet. Das Pulvinar ist der sekundäre visuelle Kern und eng mit dem extrastriären visuellen Cortex sowie dem Lobulus parietalis inferior (unteres Parietalläppchen) verbunden. Der Nucleus ventralis anterior erhält Signale von Basalganglien.

Signaleingänge der thalamischen Kerne einer Hemisphäre

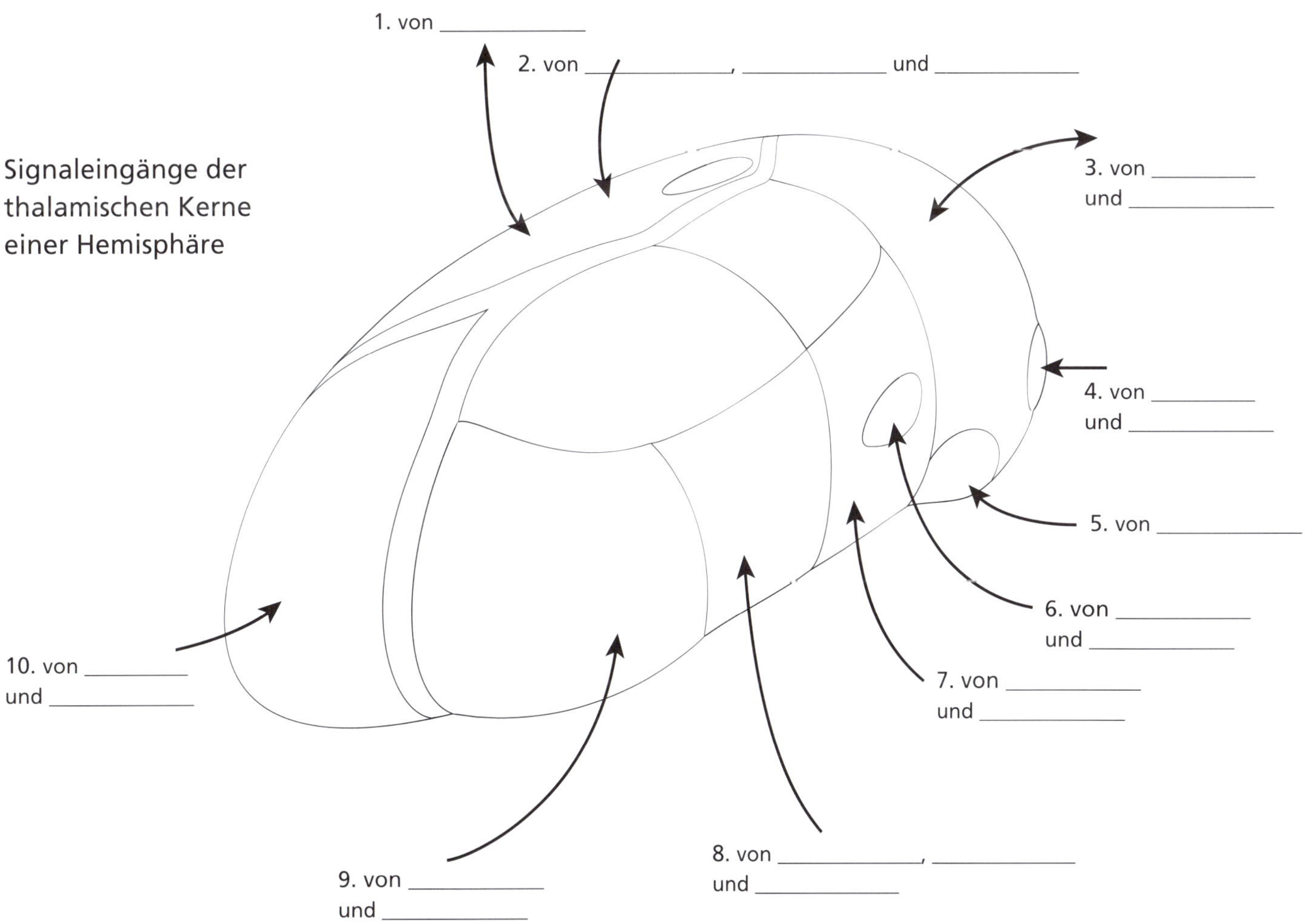

Antworten

1. präfrontaler Cortex, 2. Amygdala, Temporallappen und Substantia nigra, 3. extrastriärer visueller Cortex und Lobulus parietalis inferior, 4. Colliculi inferiores und Lemniscus lateralis, 5. Tractus opticus, 6. Lemniscus trigeminalis, 7. Lemniscus medialis und Tractus spinothalamicus, 8. Nucleus dentatus, Globus pallidus und Substantia nigra, 9. Globus pallidus und Substantia nigra, 10. Tractus mamillothalamicus und Fornix cerebri

Signalausgänge der thalamischen Kerne

Der Thalamus sendet in parallelen Strömen die mit Abstand meisten Signale an den Cortex. Der Nucleus mediodorsalis ist der wichtigste thalamische Kern für den präfrontalen Cortex und extensiv mit diesem verbunden. Während der Nucleus ventralis anterior Signale zur Bewegungsplanung an den prämotorischen Cortex sendet, leitet der Nucleus ventralis lateralis Signale direkt an den primär und supplementär motorischen Cortex. Der Nucleus ventralis posterior empfängt Signale vom Rückenmark und sendet sie an den somatosensorischen Cortex. Der Nucleus geniculatus lateralis erhält visuelle Signale und leitet sie an den primär visuellen Cortex auf der Gehirnrückseite. Entsprechend sendet der Nucleus geniculatus medialis auditorische Signale an den primär auditorischen Cortex. Mit dieser Menge an Signalausgängen zum Cortex und anderen Strukturen sowie der Fähigkeit einzelner thalamischer Zellen, Rhythmen vorzugeben, ist der Thalamus maßgeblich für synchronisierte Hirnrhythmen mit unterschiedlichen Frequenzen verantwortlich. Ihre genaue Funktion ist unklar; man vermutet, dass sie die Grundlage für Erregung, Aufmerksamkeit u. a. sind.

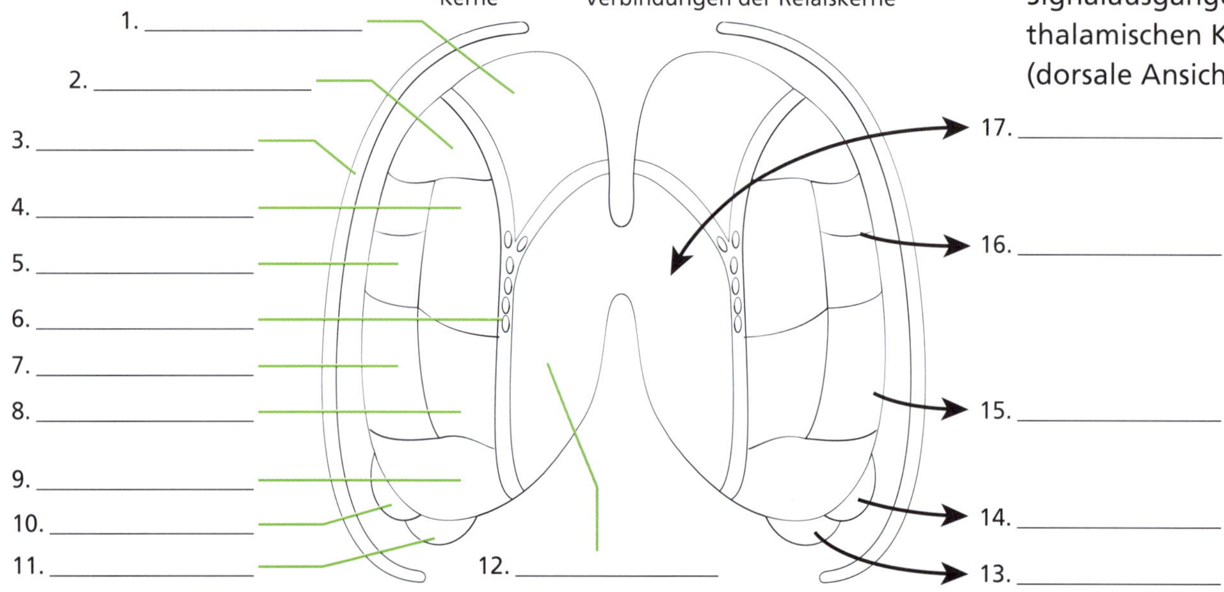

Signalausgänge der thalamischen Kerne (dorsale Ansicht)

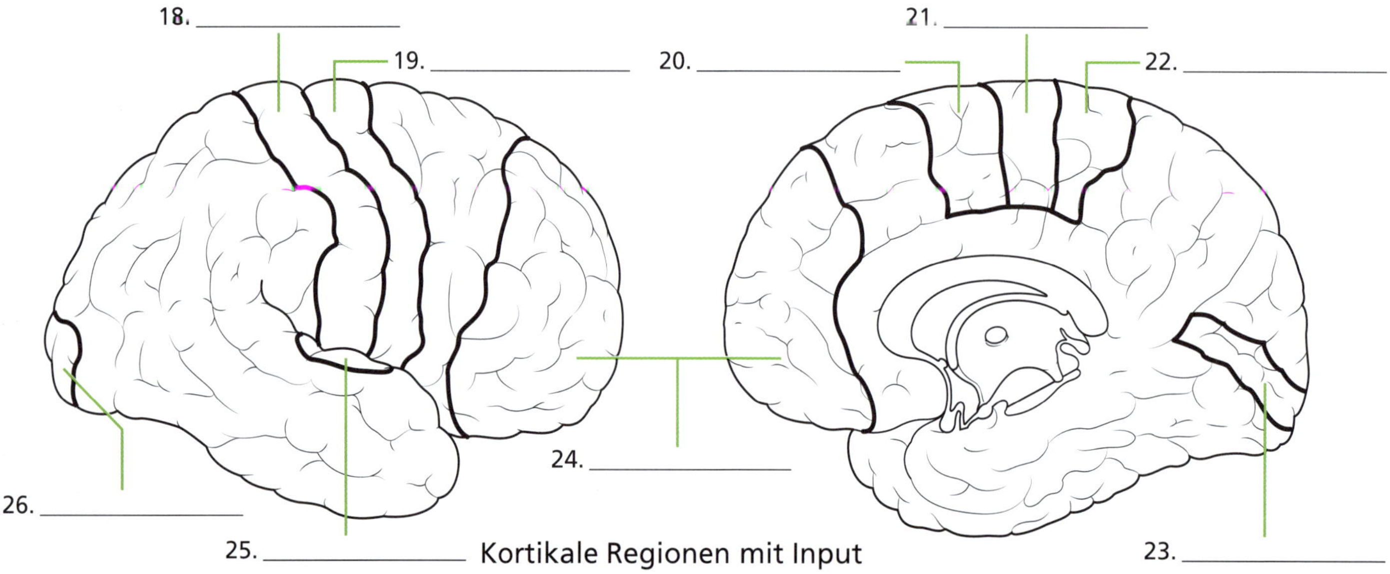

Kortikale Regionen mit Input vom Thalamus (sagittale Ansichten)

Antworten

1. Nucleus anterior, 2. Nucleus ventralis anterior, 3. Nucleus reticularis, 4. Nucleus dorsalis lateralis, 5. Nucleus ventralis lateralis, 6. Nuclei intralaminares, 7. Nucleus ventralis posterior, 8. Nucleus dorsalis posterior, 9. Pulvinar, 10. Nucleus geniculatus lateralis, 11. Nucleus geniculatus medialis, 12. Nucleus mediodorsalis, 13. zum primär auditorischen Cortex, 14. zum primär visuellen Cortex, 15. zum somatosensorischen Cortex, 16. zum primär motorischen und supplementär motorischen Cortex, 17. zum präfrontalen Cortex, 18. somatosensorischer Cortex, 19. primär motorischer Cortex, 20. supplementär motorischer Cortex, 21. motorischer Cortex, 22. somatosensorischer Cortex, 23. primär visueller Cortex, 24. präfrontaler Cortex, 25. auditorischer Cortex, 26. primär visueller Cortex

Struktur und Funktion des Subthalamus

Unter dem Thalamus liegen der Subthalamus und das Corpus mamillare (Mamillarkörper) des Hypothalamus. Der auch Präthalamus genannte Subthalamus enthält mehrere Strukturen, darunter den Nucleus subthalamicus (NST), die Zona incerta (ZI; ungewisse Zone), den Fasciculus subthalamicus und die Ansa lenticularis (Linsenkernschlinge). Der NST ist Teil des motorischen Systems und an Bewegungen wie Greifen und Gehen beteiligt. Er hat wechselseitige Verbindungen zu Bereichen der Basalganglien, einschließlich Globus pallidus (GP) und Substantia nigra. Wegen der Beteiligung des NST an solch wichtigen motorischen Bahnen geht die Parkinson-Krankheit häufig mit Störungen in diesem Kern einher. Der Fasciculus subthalamicus und die Ansa lenticularis sind Nervenbahnen aus weißer Substanz, die den NST mit dem GP und den GP mit dem ventralen Thalamus verbinden. Die ZI ist mit vielen verschiedenen kortikalen und subkortikalen Strukturen assoziiert. Ihre genaue Funktion ist unbekannt, es wird aber vermutet, dass sie an der Integration des limbischen mit dem motorischen System beteiligt ist.

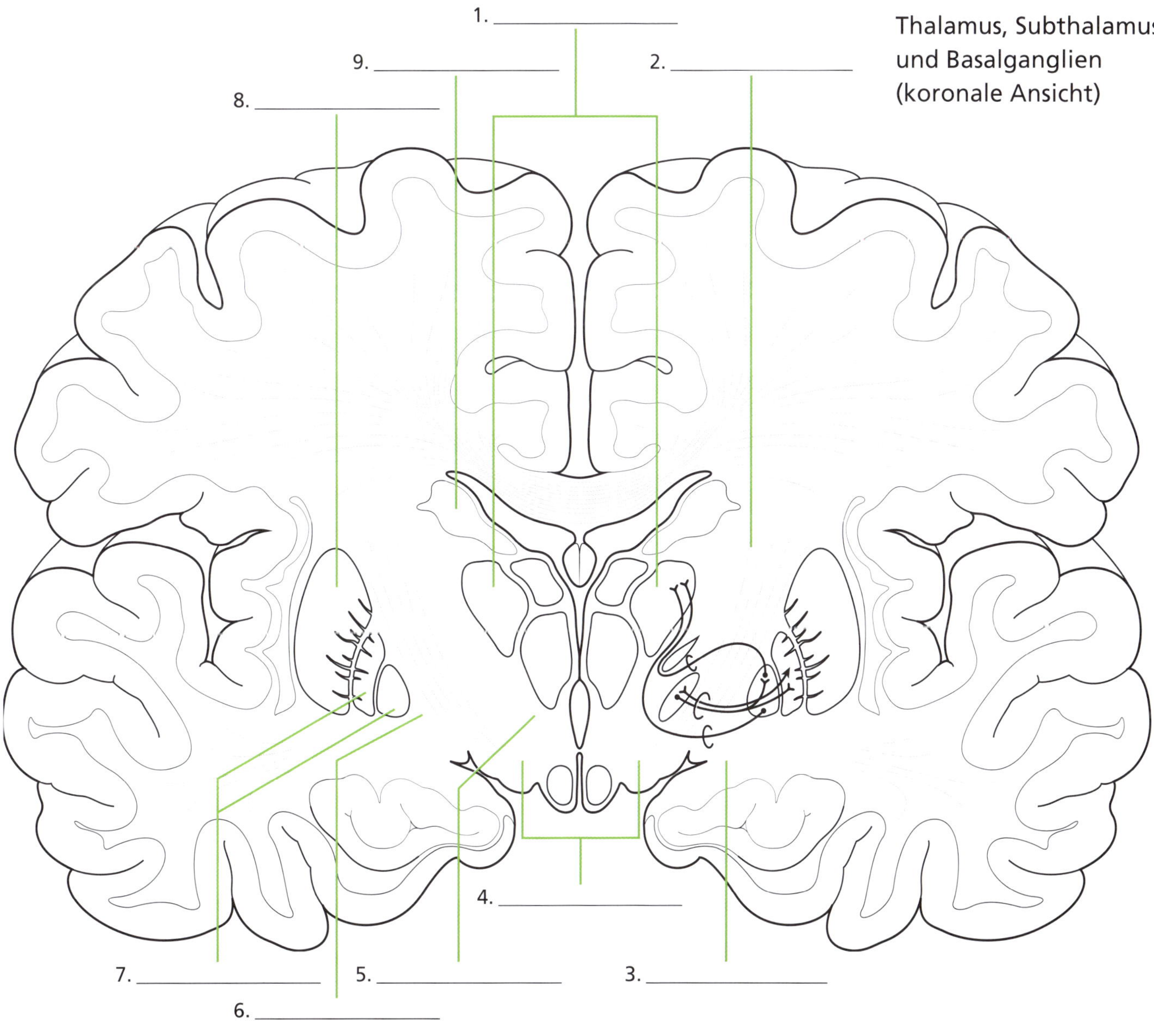

Thalamus, Subthalamus, und Basalganglien (koronale Ansicht)

Antworten

1. Thalamus, 2. Capsula interna, 3. Ansa lenticularis, 4. Nucleus subthalamicus, 5. Zona incerta, 6. Fasciculus subthalamicus, 7. Globus pallidus, 8. Putamen, 9. Nucleus caudatus

Struktur und Funktion des Epithalamus

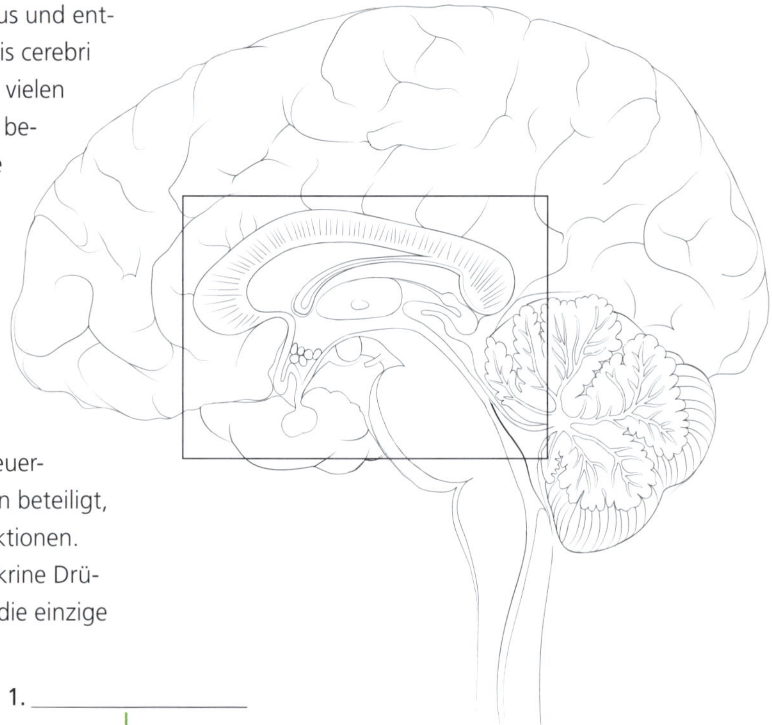

Der Epithalamus befindet sich direkt hinter dem Thalamus und enthält die Nuclei habenulares (Habenulae) und die Epiphysis cerebri (Zirbeldrüse). Die Habenulae sind ein Kerngebiet, das an vielen Prozessen beteiligt ist, darunter Schmerzwahrnehmung, belohnungsgesteuertes Verhalten und Biorhythmus. Da die Habenulae einen beträchtlichen Einfluss auf dopaminerge und serotonerge neuromodulatorische Systeme haben, wurden sie mit Krankheiten wie Parkinson und Depressionen in Verbindung gebracht. Basierend auf ihren Genexpressions- und Konnektivitätsmustern werden sie oft in mediale und laterale Bereiche unterteilt. Der laterale Teil ist mit den Basalganglien und dem Nucleus accumbens verbunden und an belohnungsgesteuertem Verhalten und emotionalen Entscheidungsfindungen beteiligt, der mediale Teil hat wichtige Stress- und Gedächtnisfunktionen. Die Epiphysis cerebri ist eine ein Zentimeter lange, endokrine Drüse und liegt ventral direkt neben den Habenulae. Sie ist die einzige nicht gepaarte Hirnstruktur – es gibt keine linke und rechte Version – und hat daher bei Philosophen wie René Descartes viele Spekulationen über eine Funktion bei der Vermittlung zwischen Geist und Körper hervorgerufen. Obwohl es keinen Beweis dafür gibt, dass sie der »Sitz der Seele« ist, kontrolliert die Epiphysis cerebri durch die Produktion und Ausschüttung von Melatonin unser Schlafmuster und unseren Biorhythmus.

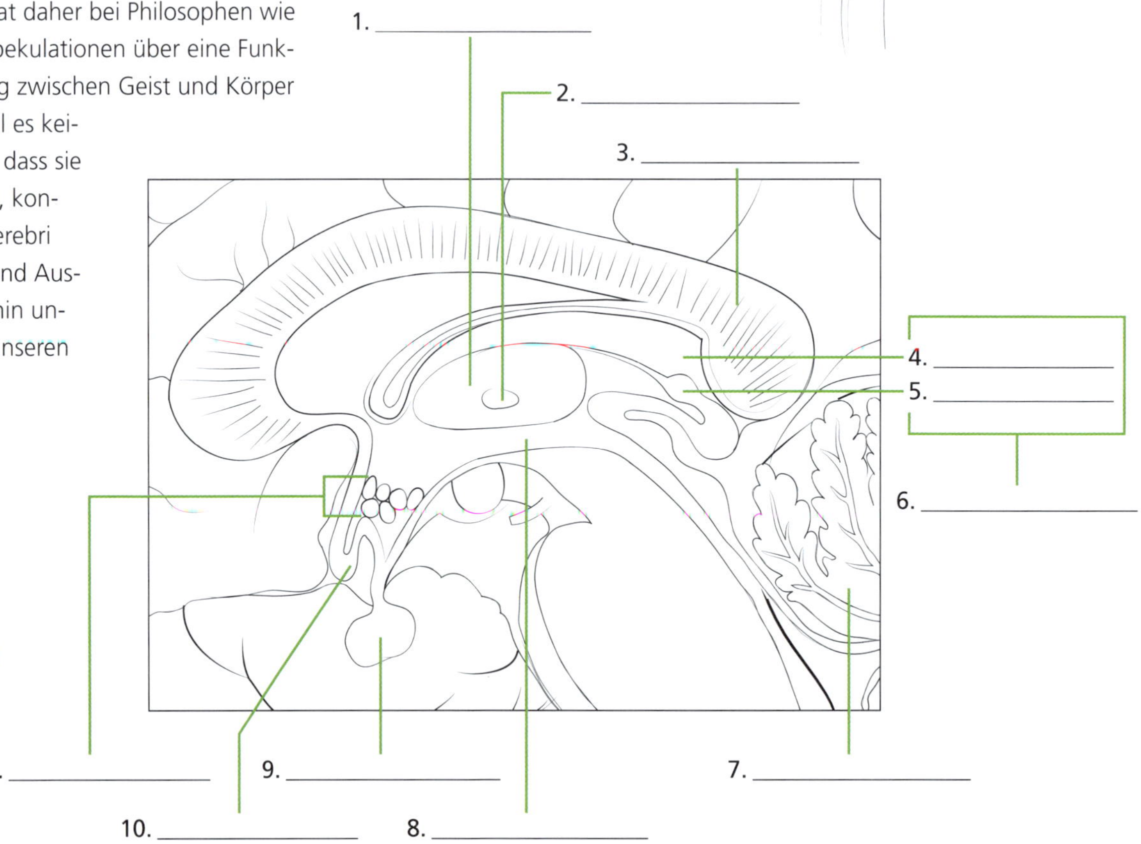

Epithalamus und Strukturen seiner Umgebung (sagittale Ansicht)

Antworten

1. Thalamus, 2. Adhaesio interthalamica, 3. Corpus callosum, 4. Nuclei habenulares, 5. Epiphysis cerebri, 6. Epithalamus, 7. Cerebellum, 8. Subthalamus, 9. Hypophyse, 10. Chiasma opticum, 11. Hypothalamus

Kerne der Area pretectalis

Die Area pretectalis ist eine Mittelhirnstruktur aus sieben verschiedenen Kernen und ein wichtiger Teil des subkortikalen visuellen Systems. Über ihre wechselseitigen Verbindungen mit der Retina (Netzhaut) sowie ihre efferenten Verbindungen zum Thalamus und den Colliculi superiores (oberen Hügelchen) ist sie an Verhaltensanpassungen bei Lichtveränderungen beteiligt, etwa dem Pupillenreflex, optokinetischen Nystagmus und Biorhythmus. Die sieben untereinander stark vernetzten Kerne sind klein und trotz ihrer unterschiedlichen Verbindungsmuster oft nur schwer abzugrenzen. Nucleus pretectalis olivaris, Nucleus pretectalis anterior und Nucleus pretectalis posterior sind Teile der aufsteigenden Sehbahn und mit dem dorsalen Thalamus verbunden. Der Nucleus pretectalis olivaris ist über Verbindungen mit dem Edinger-Westphal-Kern an der Pupillenverengung beteiligt. Nucleus pretectalis anterior, Nucleus pretectalis posterior und Nucleus pretectalis medialis senden über absteigende Bahnen Signale an das vestibulookulare System.

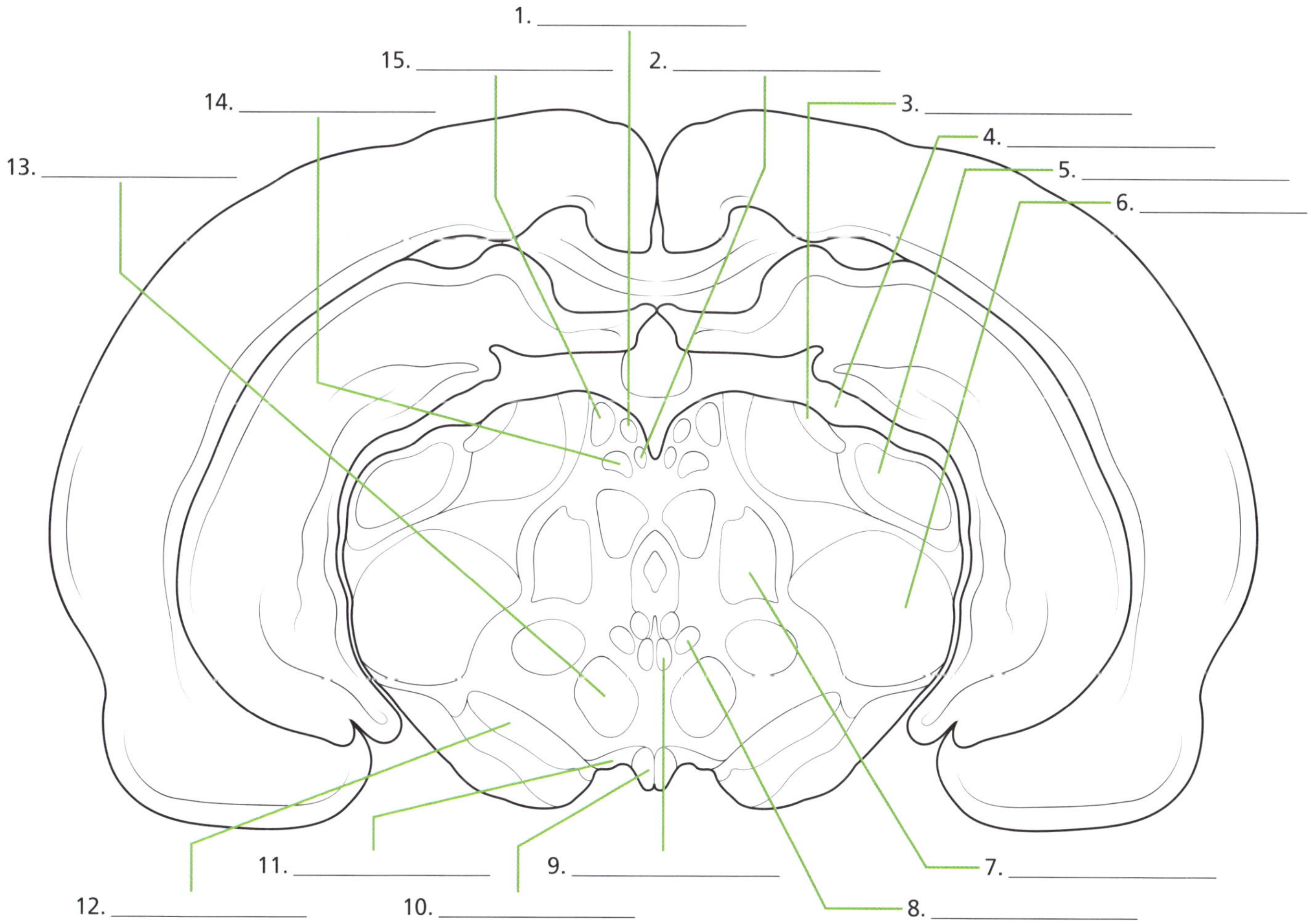

Kerne des Thalamus und der Area pretectalis (koronale Ansicht)

Antworten

1. Nucleus pretectalis olivaris, 2. Nucleus pretectalis medialis, 3. Pulvinar, 4. Tractus opticus, 5. Nucleus geniculatus lateralis, 6. Nucleus pretectalis anterior, 7. Nucleus commissura posterior, 8. Nucleus interstitialis, 9. Edinger-Westphal-Kern, 10. Nucleus interpeduncularis, 11. Area tegmentalis ventralis, 12. Substantia nigra, 13. Nucleus ruber, 14. Nucleus pretectalis posterior, 15. Nucleus tractus optici

Kerne des Hypothalamus

Der Hypothalamus ist eine mandelgroße Region oberhalb des Truncus cerebri (Hirnstamm) unmittelbar unter dem Thalamus. Als Teil des limbischen Systems ist der Hypothalamus an vielen verschiedenen Funktionen beteiligt, etwa der Kommunikation zwischen Nerven- und Endokrinsystem, der Kontrolle von Hunger, Durst und Körpertemperatur sowie von Schlaf, Müdigkeit und Biorhythmus.

Gehirn (sagittaler Schnitt)

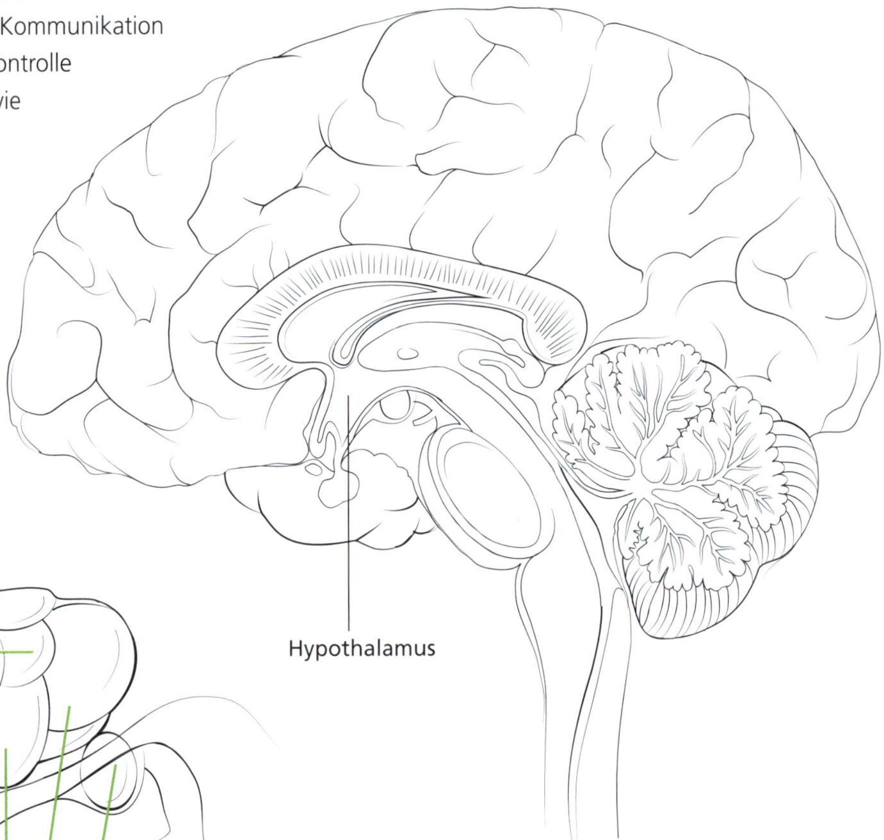

Kerne des Hypothalamus

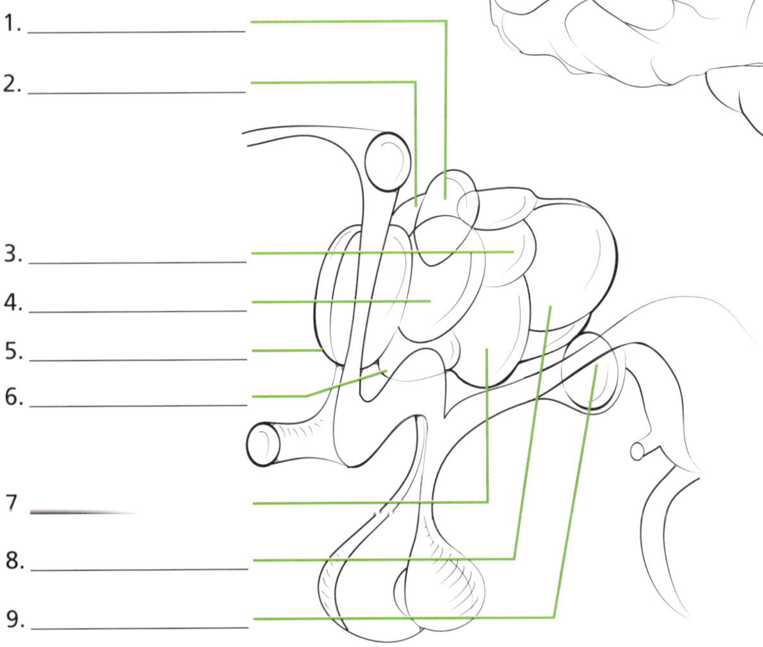

Diese vielfältigen Funktionen werden von verschiedenen Kernen im Hypothalamus übernommen. Während sich einige Kerne anatomisch unterscheiden, sind sich andere sehr ähnlich. Man teilt sie in drei große Gruppen: Die anteriore Gruppe umfasst die Kerne aus dem anterioren Hypothalamus und der Area preoptica (beide an der Thermoregulation beteiligt), den Nucleus suprachiasmaticus (moduliert den Biorhythmus) und den Nucleus paraventricularis (setzt mehrere Stoffwechselhormone frei). Die posteriore Gruppe besteht aus Kernen des posterioren Hypothalamus (Thermoregulation) und dem Corpus mamillare (Mamillarkörper; episodisches Gedächtnis). Der zentral gelegene laterale Hypothalamus enthält die mediale Gruppe mit den dorsomedialen und ventromedialen Kernen (Hunger bzw. Sättigungsgefühl) und produziert große Mengen des Neuropeptids Orexin (Ernährung und Wachsamkeit).

Antworten

1. Nucleus paraventricularis, 2. lateraler Hypothalamus, 3. dorsomedialer Hypothalamus, 4. anteriorer Hypothalamus, 5. Area preoptica, 6. Nucleus suprachiasmaticus, 7. ventromedialer Hypothalamus, 8. posteriorer Hypothalamus, 9. Corpus mamillare

Corpus mamillare (Mamillarkörper)

Das Corpus mamillare ist ein Paar kleiner, runder Strukturen im posterioren Bereich des Hypothalamus. Durch seine einzigartige Lage in den anterioren Bögen des Fornix cerebri (Hirngewölbe) ist das Corpus mamillare am episodischen Gedächtnis oder an Erinnerungen an autobiografische Ereignisse wie Orte, Zeiten und die damit verbundenen Emotionen beteiligt.

Das Corpus mamillare (Mamillarkörper) erhält diese Signale von den Hippocampi, die Informationen vom Kurzzeitgedächtnis ins Langzeitgedächtnis übertragen, und den Amygdalae, die unsere emotionalen Reaktionen verarbeiten. Schädigungen des Corpus mamillare führen zu anterograder Amnesie. Betroffene können keine neuen Erinnerungen erzeugen. Bei Alzheimer, Schizophrenie und Herzinsuffizienz werden Atrophien des Corpus mamillare beobachtet, aber ein funktioneller Zusammenhang mit diesen Krankheiten ist noch nicht ganz erforscht.

Gehirn (sagittaler Schnitt)

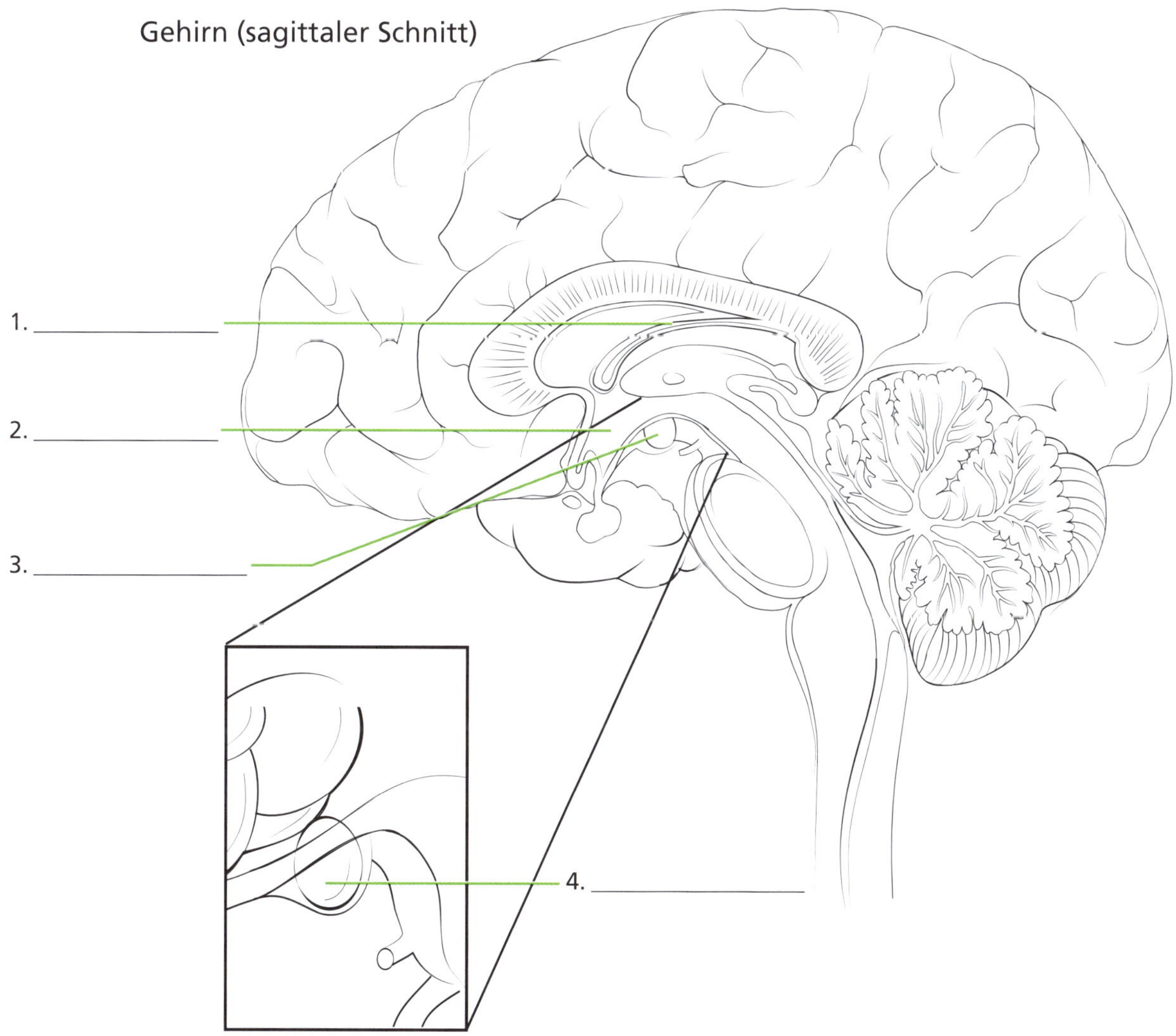

Antworten

1. Fornix cerebri, 2. Hypothalamus, 3. Corpus mamillare, 4. Corpus mamillare

Hypothalamus-Stimulationen und ihre Wirkung auf Appetit und Wut

Orexigene und anorexigene Neuronen des anterioren Hypothalamus: Appetit

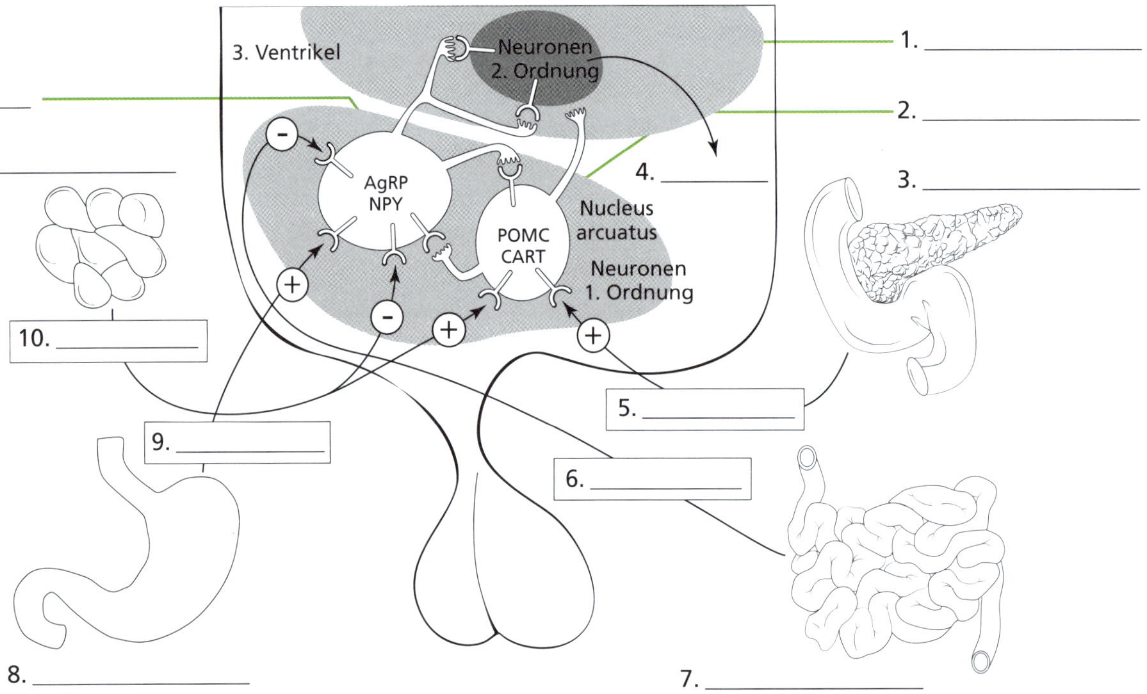

Das Essverhalten wird durch Verbindungen von orexigenen (hungerfördernden) und anorexigenen (sättigungsfördernden) Neuronen im anterioren Hypothalamus mit anderen Hirnregionen reguliert. Orexigene Neuronen, etwa jene, die Agouti-verwandtes Protein und Neuropeptid Y produzieren, steigern den Appetit und senken den Energieverbrauch. Orexigene Neuronen werden durch Ghrelin (produziert im Magen-Darm-Trakt) aktiviert und durch Leptin (hergestellt von Fettzellen) und Peptid YY (aus dem Dünndarm) gehemmt. Alternativ dazu werden anorexigene Neuronen, wie jene, die Proopiomelanocortin und Kokain- und Amphetamin-reguliertes Transkript produzieren, durch Leptin und Insulin (produziert vom Pankreas/Bauchspeicheldrüse) aktiviert und reduzieren den Appetit. Diese Neuronen kommunizieren untereinander sowie mit Neuronen zweiter Ordnung im Nucleus paraventricularis. Von dort werden Signale an den Nucleus solitarius (Geschmackskern) geleitet und der Appetit angeregt oder gehemmt.

Der laterale Hypothalamus ist mit Wut und Aggressionen assoziiert. Läsionen in diesem Bereich eliminieren aggressives Verhalten. Der ventromediale Hypothalamus wirkt dem lateralen Hypothalamus entgegen, indem er Wut reduziert. Läsionen am ventromedialen Hypothalamus lösen unkontrollierte Aggression und ruppiges Benehmen aus.

Hypothalamus (koronaler Schnitt)

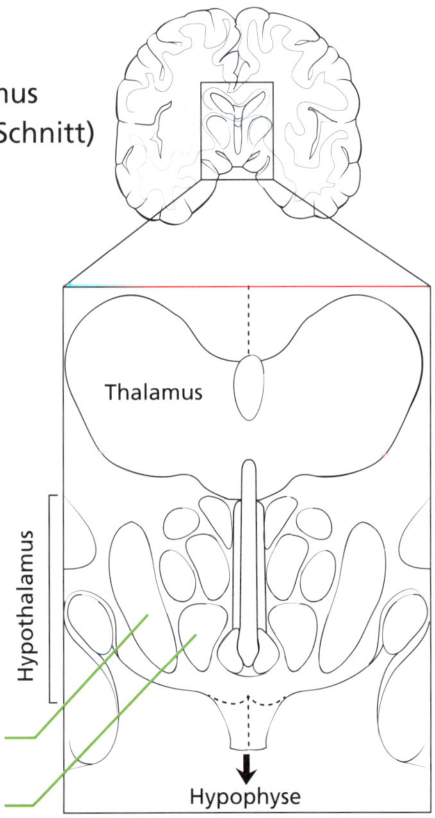

Antworten

1. Nucleus paraventricularis, 2. anorexigenes Neuron, 3. Pankreas, 4. Nucleus solitarius, 5. Insulin, 6. Peptid YY, 7. Dünndarm, 8. Magen-Darm-Trakt, 9. Ghrelin, 10. Leptin, 11. Fettgewebe, 12. orexigenes Neuron, 13. lateraler Hypothalamus, 14. ventromedialer Hypothalamus

Signaleingänge am Hypothalamus

Angesichts der vielen Funktionen des Hypothalamus ist es nicht verwunderlich, dass er trotz der geringen Größe viele verschiedene Signaleingänge hat. Einer davon stammt vom Bulbus olfactorius (Riechkolben), der Informationen übermittelt, die vermutlich den Appetit und die sexuelle Aktivität beeinflussen. Ein weiterer stammt von den lichtempfindlichen Ganglienzellen der Retina (Netzhaut). Sie senden Informationen über die Lichtintensität an den Nucleus suprachiasmaticus, der daraufhin unseren Körper auf seinen Biorhythmus einstellt. Der Hypothalamus erhält auch Signale von den zirkumventrikulären Organen – Hirnstrukturen mit ausgedehntem Gefäßsystem und fehlender Blut-Hirn-Schranke als Mechanismen der Osmoregulation, Blutdruckkontrolle und Toxinerkennung. Zudem ist der Hypothalamus ein wichtiger Knotenpunkt für Signale des limbischen Systems und moduliert die endokrinen Funktionen, Verhalten, Emotionen, sexuelle Funktionen und das autonome Nervensystem. Von der Formatio reticularis (Retikulärformation) im Truncus cerebri (Hirnstamm) erhält der Hypothalamus Signale über die Hauttemperatur. Die aufsteigenden Fasern aus dem Nucleus solitarius (Geschmackskern) leiten die verschiedensten Informationen zum Hypothalamus, etwa über Darmdistension und Sättigung, Geschmack und Blutdruck.

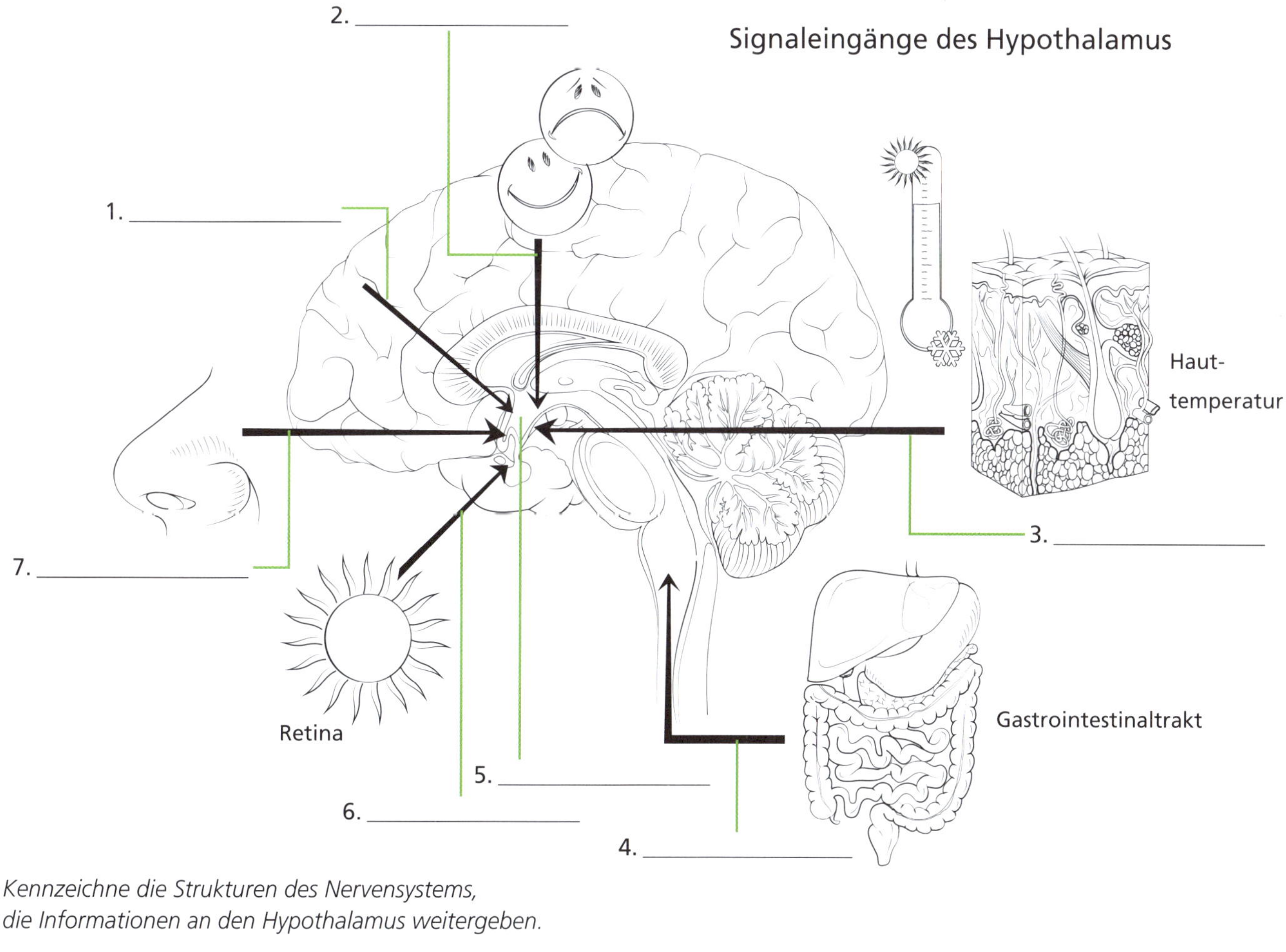

Kennzeichne die Strukturen des Nervensystems, die Informationen an den Hypothalamus weitergeben.

Antworten

1. zirkumventrikuläre Organe, 2. limbisches System, 3. Formatio reticularis, 4. Nucleus solitarius, 5. Hypothalamus, 6. Nucleus suprachiasmaticus, 7. Bulbus olfactorius

Signalausgänge vom Hypothalamus

Trotz der vielen Signaleingänge hat der Hypothalamus nur zwei große Signalausgänge. Der erste verbindet ihn mit der direkt unter ihm liegenden Hypophyse, der einzigen Schnittstelle zwischen Nervensystem und endokrinem System. Die vom Hypothalamus freigesetzten stimulierenden oder hemmenden Hormone gelangen über das hypothalamisch-hypophysäre Portalsystem und das Infundibulum (Hypophysenstiel) zum Hypophysenvorder- bzw. -hinterlappen. Die Hormone binden Rezeptoren auf Hypophysenzellen und stimulieren oder hemmen die Sekretion von endokrinen Hormonen. Diese wiederum binden und aktivieren Rezeptoren auf Zielorganen im ganzen Körper.

Der zweite wichtige Ausgang des Hypothalamus ist der zum autonomen Nervensystem mit seinen beiden Ästen Sympathikus (»Kampf oder Flucht«) und Parasympathikus (»Ruhe und Regeneration«). Der Hypothalamus ist mit dem Sympathikus über Nervenbahnen zu präganglionären Zellkörpern im Cornu laterale (Seitenhorn) der thorakalen und lumbalen Rückenmarkssegmente verbunden. Die Verbindung zum Parasympathikus erfolgt dagegen über Bahnen zu präganglionären Zellkörpern im sakralen Rückenmarkssegment sowie zu den motorischen Komponenten der Hirnnerven VII, IX und X.

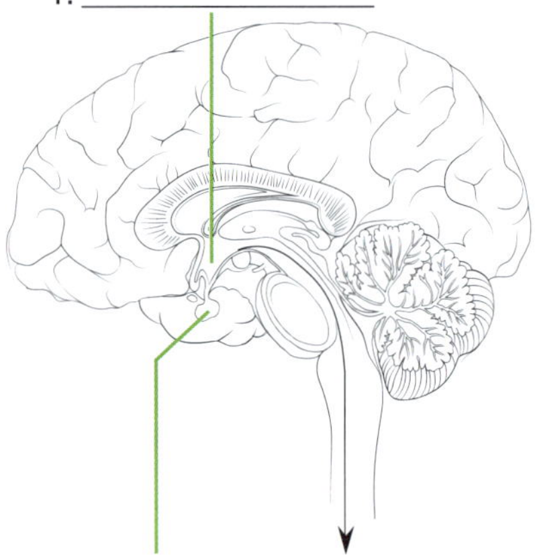

Ausgänge des Hypothalamus

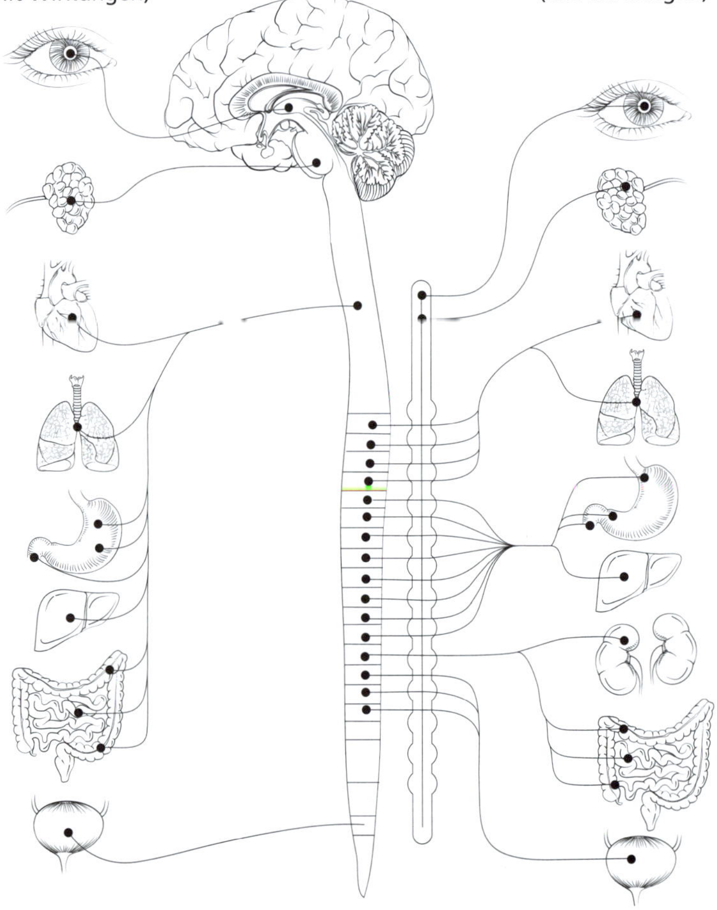

Antworten

1. Hypothalamus, 2. Hypophyse, 3. Augen, 4. Speicheldrüsen, 5. Herz, 6. Lunge, 7. Magen, 8. Leber, 9. Darm, 10. Blase, 11. Augen, 12. Speicheldrüsen, 13. Herz, 14. Lunge, 15. Magen, 16. Leber, 17. Nieren, 18. Darm, 19. Blase

Hypophyse

Die neurosekretorischen Zellen des Hypothalamus sind über die Hypophyse, eine erbsengroße Struktur unterhalb des Hypothalamus, mit dem endokrinen System verbunden. Sie liegt in einer schützenden Knochenhöhle, der Sella turcica, und besteht aus zwei größeren Lappen. Der Hypophysenvorderlappen, die Adenohypophyse, empfängt hormonelle Signale vom Hypothalamus über das hypothalamisch-hypophysäre Portalsystem, ein System aus löchrigen (undichten) Kapillaren, das eine schnelle Kommunikation ermöglicht. Der Hypophysenhinterlappen, die Neurohypophyse, ist mit dem Hypothalamus durch das sogenannte Infundibulum (Hypophysenstiel) verbunden, in dem Hormone Axone hinuntertransportieren und dann ins Blut abgeben.

Vorder- und Hinterlappen der Hypophyse geben verschiedene Hormone in den Blutkreislauf ab, die dann auf Zielorgane im Körper wirken. Der Vorderlappen produziert Gonadotropine, darunter das follikelstimulierende Hormon und das luteinisierende Hormon, die während der Pubertät und der Sexualhormonproduktion synergistisch auf die Gonaden wirken, das Wachstumshormon, das das Muskel- und Knochenwachstum fördert, Prolaktin, das an der Milchproduktion beteiligt ist, Corticotropin, das auf die Nebenniere wirkt, um Stressreaktionen zu erzeugen, und Tyreotropin, das am Stoffwechsel beteiligt ist. Der Hinterlappen sondert Oxytocin ab, das an den Wehen und der Laktation beteiligt ist, und das antidiuretische Hormon (oder Vasopressin), das die Flüssigkeitsansammlung in den Nieren stimuliert.

Hypophyse, anterior und posterior

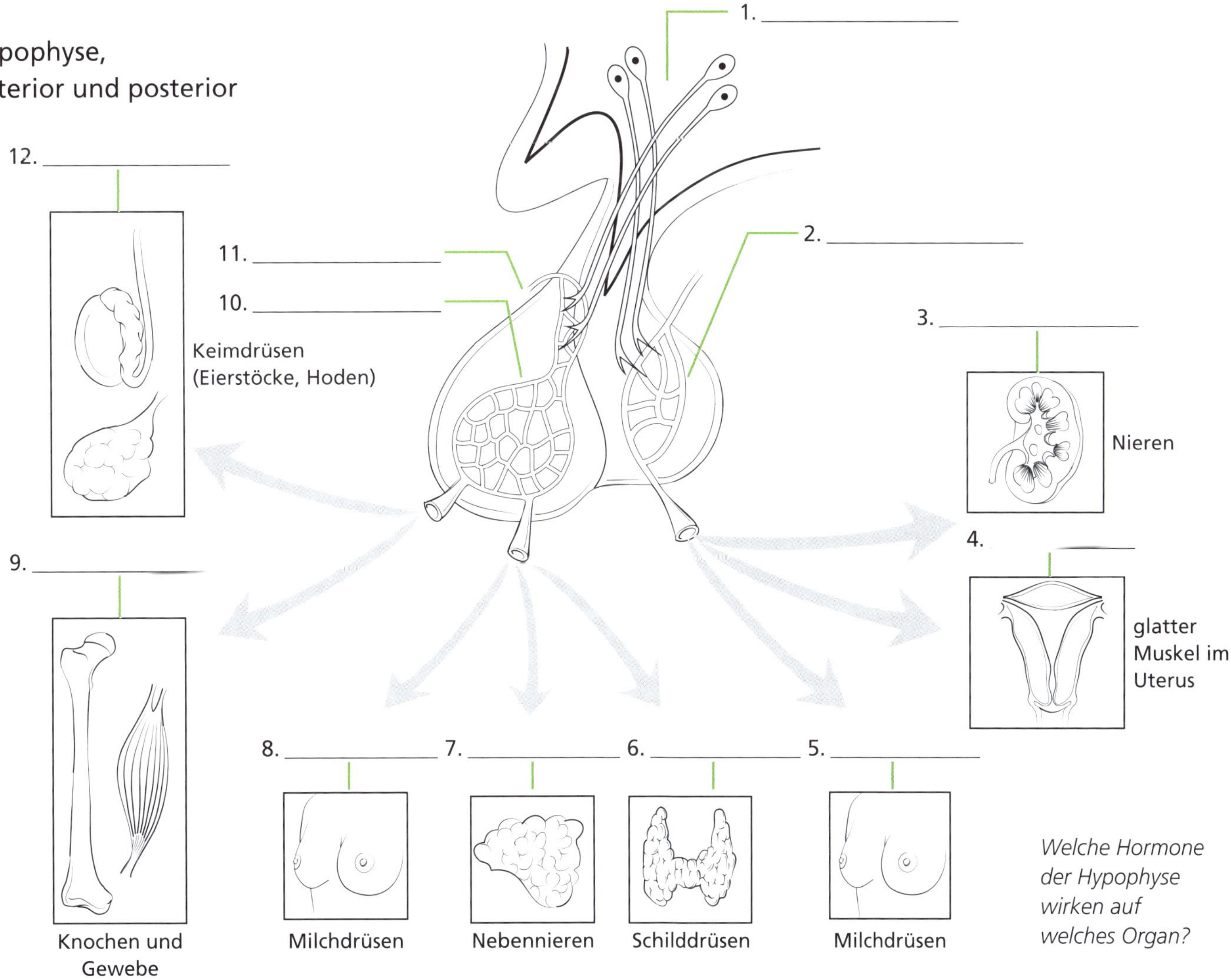

Antworten

1. Hypothalamus, 2. Hypophysenhinterlappen, 3. antidiuretisches Hormon, 4. Oxytocin, 5. Oxytocin, 6. Thyreotropin, 7. Corticotropin, 8. Prolaktin, 9. Wachstumshormon, 10. Hypophysenvorderlappen, 11. hypophysäres Portalsystem, 12. Gonadotropine

Hypothalamus-Hypophysen-Nebennierenrinden-Achse

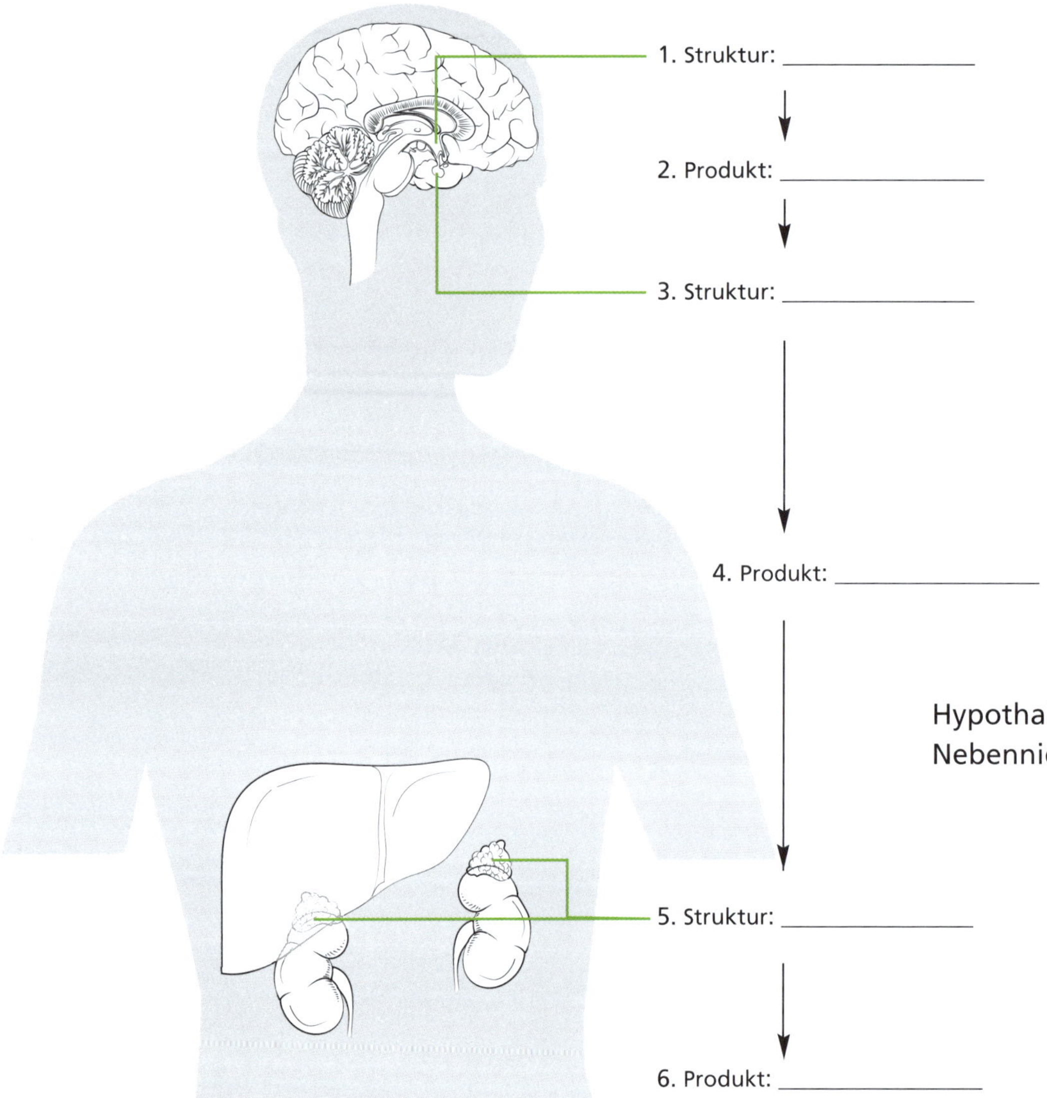

Hypothalamus-Hypophysen-Nebennierenrinden-Achse

Die Hypothalamus-Hypophysen-Nebennierenrinden-Achse ist ein System von Rückkopplungen zwischen den drei endokrinen Drüsen Hypothalamus, Hypophyse und Nebennierenrinde. Gemeinsam kontrollieren sie die Stressreaktion des Körpers. Als Reaktion auf einen Stressauslöser synthetisieren Neuronen des hypothalamischen Nucleus paraventricularis das Hormon Corticotropin-Releasing-Faktor (CRF), das umgehend zur Hypophyse transportiert wird. Dort regt CRF die Sekretion von Corticotropin an, das durch den Blutkreislauf zu den Nebennieren oberhalb der Nieren wandert. Corticotropin stimuliert dann die Sekretion des Steroidhormons Cortisol durch die Nebennierenrinde. Cortisol hat viele verschiedene Funktionen, z. B. die Erhöhung der Glukoseverfügbarkeit (über die Glukoneogenese) und die Unterdrückung des Immunsystems, die beide dazu dienen, den Blutzuckerspiegel und damit die Energieverfügbarkeit zu erhöhen, wodurch die Kampf-oder-Flucht-Reaktion gefördert wird. Wichtig ist, dass Cortisol auch auf den Hypothalamus und die Hypophyse wirkt und dort die weitere CRF- und Corticotropin-Produktion hemmt, wodurch eine negative Rückkopplung erzeugt wird.

Antworten

1. Nucleus paraventricularis des Hypothalamus, 2. Corticotropin-Releasing-Faktor (CRF), 3. Hypophysenvorderlappen, 4. Corticotropin, 5. Nebennierenrinde, 6. Cortisol

Topografie der Basalganglien

Als die Basalganglien erstmals beschrieben wurden, schien die Tatsache, dass ihre Schädigung zu Bewegungsstörungen führt, als charakteristische Gemeinsamkeit. Heute weiß man, dass sie weit komplexere Funktionen übernehmen, etwa in Zusammenhang mit Motivation, Aufmerksamkeit, Stimmungsstörungen und anderen Verhaltensweisen.

Die Basalganglien bestehen aus sechs großen Kernen: Nucleus caudatus, Putamen, Nucleus accumbens und Globus pallidus (medialis und lateralis, mit inneren und äußeren Segmenten), die oberhalb und seitlich des Thalamus liegen, sowie Nucleus subthalamicus und Substantia nigra, die ventral liegen und parallel zueinander zum Truncus cerebri (Hirnstamm) hin verlaufen.

Der Nucleus caudatus hat eine große rostral gelegene Kopfregion, die sich kaudal zu einem geschwungenen Schwanz verjüngt. Der Nucleus accumbens liegt an der am weitesten rostral gelegenen Stelle der Basalganglien, am Berührungspunkt von Nucleus caudatus und Putamen. Der Globus pallidus liegt kaudal zum Nucleus accumbens. Nucleus caudatus und Putamen sind längs durch die Capsula interna (innere Kapsel) voneinander getrennt.

Basalganglien (koronaler Schnitt anterior zur Commissura anterior)

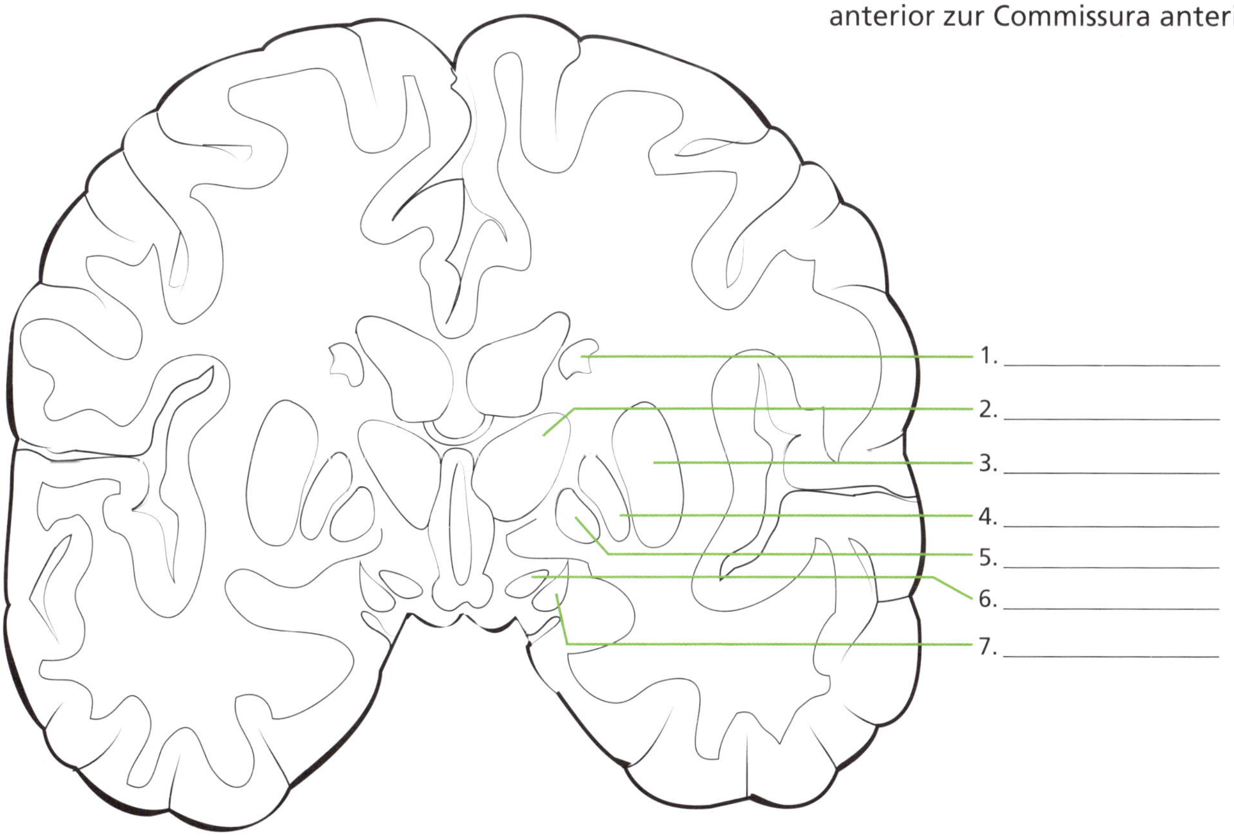

Antworten

1. Nucleus caudatus, 2. Thalamus, 3. Putamen, 4. Globus pallidus lateralis, 5. Globus pallidus medialis, 6. Nucleus subthalamicus, 7. Substantia nigra

Ventrales Striatum: Nucleus accumbens und Tuberculum olfactorium (Riechtuberkel)

Ventrales Striatum: Koronaler Schnitt auf der Höhe der Commissura anterior (oben) und des Cornu anterius des lateralen Ventrikels (unten)

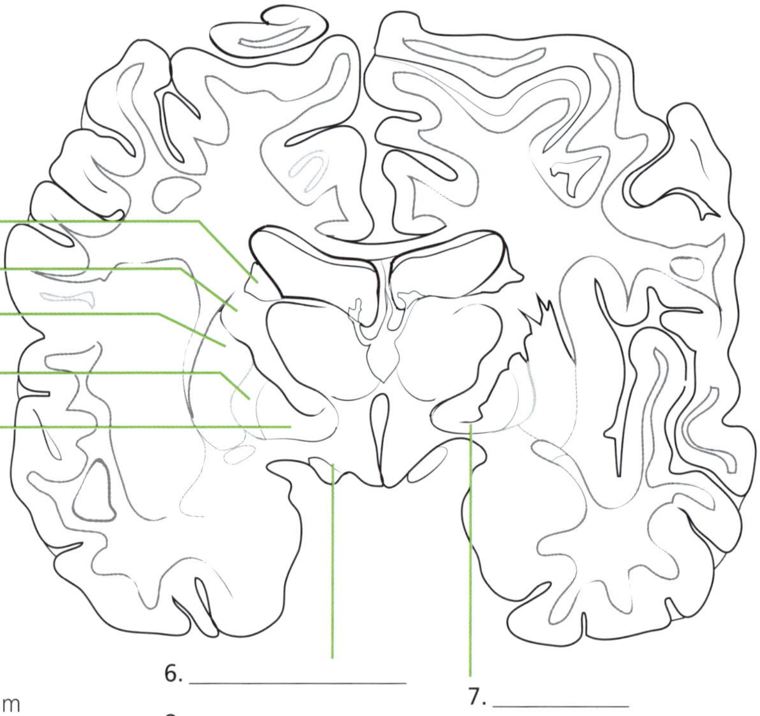

Das ventrale Striatum in den Basalganglien ist stark mit Belohnung und Motivation verbunden und besteht aus Nucleus accumbens und Tuberculum olfactorium (Riechtuberkel). Während der Nucleus accumbens leicht zu lokalisieren ist, rostral am Treffpunkt von Nucleus caudatus und Putamen, kann man das Tuberculum olfactorium beim Menschen und Primaten nur schwer erkennen.

Das Tuberculum olfactorium erhält Signale von den limbischen Hirnregionen, darunter die Amygdala, sowie direkt vom Bulbus olfactorius (Riechkolben). Trotz seiner geringen Größe ist es ein wichtiges Schaltzentrum für motivierte Verhaltensformen, einschließlich Aufmerksamkeit und Belohnung.

Der Nucleus accumbens lässt sich in eine Kern- und eine Schalenregion unterteilen und ist für Motivation, Verstärkung und Belohnung wichtig. Er ist sowohl an positiven Empfindungen (z. B. ausgelöst durch Drogen, Sex, Essen) als auch an negativen Empfindungen (z. B. durch Drogenentzug) beteiligt. Der Nucleus accumbens erhält Signale von den dopaminproduzierenden Neuronen der Area tegmentalis ventralis. Deren Dopaminfreisetzung kann im Tierversuch verfolgt werden. Sie steigt, wenn eine Belohnung in Aussicht gestellt wird, und sinkt, wenn die erwartete Belohnung ausbleibt.

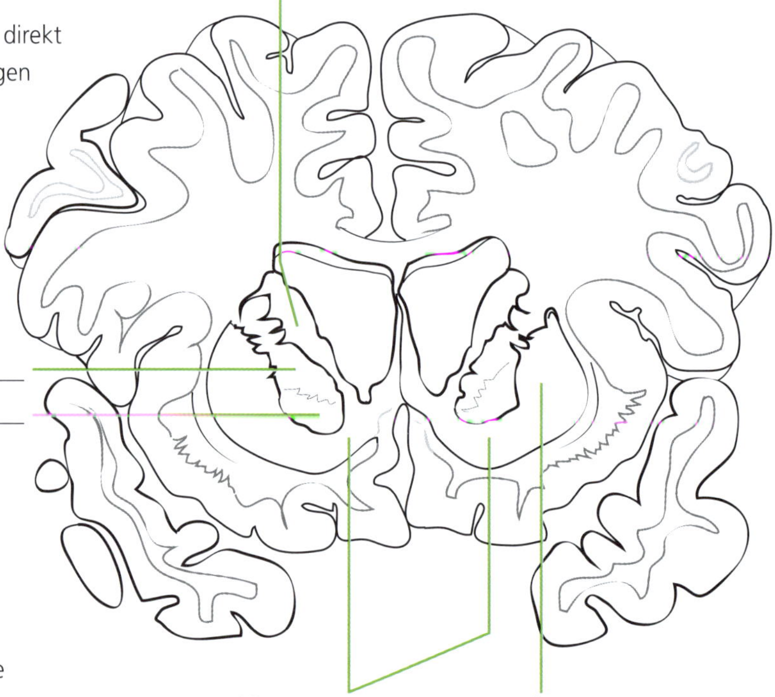

Antworten

1. Kopf des Nucleus caudatus, 2. Capsula interna, 3. Putamen, 4. Globus pallidus lateralis, 5. Globus pallidus medialis, 6. Nucleus caudatus, 7. Tuberculum olfactorium, 8. Nucleus caudatus, 9. Putamen, 10. Nucleus accumbens, 11. Globus pallidus, 12. Capsula interna

Dorsales Striatum (Körper des Nucleus caudatus)

Das dorsale Striatum besteht aus Putamen und Nucleus caudatus, die längs durch die Capsula interna (innere Kapsel) voneinander getrennt sind.

Das Putamen hat sehr viele motorische Funktionen und erhält Signale von motorischen und sensorischen Cortexregionen, von den dopaminergen Neuronen der Substantia nigra und vom thalamischen Nucleus centromedianus.

Der Nucleus caudatus ist stark in Entscheidungsfindungen eingebunden und der wichtigste Signalempfänger der Basalganglien. Er erhält Signale vom präfrontalen Cortex, leitet sie an andere Basalganglienstrukturen weiter, empfängt zurückkommende Signale und leitet diese im sogenannten cortico-striatalen Schaltkreis zurück zum Cortex.

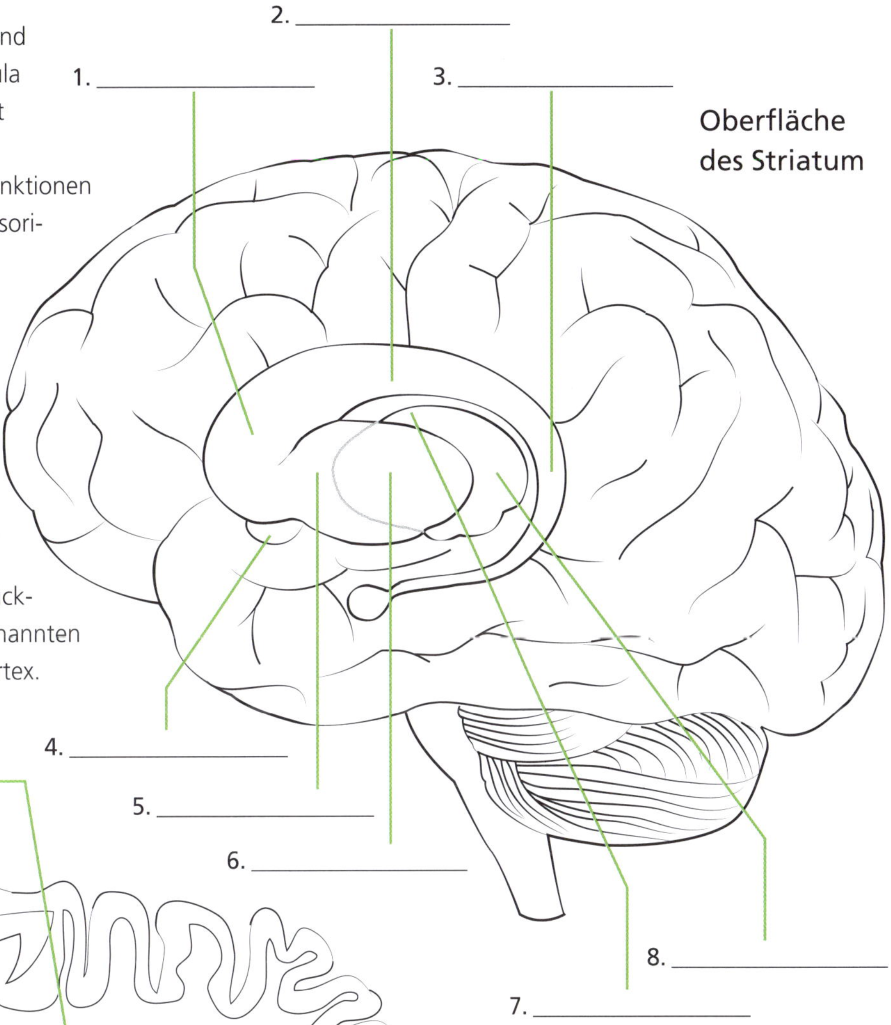

Oberfläche des Striatum

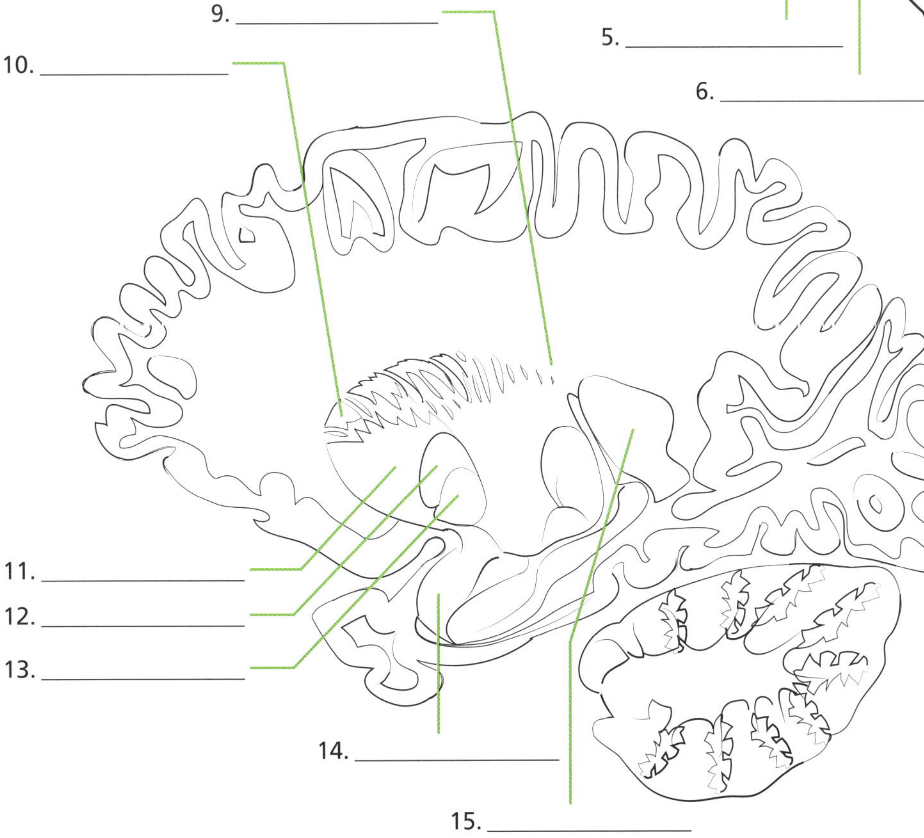

Striatum (parasagittaler Schnitt)

Antworten

1. Kopf des Nucleus caudatus, 2. Körper des Nucleus caudatus, 3. Schwanz des Nucleus caudatus, 4. Nucleus accumbens, 5. Putamen, 6. Globus pallidus, 7. Capsula interna, 8. Thalamus, 9. Schwanz des Nucleus caudatus, 10. Kopf des Nucleus caudatus, 11. Putamen, 12. Globus pallidus externus, 13. Globus pallidus internus, 14. Amygdala, 15. Thalamus

Verbindungen der Basalganglien

Die motorischen Signalbahnen durch die Basalganglien lassen sich in einen direkten und einen indirekten Weg unterteilen. Beide laufen am Globus pallidus internus zusammen und verlassen die Basalganglien über den Thalamus. Die Bahnen empfangen Signale vom Cortex, verarbeiten sie und leiten sie über den Thalamus zum motorischen Cortex. Die Verarbeitung dient der Festlegung, welche Bewegung in einer Serie von Bewegungen zuerst ausgeführt werden soll, und gewährleistet die reibungslose Abfolge von freiwilligen Bewegungen.

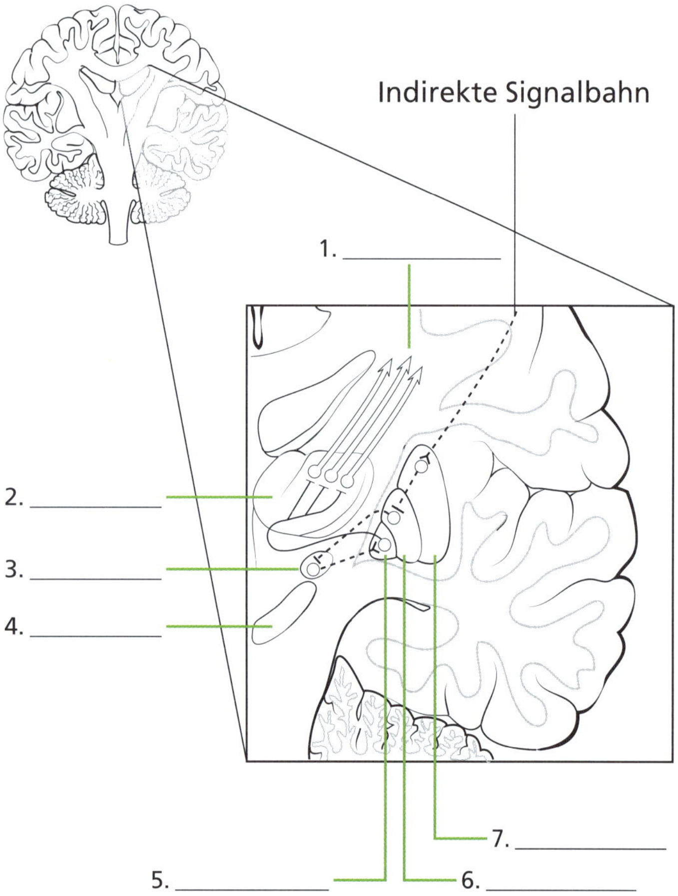

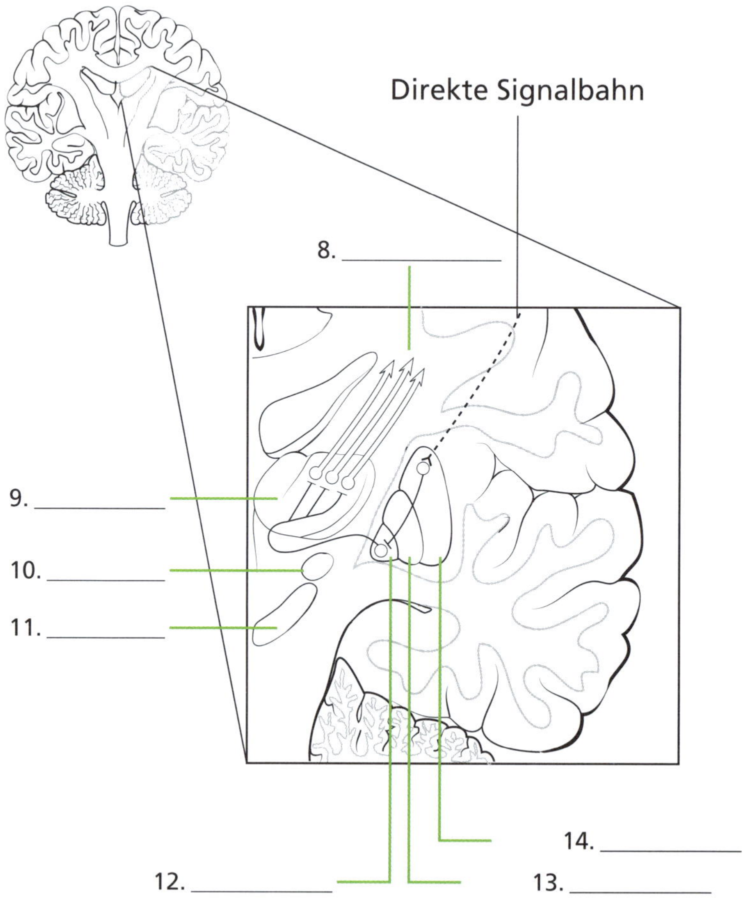

Der indirekte Weg beginnt mit Synapsen im Striatum. Von dort führt eine hemmende Verbindung zum Globus pallidus externus. Dieser stellt eine hemmende Verbindung zum Nucleus subthalamicus dar, von dem eine anregende Verbindung zum Globus pallidus internus führt. Diese letzte Verbindung bedeutet, dass der Globus pallidus stimuliert wird, der entsprechend über hemmende Verbindungen thalamische Neuronen hemmt und eine Stimulation des Cortex verhindert.

Der direkte Weg bildet zunächst Synapsen auf einem hemmenden Neuron im Striatum. Dieses erste hemmende Neuron ist mit einem zweiten hemmenden Neuron im Globus pallidus internus verbunden. Das zweite hemmende Neuron bildet Synapsen mit Neuronen, die anregende Signale zurück zum Cortex leiten. Normalerweise hemmen Neuronen im Globus pallidus internus die Neuronen im Thalamus. Aber wenn der direkte Weg aktiv ist, hemmen die inhibitorischen Verbindungen vom Striatum den Globus pallidus, geben den Thalamus frei und erlauben ihm, den Cortex zu stimulieren.

Antworten

1. zum Cortex, 2. Thalamus, 3. Nucleus subthalamicus, 4. Substantia nigra, 5. Globus pallidus internus, 6. Globus pallidus externus, 7. Nucleus caudatus und Putamen, 8. zum Cortex, 9. Thalamus, 10. Nucleus subthalamicus, 11. Substantia nigra, 12. Globus pallidus internus, 13. Globus pallidus externus, 14. Nucleus caudatus und Putamen

Auswirkungen von Läsionen der Basalganglien-Schaltkreise

Zwei der bekanntesten Funktionsstörungen der Basalganglien sind die Parkinson- und die Huntington-Krankheit. Die Parkinson-Krankheit, auch idiopathisches Parkinson-Syndrom genannt, ist eine progressive und degenerative Erkrankung ohne unmittelbare Ursache. Symptome sind Tremor, Muskelstarre, langsamer Gang und Probleme bei der Bewegungsinitiation. Fortgeschrittene Fälle können auch Depressionen und Demenz beinhalten. Die Krankheit entsteht durch das Absterben der dopaminergen Zellen in der Substantia nigra. Aktuelle Behandlungsansätze sind die Verabreichung von L-Dopa (das im ZNS in Dopamin metabolisiert wird) und tiefe Hirnstimulation. An Hirnschnitten von Patienten mit fortgeschrittener Erkrankung kann Parkinson leicht am Verlust der dunkel gefärbten Bande dopaminerger Neuronen im kompakten Teil (Pars compacta) der Substantia nigra erkannt werden.

Auch die Huntington-Krankheit beeinträchtigt die Muskelkoordination. Sie ist für die als Chorea Huntington bezeichneten unfreiwilligen, sich windenden Bewegungen bekannt. Die Krankheit resultiert aus einer Mutation des Proteins Huntingtin und verursacht Fehlfaltungen sowie Akkumulationen. Sie betrifft das gesamte Gehirn, die Basalganglien sind allerdings besonders anfällig, vor allem die dornigen Neuronen von Nucleus caudatus und Putamen. Die Krankheit lässt sich dort anhand einer Atrophie sowie eines erhöhten Ventrikelvolumens diagnostizieren.

Huntington-Krankheit

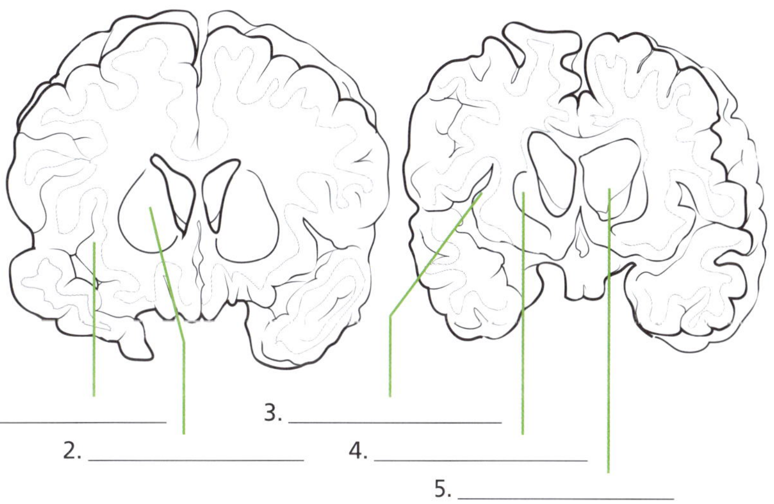

Parkinson-Syndrom

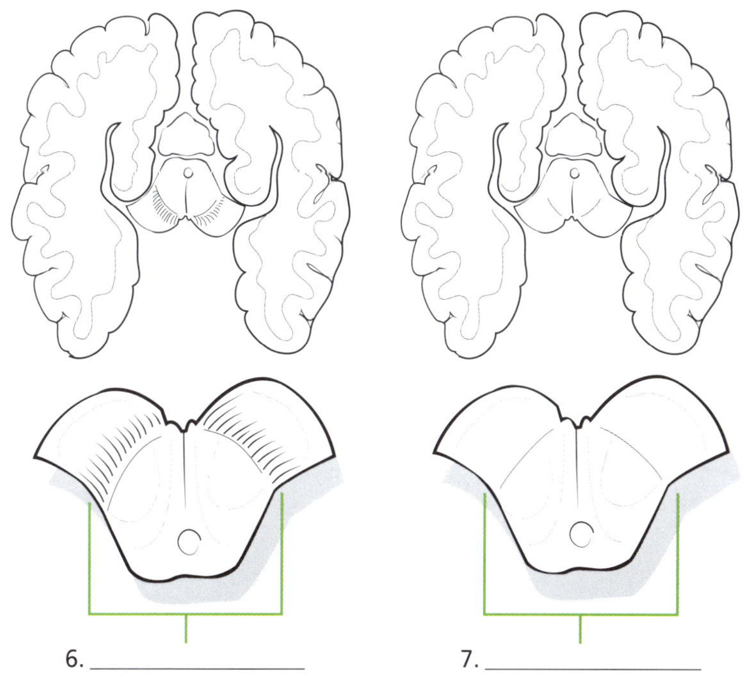

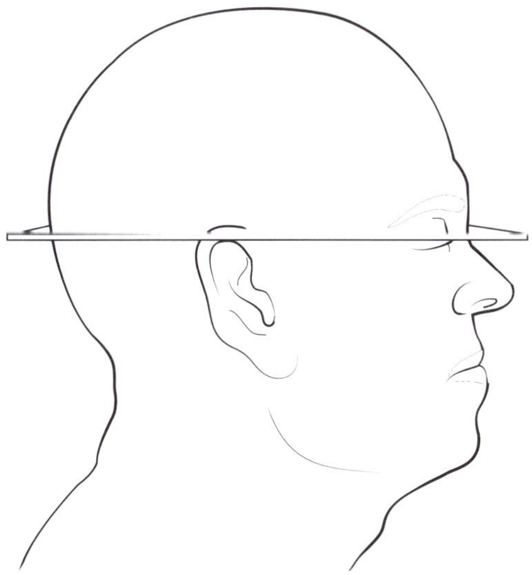

Querschnitt des Mittelhirns, bei dem der die Substantia Nigra sichtbar wird

Antworten

1. gesundes Putamen, 2. gesunder Nucleus caudatus, 3. Putamen eines Huntington-Patienten, 4. Nucleus caudatus eines Huntington-Patienten, 5. Ventrikel eines Huntington-Patienten, 6. gesunde Substantia nigra, 7. Substantia nigra eines Parkinson-Patienten

Überblick über die Topografie der Hemisphären (Hirnhälften): laterale Oberfläche

Hirnhälften
(laterale Oberfläche)

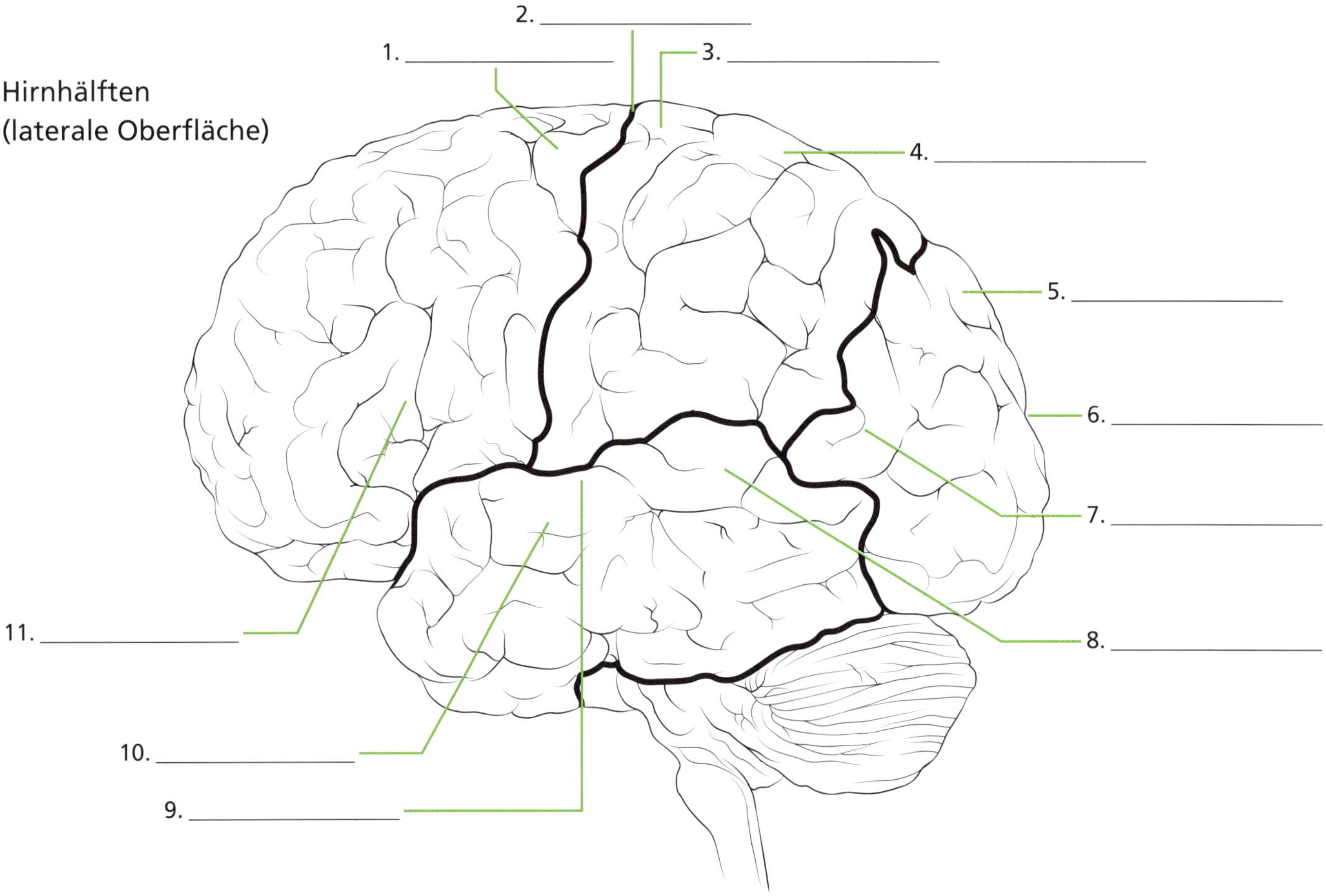

Die laterale Oberfläche eröffnet den besten Blick auf die Frontal-, Okzipital-, Parietal- und Temporallappen. Der Frontallappen ist der vorderste Lappen. Er wird durch den Sulcus centralis (Zentralfurche) vom Parietallappen getrennt und enthält den Motocortex, von dem die freiwilligen Muskelimpulse und auch Reizreaktionen ausgehen. Darüber hinaus ist er für geistige Prozesse wie Planung und Entscheidungsfindung zuständig. Der Temporallappen wird durch die Fissura lateralis (Sylvische Furche) von dem Frontal- und dem Parietallappen getrennt und enthält den auditorischen Cortex, den Hippocampus und andere wichtige sensorische und kognitive Strukturen. Zu seinen Funktionen gehören Sprachverständnis, Gedächtnis und Reizerkennung. Der Parietallappen befindet sich posterior zum Sulcus centralis und enthält den somatosensorischen Cortex. Dieser Lappen ist für die Körperwahrnehmung und Reizreaktionen sowie für Gedanken und Emotionen zuständig. Der Okzipitallappen ist der hinterste Lappen und Ort des visuellen Cortex, in dem visuelle Signale verarbeitet werden. Zu seinen zentralen Funktionen gehören die Fokussierung der Augen, die bewusste visuelle Wahrnehmung und die Zuordnung der visuellen Bilder zu früheren Erfahrungen.

Antworten

1. primärer Motocortex, 2. Sulcus centralis, 3. primär sensorischer Cortex, 4. somatosensorischer Assoziationsbereich, 5. visueller Assoziationsbereich, 6. visueller Cortex, 7. Sprachverständnisbereich, 8. Wernicke-Areal, 9. auditorischer Cortex, 10. auditorischer Assoziationsbereich, 11. Broca-Areal

Überblick über die Topographie der Hemisphären (Hirnhälften): mediale Oberfläche

Zu den wichtigsten Strukturen der medialen Hirnoberfläche gehören das Corpus callosum, der Fornix cerebri (Hirngewölbe) und der Sulcus parietooccipitalis. Das Corpus callosum ist ein großes Nervenfaserbündel, das die Hemisphären verbindet und Kommunikation ermöglicht. Es ist die größte Struktur aus weißer Substanz im Gehirn. Das hintere Ende des Corpus callosum wird als Splenium bezeichnet, das vordere als Genu. Die Corpus-callosum-Agenesie ist eine der häufigsten Fehlbildungen des menschlichen Gehirns. Sie tritt im ersten Trimenon auf und wird durch viele Faktoren verursacht, darunter Chromosomendefekte, Toxine oder pränatale Infektionen. Betroffene haben Probleme bei der Übertragung von Informationen zwischen den Hemisphären.

Das Durchtrennen des Corpus callosum, mit dem die Verbindung der Hemisphären zerstört wird, ist eine gängige Behandlungsform bei refraktärer Epilepsie. Andere Bereiche der medialen Oberfläche sind wichtig für Wahrnehmung, Gedächtnis, Emotionen und visuelle Verarbeitung. So ist der Fornix cerebri ein Nervenfaserbündel, das Signale vom Hippocampus zu anderen Bereichen des limbischen Systems leitet. Es hat sich gezeigt, dass Schäden am Fornix cerebri zu Gedächtnisverlust führen. Der Gyrus cinguli (cingulärer Cortex) ist essenziell für die emotionale und kognitive Verarbeitung über das limbische System.

Hirnhälften (mediale Oberfläche)

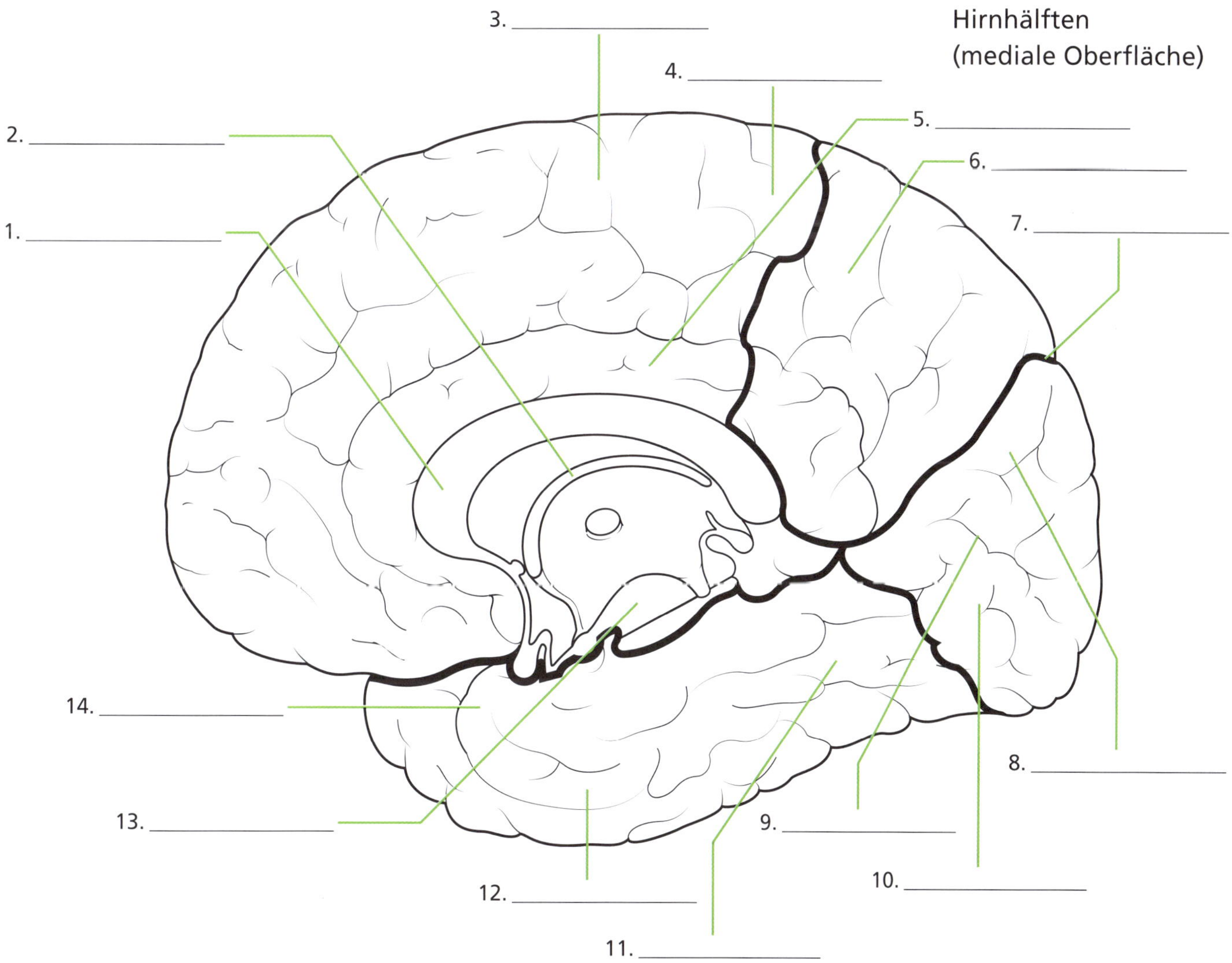

Antworten

1. Corpus callosum, 2. Fornix cerebri, 3. Gyrus frontalis superior, 4. Lobulus paracentralis, 5. Gyrus cinguli, 6. Praecuneus, 7. Sulcus parietooccipitalis, 8. Cuneus, 9. Sulcus calcarinus, 10. Gyrus lingualis, 11. Gyrus hippocampi, 12. Gyrus fusiformis, 13. geschnittenes Diencephalon, 14. Uncus

Überblick über die Topografie der Hemisphären (Hirnhälften): inferiore Oberfläche

Auf der »Gehirnunterseite« finden sich Regionen, die für unsere Sinne wichtig sind. Eine Ausnahme bildet dabei das Corpus mamillare (Mamillarkörper), das als Teil des limbischen Systems an Gedächtnisprozessen mitwirkt. Mit dem Bulbus olfactorius (Riechkolben), der Riechbahn (Tractus olfactorius), der Stria olfactoria lateralis und der Stria olfactoria sind vor allem Strukturen des Geruchssinns zu sehen. Der Tractus olfactorius ist insofern einzigartig, als er den Bulbus olfactorius mit mehreren Gehirnregionen verbindet, darunter dem Cortex piriformis, der Amygdala und dem entorhinalen Cortex. Der Bulbus olfactorius ist Teil einer Signalbahn, die mit dem Nervus olfactorius (Riechnerv) in der Nase beginnt und im olfaktorischen Cortex des Gehirns endet. Andere sensorische Areale dieses Bereichs sind der Nucleus olivaris inferior (untere Olivenkern) zur Bewegungskontrolle und der mit höheren kognitiven Aufgaben bedachte Gyrus rectus. Auch der orbitofrontale Cortex (OFC) dient der höheren kognitiven Verarbeitung: Er ist für die sensorische Integration und Entscheidungsfindung zuständig; Läsionen führen zu enthemmtem Verhalten. Das Chiasma opticum (Sehnervenkreuzung) liegt kaudal zum OFC. Die Signalverarbeitung beider Sehnerven ermöglicht binokulares und stereoskopisches Sehen.

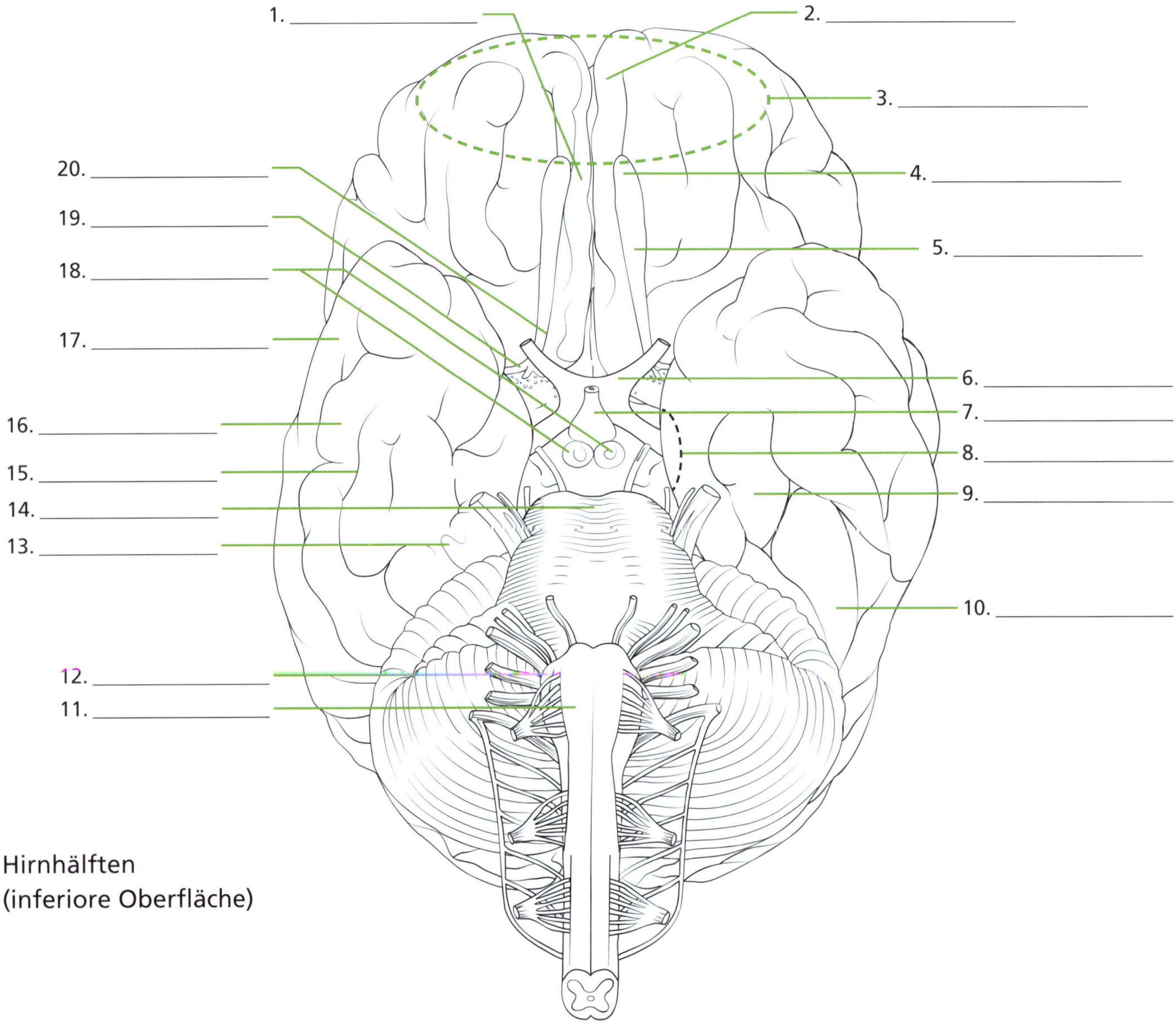

Hirnhälften
(inferiore Oberfläche)

Antworten

1. Gyrus rectus, 2. präfrontaler Cortex, 3. orbitofrontaler Cortex, 4. Bulbus olfactorius, 5. Tractus olfactorius, 6. Chiasma opticum, 7. Infundibulum, 8. Uncus, 9. Gyrus hippocampi, 10. Gyrus fusiformis, 11. Pyramide, 12. Nucleus olivaris inferior, 13. Sulcus collateralis, 14. Pedunculus cerebralis, 15. Sulcus temporalis inferior, 16. Gyrus temporalis inferior, 17. Gyrus temporalis medius, 18. Corpus mamillare, 19. Stria olfactoria lateralis, 20. Stria olfactoria medialis

Überblick über die Topografie der Hemisphären (Hirnhälften): superiore Oberfläche

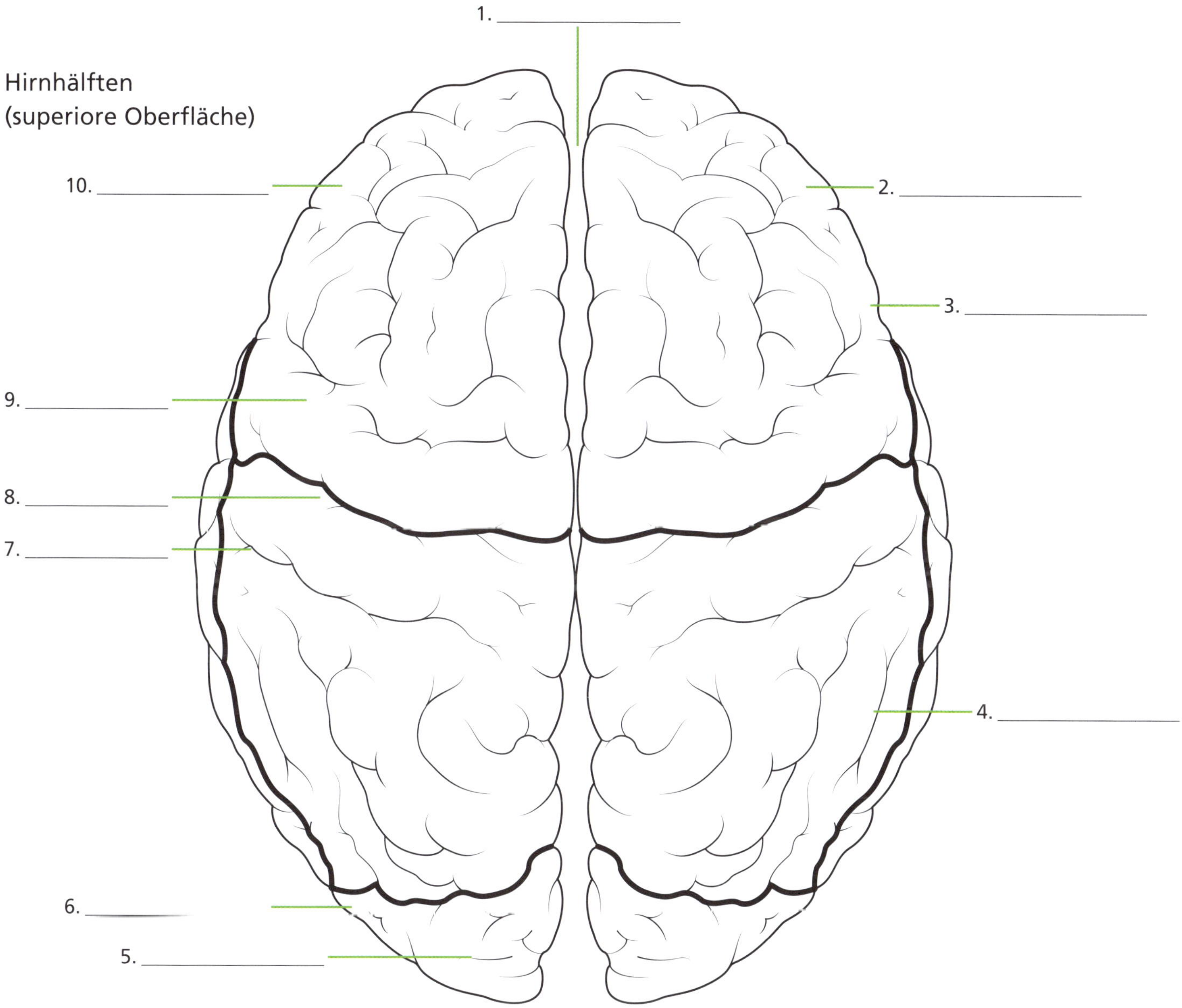

So wie die laterale Gehirnoberfläche hebt auch die superiore Oberfläche die vier Hirnlappen hervor. In dieser Ansicht sind die Frontal-, Temporal-, Parietal- und Okzipitallappen und auch die beiden Hemisphären gut zu erkennen. Die Lappen sind durch die Längs- und Querfurchen und den Sulcus parietooccipitalis voneinander getrennt. Jede Hemisphäre besteht aus einer äußeren Schicht grauer Substanz, dem Cortex, und einer inneren Schicht weißer Substanz. Die beiden Hemisphären sind über ein dickes Nervenfaserbündel aus weißer Substanz, das Corpus callosum, miteinander verbunden. Oft wird behauptet, bestimmte Funktionen seien für die rechte oder die linke Hemisphäre spezifisch. Tatsächlich sind die meisten Funktionen über beide Hemisphären verteilt. Manchmal liegen zentrale Wahrnehmungsbereiche jedoch in nur einer Hemisphäre. Ein Beispiel dafür ist die Sprache, bei der sich die beiden wichtigen Broca- und Wernicke-Areale in der linken Hemisphäre befinden.

Antworten

1. Fissura longitudinalis, 2. rechte Hemisphäre, 3. Frontallappen, 4. Parietallappen, 5. Occipitallappen, 6. Sulcus parietooccipitalis, 7. Gyrus postcentralis, 8. Sulcus centralis, 9. Gyrus precentralis, 10. linke Hemisphäre

Schnitt durch Körper des Corpus callosum und Kopf des Nucleus caudatus

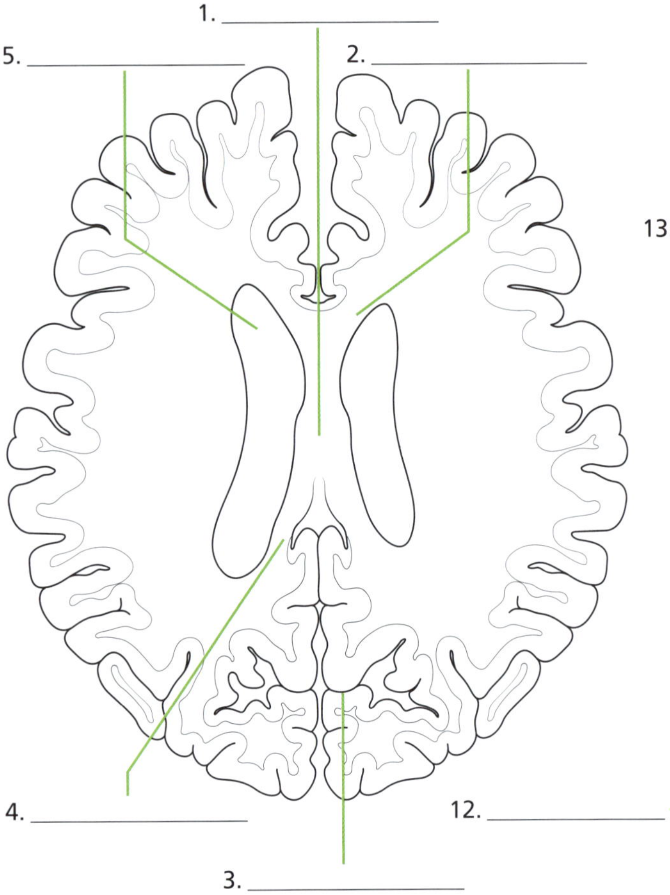

Kopf des Nucleus caudatus (horizontaler Schnitt)

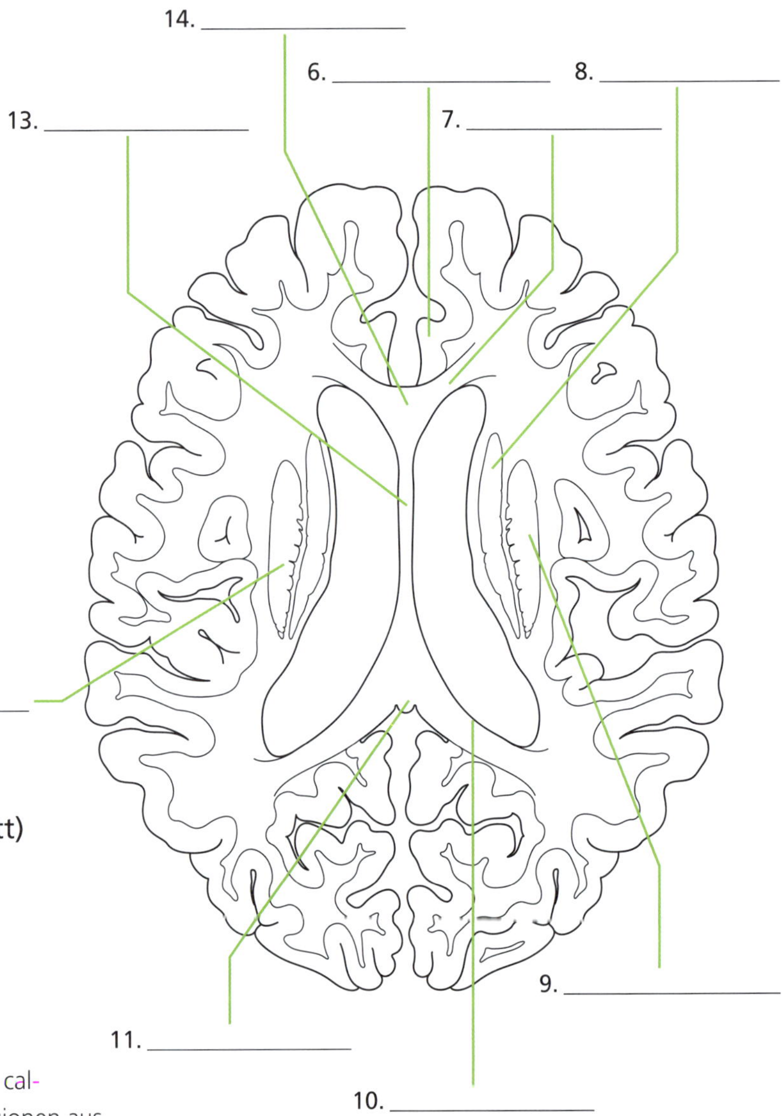

Körper des Corpus callosum (horizontaler Schnitt)

Horizontale Gehirnschnitte werden häufig in bildgebenden Studien wie der Magnetresonanz- (MRT) oder der Computertomografie (CT) verwendet. Horizontalschnitte durch den Körper des Corpus callosum und den Kopf des Nucleus caudatus zeigen die Ventriculi laterales (Seitenventrikel) in voller Länge. Man erkennt Corpus callosum, Corona radiata und Septum pellucidum, allesamt Regionen aus weißer Substanz, die sowohl motorische als auch nichtmotorische Funktionen haben. Das Corpus callosum ist ein dickes Nervenfaserbündel, das die linke mit der rechten Hemisphäre (Hirnhälfte) verbindet und der Kommunikation dient. Es ist auch die größte Struktur aus weißer Substanz im Gehirn. Der Körper des Corpus callosum ist der lange, schmale Bereich zwischen Splenium und Genu. Bei schweren Fällen von Epilepsie wird das Corpus callosum chirurgisch durchtrennt. Dies kann zu Split-Brain-Syndromen führen, die sich in Sprachstörungen, Problemen bei der Objekterkennung und Schwierigkeiten bei Aufgaben, die unabhängige Bewegungen beider Hände erfordern, äußern. Nucleus caudatus, Putamen und Globus pallidus sind die drei Strukturen, aus denen sich die Basalganglien zusammensetzen. Viele Krankheiten gehen auf Funktionsstörungen des Nucleus caudatus zurück, darunter die Parkinson-, die Alzheimer- und die Huntington-Krankheit.

Antworten

1. Körper des Corpus callosum, 2. Forceps frontalis, 3. Sulcus parietooccipitalis, 4. Forceps occipitalis, 5. Ventriculi laterales, 6. Gyrus cinguli, 7. Forceps frontalis, 8. Kopf des Nucleus caudatus, 9. Putamen, 10. Crus fornicis, 11. Splenium des Corpus callosum, 12. Corona radiata, 13. Septum pellucidum, 14. Genu des Corpus callosum

Schnitt durch Nucleus anterior und Commissura anterior (vordere Kommissur)

Horizontalschnitte auf der Ebene des Nucleus anterior und der Commissura anterior lassen Strukturen des limbischen Systems erkennen. Der Nucleus anterior des Thalamus gehört zum limbischen System und ist für die Wachsamkeit und das episodische Gedächtnis zuständig. Läsionen dieses Kerns führen zu Amnesie. Der Fornix cerebri (Hirngewölbe) ist ein wichtiger Teil des limbischen Systems und besteht aus Corpus fornicis (Fornixkörper), Columna fornicis (Fornixpfeiler) und Crus fornicis (Fornixschenkel). Die Namen der Strukturen spiegeln deren Lage entlang der Faserbündel wider, wobei die Crus fornicis dem Hippocampus am nächsten sind und die Columnae fornicis hinter der Commissura anterior liegt, die die zwei Temporallappen und die Amygdala verbindet. Die Commissura anterior ist nicht nur am limbischen System, sondern auch am Farbensehen und an der Aufmerksamkeit beteiligt. Thalamus, Nuclei habenulare und Nucleus medialis dorsalis sind am limbischen System beteiligt.

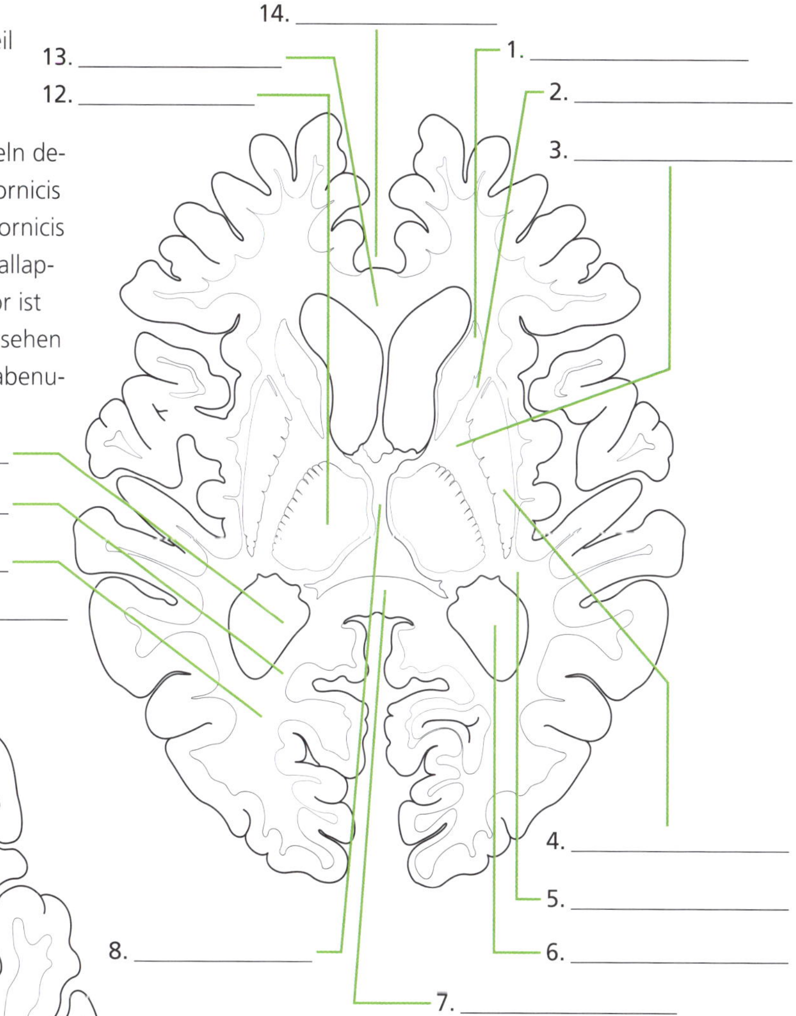

Nucleus anterior des Thalamus: horizontaler Schnitt

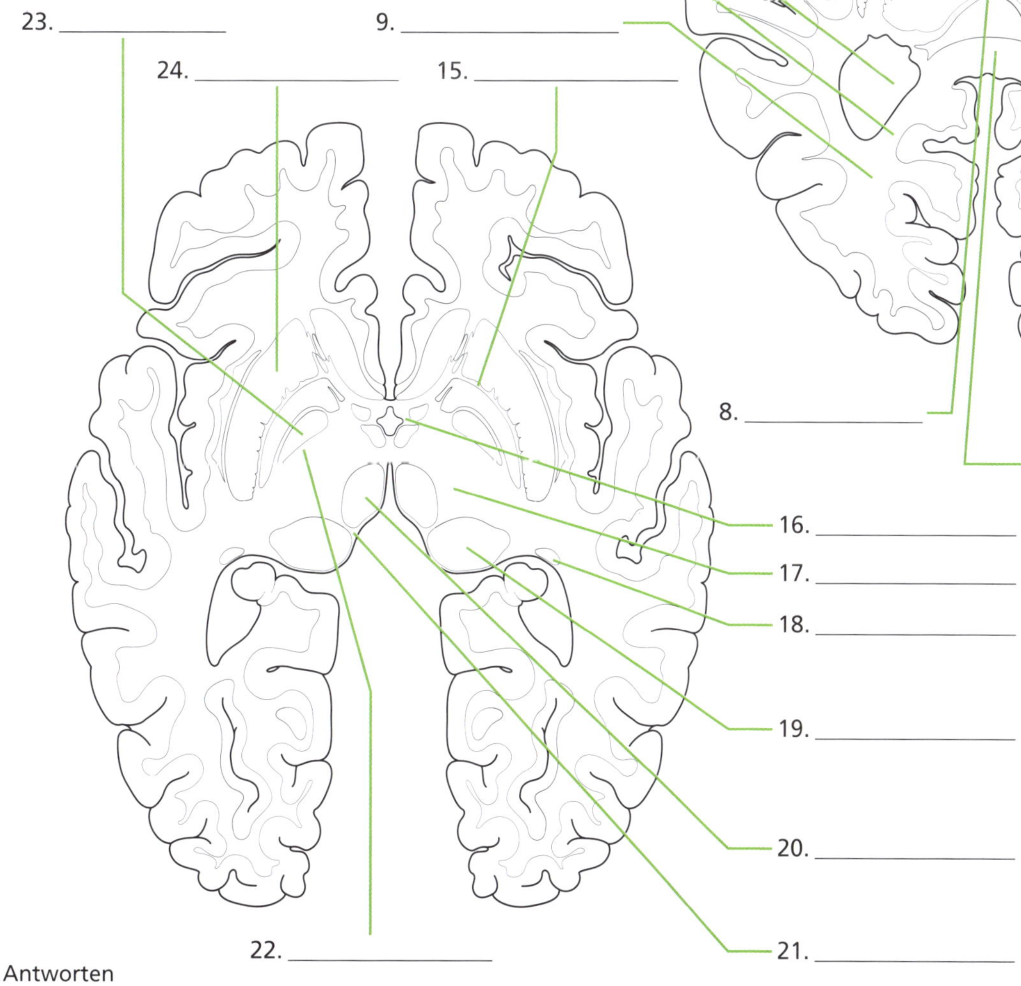

Commissura anterior (horizontaler Schnitt)

Antworten

1. Kopf des Nucleus caudatus, 2. vorderer Schenkel der Capsula interna, 3. Genu der Capsula interna, 4. Putamen, 5. hinterer Schenkel der Capsula interna, 6. Thalamus, 7. Forceps occipitalis des Corpus callosum, 8. Corpus fornicis, 9. Radiatio optica, 10. Forceps occipitalis, 11. Ventriculi laterales, 12. Nucleus anterior, 13. Forceps frontalis des Corpus callosum, 14. Columna fornicis, 15. Commissura anterior, 16. Columnae fornicis, 17. Nucleus centromedianus, 18. Crus fornicis, 19. Pulvinar, 20. Nuclei habenulares, 21. Nucleus medialis dorsalis, 22. Capsula interna, 23. Globus pallidus, 24. Putamen

Schnitt durch das Genu des Corpus callosum und Commissura anterior (vordere Kommissur)

Der Blick auf einen koronalen Schnitt eignet sich besonders, um die Komplexität des menschlichen Gehirns zu verstehen und jene Regionen schätzen zu lernen, die bei den komplizierten kognitiven und emotionalen Funktionen zusammenarbeiten. Aus dieser Perspektive sind beide Hemisphären (Hirnhälften) sichtbar, sodass man leichter versteht, wie Corpus callosum und Commissura anterior die beiden Hemisphären verbinden und miteinander kommunizieren lassen. Der vordere Bereich des Corpus callosum nennt sich Genu und wölbt sich vor dem Septum pellucidum nach unten. Das Corpus callosum ist die größte Struktur aus weißer Substanz und sendet Fasern zum Cortex aus. Die Commissura anterior ist etwa zehnmal kleiner, wobei einige Studien vermuten lassen, dass sie bei fehlendem Corpus callosum dessen Funktion übernehmen könnte. Der Schnitt durch das Genu des Corpus callosum und die Commissura anterior zeigt viele Strukturen des limbischen Systems, etwa Gyrus cinguli (cingulärer Cortex), Hypothalamus und Amygdala.

Genu des Corpus Callosum (koronaler Schnitt)

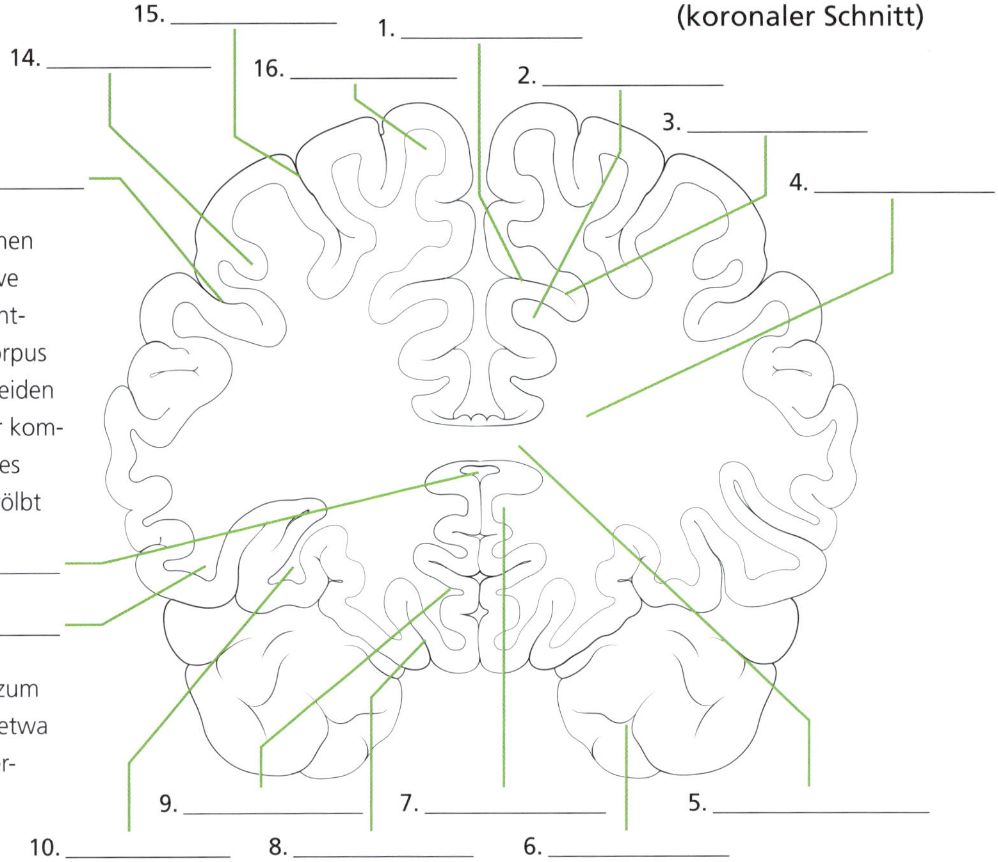

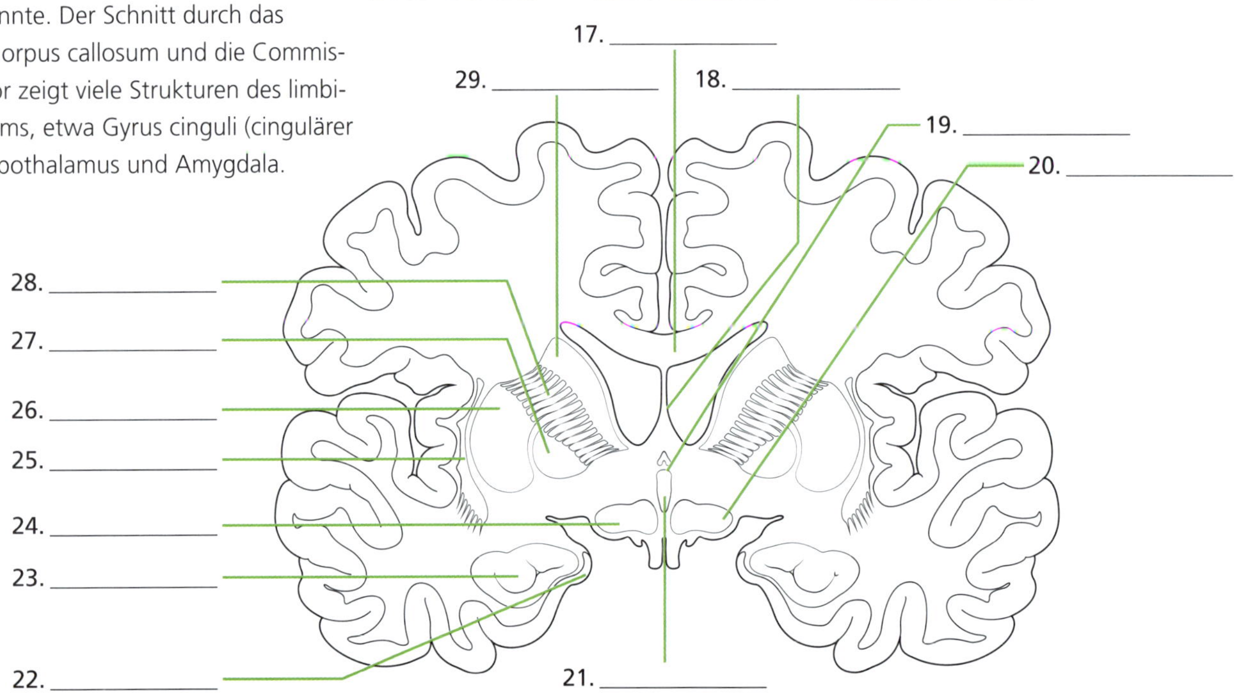

Commissura anterior (koronaler Schnitt)

Antworten

1. Cortex, 2. Gyrus cinguli, 3. Sulcus cinguli, 4. Markzentrum, 5. Genu des Corpus callosum, 6. Polus temporalis, 7. Gyrus subcallosus, 8. Sulcus olfactorius, 9. Gyrus rectus, 10. Gyrus orbitalis, 11. Gyrus frontalis, 12. Arteria cerebri anterior, 13. Sulcus frontalis inferior, 14. Sulcus frontalis medius, 15. Sulcus frontalis superior, 16. Gyrus frontalis superior, 17. Körper des Corpus callosum, 18. Septum pellucidum, 19. Commissura anterior, 20. Tractus opticus, 21. Ventriculus tertius cerebri, 22. Uncus, 23. Amygdala, 24. Hypothalamus, 25. Insula, 26. Putamen, 27. Globus pallidus, 28. vorderer Schenkel der Capsula interna, 29. Nucleus caudatus

Schnitt durch Infundibulum (Hypophysenstiel) und Corpus mamillare (Mamillarkörper)

Koronare Schnitte durch Infundibulum und Corpus mamillare ermöglichen einen Blick auf die Ventrikel, besonders den Ventriculus tertius cerebri (dritter Ventrikel) und die Ventriculi laterales (Seitenventrikel). Das Ventrikelsystem besteht aus miteinander verbundenen flüssigkeitsgefüllten Räumen. Die Ventrikel sind nützliche Orientierungshilfen bei der Kartierung von Hirnregionen und fungieren als Fortsetzungen des Canalis centralis (Zentralkanal). Er und die Ventrikel enthalten Liquor (Zerebrospinalflüssigkeit), der als mechanische und immunologische Unterstützung für das ZNS wirkt. Das Infundibulum, auch Hypophysenstiel genannt, verbindet den Hypothalamus mit der Hypophyse und setzt die Hormone Vasopressin und Oxytocin in die Blutbahn ab. Ebenfalls proximal zum Hypothalamus liegt das Corpus mamillare, das an Erinnerung und räumlichem Gedächtnis beteiligt ist. Läsionen des Corpus mamillare wurden bei amnesieähnlichen Syndromen beobachtet. Bei dieser Form von Amnesie sind die Betroffenen nicht in der Lage, Informationen aus dem Kurzzeit- in das Langzeitgedächtnis zu übertragen.

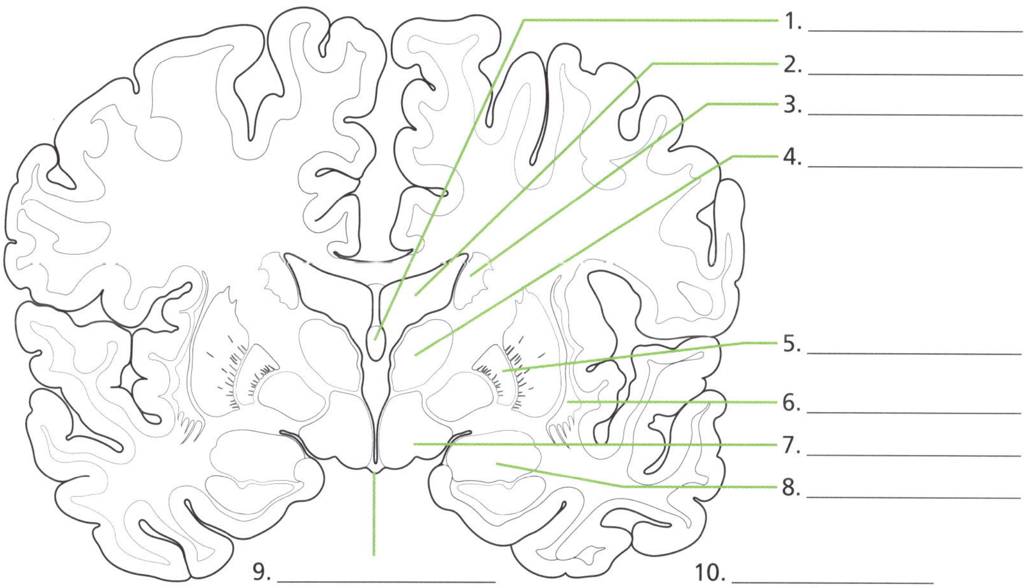

Infundibulum (koronaler Schnitt)

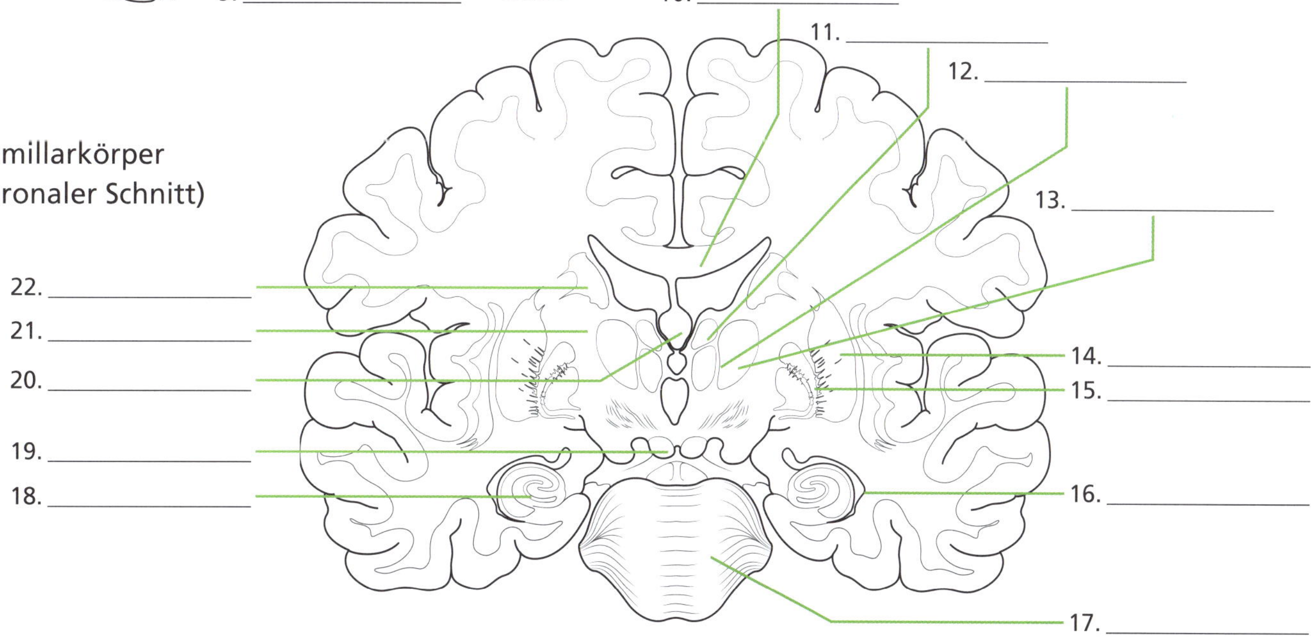

Mamillarkörper (koronaler Schnitt)

Antworten

1. Ventriculus tertius cerebri, 2. Ventriculi laterales, 3. dorsales Striatum, 4. Thalamus, 5. Globus pallidus, 6. Claustrum, 7. Hypothalamus, 8. Amygdala, 9. Infundibulum, 10. Körper des Corpus callosum, 11. Nucleus anterior, 12. Tractus mamillothalamicus, 13. dorsomedialer Thalamus, 14. Putamen, 15. Globus pallidus, 16. Cornu temporale (Unterhorn der Ventriculi laterales), 17. Pars basilaris pontis, 18. Hippocampus, 19. Corpus mamillare, 20. Corpus fornicis, 21. hinterer Schenkel der Capsula interna, 22. Körper des Nucleus caudatus

Schnitt durch Nucleus ruber (Roter Kern) und Splenium des Corpus callosum

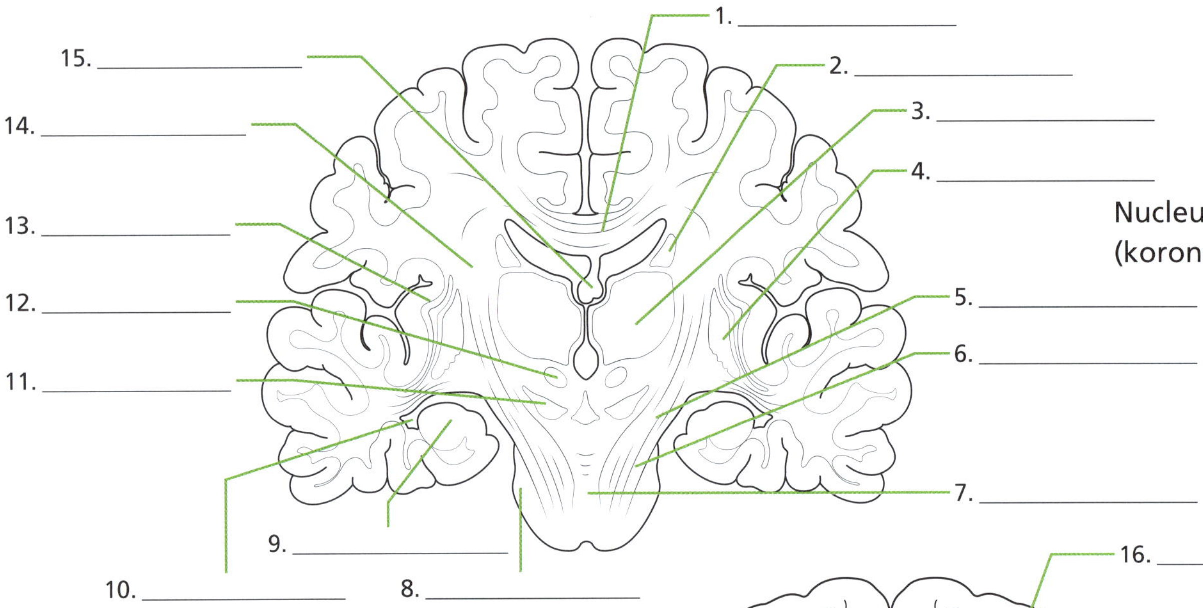

Nucleus ruber (koronaler Schnitt)

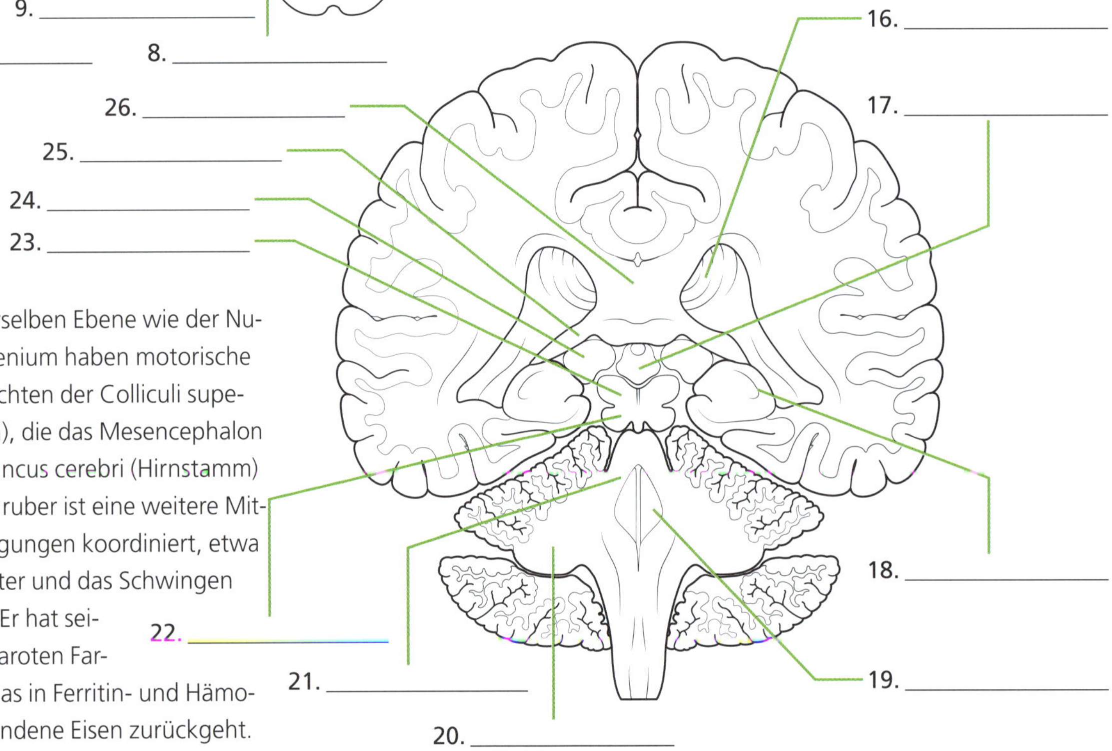

Splenium des Corpus callosum (koronaler Schnitt)

Viele Strukturen auf derselben Ebene wie der Nucleus ruber und das Splenium haben motorische Funktion, etwa die Schichten der Colliculi superiores (obere Hügelchen), die das Mesencephalon (Mittelhirn) mit dem Truncus cerebri (Hirnstamm) verbinden. Der Nucleus ruber ist eine weitere Mittelhirnregion, die Bewegungen koordiniert, etwa das Krabbeln im Babyalter und das Schwingen der Arme beim Gehen. Er hat seinen Namen von der rosaroten Farbe, die vermutlich auf das in Ferritin- und Hämoglobin-Molekülen gebundene Eisen zurückgeht. Der Nucleus ruber kontrolliert die Muskeln der Schultern, Oberarme und (teilweise) Hände. Die meisten vom Nucleus ruber ausgehenden Axone sind nicht mit dem Rückenmark verbunden, sondern leiten Signale vom Motocortex an das Cerebellum (Kleinhirn). Dies wird durch den Complexus olivaris inferior (unteres Kerngebiet der Olive) erreicht. Weitere wichtige Strukturen des Mesencephalon sind der Tractus corticospinalis (corticospinale Bahn), die Substantia nigra und die Crura cerebri (Hirnschenkel). Die Substantia nigra befindet sich im Tegmentum (Haube des Mittelhirns) neben dem Nucleus ruber. Neben motorischen Aufgaben hat die Substantia nigra wichtige Funktionen bei Belohnung und Sucht. Zu den mit der Substantia nigra verbundenen Erkrankungen zählen Parkinson und Schizophrenie.

Antworten

1. Körper des Corpus callosum, 2. Körper des Nucleus caudatus, 3. Thalamus, 4. Putamen, 5. Crura cerebri, 6. Tractus corticospinalis, 7. Pars basilaris pontis, 8. Nervus trigeminus, 9. Hippocampus, 10. Cornu temporale (Unterhorn der Ventriculi laterales), 11. Substantia nigra, 12. Nucleus ruber, 13. Capsula externa, 14. hinterer Schenkel der Capsula interna, 15. Corpus fornicis, 16. Cornu occipitale (Hinterhorn der Ventriculi laterales), 17. Epiphysis cerebri, 18. Hippocampus, 19. Ventriculus quartus cerebri, 20. Pedunculus cerebellaris medius, 21. Pedunculus cerebellaris, 22. Colliculi inferiores, 23. Colliculi superiores, 24. Pulvinar (Thalamus), 25. Crus fornicis, 26. Splenium des Corpus callosum

Faserbündel der Capsula interna (innere Kapsel)

Die meisten Fasern, die den Cortex mit dem Truncus cerebri (Hirnstamm) und dem Rückenmark verbinden, verlaufen durch eine Region zwischen Nucleus caudatus und Thalamus, die als Capsula interna bezeichnet wird. Sie enthält sowohl aufsteigende als auch absteigende Fasern, die vom Cortex kommen und zu ihm hinlaufen. Ein großer Teil der Capsula interna besteht aus dem Tractus corticospinalis, der Signale vom Gehirn zum Rückenmark leitet. Die Capsula interna ist mit der Corona radiata und den Crura cerebri (Hirnschenkel) des Mittelhirns verbunden. Aus dieser Region werden die Radiatio acustica (Hörstrahlung), die Radiatio optica (Gratiolet-Sehstrahlung) und die vordere Thalamusstrahlung an die entsprechenden Verarbeitungsbereiche gesendet, zum Beispiel die Radiatio optica (Gratiolet-Sehstrahlung) an den visuellen Cortex. Der Tractus corticopontinus verläuft vom Cortex zu den pontinen Kernen, die für die motorische Kontrolle zuständig sind. Der Tractus corticobulbaris verbindet den Cortex mit dem Truncus cerebri.

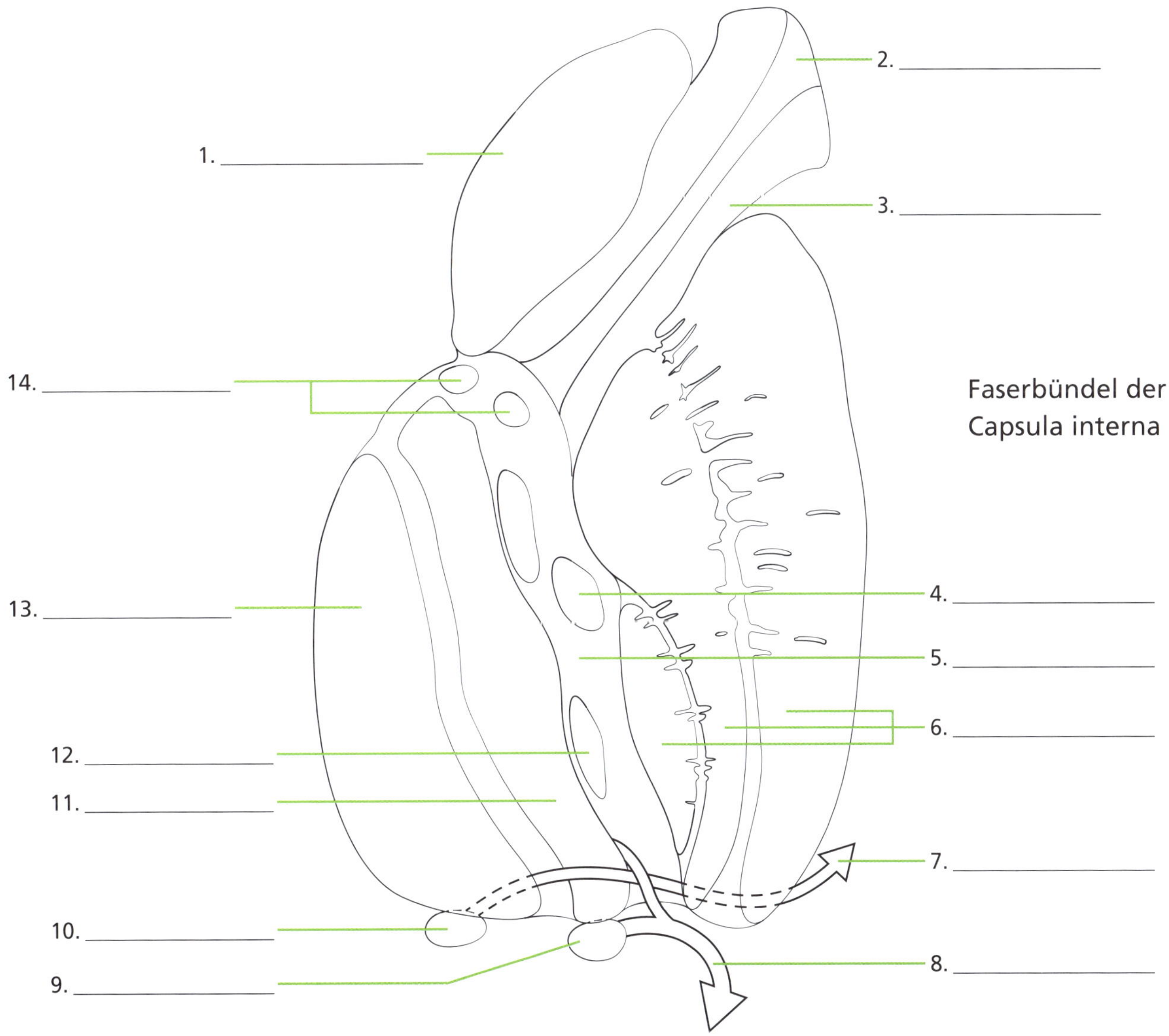

Faserbündel der Capsula interna

Antworten

1. Kopf des Nucleus caudatus, 2. vordere Thalamusstrahlung, 3. Tractus frontopontinus, 4. Tractus corticorubralis, 5. Tractus corticopontinus, 6. Nucleus lentiformis, 7. Radiatio acustica, 8. Radiatio optica, 9. Nucleus geniculatus lateralis, 10. Nucleus geniculatus medialis, 11. zentrale Thalamusstrahlung, 12. Tractus corticospinalis, 13. dorsaler Thalamus, 14. Tractus corticobulbaris

Überblick über den Cortex

Der Cortex, auch Großhirnrinde genannt, macht mit 77 Prozent den größten Teil des Gehirns aus. Er faltet sich zusammen und bildet dabei Furchen (Sulci) und Windungen (Gyri). Würde man den gesamten Cortex flach ausbreiten (Sulci und Gyri entfernt), ergäbe er eine Fläche von 2300 cm^2. Ausgeprägte Sulci dienen als Orientierungspunkte auf dem Cortex. Der Sulcus centralis (Zentralfurche) trennt den Frontallappen vom Parietallappen, die Fissura lateralis (Sylvische Furche) die Frontal- und Parietallappen vom Temporallappen. Zu den wichtigen und gut beschriebenen Cortexbereichen zählt der Gyrus precentralis vor dem Sulcus centralis mit dem primär motorischen Cortex und der Gyrus postcentralis hinter dem Sulcus centralis mit dem primär somatosensorischen Cortex. Neben den mit Einzelaufgaben verbundenen Bereichen wie den oben genannten sind auch viele andere mit Funktionen assoziiert. So enthält der Gyrus temporalis superior den primär auditorischen Cortex, während die Gyri orbitales wichtig für die Entscheidungsfindung und das belohnungsgesteuerte Lernverhalten sind.

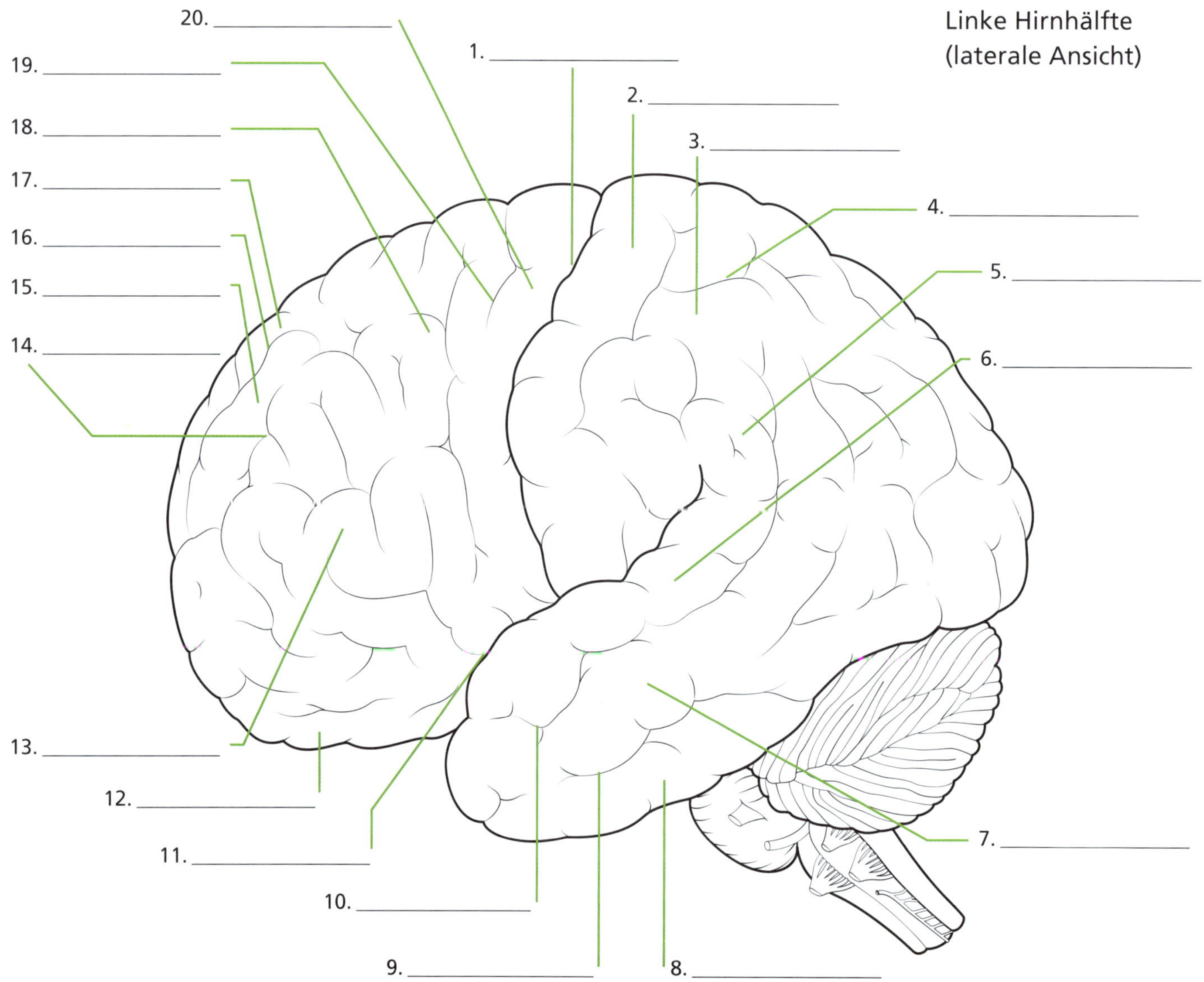

Antworten

1. Sulcus centralis, 2. Gyrus postcentralis, 3. Gyrus supramarginalis, 4. Sulcus intraparietalis, 5. Gyrus angularis, 6. Gyrus temporalis superior, 7. Gyrus temporalis medius, 8. Gyrus temporalis inferior, 9. Sulcus temporalis medius, 10. Sulcus temporalis superior, 11. Fissura lateralis, 12. Gyrus orbitalis, 13. Gyrus frontalis inferior, 14. Sulcus frontalis inferior, 15. Gyrus frontalis medius, 16. Sulcus frontalis superior, 17. Gyrus frontalis superior, 18. frontales Augenfeld, 19. Sulcus praecentralis, 20. Gyrus praecentralis

Die sechs Cortexschichten

Zelluläre Ansicht des Cortex (Querschnitt)

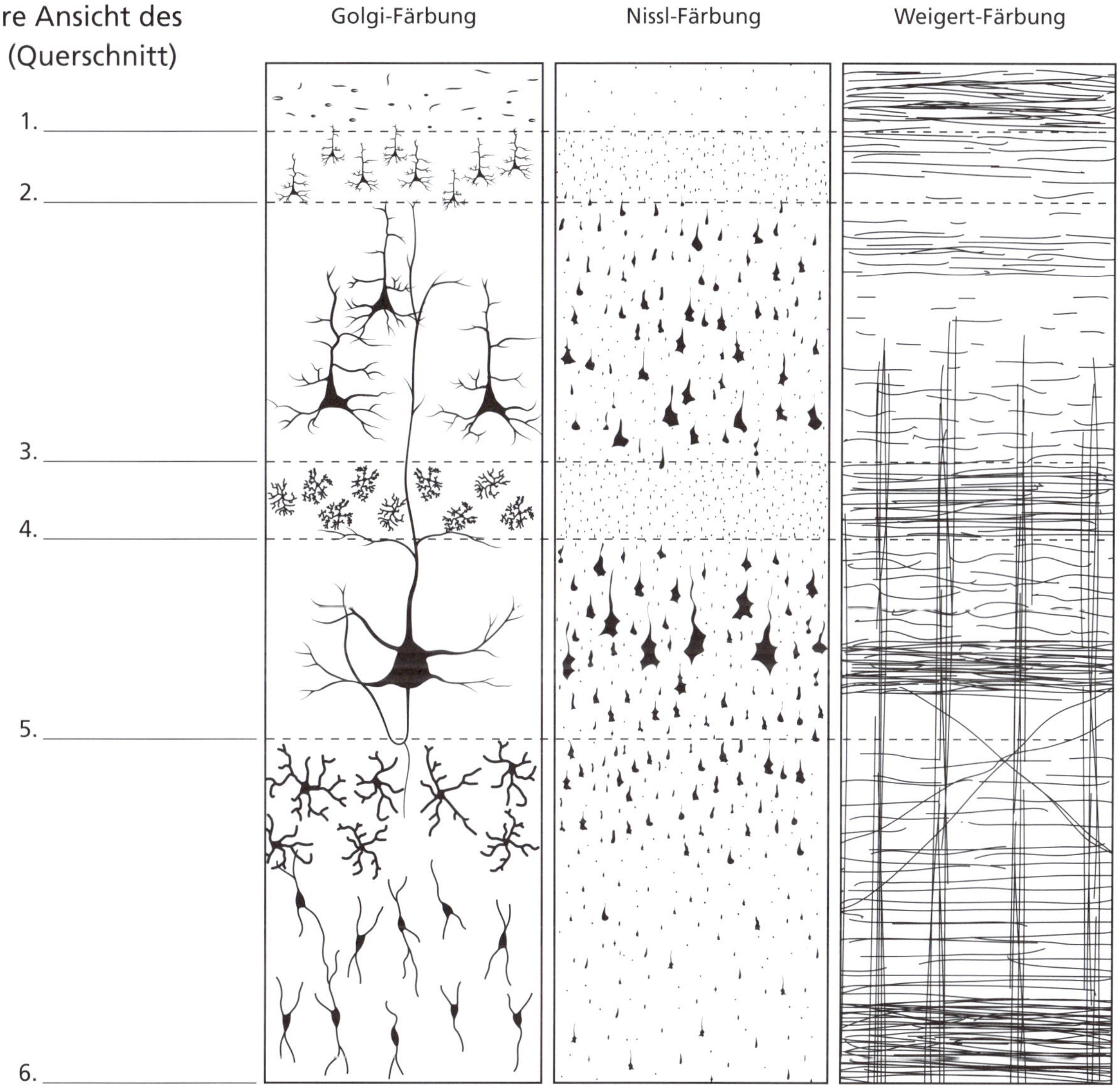

Im Cortexquerschnitt erkennt man sechs Schichten mit jeweils unterschiedlichen Arten von Neuronen oder Nervenfasern. Die Lamina molecularis (Molekularschicht; Schicht I) ist die äußerste Schicht und besteht aus Dendriten von Pyramidenzellen (deren Somas tiefer liegen) sowie Eingängen von Axonen aus distalen Hirnregionen. Die Lamina granularis externa (äußere Körnerschicht; Schicht II) enthält kleine Pyramidenzellen und Sternzellen. Die Lamina pyramidalis externa (äußere Pyramidenschicht; Schicht III) umfasst ebenfalls Pyramidenzellen. Diese drei Schichten bilden die supragranulären Schichten, die in der Regel auf andere kortikale Areale projizieren und die interkortikale Informationsübertragung ermöglichen. Die Lamina granularis interna (innere Körnerschicht; Schicht IV) besteht hauptsächlich aus Sternzellen und einigen Pyramidenzellen. Sie empfängt Signale vom Thalamus und sendet an die supragranulären Schichten. Die Lamina pyramidalis interna (innere Pyramidenschicht; Schicht V) umfasst große Pyramidenzellen, die Lamina multiformis (multiforme Schicht; Schicht VI) kleinere Pyramidenzellen und Sternzellen. Diese letzten beiden tiefen Schichten bilden die infragranulären Schichten und senden Signale an Thalamus und subkortikale Strukturen.

Antworten

1. Lamina molecularis (Schicht I), 2. Lamina granularis externa (Schicht II), 3. Lamina pyramidalis externa (Schicht III), 4. Lamina granularis interna (Schicht IV), 5. Lamina pyramidalis interna (Schicht V), 6. Lamina multiformis (Schicht VI)

Schichtverteilung im Cortex

Nicht alle kortikalen Schichten sind über sämtliche Cortexregionen hinweg gleich. Der granuläre Cortex (z. B. der primär sensorische Cortex) hat eine sehr dicke Lamina granularis interna (innere Körnerschicht; Schicht IV) und dünnere infragranuläre Schichten (Schichten V und VI), da die vom Thalamus gesendeten sensorischen Signale von Schicht IV empfangen werden. Die »typische« Schichtverteilung findet man bei Assoziationscortizes, die den Großteil des Cortex ausmachen. Sie haben eine mäßig dicke Schicht IV und dickere infragranuläre Schichten im Vergleich zum granulären Cortex. Agranuläre Cortexareale (z. B. der primär motorische Cortex) haben dagegen eine sehr dünne oder gar keine Lamina granularis interna. Hier sind die dicksten Schichten die infragranulären Schichten, die Signale in subkortikale Regionen projizieren. Agranuläre Cortexareale haben auch etwas dünnere supragranuläre Schichten, die hauptsächlich an der Kommunikation mit anderen Cortexbereichen beteiligt sind.

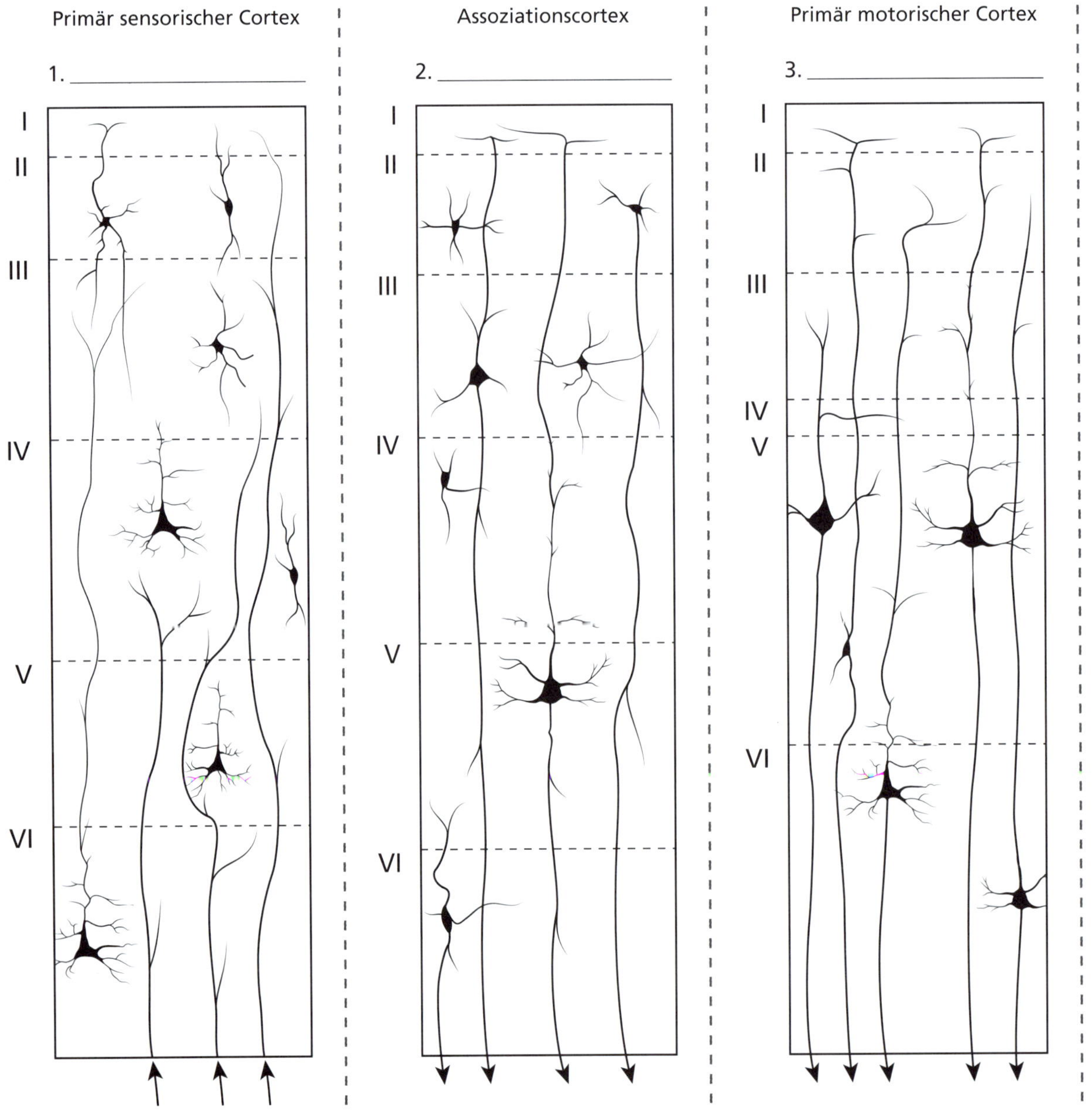

Verschiedene Typen zerebraler Cortexebenen

Antworten

1. granuläre Schichtverteilung, 2. typische Schichtverteilung, 3. agranuläre Schichtverteilung

Gustatorischer und olfaktorischer Cortex

Die gustatorischen und olfaktorischen Cortizes verarbeiten die Geschmacks- bzw. Geruchssignale. Sie haben vielleicht eine etwas ungewöhnliche Lage, da sie sich »unterhalb« des Gyrus frontalis inferior bzw. des Gyrus temporalis superior befinden. Ähnlich wie die Rezeptoren für verschiedene Geschmacksrichtungen auf der Zunge ist auch der gustatorische Cortex an der Unterscheidung verschiedener Geschmacksempfindungen beteiligt: süß, salzig, bitter, sauer und umami (herzhaft). Der olfaktorische Cortex überschneidet sich mit Arealen, die eigentlich dem Gedächtnis zugeordnet werden. Die gustatorischen und olfaktorischen Cortizes sind für die sogenannte chemosensorische Wahrnehmung zuständig, bei der chemische Signale aus der Umwelt in elektrische neuronale Signale umgewandelt werden.

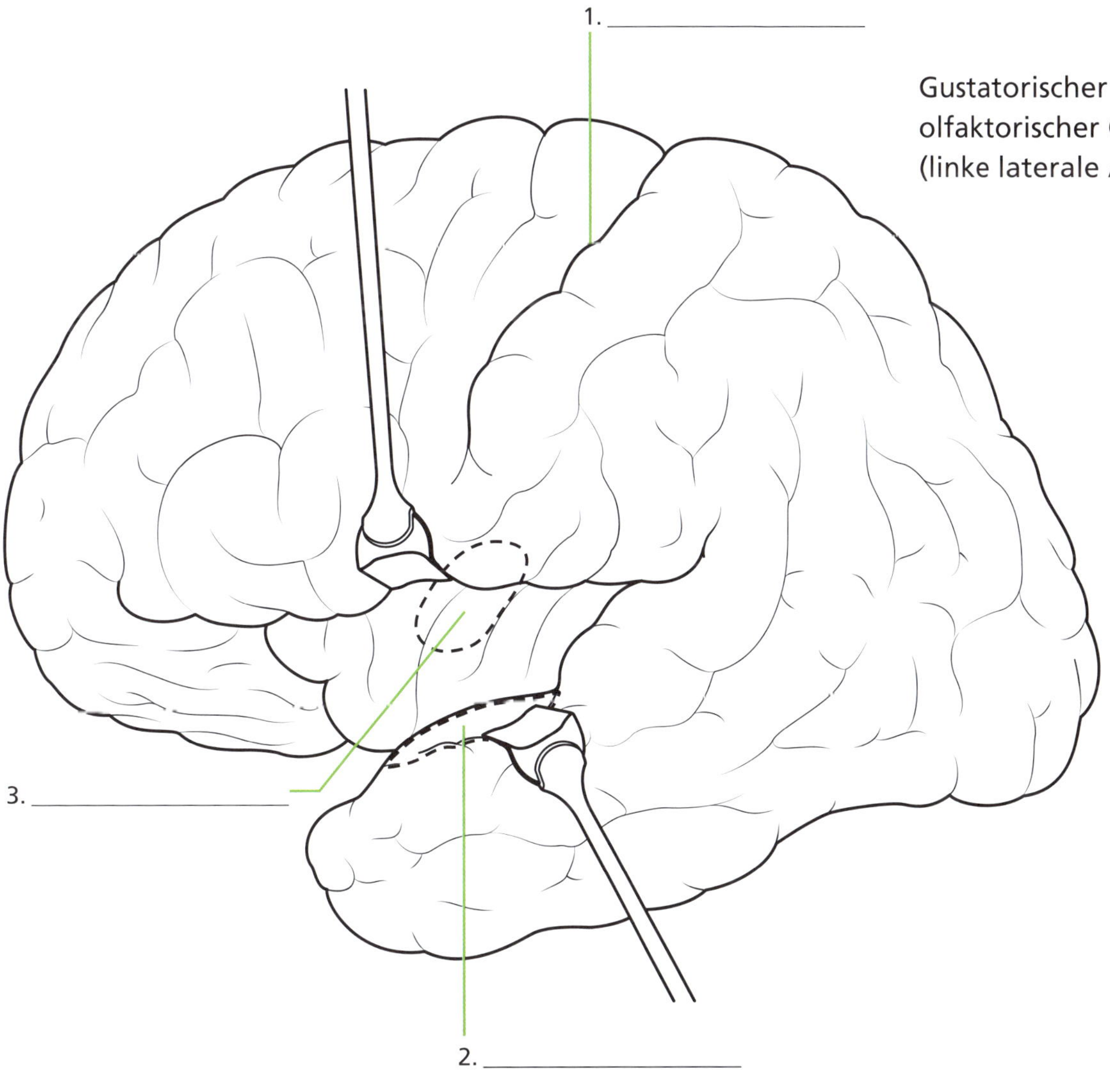

Gustatorischer und olfaktorischer Cortex (linke laterale Ansicht)

Antworten

1. Sulcus centralis, 2. olfaktorischer Cortex, 3. gustatorischer Cortex

Visueller Cortex

Cortex (linke posteriore Ansicht)

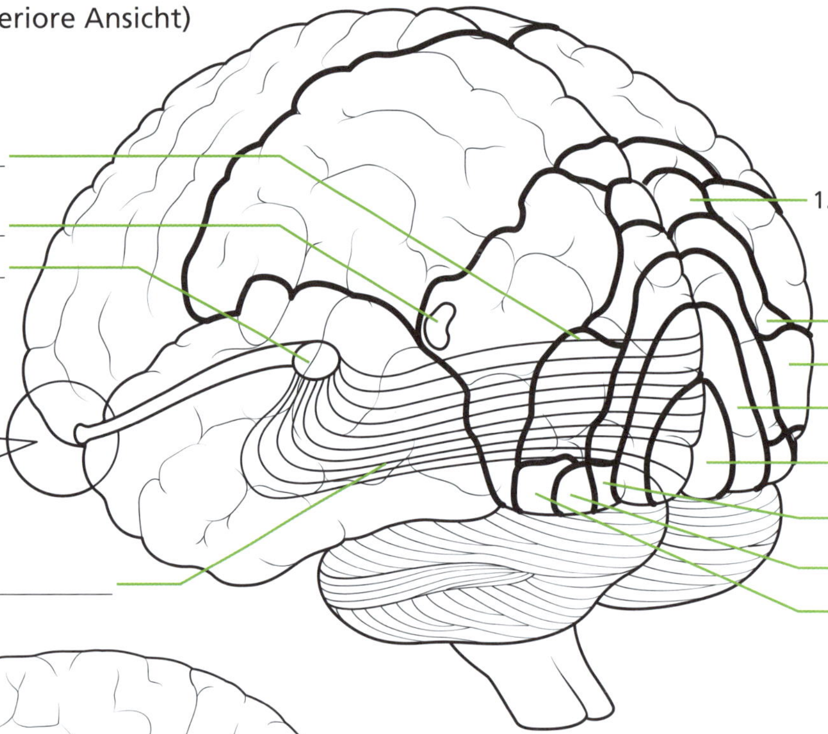

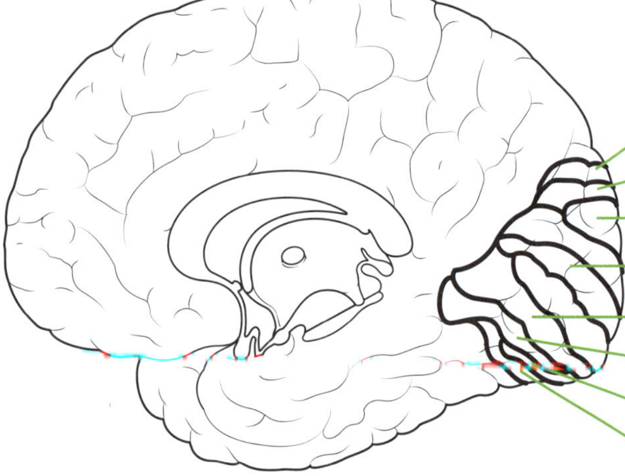

Kennzeichne bei 1–8, 11 und 12 den jeweiligen Bereich des visuellen Cortex mit der dazugehörigen visuellen Verarbeitung.

Cortex (sagittaler Schnitt)

Der visuelle Cortex liegt vorwiegend im Okzipitallappen. Mit nur achtzehn Prozent Anteil an der Cortexgesamtfläche ist er zwar der kleinste Cortexlappen, dafür aber ausschließlich für die Verarbeitung visueller Signale zuständig. Andere Lappen haben viele verschiedene Funktionen, z. B. der Frontallappen die Entscheidungsfindung, Emotionen, Sprachproduktion etc. Die Bereiche auf der sichtbaren Oberfläche des Okzipitallappens sind scheinbar klein, aber im Sagittalschnitt zeigt sich, dass der visuelle Cortex tief zwischen den Hemisphären (Hirnhälften) liegt. Der primär visuelle Cortex (V1) wird nach einem markanten Axonbündel, das durch die Schicht IV dieses Bereichs verläuft und einen Streifen bildet, auch als Area striata (Streifenfeld) bezeichnet. Er ist topografisch so angelegt, dass er der Retina (Netzhaut) ähnelt und eine retinotopische Karte bildet (d. h. Neuronen, die in der Retina nahe beieinanderliegen, senden Informationen an Neuronen, die in V1 beieinanderliegen). Die V1-Neuronen verarbeiten kleine Teile der visuellen Information, etwa die Orientierung von Linien. Alle anderen Bereiche des visuellen Cortex gehören dem ex-

Antworten

1. V7 (Bewegung und Raum), 2. V3a (Bewegung), 3. V3 (Farbe und Bewegung), 4. V2 (Tiefe), 5. V1 (Orientierung), 6. VP (Objekterkennung), 7. V4 (Farbe), 8. V8 (Farbe), 9. Radiatio optica, Gratiolet-Sehstrahlung, 10. Nucleus geniculatus lateralis, 11. V5 (Bewegung), 12. lateral okzipital (Objekterkennung), 13. V7, 14. V3a, 15. V3, 16. V1, 17. V2, 18. VP, 19. V4, 20. V8

trastriären Cortex an und sind für die Verarbeitung von spezifischeren und zusammenhängenden visuellen Besonderheiten wie Form, Farbe und Bewegung zuständig

Doch es steckt mehr hinter dem visuellen Cortex, denn ausgehend vom Okzipitallappen verlaufen dorsale und ventrale Informationsströme auch in andere Hirnregionen. Der dorsale Strom beginnt in V1 und verläuft zum Parietallappen, der an der räumlichen Wahrnehmung, der Bewegungskoordination (etwa beim Greifen) und der Erkennung und Analyse von Bewegungen beteiligt ist. Der ventrale Strom erhält Informationen vom Nucleus geniculatus lateralis des Thalamus und projiziert durch die visuellen Cortexschichten 2–4 (V2–V4) zum unteren Temporallappen. Dieser Strom ist mit der Objekt- und Formerkennung verbunden. Der dorsale und der ventrale Strom sind Teil eines dualen Signalverarbeitungssystems, das »wo« bzw. »was« miteinander verbindet.

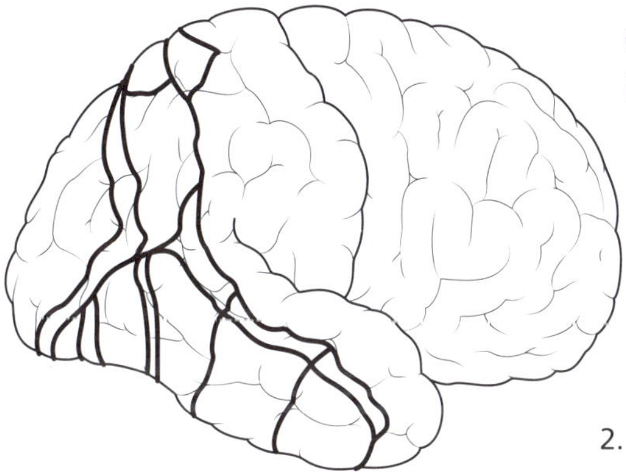

Cortex (rechte laterale Ansicht)

Visueller Cortex: »entfaltete« Darstellung zur Veranschaulichung der Größenverhältnisse der einzelnen Bereiche

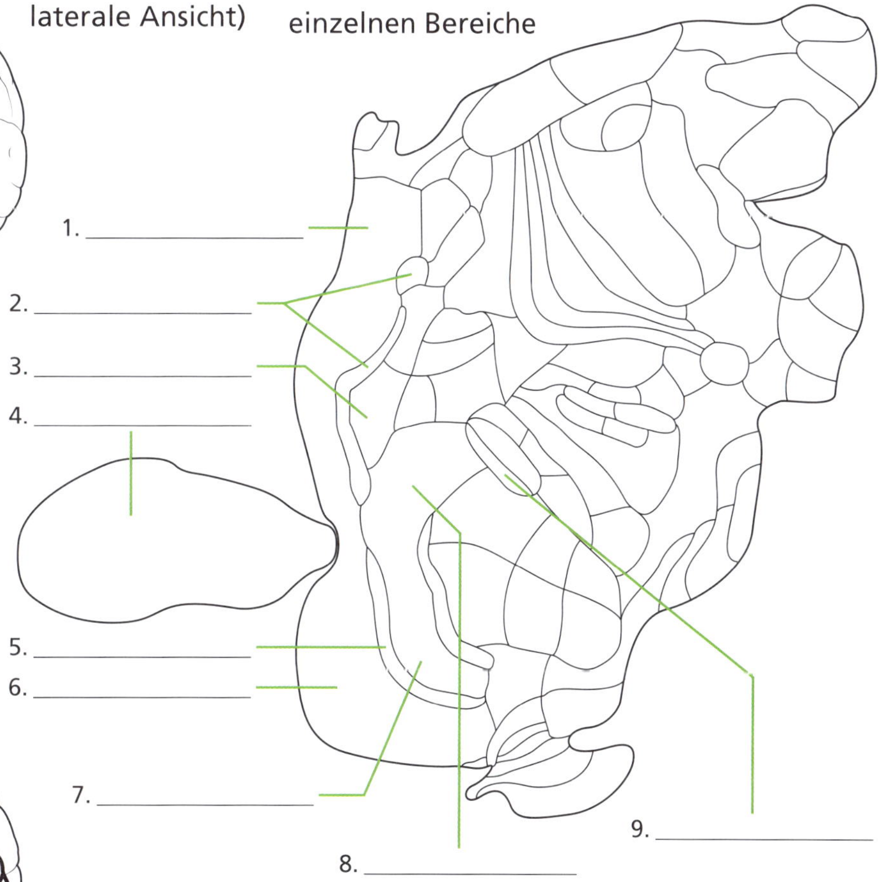

Koloriere die Bereiche in den Abbildungen oben und unten und markiere auf diese Weise die Abschnitte des Cortex, wie sie im Diagramm rechts zu sehen sind.

Cortex (rechte mediale Ansicht)

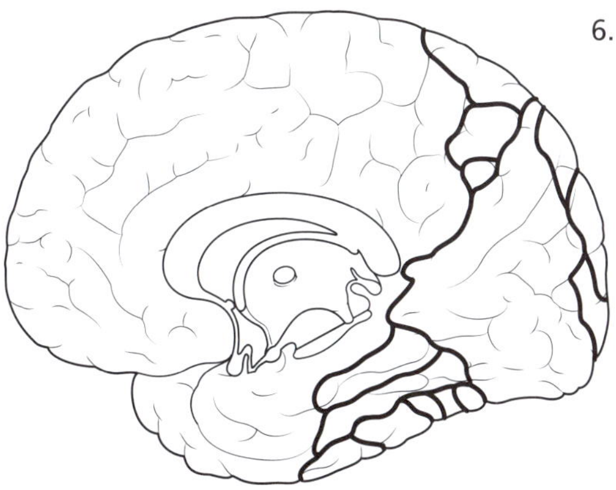

Antworten

1. V2d (Tiefe, unteres Blickfeld), 2. V3 (Farbe und Bewegung), 3. V3a (Bewegung), 4. V1 (Orientierung), 5. VP (Objekterkennung), 6. V2v (Tiefe, oberes Blickfeld), 7. V4v (Objekterkennung), 8. V4d (Objekterkennung), 9. V4t (Objekterkennung, unteres Gesichtsfeld)

Auditorischer Cortex

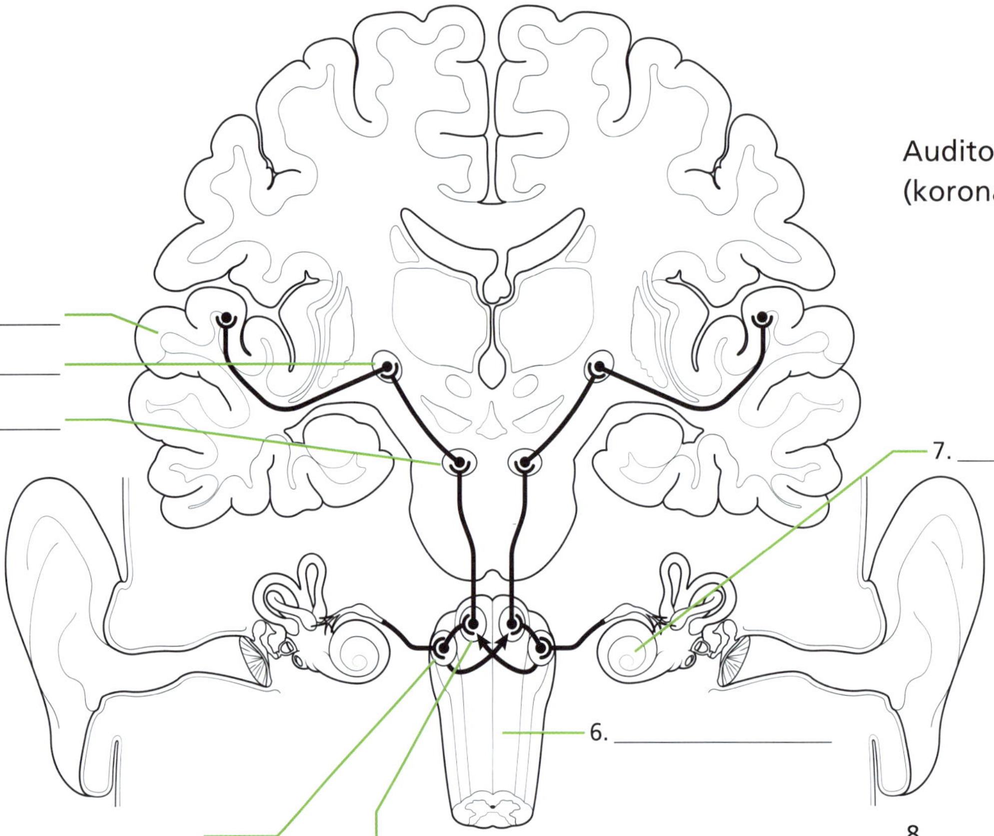

Auditorischer Cortex (koronale Ansicht)

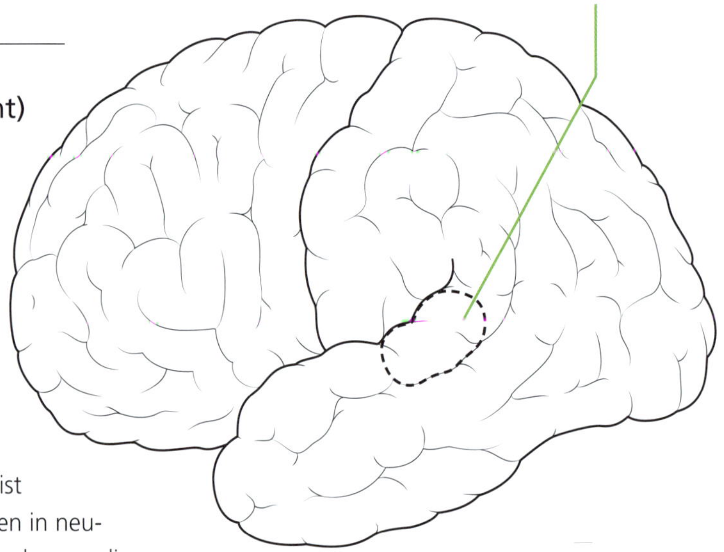

Auditorischer Cortex (sagittale Ansicht)

Der auditorische Cortex liegt im Temporallappen, speziell auf dem Gyrus temporalis superior tief in der Fissura lateralis (Sylvische Furche). So wie beim visuellen Cortex ist auch beim primär auditorischen Cortex der auf der Hirnoberfläche sichtbare Teil eher klein. Der größte Teil des auditorischen Cortex liegt verborgen und zu Sulci und Gyri gefaltet in der Fissura lateralis auf den Gyri temporales transversi. Der auditorische Cortex ist nicht so gut erforscht wie der visuelle, aber der Signalweg ist bekannt. Das Hören beginnt im Innenohr, wo Schwingungen in neuronale Aktivität umgewandelt werden. Aus dem Innenohr gelangen die Signale durch den Nervus vestibulocochlearis (Hör-Gleichgewichtsnerv) zu den Kernen im Rhombencephalon (Rautenhirn), weiter zu den Collicului inferiores (untere Hügelchen) und schließlich zum Thalamus. Thalamokortikale Projektionen leiten die auditorische Information zum primär visuellen Cortex, der für die bewusste Wahrnehmung auditorischer Signale erforderlich ist (nicht aber für reflexive Reaktionen auf Umgebungsgeräusche).

Antworten

1. auditorischer Cortex, 2. Corpus geniculatum mediale, 3. Colliculi inferiores, 4. Nucleus cochlearis, 5. Nucleus olivaris superior, 6. Pons, 7. Cochlea, 8. primär auditorischer Cortex

Somatosensorische und motorische Cortizes

Der somatosensorische Cortex ist ein System aus verschiedenen Rezeptortypen in der Haut und den Epithelgeweben. Die Signalverarbeitung erfolgt im primär somatosensorischen Areal des Parietallappens, von wo aus die Signale von Sinnesnerven über die Spinalbahnen in das Gehirn geleitet werden. Die motorischen Cortexbereiche (prämotorischer Cortex, primär motorischer Cortex und assoziativ motorisches Areal) sind an der Planung und Ausführung von Bewegungen beteiligt. Der primär motorische Cortex liegt auf der medialen Oberfläche des Lobulus paracentralis anterior (vorderes parazentrales Läppchen), der prämotorische Cortex direkt davor. Der supplementär motorische Cortex befindet sich auf der Hemisphärenmittellinie anterior zum primär motorischen Cortex. Der motorische Cortex regelt die Bewegungen auf der jeweils kontralateralen Körperseite (motorische Bereiche in der linken Hemisphäre kontrollieren die Muskeln auf der rechten Körperseite und umgekehrt).

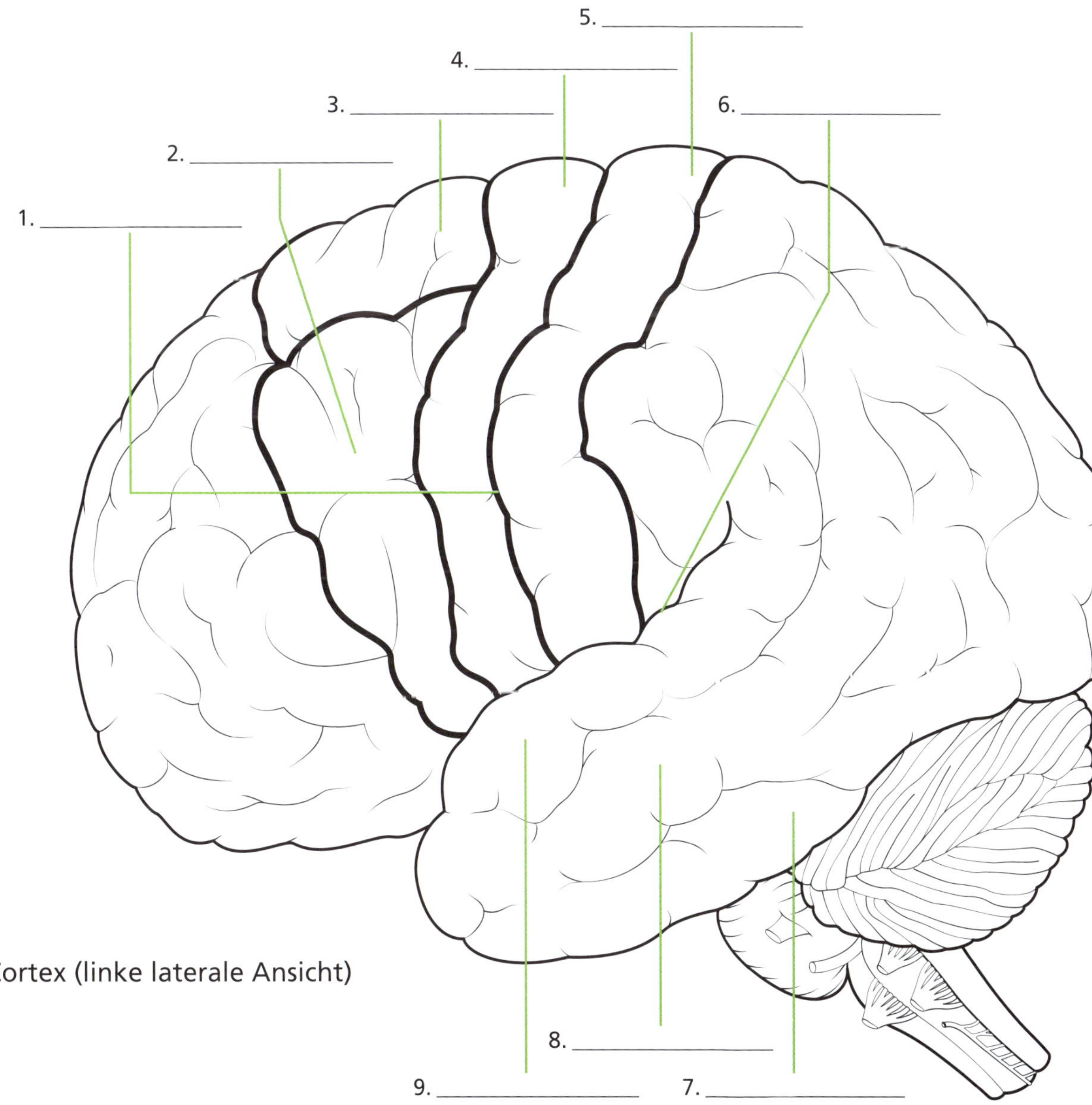

Cortex (linke laterale Ansicht)

Antworten

1. Sulcus centralis, 2. prämotorischer Cortex, 3. supplementär motorischer Cortex, 4. primär motorischer Cortex, 5. somatosensorischer Cortex, 6. Fissura lateralis, 7. Gyrus temporalis inferior, 8. Gyrus temporalis medius, 9 Gyrus temporalis superior

Präfrontaler Cortex

Der Bereich vor dem motorischen Cortex im Frontallappen wird als präfrontaler Cortex bezeichnet. Er ist mit exekutiven Funktionen (Planung, Aufmerksamkeit, Entscheidungsfindung, Emotionskontrolle, Gedächtnis) und der Persönlichkeit verbunden, weshalb er beim Menschen wesentlich höher entwickelt ist als bei anderen Spezies. Der präfrontale Cortex bedeckt die gesamte sichtbare Oberfläche des vorderen Frontallappens und umgibt auch den ventralen Teil des Gehirns. Dieser ventrale Bereich wird als orbitofrontaler Cortex bezeichnet. Zudem ist ein großer Teil des präfrontalen Cortex in der Fissura longitudinalis (Längsfurche) verborgen und nur sichtbar, wenn die beiden Hemisphären (Hirnhälften) voneinander getrennt sind. Der in der Fissura longitudinalis (Längsfurche) versteckte Bereich wird als medialer Teil bezeichnet und nochmals in dorsomediale, ventromediale und orbitofrontale Areale unterteilt (von superior nach inferior). Die Gebiete des präfrontalen Cortex auf der sichtbaren Hirnoberfläche werden als lateraler Teil bezeichnet und ebenfalls in dorsolaterale, ventrolaterale und orbitofrontale Bereiche gegliedert (von superior nach inferior).

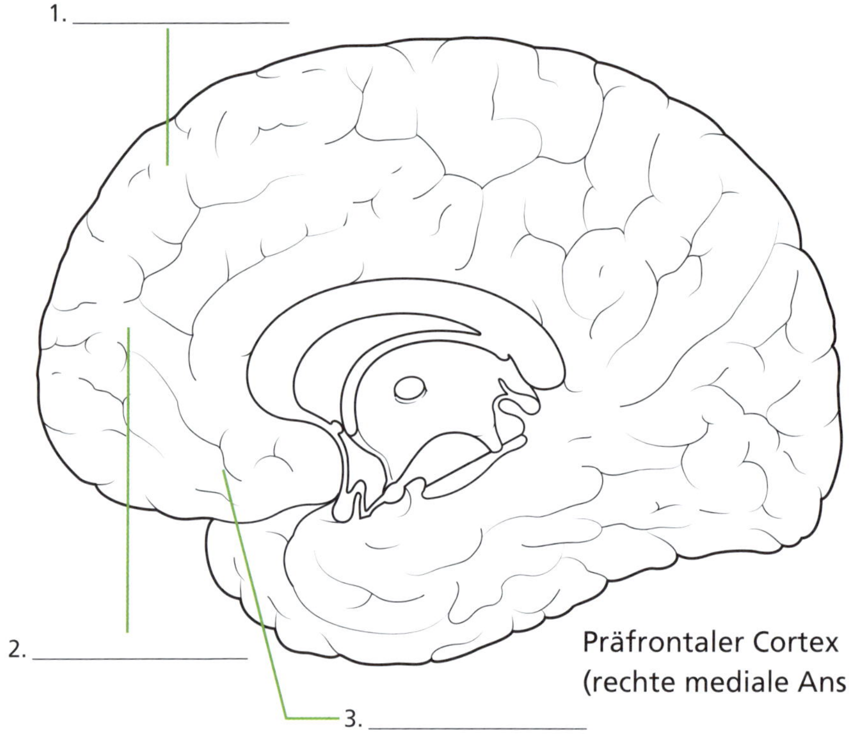

Präfrontaler Cortex
(rechte mediale Ansicht)

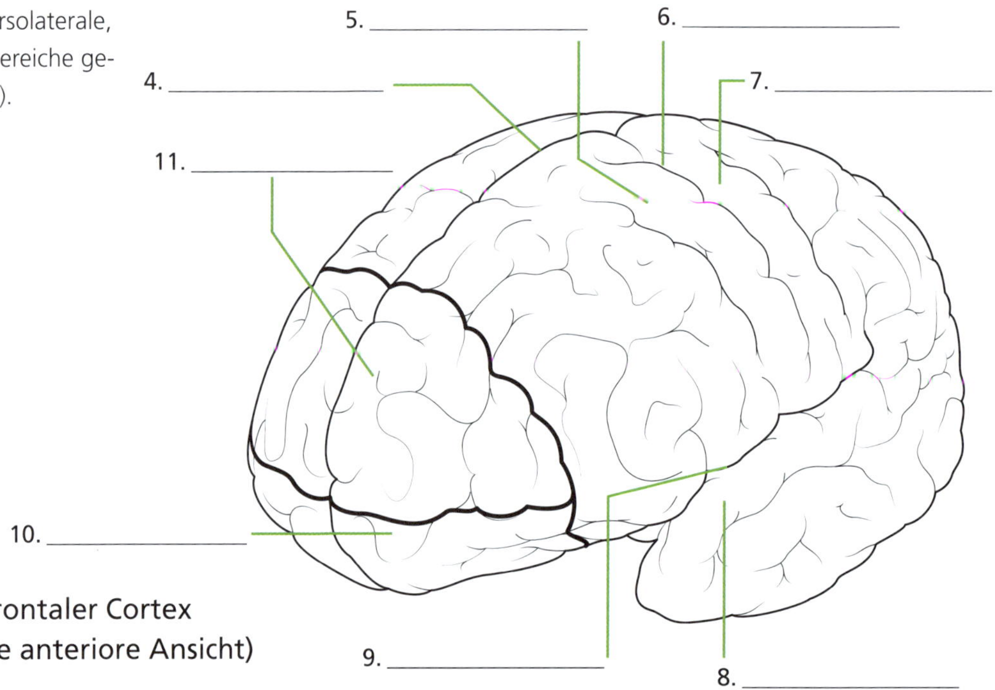

Präfrontaler Cortex
(linke anteriore Ansicht)

Antworten

1. dorsomedialer präfrontaler Cortex, 2. ventromedialer präfrontaler Cortex, 3. orbitofrontaler Cortex, 4. Fissura longitudinalis, 5. primär motorischer Cortex, 6. Sulcus centralis, 7. somatosensorischer Cortex, 8. Gyrus temporalis superior, 9. Fissura lateralis, 10. orbitofrontaler Cortex, 11. dorsolateraler präfrontaler Cortex

Wichtige Verbindungen zum Cortex

Die Verbindungen zwischen den Hirnbereichen werden Fasciculi genannt. Der Fasciculus longitudinalis superior (oberes Längsbündel) verläuft vom Parietallappen zum Frontallappen. Er überträgt Informationen, die motorische Funktionen, Aufmerksamkeits- und Gedächtnisfunktionen, Sprachfunktionen und auditive Wahrnehmungsfunktionen erleichtern. Ein weiterer Fasciculus, der aus dem Parietallappen stammt und im Frontallappen endet, ist der Fasciculus arcuatus. Er ist am Sprachverständnis (Hören und Lesen) und der Kommunikationssprache (Sprechen und Schreiben) beteiligt. Weitere an der Sprache beteiligte Verbindungen sind die Capsula extrema, die vom Gyrus temporalis superior ausgeht und auf den Gyrus frontalis inferior projiziert, und der Fasciculus longitudinalis medialis (mediales Längsbündel), der vom Parietallappen aus auf den Gyrus temporalis superior projiziert. Der Fasciculus longitudinalis inferior (unteres Längsbündel) entspringt dem Okzipitallappen, endet am Temporallappen und ist an Erkennungsfunktionen (z. B. von Wörtern, Farben oder Gesichtern) beteiligt. Ein weiterer Fasciculus, der visuelle und auch auditorische Informationen projiziert, ist der Fasciculus frontooccipitalis inferior. Der Fasciculus uncinatus verläuft vom Temporallappen zum inferioren Frontallappen und ist über den Hippocampus mit der Amygdala verbunden. Er ist an der Regulation von Gedächtnis und Emotionen beteiligt.

Cortex (linke laterale Ansicht)

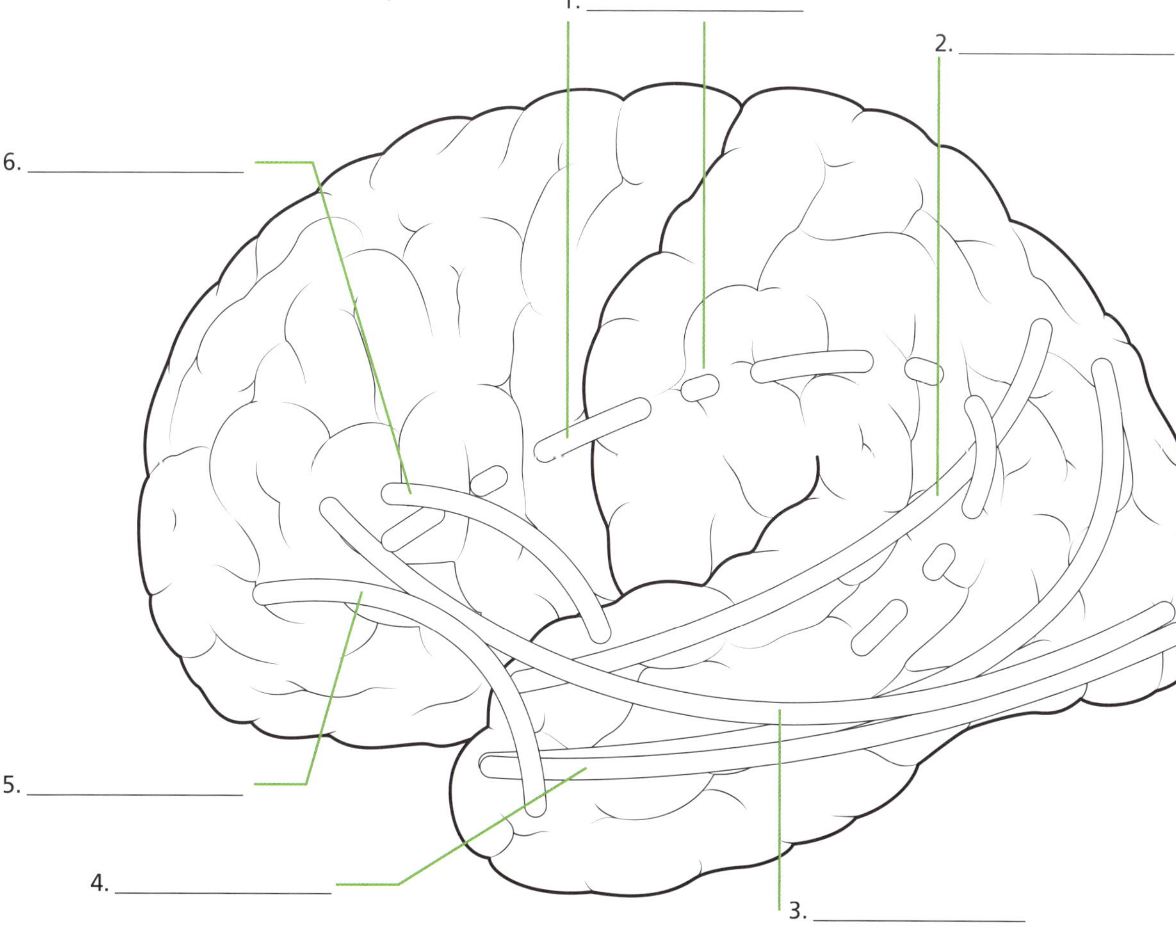

Antworten

1. Fasciculus longitudinalis superior/Fasciculus arcuatus, 2. Fasciculus longitudinalis medialis, 3. Fasciculus frontooccipitalis inferior, 4. Fasciculus longitudinalis inferior, 5. Fasciculus uncinatus, 6. Capsula extrema

Komponenten des limbischen Systems

Limbisches System (sagittale Ansicht)

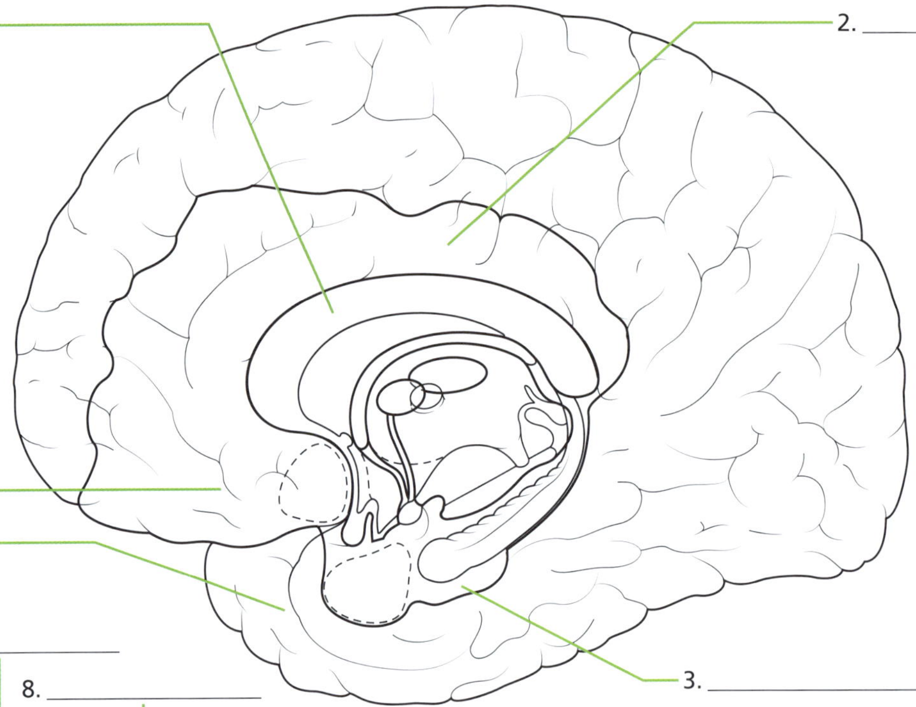

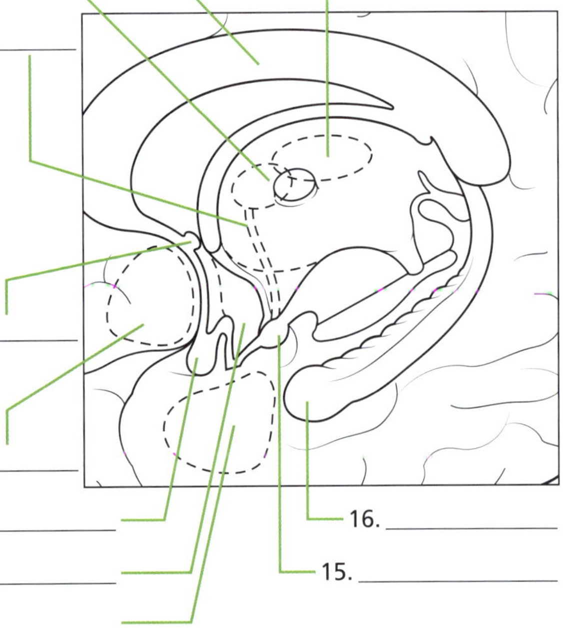

Das limbische System umfasst die Gehirnverschaltungen, die an emotionalen Erfahrungen und zum Ausdruck gebrachten Gefühlen beteiligt sind. Der Begriff limbisch (lateinisch »Rand«) steht für die Lage des limbischen Systems, das auf den medialen Oberflächen beider Hemisphären einen Rand um das Corpus callosum bildet. Die Komponenten des limbischen Systems sind Gegenstand ständiger Diskussionen. Die beiden prominentesten und am häufigsten einbezogenen Subregionen sind der Gyrus cinguli (cingulärer Cortex) oberhalb des Corpus callosum sowie die Hippocampusformation, die aus Gyrus dentatus, dem eigentlichen Hippocampus und dem Subiculum besteht und im Temporallappen liegt. Andere häufig dem limbischen System zugeordnete Strukturen sind die Amygdala, der Fornix cerebri (Hirngewölbe) und die kortikalen Regionen, die anatomisch und funktionell mit dem Hippocampus verbunden sind. Einige Definitionen schließen auch den orbitalen und medialen präfrontalen Cortex, ventrale Teile der Basalganglien sowie Thalamus und Hypothalamus ein.

Das limbische System trägt vor allem zu Selbsterhaltungsfunktionen bei, etwa Motivation, Emotion, autonome Regulation und Gedächtnis. Limbische Fehlfunktionen führen zu psychischen Problemen wie Depressionen und Zwangsstörungen.

Antworten

1. Corpus callosum, 2. Gyrus cinguli, 3. Gyrus hippocampi, 4. Temporallappen, 5. präfrontaler Cortex, 6. Nucleus anterior des Thalamus, 7. Fornix cerebri, 8. Nucleus medialis dorsalis des Thalamus, 9. Tractus mamillothalamicus, 10. Commissura anterior, 11. ventrale Basalganglien, 12. Chiasma opticum, 13. Hypothalamus, 14. Amygdala, 15. Corpus mamillare, 16. Hippocampus

Schaltkreise für den emotionalen Ausdruck

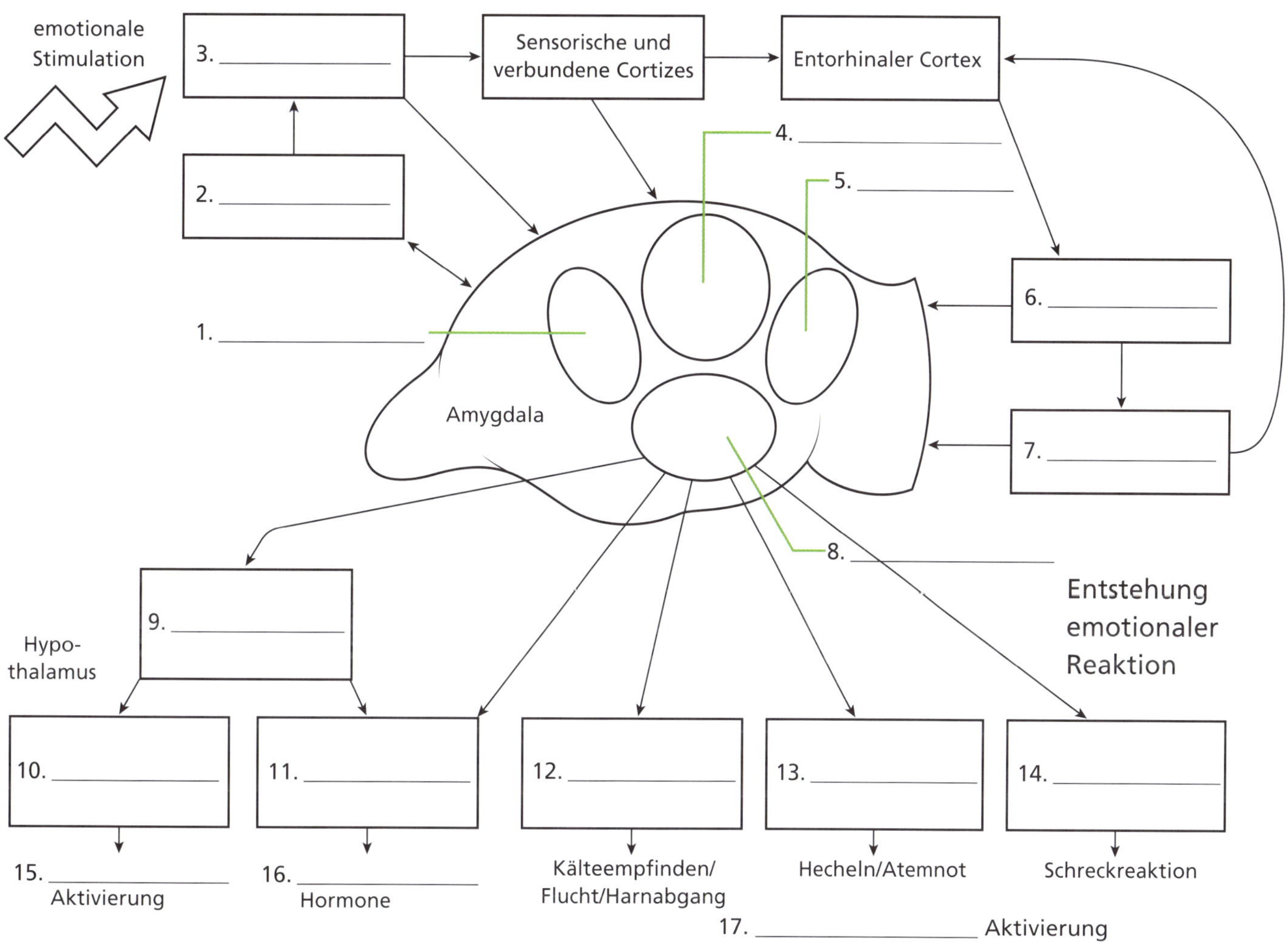

Die Bezeichnung »emotionaler Ausdruck« bezieht sich auf körperliche Reaktionen, die auf ausgeprägte emotionale Stimuli folgen, und umfasst viszeral motorische sowie stereotyp motorische Reaktionen, z. B. die Bewegung der Gesichtsmuskeln. Obwohl viele Regionen des limbischen Systems an der Verarbeitung emotionsbezogener Signale beteiligt sind, gilt die Amygdala oft als zentraler Knotenpunkt, der die kortikalen und subkortikalen Regionen des Emotionsnetzwerks verbindet.

Die Amygdala enthält etwa dreizehn Kerne, die grob in eine laterale, eine basale, eine akzessorisch basale und eine zentrale Gruppe eingeteilt werden. Im Wesentlichen empfängt die Amygdala zwei Arten von Signalen: Signale aus kortikalen und thalamischen Strukturen, z. B. sensorische Informationen, und Signale aus dem Hypothalamus oder dem Truncus cerebri (Hirnstamm). Darüber hinaus projiziert der präfrontale Cortex auch auf die basalen und in geringerem Maße auch auf andere Kerne und hilft bei der Regulierung emotionaler Reaktionen.

Die wichtigsten am emotionalen Ausdruck beteiligten Signalwege entspringen den zentralen Kernen der Amygdala und enden im Hypothalamus, dem Nucleus striae terminalis und anderen Mittelhirn- und Hirnstammregionen. Die Aktivierung dieser Systeme löst die somatischen, endokrinen und autonomen Reaktionen aus, die mit dem emotionalen Ausdruck verbunden sind, z. B. Kälteempfinden, Darmentleerung, Erhöhung der Herztätigkeit und des Stresshormonspiegels.

Antworten

1. basale Kerne, 2. präfrontaler Cortex, 3. Thalamus, 4. laterale Kerne, 5. akzessorisch basale Kerne, 6. Hippocampus, 7. Subiculum, 8. zentrale Kerne, 9. Nucleus striae terminalis, 10. lateraler Hypothalamus, 11. Nucleus paraventricularis, 12. Substantia grisea centralis, 13. Nucleus parabrachialis, 14. Nucleus reticularis pontis caudalis, 15. sympathisch, 16. neuroendokrin, 17. parasympathisch

Schaltkreise der Gedächtnisbildung

Es gibt zwei Arten von Langzeitgedächtnis beim Menschen. Das prozedurale Gedächtnis ist das Gedächtnis für erlernte Fähigkeiten und Aufgaben, wie z. B. das Fahrradfahren. Das deklarative Gedächtnis umfasst das episodische Gedächtnis, wie etwa autobiografische Ereignisse und Erfahrungen, sowie das semantische Gedächtnis, z. B. Fakten und Konzepte.

Das episodische Gedächtnis verkörpert Erinnerungen an nacheinander geschehene Ereignisse. Bei dieser Art von Gedächtnis sind jedoch nicht nur die Ereignisse als solche involviert, sondern auch kontextuelle Faktoren wie Emotionen. Ein Beispiel für eine episodische Erinnerung ist etwa, wann und wo man einen geliebten Menschen getroffen hat, was er oder sie als Kleidung trug und was man damals empfunden hat. Der Hippocampus hat eine entscheidende Funktion bei der Bildung des episodischen Gedächtnisses. Informationen über Kontext, Zeit und Ort werden in verschiedenen Hirnregionen verarbeitet und über den perirhinalen und den entorhinalen Cortex des Gyrus hippocampi an den Gyrus dentatus weitergeleitet. Von dort gelangen die Informationen über Moosfasern an das Feld CA3 im Hippocampus und anschließend über Schaffer-Kollaterale an das Feld CA1. Dieses leitet die Signale über das Subiculum an verschiedene Hirnareale, Corpus mamillare (Mamillarkörper) und Thalamuskerne. Nach dem ersten Lernvorgang im Hippocampus werden die verschiedenen Komponenten (etwa visuelle, auditorische, olfaktorische) zur Fixierung und Langzeitspeicherung auf die jeweiligen Cortizes übertragen. Der Hippocampus verbindet die Komponenten zu einer einheitlichen Episode, sodass beim Erinnern all ihre Teile abgerufen werden können.

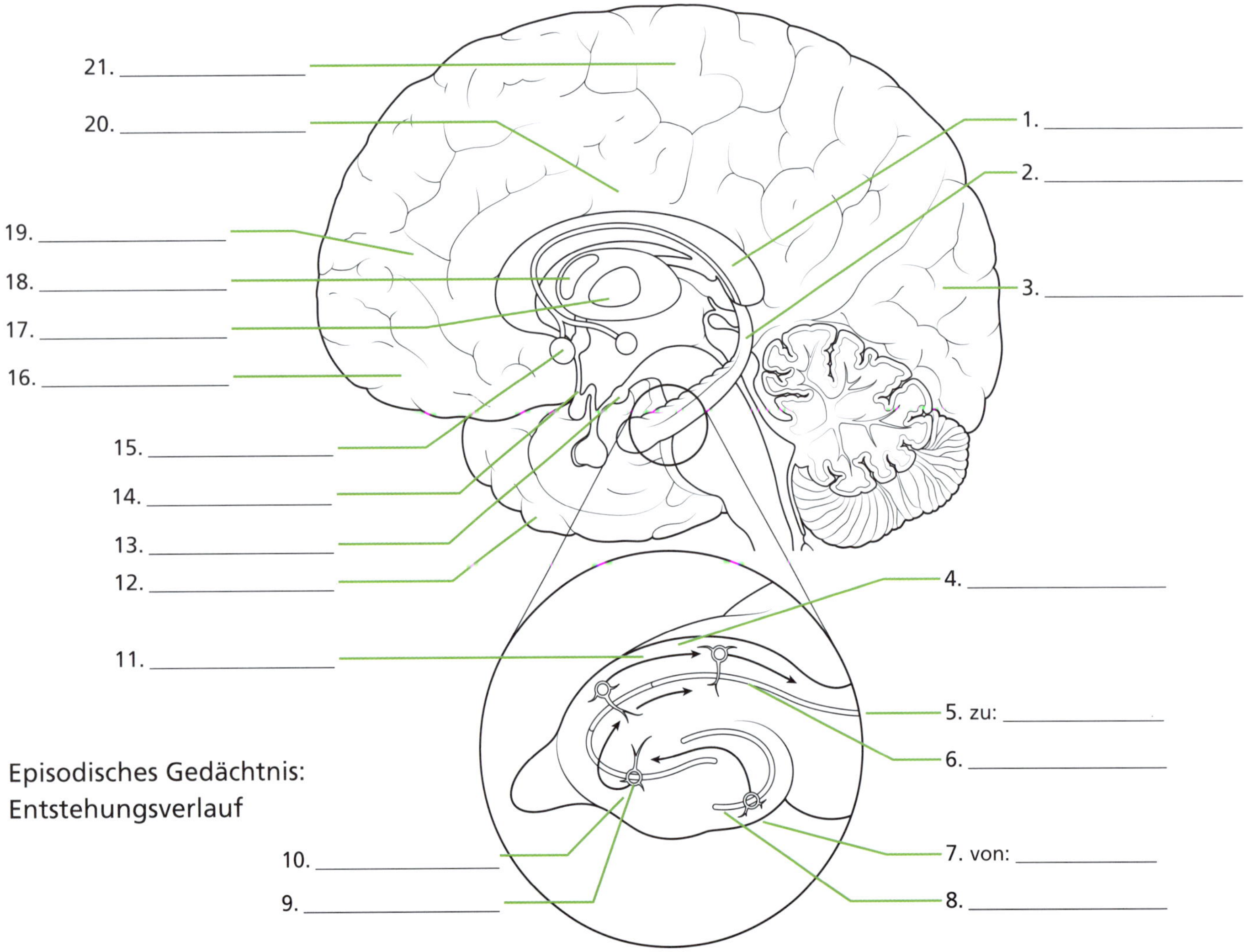

Episodisches Gedächtnis: Entstehungsverlauf

Antworten

1. Fornix cerebri, 2. Hippocampus, 3. retrosplenialer Cortex, 4. CA1, 5. Subiculum, 6. Gyrus dentatus, 7. entorhinaler Cortex, 8. perforante Bahn, 9. Moosfasern, 10. CA3, 11. Schaffer-Kollaterale, 12. Temporallappen, 13. Corpus mamillare, 14. Amygdala, 15. Nuclei septales, 16. orbitofrontaler Cortex, 17. mediale Thalamuskerne, 18. anteriore Thalamuskerne, 19. präfrontaler Cortex, 20. Cingulum, 21. Parietallappen

Jede Einheit dieses hippocampalen Schaltkreises hat ihre eigene Funktion. CA3 und Gyrus dentatus sind an der Mustertrennung beteiligt, während CA1 entscheidend für das räumliche Lernen ist. CA1 und CA3 haben spezialisierte Ortszellen, die eine mentale Raumkarte mit topologischen Informationen anlegen. Diese Funktion wurde in einer Studie mit Londoner Taxifahrern gezeigt, bei denen die Größe der Hippocampi nach einer umfassenden Navigationsschulung zunahm.

Läsionen des Hippocampus und der angrenzenden kortikalen Struktur führen zu schwerer und dauerhafter anterograder Amnesie. Ein berühmter Fall in der Neurologie ist der eines Patienten, bei dem große Teile beider medialen Temporallappen wegen schwerer Anfälle entfernt wurden. Er entwickelte daraufhin eine anterograde Amnesie, konnte sich also keine neuen Ereignisse mehr merken. Interessanterweise hatte das Entfernen der Hippocampi weder einen Einfluss auf das Sammeln neuer prozeduraler Erinnerungen noch auf die Intelligenz oder episodische Erinnerungen aus der frühen Kindheit. Dies unterstreicht die Rolle des Hippocampus bei der Bildung deklarativer Erinnerungen.

In der Amygdala werden emotional herausragende Erinnerungen kodiert. Sie ist etwa an der Konditionierung von Angst beteiligt, bei der ein neutraler, konditionaler Reiz (etwa ein Ton) mit einem aversiven, unkonditionalen Reiz (z. B. ein Elektroschock) verbunden wird. Nach wiederholtem Kombinieren von Ton und Elektroschock führt das Erklingen des Tons bei Nagern zur Schreckstarre. Der Schaltkreis für die auditorische Angstkonditionierung beginnt mit der Tonübertragung über sensorische Cortizes und Thalamus auf die lateralen Kerne der Amygdala. In den basalen Kernen werden die Erinnerungen an Ton und Elektroschock verknüpft. In Verbindungen zwischen den zentralen Kernen und efferenten Systemen wird dann das Angstgedächtnis angelegt.

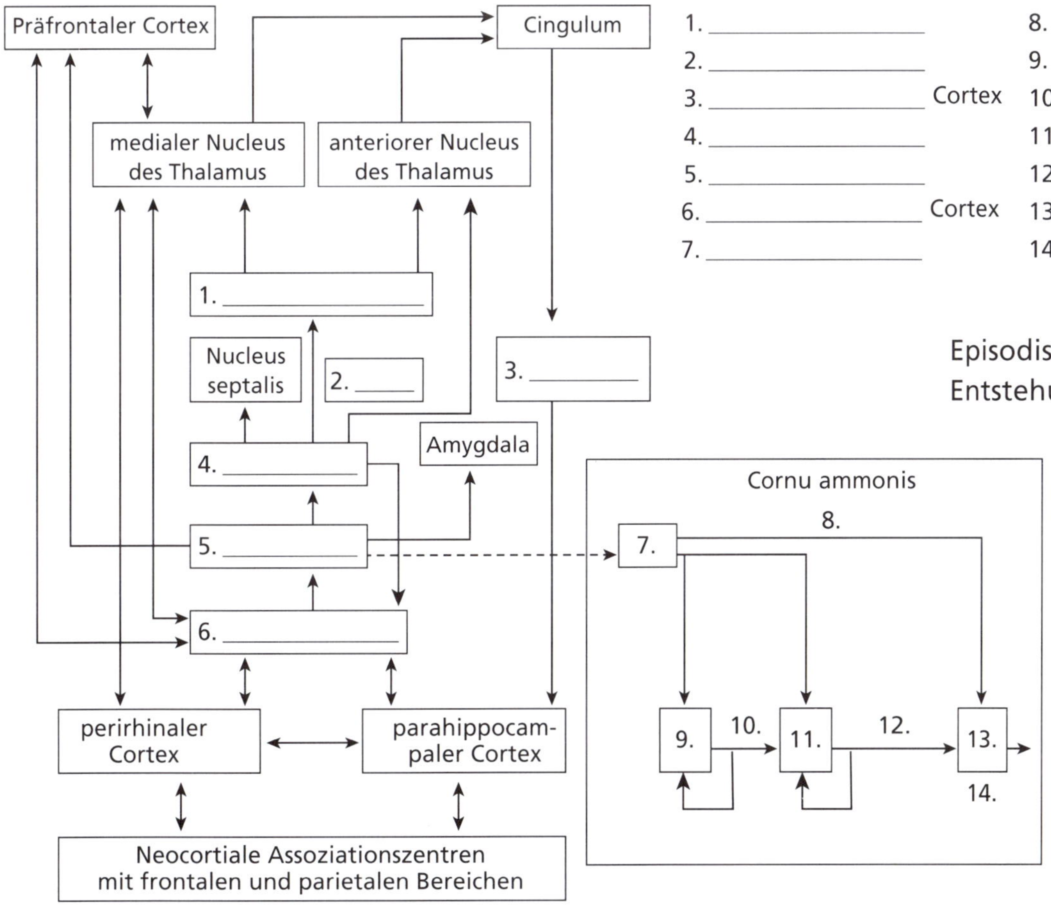

1. ____________
2. ____________
3. ____________ Cortex
4. ____________
5. ____________
6. ____________ Cortex
7. ____________
8. ____________
9. ____________
10. ____________
11. ____________
12. ____________
13. ____________
14. ____________

Episodisches Gedächtnis: Entstehungsverlauf

Antworten

1. Corpus mamillare, 2. Fornix cerebri, 3. retrosplenial, 4. Subiculum, 5. Hippocampus, 6. entorhinal, 7. von: entorhinaler Cortex, 8. perforante Bahn, 9. Gyrus dentatus, 10. Moosfasern, 11. CA3, 12. Schaffer-Kollaterale, 13. CA1, 14. nach: Subiculum

Papez-Schaltkreis

Der Papez-Schaltkreis wurde 1937 von James Papez als Mechanismus für die kortikale Kontrolle des emotionalen Ausdrucks beschrieben. Zunächst studierte Papez die mediale Oberfläche der Hemisphären (Hirnhälften). Dabei konzentrierte er sich vor allem auf Strukturen im limbischen System, von denen man zunächst annahm, sie wären an der Geruchsverarbeitung beteiligt. Laut Papez beginnt der Schaltkreis der Emotionsverarbeitung am Hippocampus, verläuft über den Fornix postcommissuralis zum Corpus mamillare und weiter über den Tractus mamillothalamicus zum Thalamus. Vom Thalamus kehrt der Signalweg über die anterioren Thalamuskerne, den Gyrus cinguli (cingulärer Cortex) und den Gyrus hippocampi zurück zum Hippocampus.

1. ________________

Papez-Schaltkreis: Bestandteile und Verbindungen

2. ________________
3. ________________
4. ________________
5. ________________
6. ________________

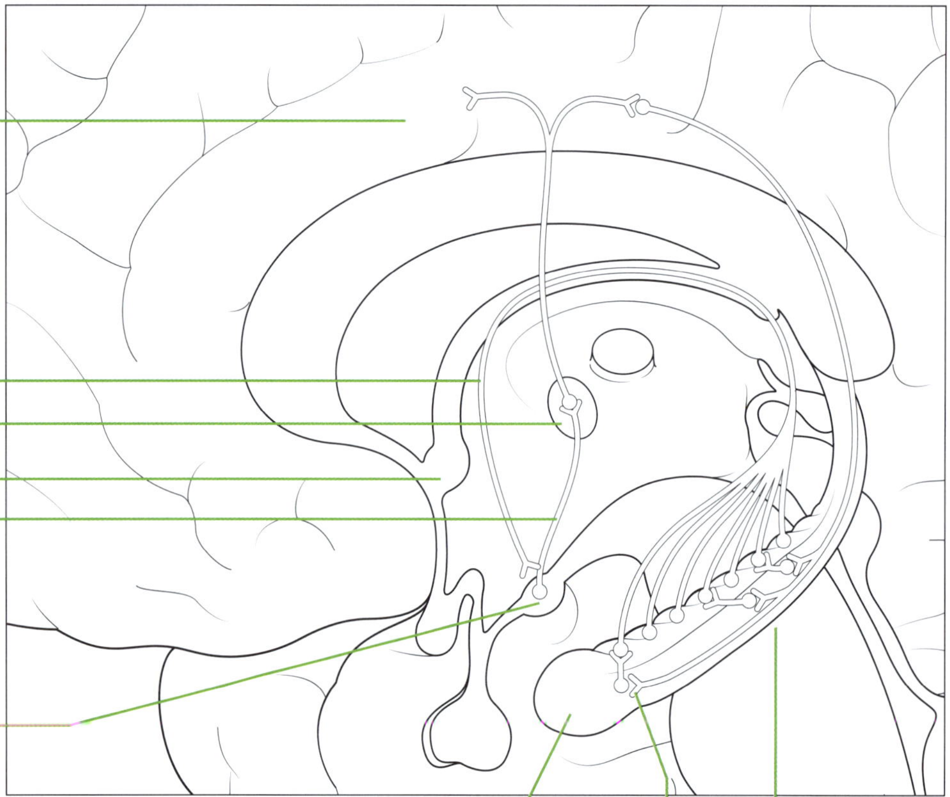

7. ________________ 8. ________________ 9. ________________

Papez glaubte, dass es zu emotionalen Erfahrungen komme, wenn der Gyrus cinguli Informationen aus dem Hypothalamus, dem anterioren Thalamus und den sensorischen Cortizes integriert, und dass der Output des Gyrus cinguli an den Hippocampus und den Hypothalamus zu einer Top-down-Kontrolle der emotionalen Reaktionen führe. Die Schlüsselkomponenten des Papez-Schaltkreises bilden einen Kreislauf, bei dem die Aktivierung des Hypothalamus seine weitere Aktivierung bewirkt. Der Papez-Schaltkreis galt als der neurobiologische Schaltkreis, der dauerhafte emotionale Reaktionen, etwa anhaltende Wut, zu erklären vermochte.

Es zeigte sich aber, dass einige der Strukturen darin wenig mit emotionalem Verhalten zu tun haben, während andere, die für die Emotionsverarbeitung sehr wichtig sind, z. B. die Amygdala, fehlten. Nichtsdestotrotz bildet der Papez-Schaltkreis die Basis für das heutige neuroanatomische Studium der Emotionswahrnehmung und des emotionalen Ausdrucks und war ein mutiger Ansatz zur wechselseitigen Bedingtheit von Neuroanatomie und Verhalten.

Antworten

1. Gyrus cinguli, 2. Fornix postcommissuralis, 3. Nucleus anterior des Thalamus, 4. Comissura anterior, 5. Tractus mamillothalamicus, 6. Corpus mamillare, 7. Amygdala, 8. entorhinaler Cortex, 9. Hippocampusformation

Cortikale Sprachareale

Das Broca-Areal und das Wernicke-Areal bilden zusammen mit dem primär auditorischen Cortex ein Netzwerk, das Fasciculus arcuatus genannt wird. Durch dieses Netzwerk können wir Sprachen hören, verarbeiten und sprechen. Pierre Paul Broca entdeckte die für die Sprachproduktion zuständige Hirnregion durch eine Reihe von Fallstudien. Die erste und berühmteste war »Tan«, ein Mann, der nur ein Wort sagen konnte, nämlich »tan«. Das Broca-Areal wird auch als Gyrus frontalis inferior bezeichnet, da es in der unteren Hälfte des präfrontalen Cortex liegt. Eine Studie von Adeen Flinker und seinen Mitarbeitern aus dem Jahr 2015 zeigte, dass die Produktion von Sprache vor der Artikulation das Broca-Areal aktiviert, nicht aber die Produktion einzelner Worte.

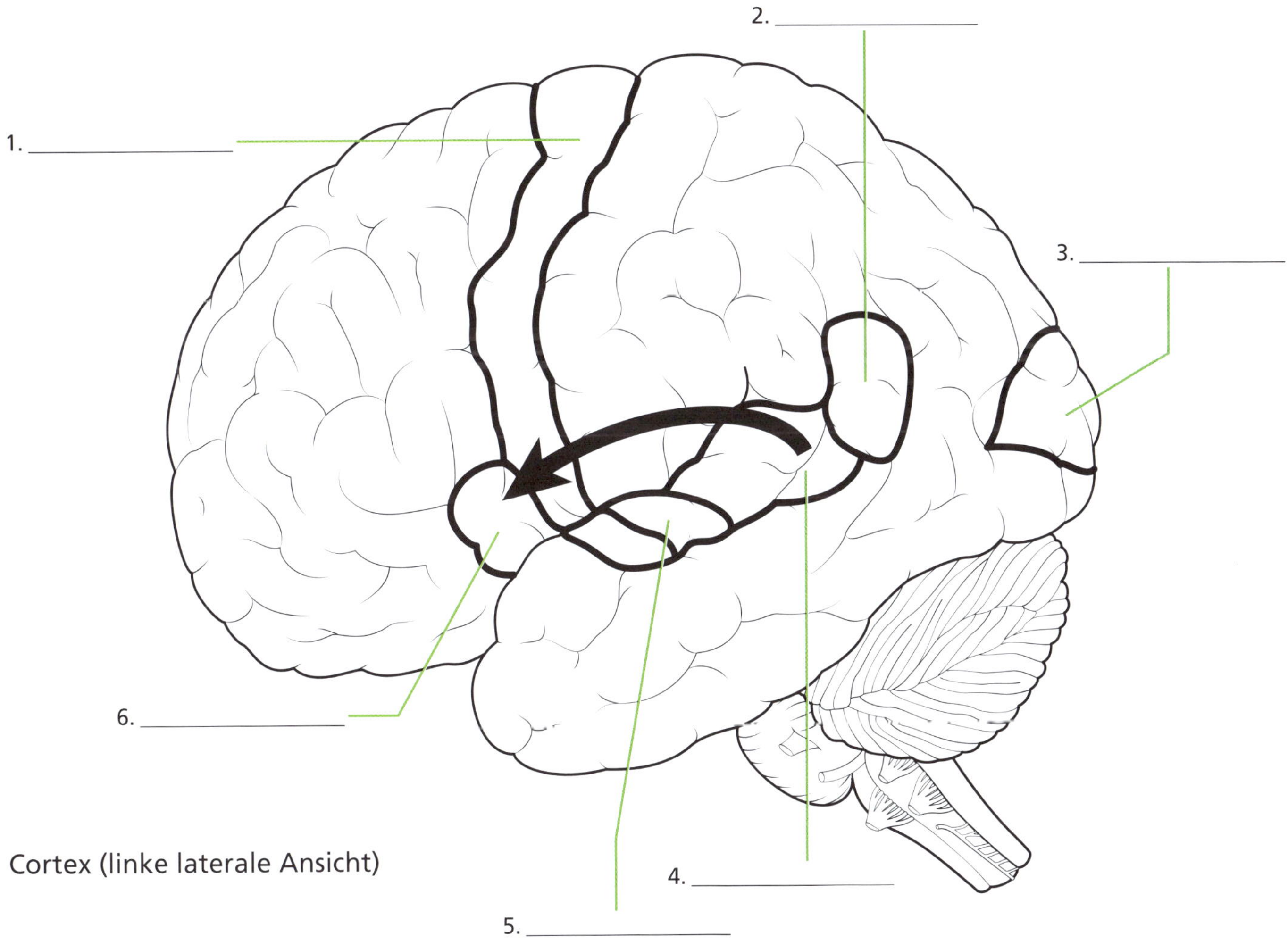

Cortex (linke laterale Ansicht)

Das Wernicke-Areal liegt teils im Temporal-, teils im Parietallappen. Es besteht aus zwei anatomisch unterschiedlichen Strukturen, dem Gyrus supramarginalis und dem Gyrus angularis, und ist an der Verarbeitung von geschriebener und gesprochener Sprache beteiligt. Personen mit Läsionen im Wernicke-Areal können in der Regel keine zusammenhängenden Sätze formulieren. Auch wenn Syntax, Grammatik und Prosodie korrekt sind, haben die Sätze inhaltlich wenig bis keine Aussagekraft.

Antworten

1. Motocortex, 2. Gyrus angularis, 3. primär visueller Cortex, 4. Wernicke-Areal, 5. auditorischer Cortex, 6. Broca-Areal

Aphasie

»Aphasie« steht allgemein für Läsionen der Sprachareale des Gehirns. Es gibt mehrere Formen von Aphasien, die verschiedene Teile des Sprachnetzwerks betreffen. Die Broca-Aphasie tritt etwa bei Schäden im Broca-Areal oder dessen unmittelbarer Umgebung auf. Eine Person mit Broca-Aphasie hat Probleme beim Formulieren, das Sprachverständnis selbst aber ist nicht betroffen. Bei einer Wernicke-Aphasie sind die Funktionen des Wernicke-Areals gestört, das an der Sprachverarbeitung beteiligt ist. Wenn Betroffene sprechen, klingt das zunächst fließend, aber die Worte ergeben keinen Sinn. Dies wird im Volksmund als »Wortsalat« bezeichnet. Eine globale Aphasie entsteht durch schwere Schäden der Sprachzentren oder des Fasciculus arcuatus. Sie ist die schwerste Form der Aphasie, bei der sowohl Sprachproduktion als auch -verarbeitung beeinträchtigt sind. Betroffene können nur wenige Worte auf einmal verstehen; Kommunikation mit ihnen kann wegen der schlechten Sprachproduktion sehr schwierig sein. Die Leitungsaphasie ist eine seltene Form der Aphasie, bei der ein Großteil der Sprachverarbeitung und -produktion intakt ist. Eine Läsion im linken Parietallappen, möglicherweise in Verbindung mit dem Gyrus angularis, erschwert jedoch das Nachsprechen von Worten. Wenn Betroffene etwa aufgefordert werden, das Wort »Gitarre« zu wiederholen, kann dabei »Garrite« herauskommen oder eine Art Stottern. Konversationen ohne solche Aufforderungen zur Wiederholung verlaufen meist normal.

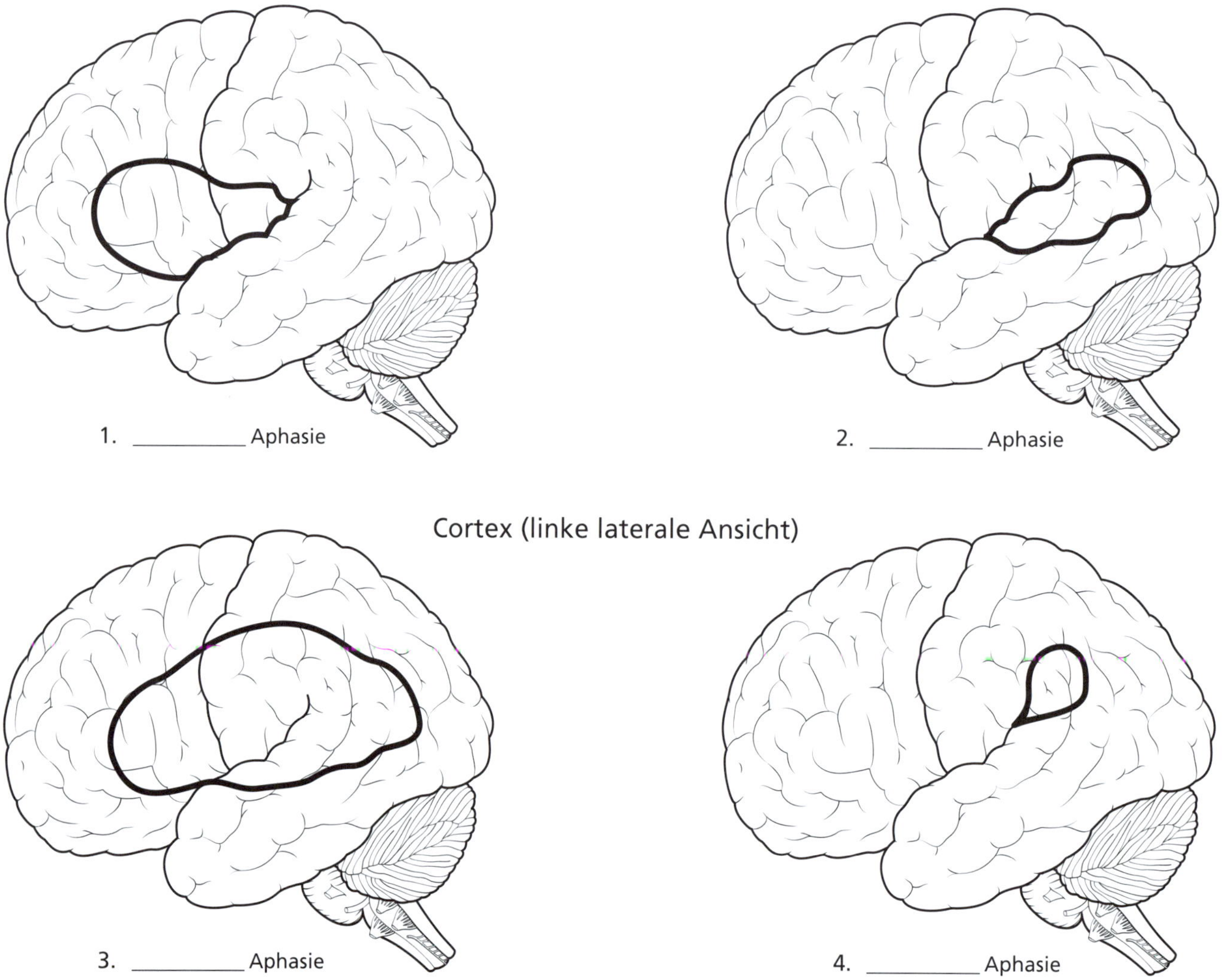

Antworten

1. Broca-Aphasie, 2. Wernicke-Aphasie, 3. globale Aphasie, 4. Leitungsaphasie

Schlafphasen

EEG-Muster im Schlafzustand

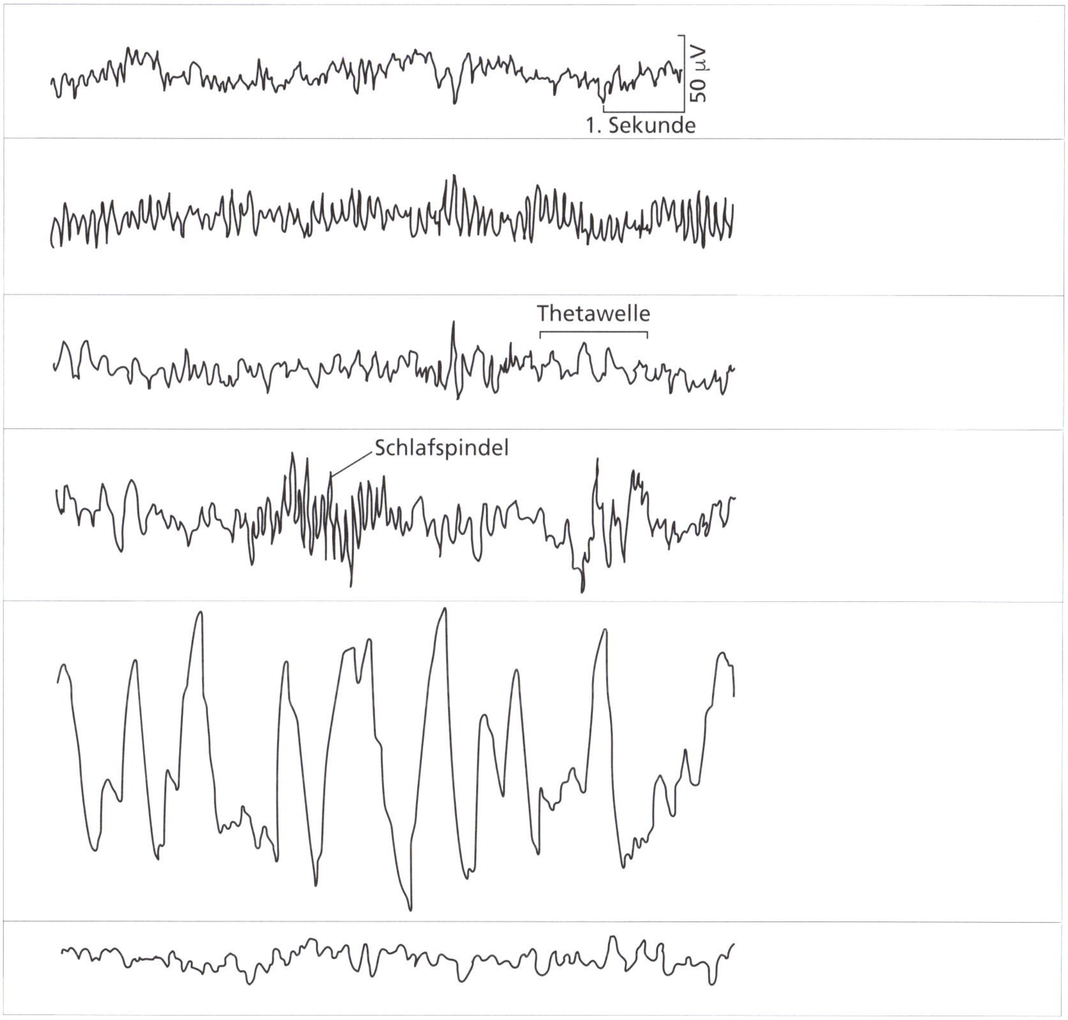

1. ____________________

2. ____________________

3. ____________________

4. ____________________

5. ____________________

6. ____________________

Die Schlafarchitektur ist die Zeitmenge, die für den orthodoxen und den paradoxen Schlaf aufgewendet wird. Beim orthodoxen Schlaf gibt es vier verschiedene Schlafstadien, die durch die Frequenz und die Intensität der neuronalen Aktivität charakterisiert sind. Die Stadien werden mit Hilfe der Elektroenzephalografie erfasst, einer nicht-invasiven Aufnahmemethode, die die zeitliche Abfolge und die Synchronität der elektrischen Gehirnaktivität auf der Kopfhaut misst. Stadium 1 ist der Schlafbeginn und durch den Übergang von Alpha- zu Thetawellen mit 4–8 Hz charakterisiert. Stadium 2 zeigt eine höhere Thetawellenaktivität mit dispergierten, hochfrequenten Schlafspindeln. Vor dem Erreichen eines tieferen Schlafes korrelieren diese Schlafspindeln mit Muskelzuckungen. Es wird angenommen, dass die Schlafspindeln den Übergang in einen Schlafzustand herbeiführen. Das Vorhandensein von Deltawellen mit 1–4 Hz markiert den Übergang in Stadium 3. Stadium 4 zeigt eine niedrigere Amplitude, aber höhere Frequenz, mit Alphawellen von 8–12 Hz bis zu Gammawellen mit mehr als 24 Hz. Der paradoxe Schlaf ist oft mit Träumen assoziiert und wird gemeinhin mit der Fähigkeit verbunden, kognitiv anspruchsvolle Aufgaben zu erlernen. In jüngster Zeit wurden die Stadien 3 und 4 als Tiefschlaf zusammengefasst.

Antworten

1. wach, 2. schläfrig, 3. Stadium 1, 4. Stadium 2, 5. Tiefschlaf (Stadien 3 und 4), 6. paradoxer Schlaf

Am Schlaf beteiligte Hirnregionen

Schlaf ist kein simpler Prozess, bei dem sich das Gehirn von der Verarbeitung hektischer Impulse aus der Außenwelt erholt; er ist vielmehr sehr komplex. Verschiedene Bereiche im gesamten Gehirn sind an der Schlafregulation beteiligt. Der Hypothalamus trägt zum Biorhythmus bei und reguliert Erregung und Müdigkeit. Die Neuronen im Nucleus tuberomamillaris des Hypothalamus nutzen Histamin als Neurotransmitter, um die Erregung zu steigern. Dies erklärt, warum viele Antihistaminika müde machen – sie blockieren dieses Erregungssignal. Während des Schlafs fördert der Thalamus den Übergang in den Tiefschlaf, indem er Stimuli am Erreichen des Cortex hindert. Es wird vermutet, dass Schlafspindeln, die vom Thalamus herrühren, als Abfänger eingehender Reize fungieren. Die Formatio reticularis (Retikulärformation) unterstützt den Schlaf auf zwei Arten: Sie hemmt die Aktivierung von Regionen, die zur Wachheit beitragen (z. B. der präfrontale Cortex), und aktiviert Strukturen, die den Schlaf fördern (z. B der Thalamus). Der paradoxe Schlaf wird von einem anderen Netzwerk kontrolliert, an dem Pons, Amygdala und Hippocampus beteiligt sind. Seine Funktion und die des daran beteiligten Netzwerks sind unbekannt. Man vermutet, dass er die Übertragung wichtiger Erfahrungen vom Kurz- ins Langzeitgedächtnis sowie das Löschen unwichtiger Informationen aus dem Kurzzeitgedächtnis erleichtert.

Zentrale Bereiche des Gehirns sind am Schlaf beteiligt (sagittaler Schnitt entlang der Hirnlängsfurche)

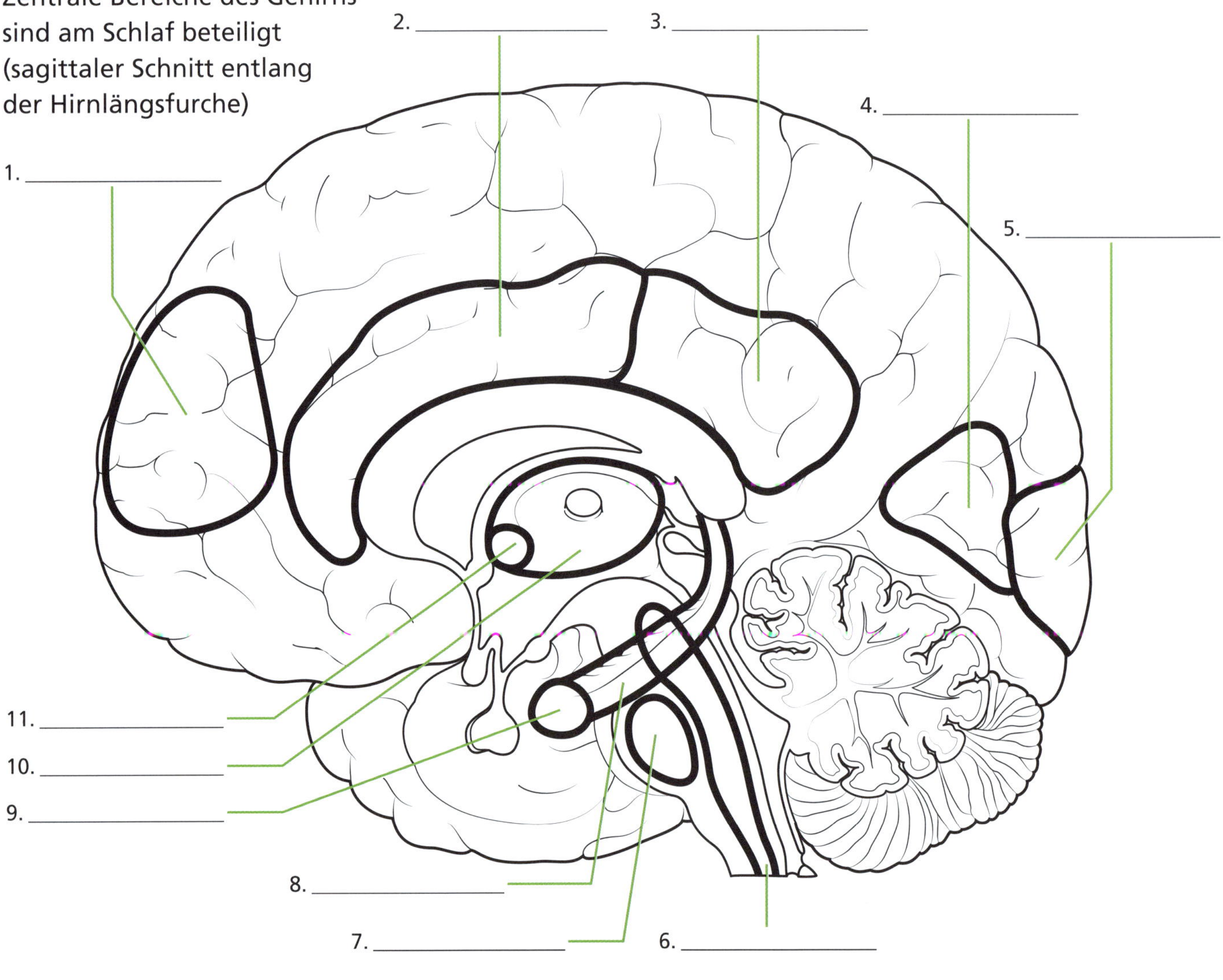

Antworten

1. präfrontaler Cortex, 2. Gyrus cingulatus anterior, 3. Gyrus cingulatus posterior, 4. extrastriate visuelle Areale, 5. primär visueller Cortex, 6. Formatio reticularis, 7. Pons, 8. Hippocampus, 9. Amygdala, 10. Thalamus, 11. Hypothalamus

Schlafzyklus

Die ersten Erkenntnisse über die am Schlaf beteiligten Hirnregionen stammen aus dem Jahr 1918 von der Spanischen Grippe. Die Opfer fielen in einen komaähnlichen Zustand oder konnten vor ihrem Tod tagelang nicht schlafen. Zwischen den während des Schlafs aktiven Hirnbereichen und anderen Arealen mit verringerter Aktivität existiert ein Aktivitätszyklus. Diese Oszillationen zwischen Formatio reticularis (Retikulärformation), Thalamus und Cortex sind für die Schlafinitiation und -erhaltung essenziell. Der Thalamus reguliert die wechselnden Aktivitäten der Hirnareale und auch, wie die Sinne oder die kortikale Integration die Schlafinitiation und -erhaltung beeinflussen. Für die Schlafförderung wird die Aktivität in Bereichen wie dem primär visuellen Cortex und dem präfrontalen Cortex reduziert, um Störungen durch visuelle oder kognitive Reize zu begrenzen. Gyrus cingulatus anterior und posterior (vorderer und hinterer cingulärer Cortex) werden im Schlaf unterschiedlich reguliert. Das mit Emotion und Belohnung verbundene anteriore Areal zeigt insbesondere während des paradoxen Schlafs erhöhte Aktivität. Dies steht im Einklang mit anderen Bereichen, die mit Emotionen zu tun haben, wie die Amygdala, und kann dazu dienen, traumähnliche Zustände zu erzeugen. Der Gyrus cingulatus posterior ist an Wachsamkeit und Bewusstsein beteiligt und wird deshalb inaktiviert.

Schlafbereiche (rechte mediale Ansicht)

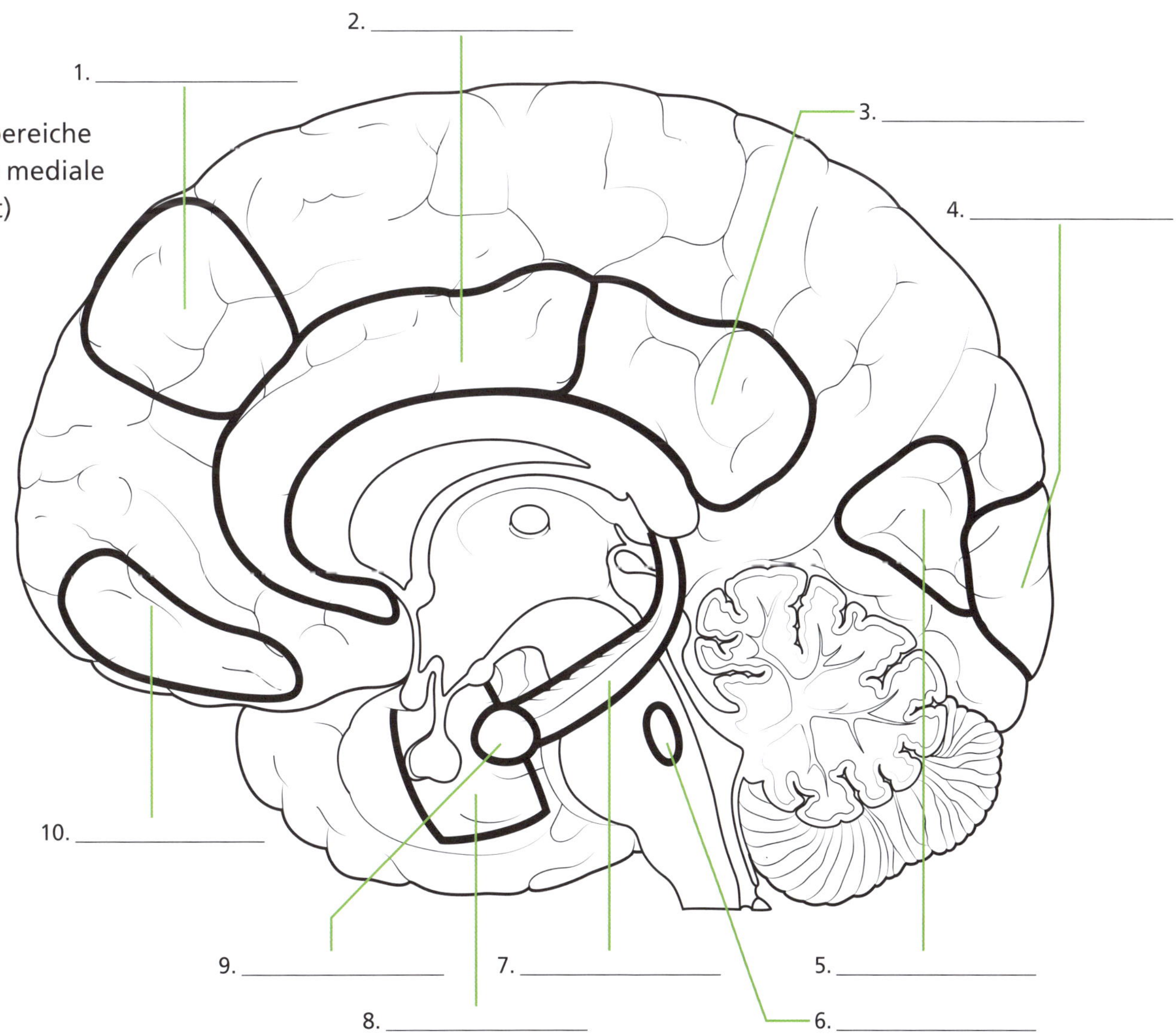

Antworten

1. dorsolateraler präfrontaler Cortex, 2. Gyrus cingulatus anterior, 3. Gyrus cingulatus posterior, 4. primär visueller Cortex, 5. extrastriate visuelle Areale, 6. Tegmentum pontis, 7. Hippocampus, 8. parahippocampaler Cortex, 9. Amygdala, 10. frontale weiße Substanz

Anatomische Veränderungen während des Schlafes

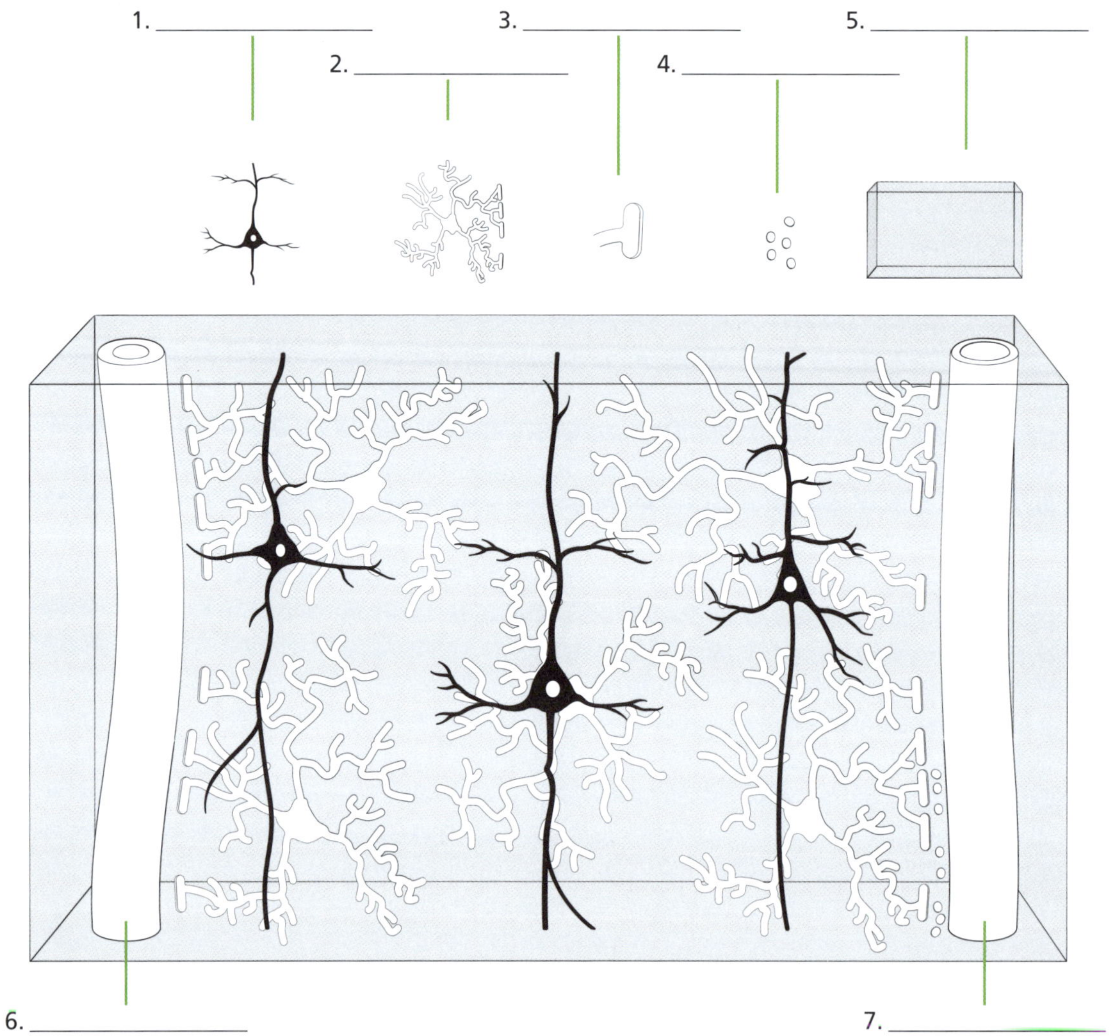

Glymphatisches System

Viele wissen um die anatomischen Veränderungen im Körper einer schlafenden Person, etwa das verringerte Wachstum, aber nur wenige kennen die anatomischen Veränderungen des Gehirns, zu denen es während des Schlafs kommt. Das glymphatische System des ZNS leitet im Gehirn einen Prozess ein, bei dem Abfall in Form von Plaques mit Hilfe von Astrozyten und Liquor (Zerebrospinalflüssigkeit) beseitigt wird. Das System ähnelt dem Lymphsystem, beruht aber auf Gliazellen. Es wird überwiegend während des Schlafs aktiv und hilft, Abfall aus dem ZNS zu eliminieren, darunter potenziell schädliche Substanzen wie Beta-Amyloid, das in Plaques aggregieren kann, einer bei der Alzheimer-Krankheit beobachteten Primärpathologie. Das System arbeitet, wenn das Gehirn schläft und die Astrozyten zu schrumpfen beginnen, wodurch ein größeres Liquorvolumen durch die Zwischenzellräume fließen kann. Das größere Liquorvolumen leitet den Abfall in die Venen, wo er anschließend verarbeitet und aus dem Körper ausgeschieden wird. Das System ist abhängig vom Biorhythmus und den vom Locus caeruleus ausgeschütteten Noradrenalinmengen.

Antworten

1. Neuron, 2. Astrozyt, 3. Wasserkanäle, 4. Beta-Amyloid, 5. Liquor, 6. Arterie, 7. Vene

Räumliche Wahrnehmung

Haben Sie sich schon einmal gefragt, wie bestimmte Orientierungspunkte der Umgebung eine Erinnerung auslösen, etwa wie eine Straßenkreuzung die Erinnerung an den Heimweg auslöst? Die räumliche Wahrnehmung befähigt uns zum Abrufen von Informationen und zur Orientierung, um uns in einer bestimmten Umgebung zurechtzufinden. Der Hippocampus, der parahippocampale und der entorhinale Cortex sind wichtig für die räumliche Wahrnehmung, das räumliche Gedächtnis und die Erinnerung. Die Entdeckung von Ortszellen im Hippocampus ermöglichte es zu verstehen, wo und wie der Hippocampus und der ihn umgebende Cortex räumliche Erinnerungen speichern. Neuronen im medialen entorhinalen Cortex sind intensiv mit den hippocampalen Ortszellen verbunden, die die Verarbeitung von Rauminformationen ermöglichen, während Neuronen im lateralen entorhinalen Cortex Verbindungen zum Hippocampus und zum rhinalen Cortex haben, die die Objektidentifizierung innerhalb eines Kontexts erleichtern. Der rhinale Cortex erhält Informationen vom perirhinalen Cortex. Der mediale präfrontale Cortex erleichtert das Erkennen von Objekten an einem Ort, indem er bestimmte Erinnerungen oder Umgebungsmuster abruft. Der posteriore parietale Cortex ist an der Verarbeitung der räumlichen Objektbewegung beteiligt. Durch die parallelen Verarbeitungsbahnen können Rauminformationen erfasst und in Beziehungsnetzwerken abgelegt werden.

Räumliche Wahrnehmung
(rechte mediale Ansicht)

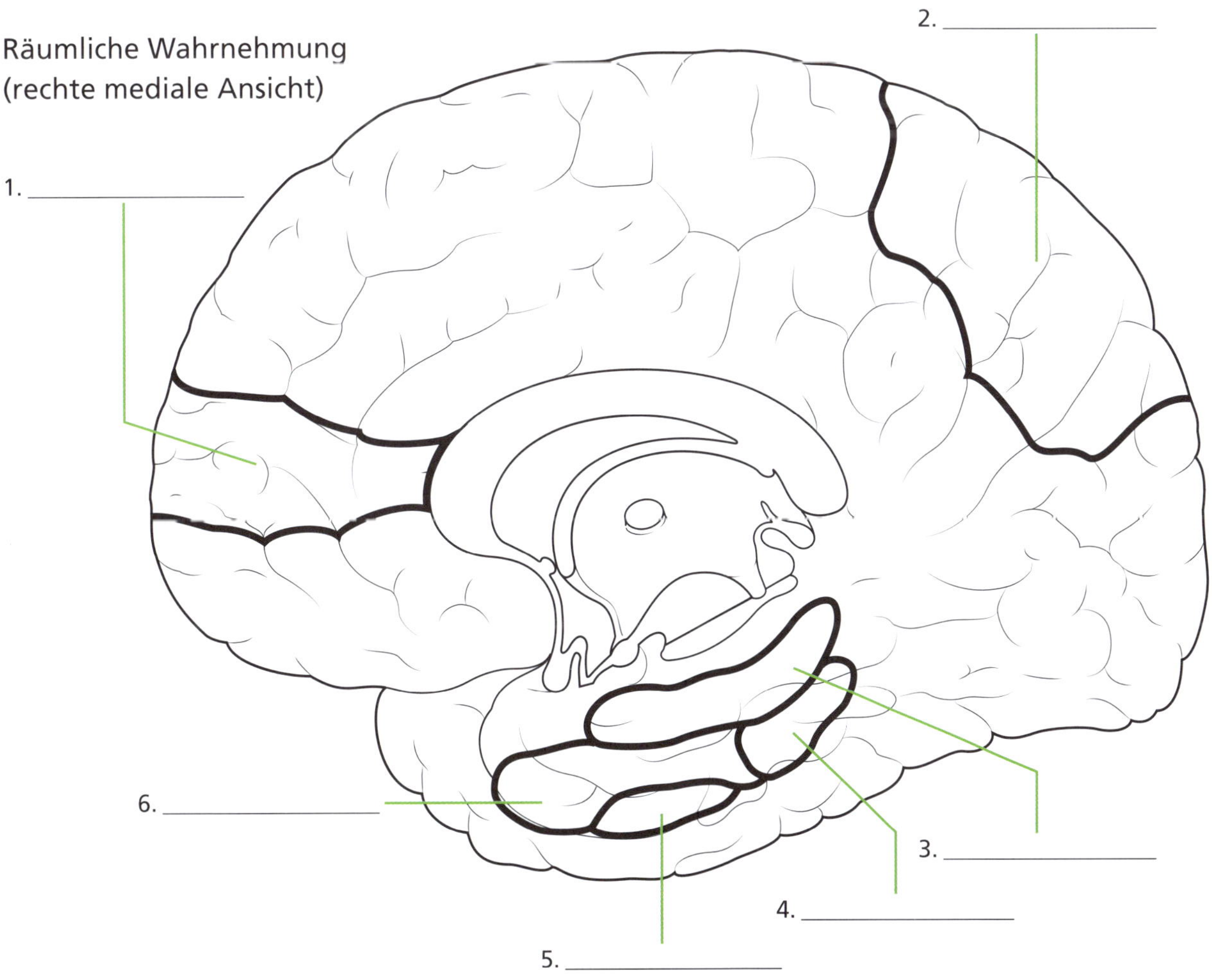

Antworten

1. medialer präfrontaler Cortex, 2. posteriorer parietaler Cortex, 3. Hippocampus, 4. parahippocampaler Cortex, 5. entorhinaler Cortex, 6. perirhinaler Cortex

Neuronale Plastizität: gesamtanatomisches Bild

Neuronale Plastizität ist die Veränderung neuronaler Netze oder Areale aufgrund aller möglichen Ereignisse, die uns widerfahren können, seien es nun physische, umweltbezogene, soziale oder sonstige. Einige der interessantesten Studien zur neuronalen Plastizität stammen von Amputierten. Was passiert zum Beispiel mit dem Gehirn, wenn man einen Arm verliert? Die Bereiche, die für die Hand- und Armwahrnehmung spezifisch sind, empfangen keine Signale und senden ihrerseits auch keine sinnvollen mehr. Aber anstatt dass sie ungenutzt bleiben, organisieren sie sich neu und werden angrenzenden Bereichen untergeordnet. Bei Amputierten kann die Reorganisation der somatosensorischen Bereiche das Phantomglied-Phänomen hervorrufen, bei dem die Aktivierung von aufsteigenden Nerven zum reorganisierten Cortex Schmerzen oder starken Juckreiz in einer Gliedmaße verursacht, die gar nicht mehr existiert. Die Reorganisation ist nicht an Hirnbereiche gebunden. Bei Blinden können sich beispielsweise Teile des Parietallappens und des Temporallappens reorganisieren, um somatosensorische bzw. auditorische Prozesse zu verstärken.

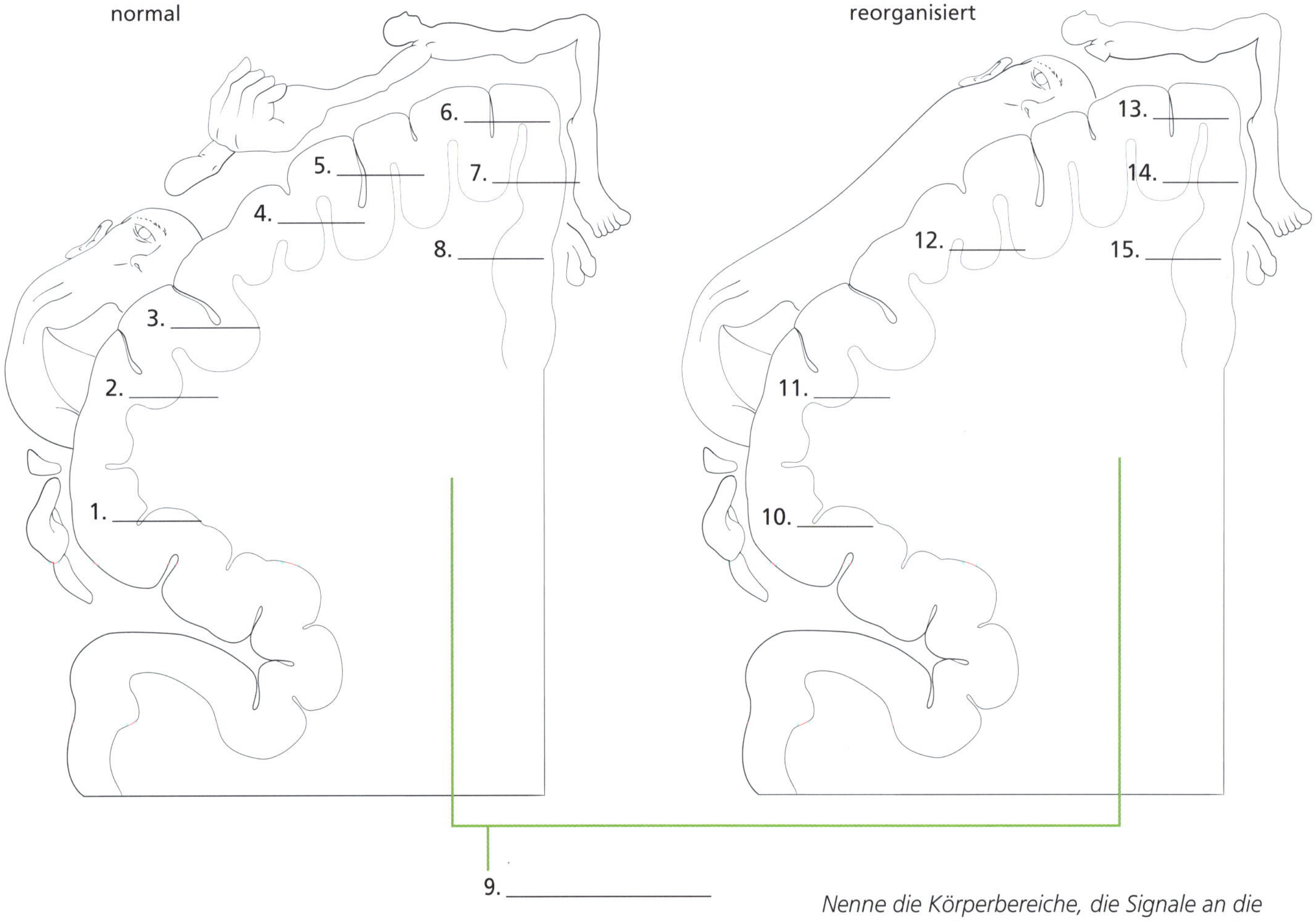

Nenne die Körperbereiche, die Signale an die entsprechenden Bereiche des Cortex schicken.

Primärer somatosensorischer Cortex (anatomische Darstellung)

Antworten

1. Rachen, 2. Lippen, 3. Gesicht, 4. Daumen, 5. Hand, 6. Rumpf, 7. Fuß, 8. Genitalien, 9. somatosensorischer Cortex, 10. Rachen, 11. Lippen, 12. Gesicht, 13. Rumpf, 14. Fuß, 15. Genitalien

Neuronale Plastizität: zelluläre Ebene

Im Hinblick auf die Gehirnleistung ist die Formulierung »Use it or lose it« (Nutzen oder abgeben) recht geläufig. Aber wie überträgt sich dieses Verfahren auf die neuronale Ebene? Neuronale Plastizität ist die Fähigkeit von Neuronen, Synapsen zu stärken oder zu schwächen, wozu sie zwei Mechanismen nutzen: Langzeitdepression (LZD) und Langzeitpotenzierung (LZP). Die LZD ist ein systematischer Ansatz, um die Anzahl von Rezeptorbindestellen auf einer postsynaptischen Membran zu reduzieren. Er beruht auf der Erhöhung des Kalziumspiegels im postsynaptischen Neuron, wodurch die Rezeptorbindung im synaptischen Spalt gestört wird. Weniger gebundene Neurotransmitter bedeuten eine verringerte Aktivität des postsynaptischen Neurons. LZP wirkt im Prinzip umgekehrt und erhöht die Anzahl der Rezeptorbindestellen auf einer postsynaptischen Membran. Wenn ein präsynaptisches Neuron zunehmend stimuliert wird, setzt es mehr Neurotransmittermoleküle in den synaptischen Spalt frei, die von den Rezeptoren aber nicht alle gebunden werden können. Die gestiegene Nachfrage führt zur Erhöhung der Rezeptorenanzahl, durch die zusätzliche Neurotransmitter gebunden werden. Bei Tieren, von Schnecken bis zu Primaten, wurde LZP mit Lernverhalten assoziiert.

Synaptischer Spalt, vergrößert

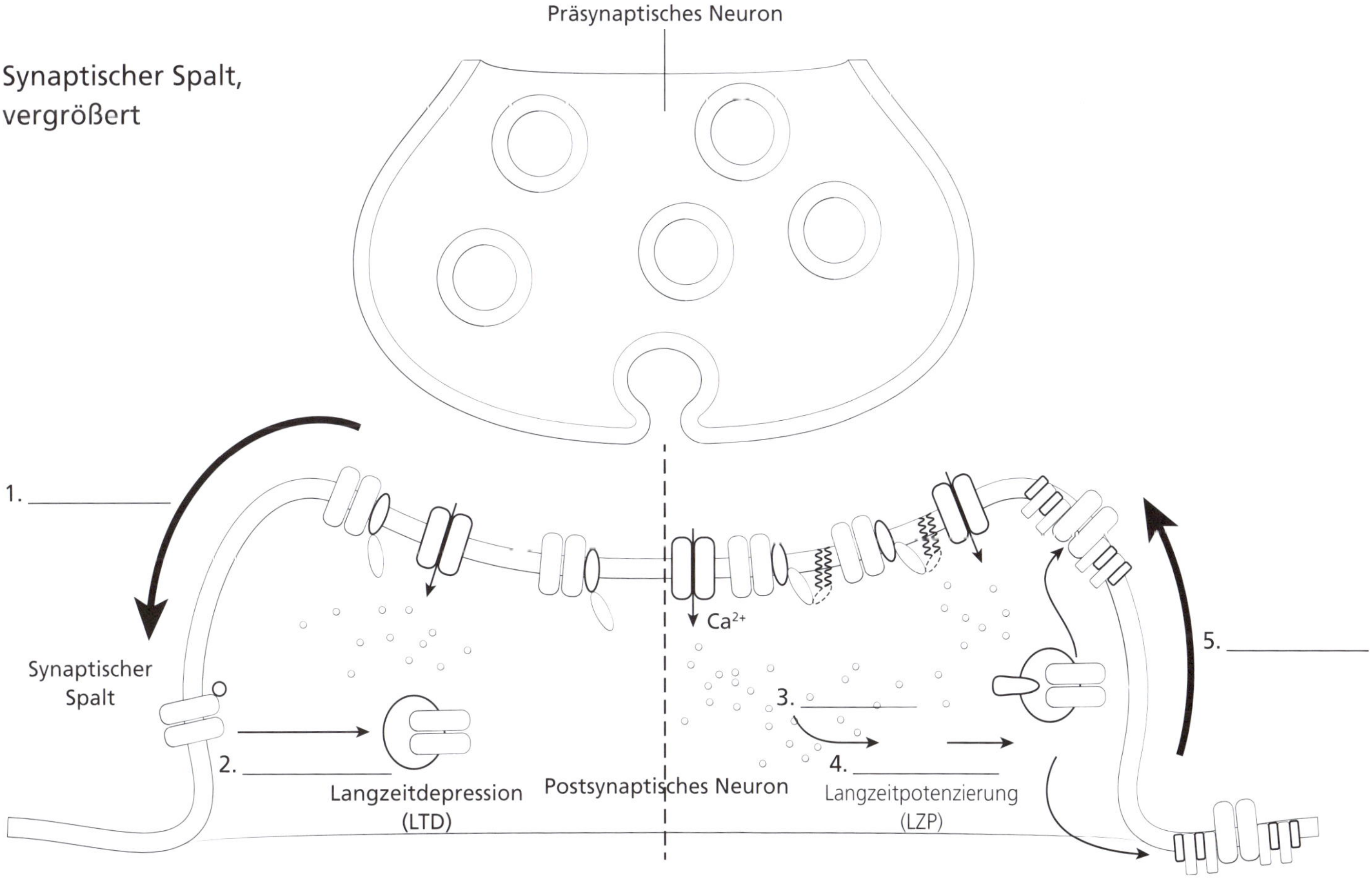

Antworten

1. laterale Diffusion, 2. Endozytose, 3. Ca^{2+}, 4. Exozytose, 5. laterale Diffusion

Altern: gesamtanatomisches Bild

Mit zunehmendem Gehirnalter führen Veränderungen auf molekularer Ebene zu einem deutlichen strukturellen Zerfall. Eine der auffälligsten Veränderungen ist die reduzierte Gehirnmasse, die sich insbesondere anhand der abnehmenden Gyrusoberfläche und der zunehmenden Sulcusbreite zeigt. Mit zunehmendem Alter kommt es auch auf neuronaler Ebene zu Veränderungen. Ältere Neuronen exprimieren eher mehr N-Methyl-D-Aspartat-(NMDA-)Rezeptoren, als neue dendritische Dornen auszubilden, was sich negativ auf das Lernverhalten auswirkt. Im Alter kann die Degeneration der weißen Substanz zu Problemen bei der funktionellen Konnektivität zwischen den Hirnarealen führen. Diese Form der Hirndegeneration kann Schwierigkeiten bei der Integration von Gehirnnetzwerken zur Folge haben. Zum Beispiel kann sich die Degeneration des Fasciculus arcuatus darin zeigen, dass eine Person nicht antwortet, da ihre Sprachproduktion wegen schlechter neuronaler Konnektivität verlangsamt ist. Es gibt aber einen großen Unterschied zwischen dieser gesunden Hirnalterung und Demenz. Reduzierte Funktionalität und Verarbeitungsgeschwindigkeit sind Zeichen von gesundem Altern und ergeben sich aus dem Neuronenverlust in kortikalen Bereichen. Demenz resultiert aus aggressiver Neurodegeneration. Sie ist am Verlust der kognitiven Fähigkeiten erkennbar, Betroffene finden sich nicht mehr im Alltag zurecht.

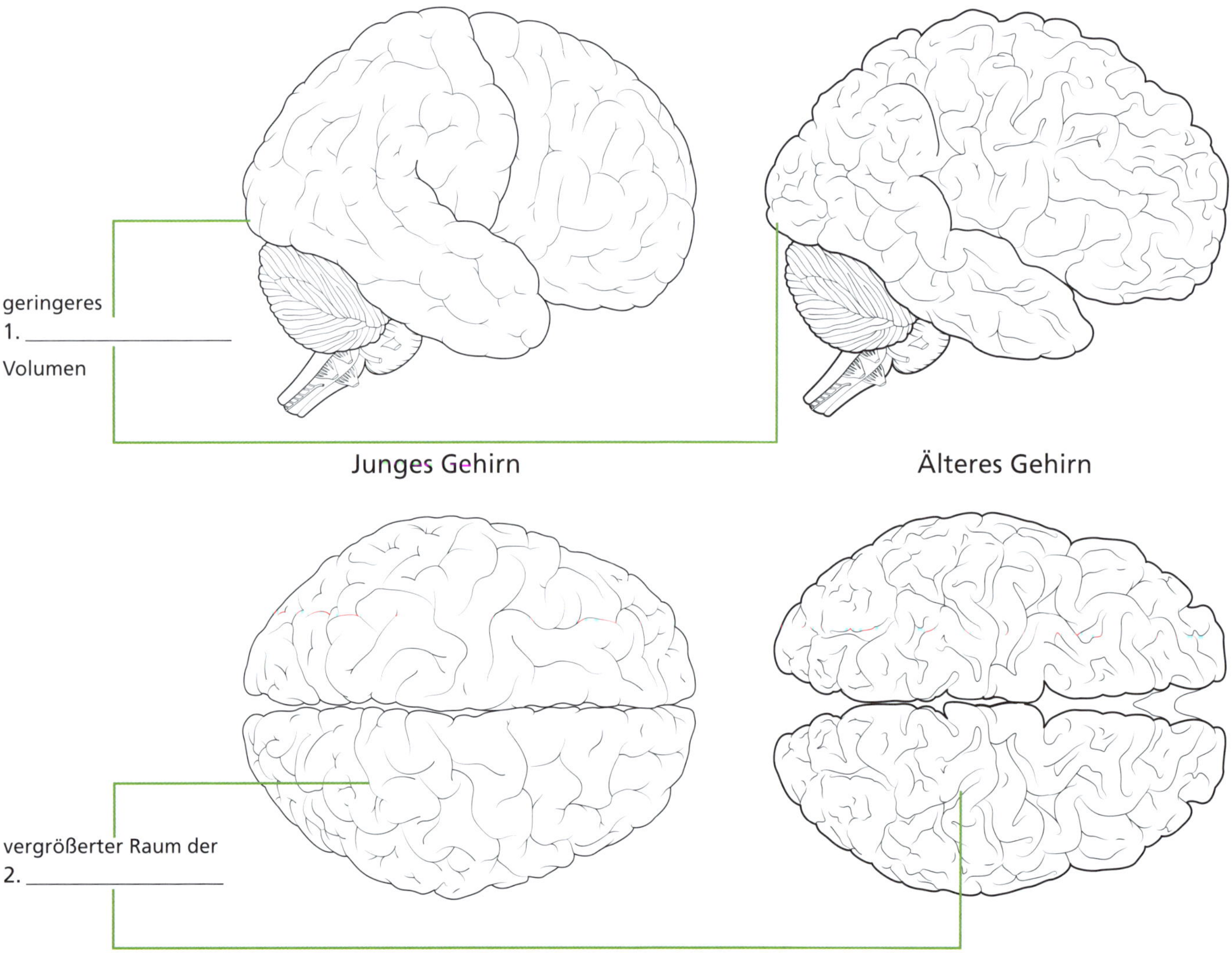

Antworten

1. Gyri; 2. Sulci

Altern: zelluläre Ebene

Jahrelang galt das Dogma, dass man mit den Neuronen auskommen muss, die man von Geburt an hat, doch die Entdeckung der adulten Neurogenese konnte zeigen, dass dies völlig falsch ist. Das Altern beginnt nicht mit dem Ausblasen der Kerzen am vierzigsten Geburtstag, sondern bereits mit der Geburt. Man kommt mit einer Unmenge von Neuronen auf die Welt, von denen viele nicht voll entwickelt sind, und ein Großteil davon wird noch vor dem fünften Lebensjahr entsorgt. Es wird vermutet, dass dies neben der Ausbildung neuer neuronaler Netzwerke einer der Gründe ist, warum man sich kaum an die frühe Kindheit erinnern kann. Während der Kindheit entwickeln die verbliebenen Neuronen durch auswachsende Axone und Dendriten und anschließende Synapsenbildung neue neuronale Netze. Im Erwachsenenalter werden aktive neuronale Verbindungen aufrechterhalten und gestärkt, inaktive Verbindungen oft entfernt. Dies kann erklären, warum selten genutzte Informationen oder Fertigkeiten verloren gehen. Im Erwachsenen- und Seniorenalter verlieren einige dieser Netzwerke durch Neurodegeneration schließlich an Stärke. Neurodegeneration hat viele Ursachen, etwa traumatische Hirnverletzungen, Schlaganfall oder pathologische Gründe (wie Demenz).

Neuronenentwicklung

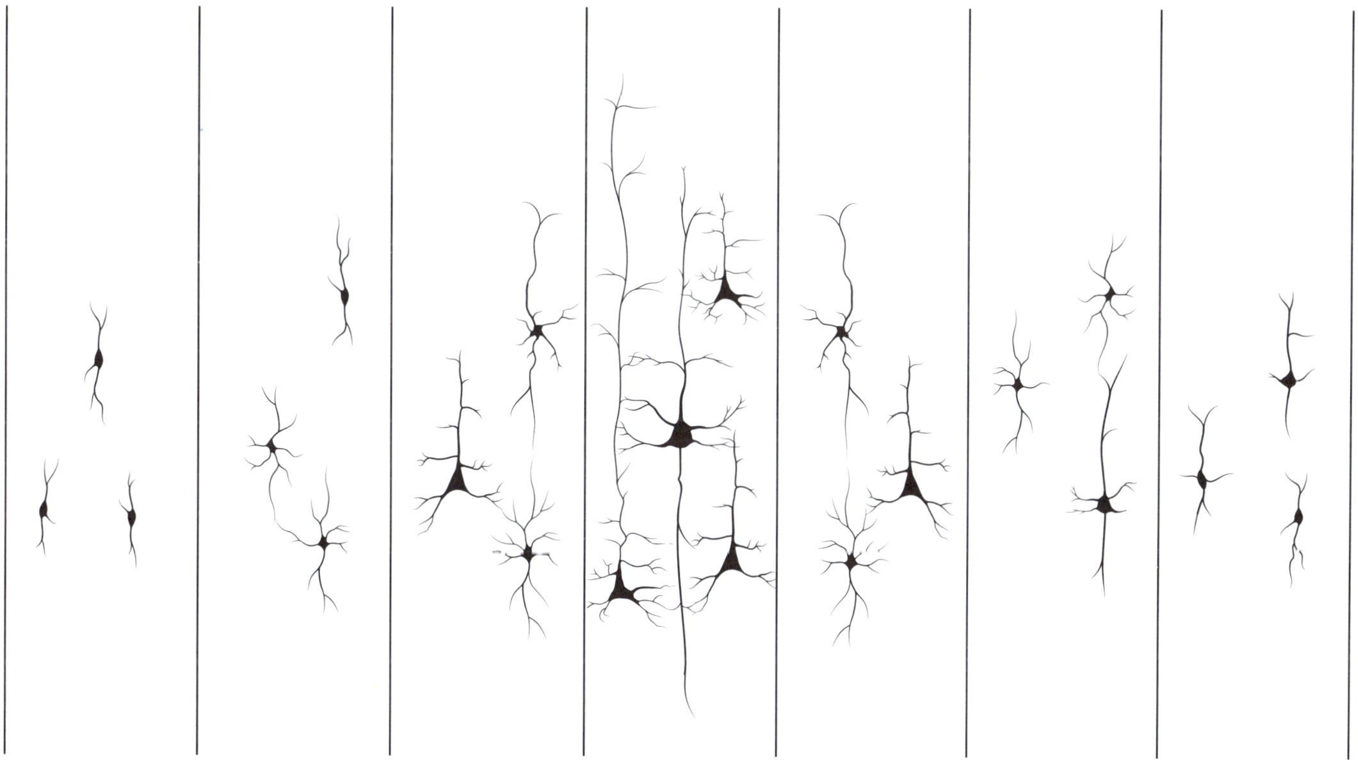

1. ________ 2. ________ 3. ________ 4. ________ 5. ________ 6. ________ 7. ________

Bezeichne jede Phase der Neuronenentwicklung

Antworten

1. Alter 1+ (Säugling/Kleinkind), 2. Alter 7+ (Kind), 3. Alter 13+ (Jugendlicher), 4. Alter 30–60 (Erwachsener), 5. Alter 65+ (Degeneration beginnt), 6. Alter 70+ (Demenz), 7. Alter 80+ (Alzheimer-Krankheit – keine neuronale Kommunikation)

Motorische Signalbahnen: vom Motocortex zum Rückenmark

Der Motocortex setzt sich aus dem primär motorischen Cortex (M1), dem prämotorischen Cortex (PM) und dem supplementär motorischen Cortex (SM) zusammen. M1 ist unmittelbar für Muskelkontraktionen verantwortlich. PM und SM projizieren direkt in das Rückenmark, wobei PM die Rumpfmuskulatur und SM die Körperhaltung steuert. Schwache, kurze Stimulationen lösen einfache Bewegungen einzelner Körperteile aus, stärkere Reizströme dagegen komplexere Bewegungen. Im Tractus corticospinalis (corticospinale Bahn) passieren die Axone die Capsula interna (innere Kapsel), das Zwischenhirn, das Mesencephalon (Mittelhirn), den Pons und schließlich die Medulla oblongata, wo die Pyramiden gebildet werden. Die von der Medulla oblongata in das Rückenmark verlaufenden Axone dekussieren (wechseln auf die gegenüberliegende Seite) und ziehen dann in der weißen Substanz des kontralateralen Rückenmarks abwärts, wo sie die Beugemuskulatur kontrollieren. Die nicht dekussierenden Axone steigen im ipsilateralen Rückenmark hinab und bilden die weiße Substanz des Tractus corticospinalis anterior (vordere corticospinale Bahn), bis sie die ihnen zugeordnete Höhe erreichen und dort dekussieren. Diese Motoneuronen regeln die Streckmuskulatur. Die meisten absteigenden Axone bilden eher Synapsen mit Interneuronen als mit Alpha-Motoneuronen.

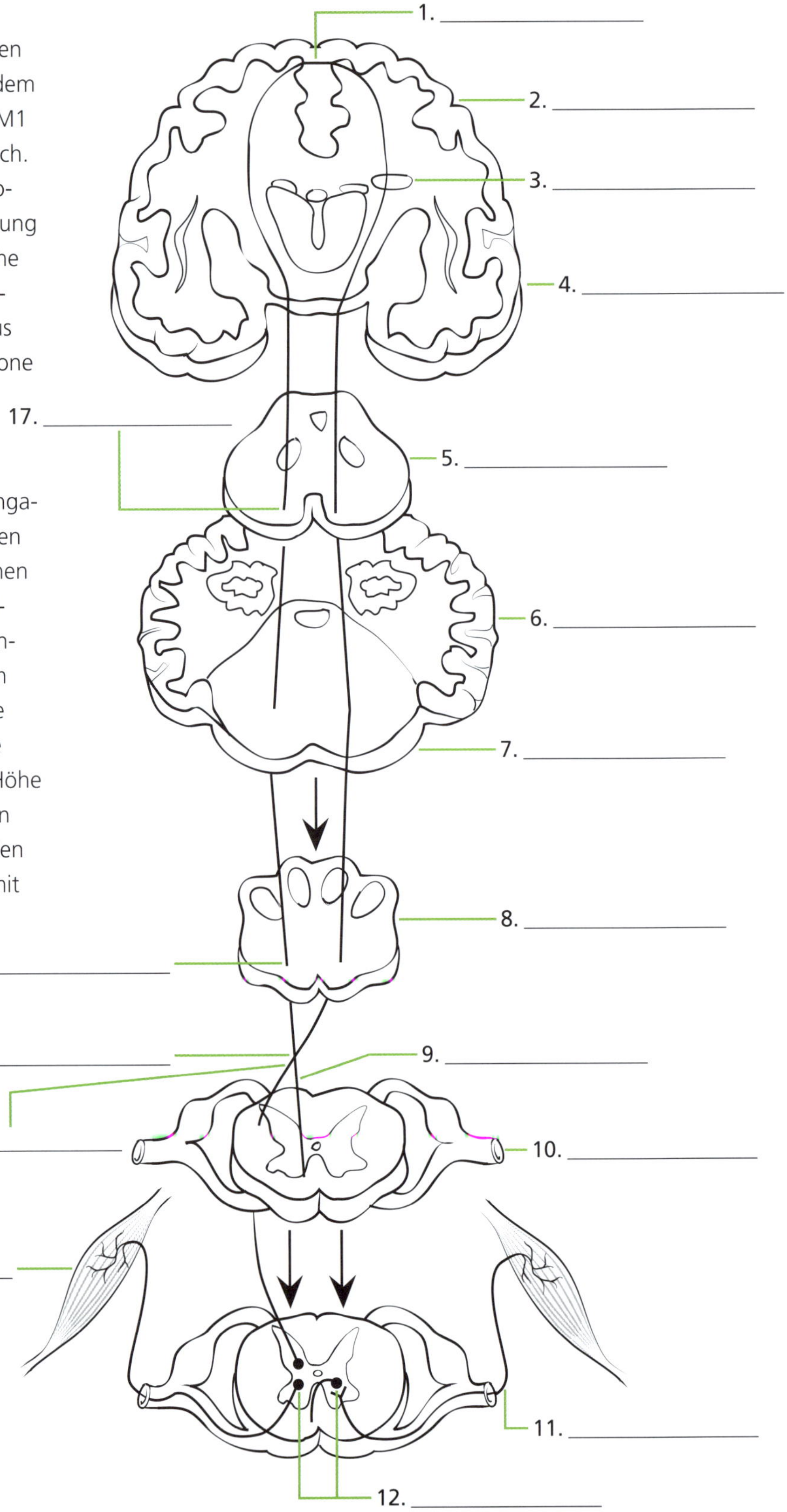

Vom Motocortex zum Rückenmark

Antworten

1. obere Motoneuronen, 2. primär motorischer Cortex, 3. Capsula interna, 4. Cerebrum, 5. Mesencephalon, 6. Cerebellum, 7. Pons, 8. Medulla oblongata, 9. Tractus corticospinalis anterior, 10. zervikales Rückenmark, 11. lumbales Rückenmark, 12. untere Motoneuronen, 13. Skelettmuskel, 14. Tractus corticospinalis lateralis, 15. Dekussation der Pyramiden, 16. Pyramide, 17. Pedunculus cerebralis

Motorische Signalbahnen: vom Rückenmark zum Muskel (freiwillige Muskelkontraktionen)

Die motorischen Signale wandern vom Rückenmark über Motoneuronen zu den Skelettmuskeln und vermitteln freiwillige Muskelkontraktionen, einschließlich Reflexe. Motoneuronen haben Somas im Rückenmark und Axone in den Nerven, die Kontraktionen stimulieren. Sie empfangen Signale von Interneuronen im Gehirn und werden durch sensorische Rückkopplung feinabgestimmt. Ein Initialreiz, etwa ein Schmerz, aktiviert mechanosensitive Rezeptoren in der Haut, die das Signal über afferent sensorische Neuronen zum Rückenmark leiten. Im Falle eines einfachen Reflexes bilden sensorische Neuronen Synapsen mit Interneuronen und diese wiederum mit somatischen Motoneuronen. Die somatischen Motoneuronen tragen das Signal aus dem Rückenmark über Neurotransmitter, die nach einem Aktionspotential freigesetzt werden, an den Muskel weiter. Interneuronen leiten Signale von sensorischen Neuronen das Rückenmark zum Gehirn hinauf und vom Gehirn das Rückenmark hinunter bis zu den Motoneuronen, die die freiwilligen Muskelkontraktionen stimulieren.

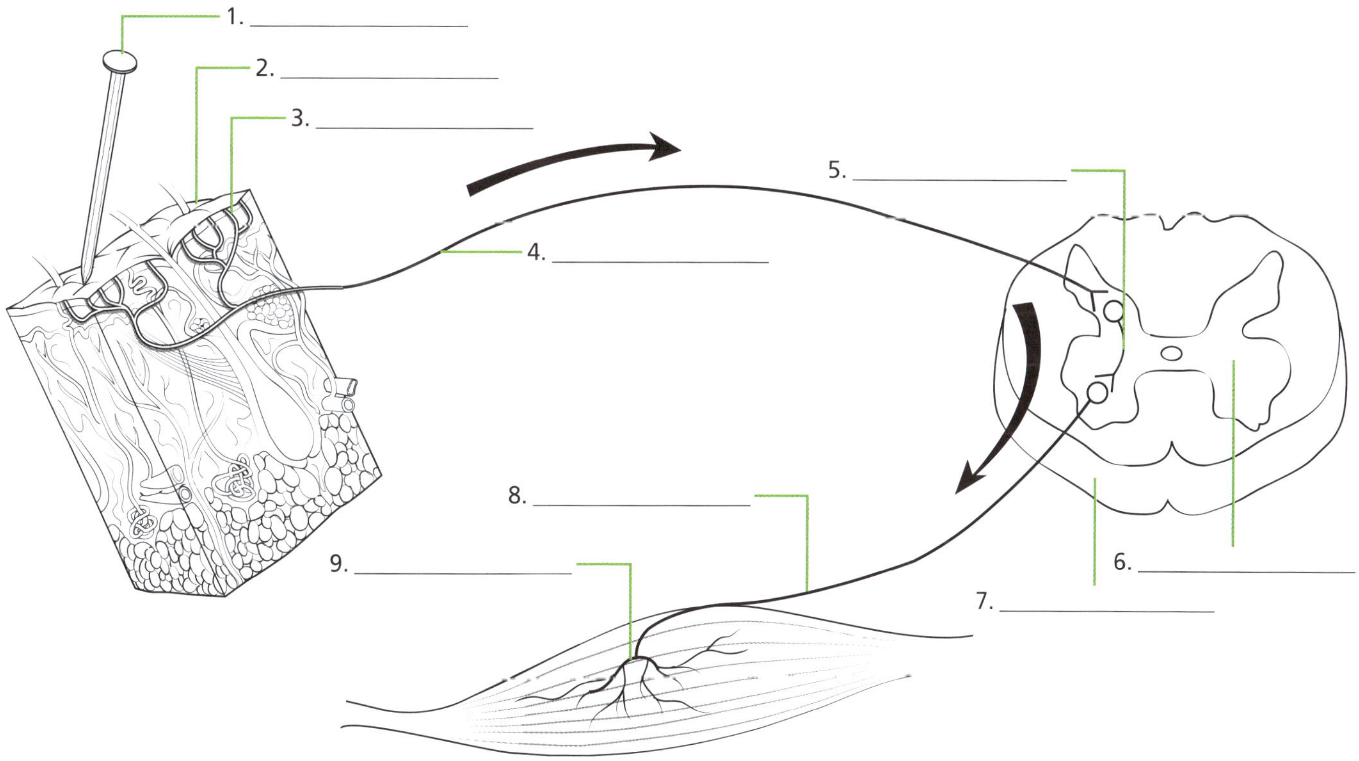

Signalbahn einer freiwilligen Muskelkontraktion

Antworten

1. Reiz, 2. Haut, 3. Rezeptor, 4. sensorisches Neuron, 5. Interneuron, 6. Integrationszentrum, 7. Rückenmark, 8. Motoneuron, 9. Effektor

Motorische Signalbahnen: vom Rückenmark zum Muskel (unfreiwillige Muskelkontraktionen)

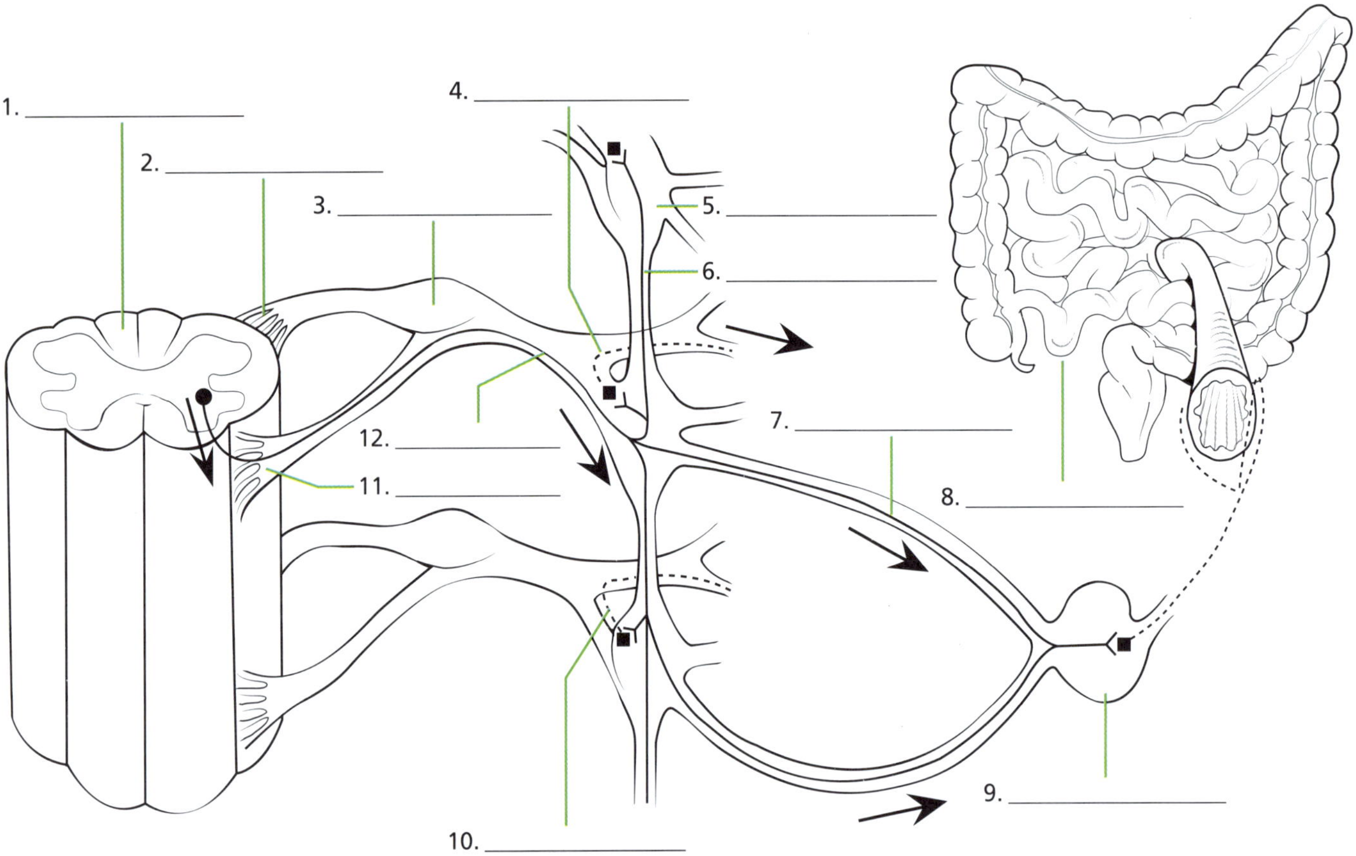

Signalbahn einer unfreiwilligen Muskelkontraktion

Herzmuskeln und glatte Muskeln sind Effektoren von unfreiwilligen Bewegungen und werden von autonomen Motoneuronen reguliert. Autonome motorische Nerven innervieren Organe mit Funktionen, die nicht unter freiwilliger Kontrolle stehen, wie etwa glatte Muskeln im Verdauungstrakt. Präganglionäre Neuronen haben Somas in der grauen Substanz und gelangen über den Ramus communicans albus (weißen Verbindungsast) in den Truncus sympathicus (Grenzstrang). Im Ramus communicans albus verlaufen die sympathischen Fasern der Spinalnerven zu den sympathischen Ganglien. Postganglionäre Neuronen verlassen den Ramus communicans griseus (grauer Verbindungsast) und verbinden sich wieder mit dem Spinalnerv, während die Axone weiter zu den Effektoren ziehen. Im Ramus communicans griseus verlaufen die sympathischen Fasern der postganglionären Neuronen zu den Spinalnerven. Über diese Verbindungen schütten autonome Nervenfasern Neurotransmittermoleküle auf Effektormuskeln aus, wo sie an Rezeptoren auf den glatten Muskelzellen binden und Kontraktionen auslösen.

Antworten

1. Rückenmark, 2. Radix dorsalis, 3. Spinalganglion, 4. Spinalnerv, 5. sympathisches Kettenganglion, 6. Truncus sympathicus, 7. Nervus splanchnicus, 8. viszeraler Effektor, 9. Kollateralganglion, 10. Ramus communicans griseus, 11. Radix ventralis, 12. Ramus communicans albus

Somatosensorische Signalbahnen: Schmerz

Die für Schmerzen zuständige Bahn leitet Informationen über mögliche Schädigungen am Körper von der betroffenen Region über das Rückenmark hinauf zum Gehirn. Die Schmerzsensoren, sogenannte Nozizeptoren, sind dichte Geflechte von freien Nervenenden. Die für Schmerzen zuständige Bahn enthält mehrere Arten von Nozizeptoren und nozizeptiven Signalwegen, insbesondere Aδ- und C-Fasern, die Synapsen mit dem Nucleus marginalis bzw. der Hintersäule des Rückenmarks bilden. Die myelinisierten Aδ-Fasern haben eine höhere Leitungsgeschwindigkeit, was einen schnellen Wirkmechanismus bei schneidenden, akuten Schmerzen ermöglicht. C-Fasern sind nicht myelinisiert und haben eine langsamere Leitungsgeschwindigkeit, was zu dumpfen, diffusen Schmerzen führt, die länger anhalten.

Auf der Seite des Schmerzursprungs bilden Neuronen aus den Spinalganglien Synapsen mit Neuronen im Cornu posterius (Hinterhorn) des Rückenmarks. Von Neuronen in den Spinalganglien dekussieren Axone auf die kontralaterale Seite des Rückenmarks und ziehen als Tractus spinothalamicus anterior (vordere spinothalamische Bahn) zum Gehirn hinauf. Andere Neuronen in den Spinalganglien sind mit Neuronen im thalamischen Nucleus ventralis osterolateralis verbunden.

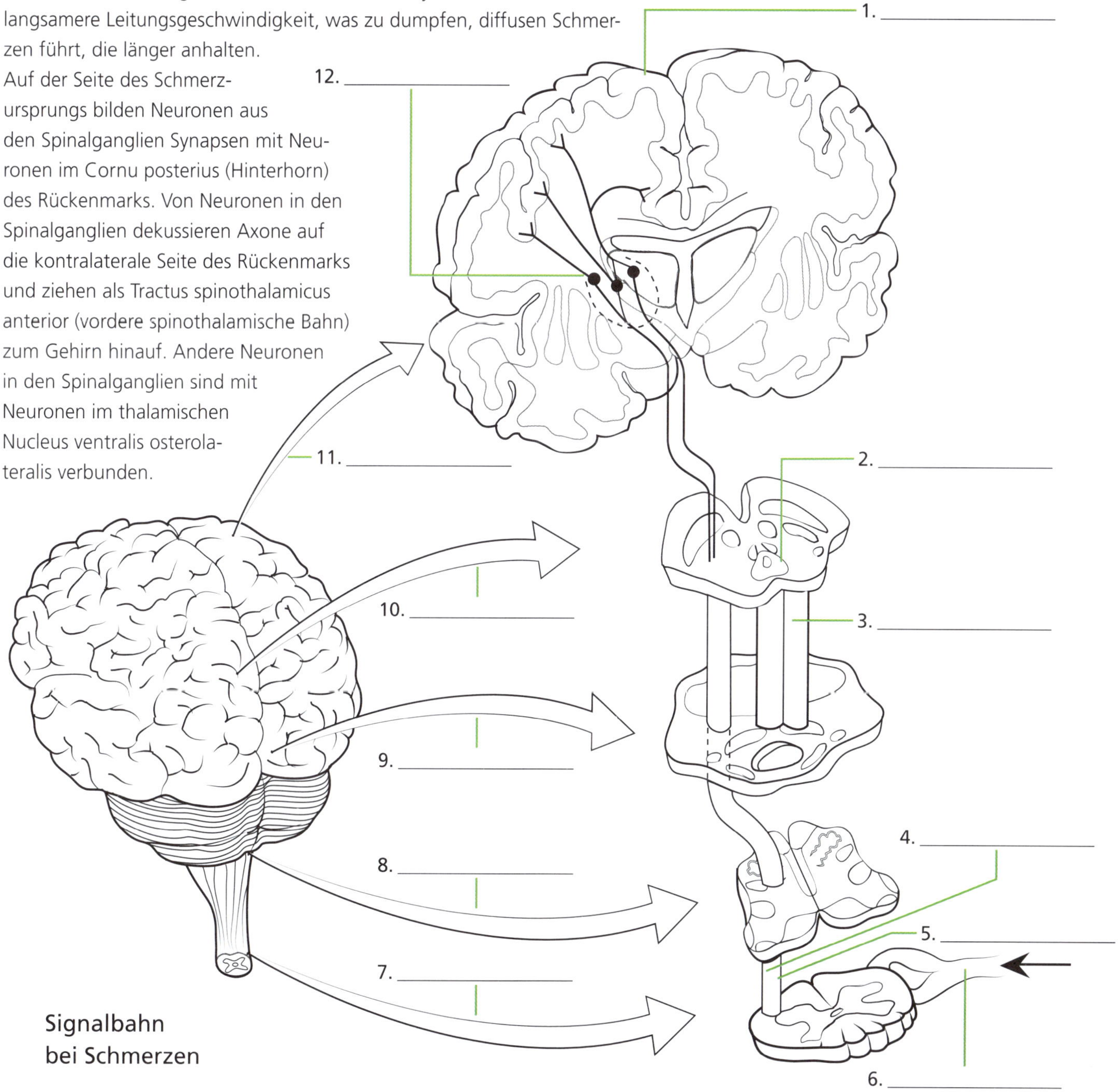

Signalbahn bei Schmerzen

Antworten

1. somatosensorischer Cortex, 2. Substantia grisea centralis (PAG), 3. Formatio reticularis, 4. Tractus neospinothalamicus, 5. Tractus paleospinothalamicus, 6. Aδ- und C-Fasern, 7. Rückenmark, 8. Medulla oblongata, 9. Pons, 10. Mesencephalon, 11. Prosencephalon, 12. thalamische Kerne

Somatosensorische Signalbahnen: Berührung

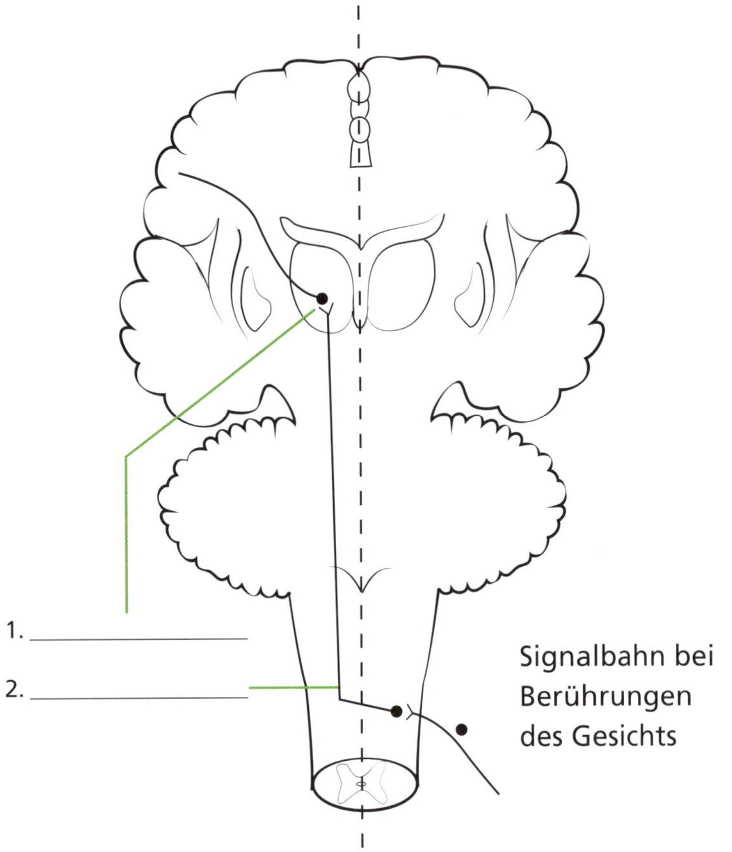

Signalbahn bei Berührungen des Gesichts

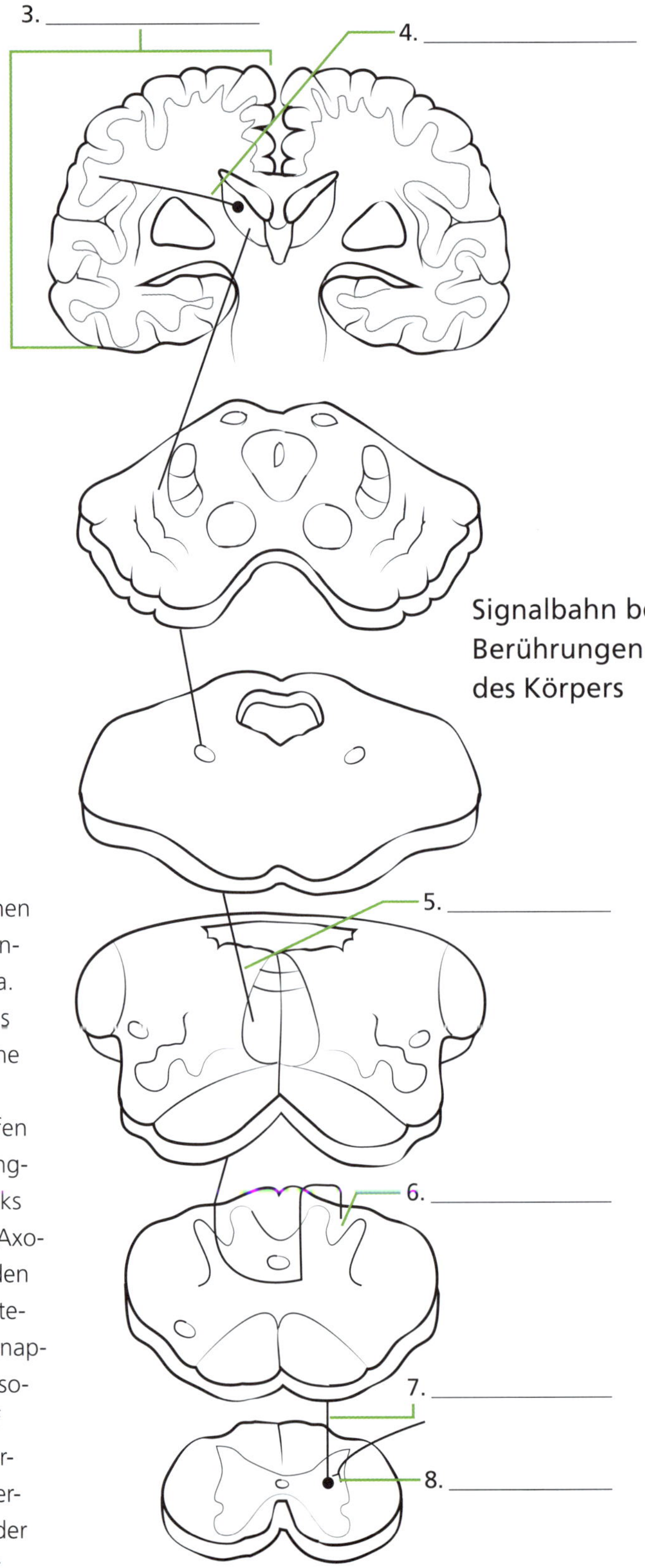

Signalbahn bei Berührungen des Körpers

Der Lemniscus trigeminalis (Trigeminusschleife) übermittelt Informationen zu Berührungen im Gesicht. Die sensorischen Fasern führen in den Truncus cerebri (Hirnstamm) und bilden Synapsen in der Medulla oblongata. Die Bahn dekussiert sofort und steigt hinauf zum thalamischen Nucleus ventralis posteromedialis. Der Tractus spinothalamicus (spinothalamische Bahn) leitet Berührungssignale am restlichen Körper und enthält sehr schnell leitende myelinisierte Aβ-sensorische Fasern. Die Axone verlaufen entlang der Radix dorsalis (Hinterwurzel) und steigen in der Hinterstrangbahn nach oben. Sie bleiben auf der ipsilateralen Seite des Rückenmarks bis zur Synapsenbildung mit Neuronen in der Medulla oblongata. Die Axone dieser medullären Interneuronen dekussieren und wandern durch den Lemniscus medialis (mediale Schleifenbahn) zum Nucleus ventralis posteromedialis im Thalamus, wo sie mit lokalen thalamischen Neuronen Synapsen bilden. Diese projizieren auf primär sensible Areale des somatosensorischen Cortex, des wichtigsten Empfängers für Berührungssignale auf dem Gyrus postcentralis des Parietallappens. Er ist für Berührungsunterscheidungen und Objekterkennungen nach Form, Textur und Größe verantwortlich. Die sekundär sensiblen Areale liegen in der oberen Bank der Fissura lateralis (Sylvische Furche) und sind am taktilen Lernen beteiligt.

Antworten

1. Nucleus ventralis posteromedialis des Thalamus, 2. Lemniscus trigeminalis, 3. somatosensorischer Cortex, 4. thalamokortikale Fasern, 5. Lemniscus medialis, 6. Nucleus principalis nervi trigemini, 7. Tractus spinothalamicus, 8. Nucleus spinalis nervi trigemini

Somatosensorische Signalbahnen: Propriozeption

Die für Propriozeption verantwortliche Bahn leitet Signale, die mit dem Körpergefühl und der Wahrnehmung der Körperhaltung zu tun haben. Die wichtigsten Fasern dieser Bahn sind breit und myelinisiert und die am schnellsten leitenden Fasern des somatosensorischen Systems. Der Tractus spinocerebellaris anterior und posterior (ventrale und dorsale Kleinhirnseitenstrangbahn) verläuft parallel im Rückenmark und leitet propriozeptive Signale von speziellen Rezeptoren, den sogenannten Golgi-Sehnenorganen und den Muskelspindeln. Der Tractus spinocerebellaris anterior dekussiert im Rückenmark in der Nähe seines Eintrittspunktes und dann wieder im Pons, um sein Ziel im Cerebellum (Kleinhirn) zu erreichen. Der Tractus spinocerebellaris posterior dekussiert gar nicht, sondern verläuft durch das ipsilaterale Rückenmark zur Medulla oblongata und von dort zum Cerebellum.

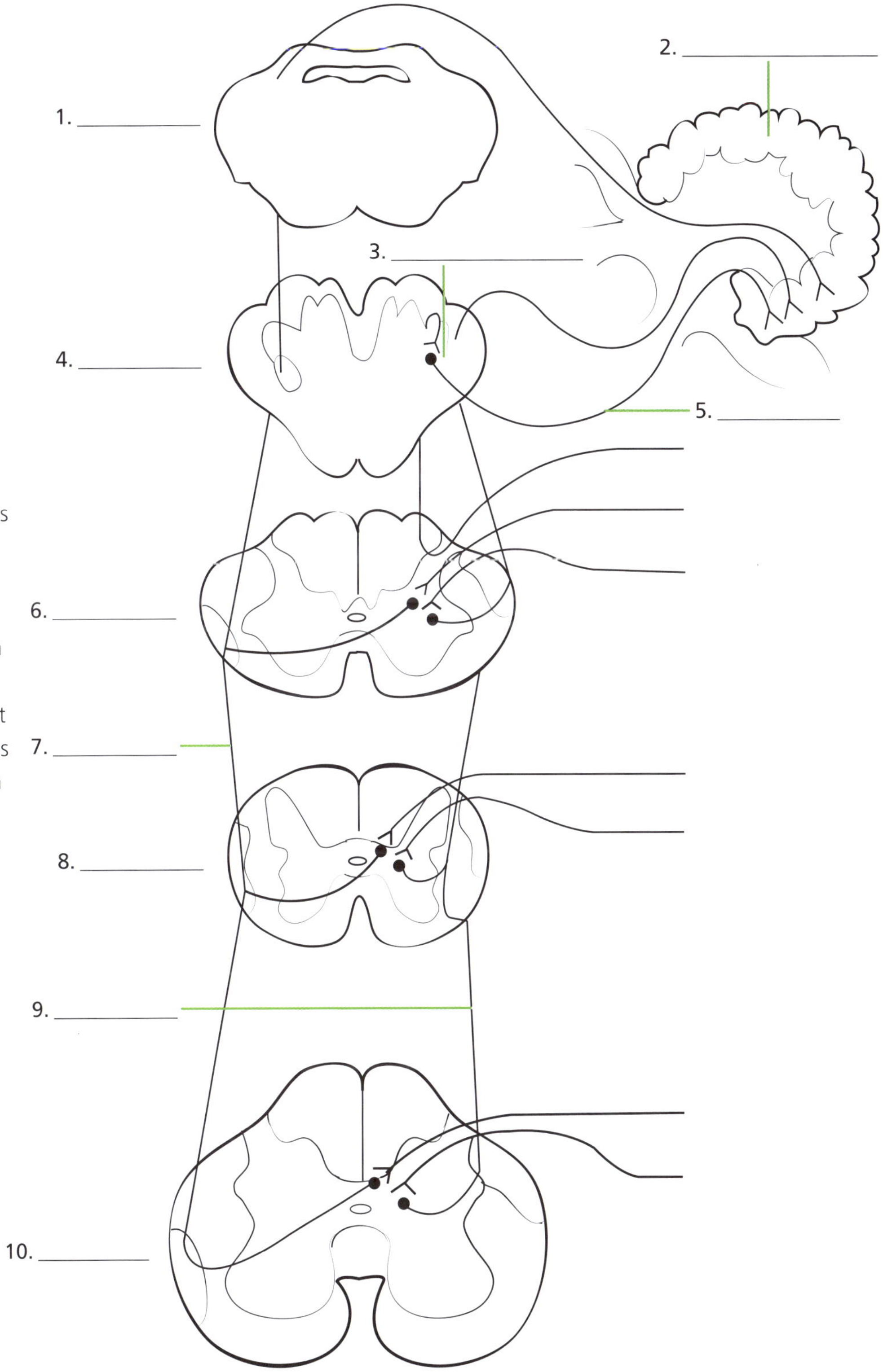

Signalbahn der Propriozeption

Antworten

1. oberer Pons, 2. ipsilaterales Cerebellum, 3. Nucleus cuneatus accessorius, 4. untere Medulla, 5. Tractus cuneocerebellaris, 6. zervikales Rückenmark, 7. Tractus spinocerebellaris anterior, 8. thorakales Rückenmark, 9. Tractus spinocerebellaris posterior, 10. lumbales Rückenmark

Sehbahn

Die visuellen Cortizes befinden sich vor allem im Okzipital-, Temporal- und Parietallappen. Sie besitzen verschiedene Funktionsbereiche, die mit V1, V2, V3 usw. bezeichnet werden. Der primär visuelle Cortex V1 enthält Neuronen, die viele verschiedene visuelle Merkmale wahrnehmen. Die in V1 verarbeiteten Informationen werden an die visuellen Cortizes höherer Ordnung V2, V3, V4 und V5 geleitet, die immer spezifischere visuelle Aspekte verarbeiten. Nach V2 werden die visuellen Signale auf den dorsalen und den ventralen Pfad aufgeteilt. Der dorsale Pfad wird oft als »Wo-Pfad« bezeichnet und projiziert auf den hinteren Parietallappen. Er verarbeitet Informationen über die Bewegung und Lage von Objekten und ist an der Koordination von Bewegungen und anderen räumlichen Beziehungen beteiligt. Der ventrale Pfad projiziert auf den unteren Temporallappen und wird auch »Was-Pfad« genannt. Er verarbeitet Informationen über Objektform und -identität und ist an der Merkmalserkennung und dem visuellen Gedächtnis beteiligt. Das frontale Augenfeld ist eine Region im frontalen Cortex, die Informationen bidirektional mit anderen visuellen Cortexbereichen austauscht. Sie initiiert die freiwilligen Augenbewegungen und steuert die visuelle Aufmerksamkeit.

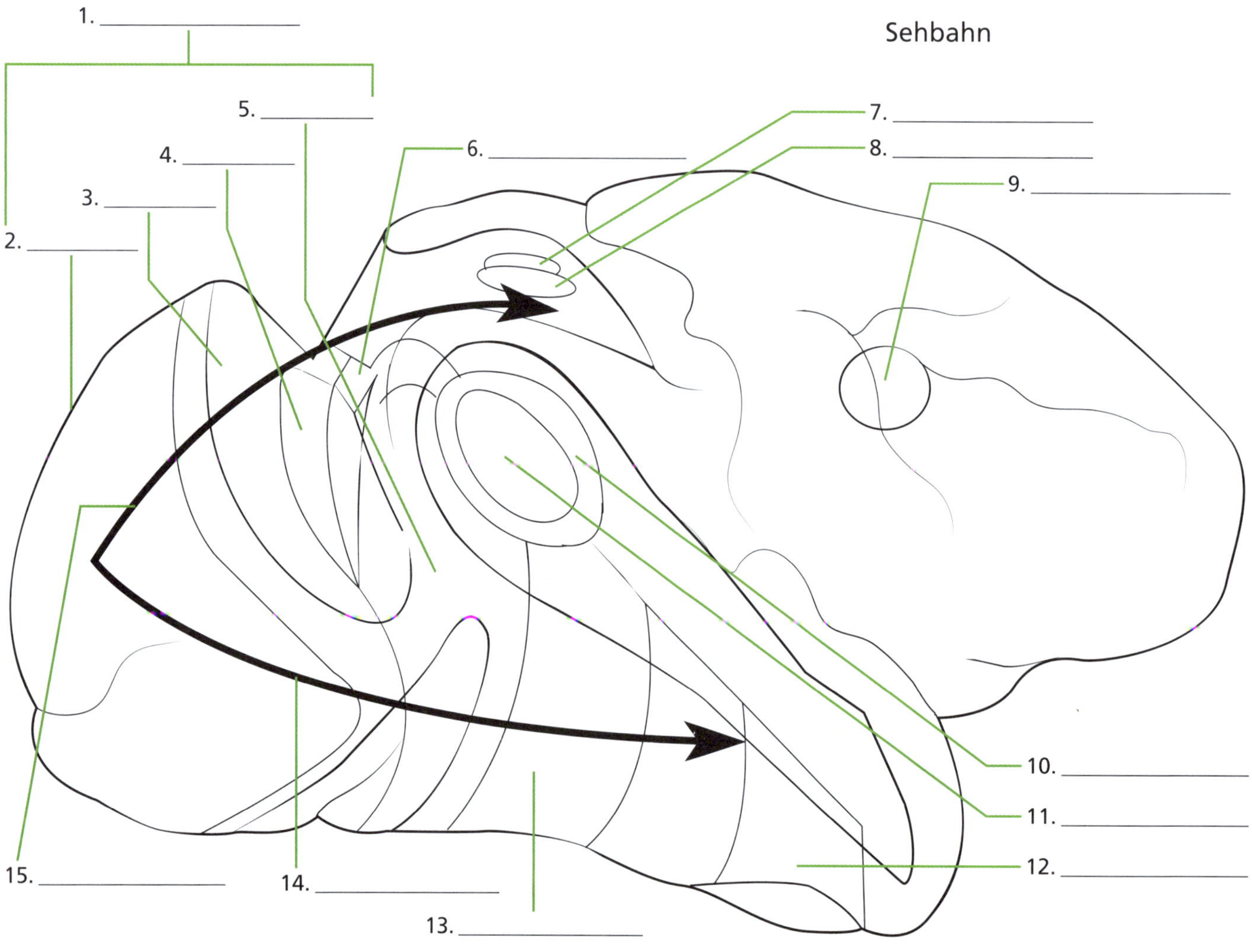

Antworten

1. Visuelle Cortizes, 2. V1, 3. V2, 4. V3, 5. V4, 6. posteriorer Parietalcortex, 7. ventraler Parietalcortex, 8. lateraler Parietalcortex, 9. frontales Augenfeld, 10. medio-superiores temporales Areal, 11. mediotemporales Areal / V5, 12. anteriorer inferotemporaler Cortex, 13. posteriorer inferotemporaler Cortex, 14. »Was-Pfad«, 15. »Wo-Pfad«

Hörbahn

Die Hörbahn beginnt mit der Übertragung von Schwingungen (Tönen) in elektrische Impulse in der Cochlea (Hörschnecke) im Innenohr. Die Impulse werden über den Nervus vestibulocochlearis (Hör-Gleichgewichtsnerv, HN VIII) an das Gehirn geleitet und enden in den Nuclei cochlearis. Von dort gelangen die Informationen an den Nucleus olivaris superior (oberer Olivenkern), der interaurale Pegel- und Laufzeitdifferenzen erkennt. Der Nucleus olivaris superior projiziert auf die Colliculi inferiores (untere Hügelchen), die die Informationen zum Richtungshören integrieren und zum Nucleus geniculatus medialis im Thalamus weiterleiten. Die thalamokortikalen Projektionen enden im primär auditorischen Cortex auf dem Temporallappen, der für die Verarbeitung auditiver Informationen höherer Ordnung und die bewusste Wahrnehmung von Tönen verantwortlich ist.

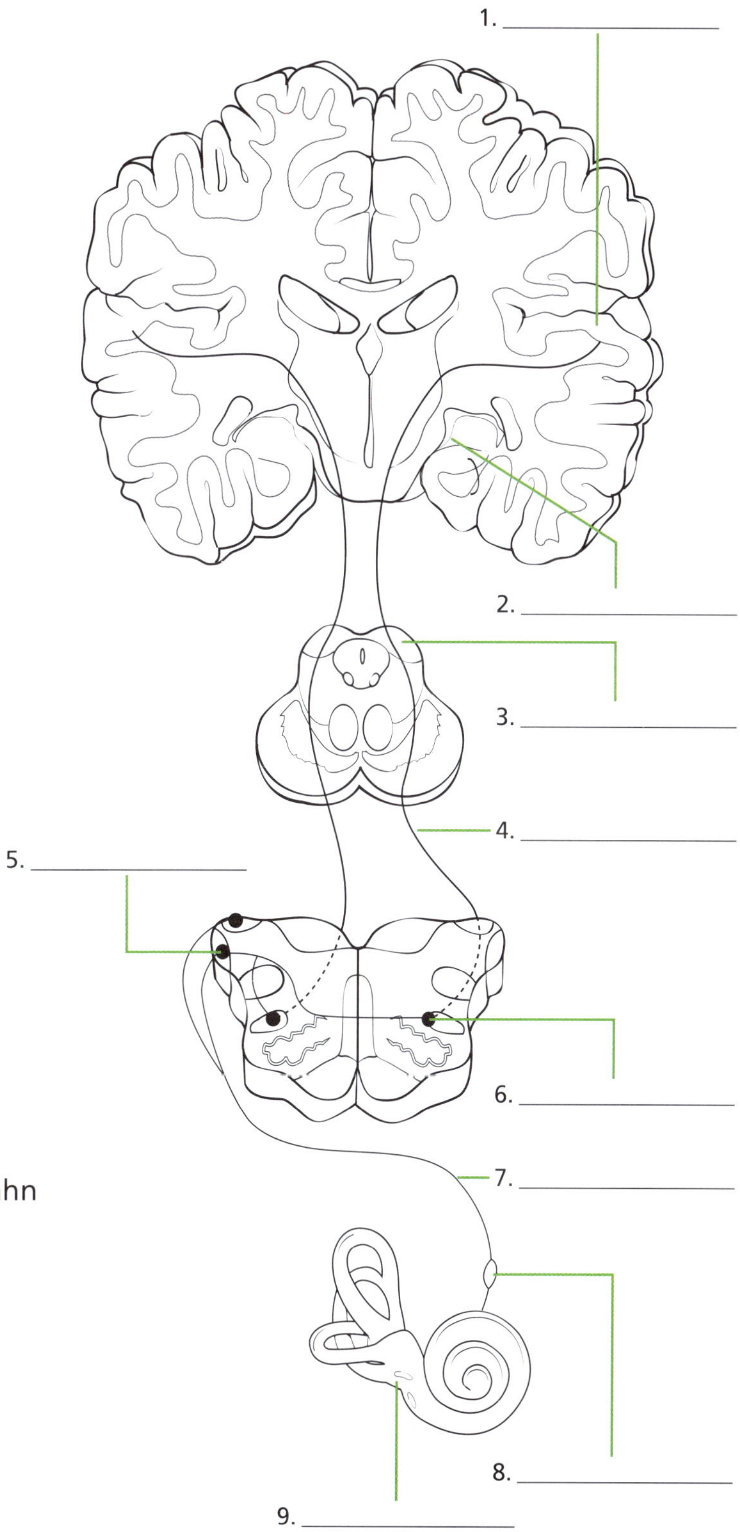

Hörbahn

Antworten

1. auditorischer Cortex, 2. Nucleus geniculatus medialis, 3. Colliculi inferiores, 4. Lemniscus lateralis, 5. Nucleus cochlearis ventralis, 6. Nucleus olivaris superior, 7. auditorischer Nerv, 8. Spinalganglion, 9. Cochlea

Substantia nigra und Dopamin

Ein Großteil unseres motivierten Verhaltens geht auf Dopamin zurück. Dazu zählen sowohl motivierte Bewegungsinitiationen als auch Nahrungsverfolgung, Sex oder Drogenmissbrauch. Dopamin ist an der Salienz beteiligt und reguliert, wie auffällig etwas für uns ist. Zudem ist es an der Bewegungskontrolle beteiligt.

Da Dopamin eine so wichtige Rolle spielt, sind die Dopaminprojektionen sehr breit angelegt, wobei sich die dopaminergen Neuronen auf zwei getrennte Bereiche konzentrieren: den kompakten Teil der Substantia nigra (lateinisch für »schwarze Substanz«, da die Dopaminsynthese am Syntheseort ein dunkles Pigment hinterlässt) und die medial angrenzende Area tegmentalis ventralis auf der Medianebene. Dopaminerge Neuronen bilden drei Arten von Fasern. Nigrostriatale Fasern verlaufen von der Substantia nigra in Richtung Striatum. Und mesolimbische und mesokortikale Fasern entspringen der Area tegmentalis ventralis, wobei die mesolimbischen Fasern auf den Hippocampus und die Amygdala projizieren, mesokortikale Fasern dagegen auf den Cortex.

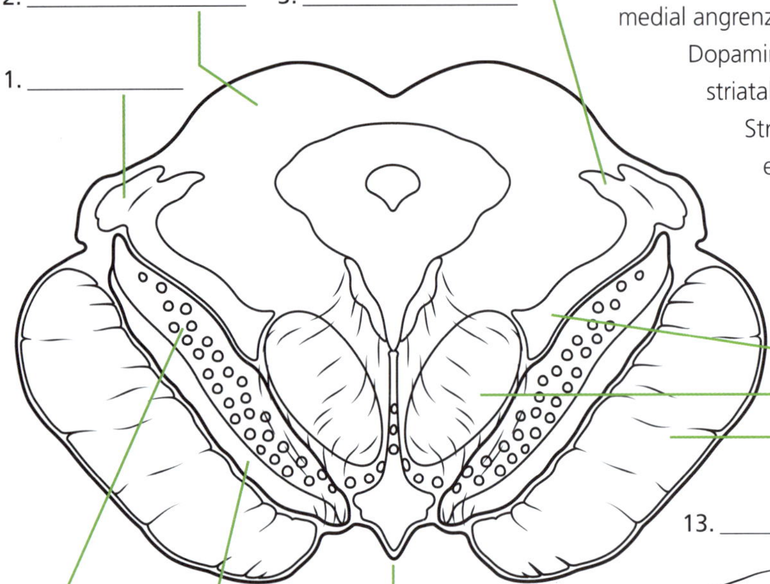

Dopaminerge Neuronen im Mittelhirn

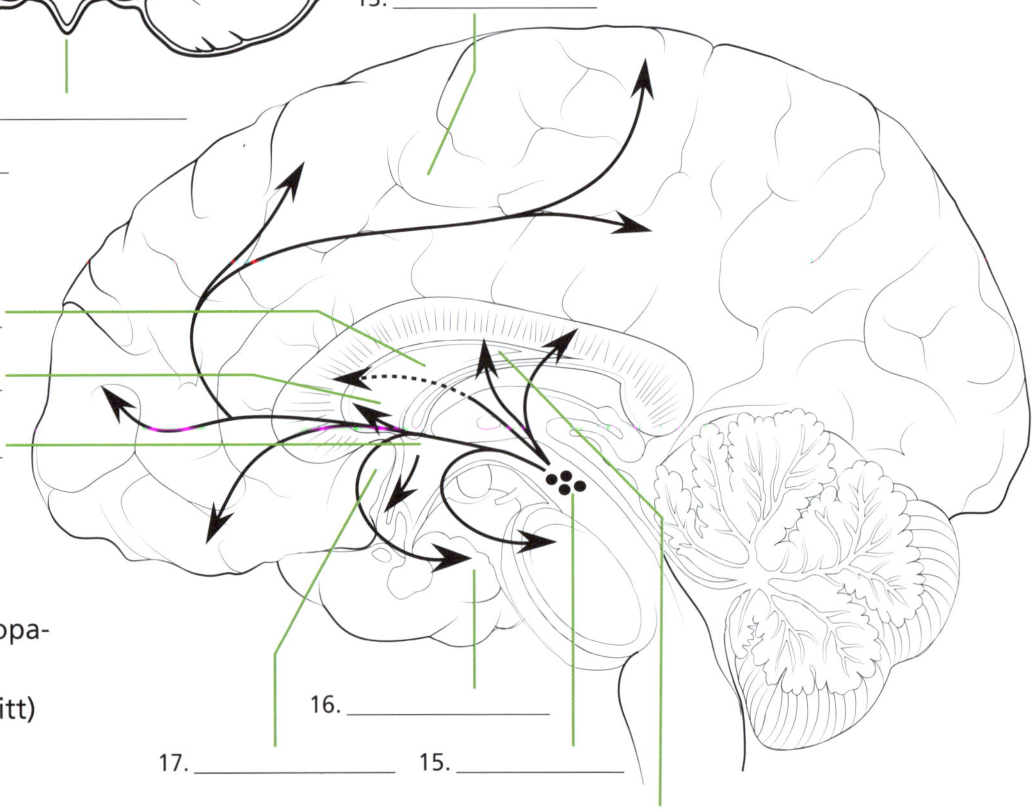

Projektionen des dopaminergen Systems (midsagittaler Schnitt)

Antworten

1. Nucleus geniculatus medialis, 2. Colliculi superiores, 3. Tractus spinothalamicus, 4. Lemniscus medialis, 5. Nucleus ruber, 6. Pedunculus cerebralis, 7. Area tegmentalis ventralis, 8. Substantia nigra, retikulärer Teil, 9. Substantia nigra, kompakter Teil, 10. ventrales Striatum, 11. Nucleus caudatus, 12. Putamen, 13. Cortex, 14. Schwanz des Nucleus caudatus, 15. Dopaminzellkörper, 16. Amygdala, 17. Hippocampus

Locus caeruleus und Norepinephrin

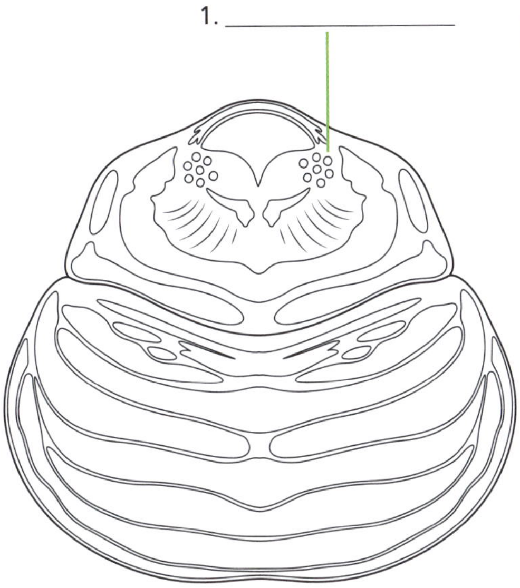

Lage norepinephriner Zellkörper in der rostralen Pons

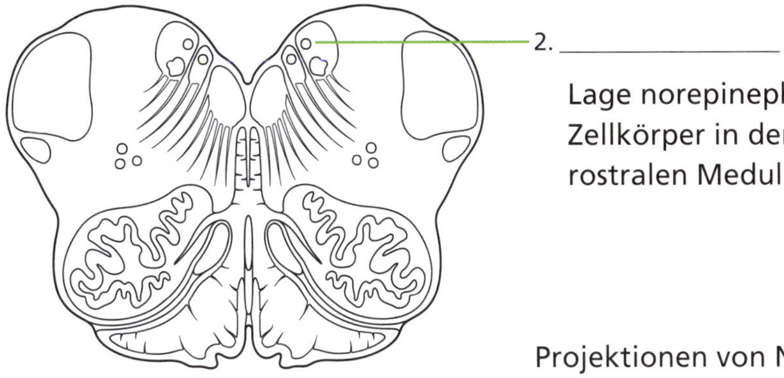

Lage norepinephriner Zellkörper in der rostralen Medulla

Projektionen von Norepinephrin in das ZNS (midsagittaler Schnitt)

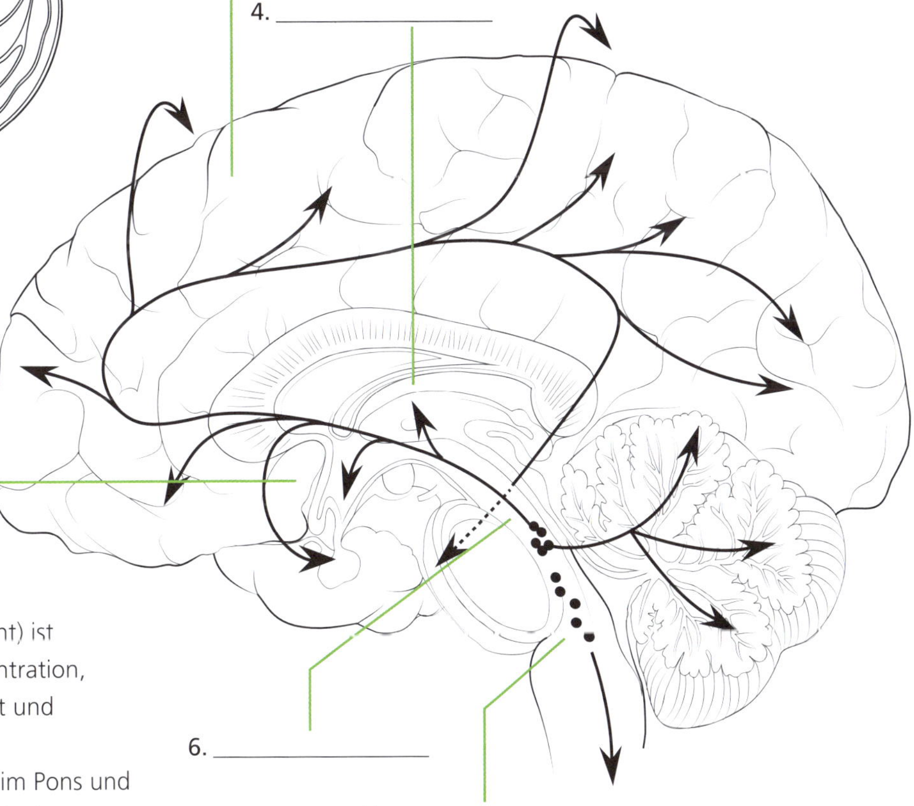

Norepinephrin (auch Noradrenalin genannt) ist ein chemischer Botenstoff, der für Konzentration, Blutdruck und Stressreaktionen wichtig ist und die Kampf-oder-Flucht-Reaktion steuert.

Norepinephrin wird nur von Neuronen im Pons und der Medulla oblongata produziert, die meist im sogenannten Locus caeruleus (lateinisch »blauer Fleck«) liegen. Dieser Bereich heißt so, weil die Norepinephrinsynthese ihn dunkel färbt. Es gibt Norepinephrin produzierende Zellen auch in der medullären Formatio reticularis (Retikulärformation).

Von ihrer Ausgangsbasis aus erstrecken sich die norepinephrinergen Neuronen weit über das ZNS. Es gibt Projektionen aufwärts zu Thalamus, Hypothalamus, Amygdala und Hippocampus sowie viele weitere über den gesamten Cortex, ja sogar zum Cerebellum (Kleinhirn). Die Projektion auf den somatosensorischen Cortex ist besonders stark. Die Neuronen des Locus caeruleus projizieren vorwiegend aufwärts in Richtung Cortex, die der Formatio reticularis zum Rückenmark hin.

Antworten

1. Locus caeruleus, 2. Nucleus solitarius, 3. Cortex, 4. Thalamus, 5. Hippocampus, 6. Locus caeruleus, 7. Formatio reticularis

Nuclei Raphe (Raphe-Kerne) und Serotonin

Der Neurotransmitter Serotonin wird im ganzen Körper produziert und verwendet, vom Gehirn bis zum Darm und den Blutplättchen. Er reguliert Erregung, Stimmung, Appetit, Verdauung, Gedächtnis und Kontraktion der Gefäße. Zum Serotoninsystem gehören zwischen 14 und 17 verschiedene Rezeptorsubtypen (im Gegensatz dazu haben Dopamin und Noradrenalin jeweils nur fünf Rezeptoren), ein Indiz für die funktionale Komplexität. Serotonin neigt zur Modulation anderer Systeme, darunter dem von Dopamin und Noradrenalin, und ist selten direkt für einen Zustand oder eine Funktion verantwortlich.

Serotonin wird in einer diffusen Neuronensäule synthetisiert, den sogenannten Nuclei Raphe (Raphe-Kerne), darunter der Nucleus raphe dorsalis, der Nucleus centralis superior, der Nucleus raphe magnus und der Nucleus raphe obscurus. Die Raphe-Neuronen projizieren auf das gesamte ZNS, besonders zum sensorischen Cortex und den limbischen Regionen wie der Amygdala und dem Hippocampus. Es gibt auch umfassende Projektionen zum Truncus cerebri (Hirnstamm) und zum Rückenmark.

Lage serotonerger Zellkörper im kaudalen Mittelhirn

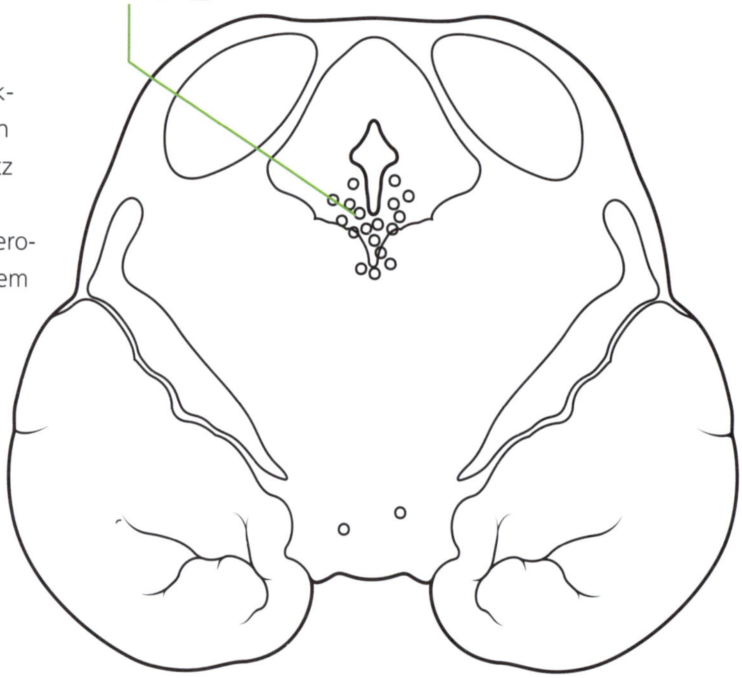

Projektionen von Serotonin in das ZNS (midsagittaler Schnitt)

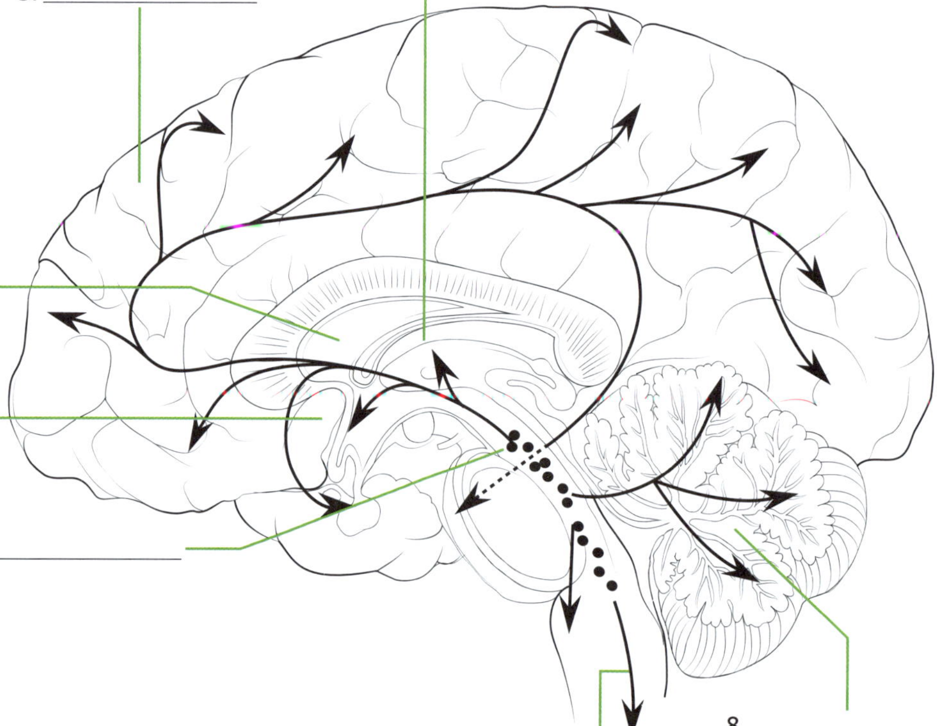

Antworten

1. Nucleus raphe dorsalis, 2. Thalamus, 3. Cortex, 4. Striatum, 5. Hippocampus, 6. Raphe-Neuronen, 7. in Richtung Rückenmark, 8. Cerebellum

Acetylcholin

Acetylcholin ist einer der bekanntesten chemischen Botenstoffe im PNS, wo es als wichtigster Neurotransmitter für Motoneuronen fungiert. Im ZNS ist es beteiligt an Erregung, Belohnung, Aufmerksamkeit und Biorhythmus. Im PNS sind hauptsächlich Nikotinrezeptoren zuständig, im ZNS Muskarinrezeptoren, die langsamer reagieren als die des PNS.

Acetylcholin wird in cholinergen Neuronen in der Formatio reticularis (Retikulärformation) und im Nucleus basalis im Prosencephalon (Vorderhirn) – auch bekannt als Nucleus basalis Meynert – synthetisiert. Diese Neuronen projizieren großflächig über den Cortex und die Amygdala. Es gibt auch cholinerge Neuronen im Nucleus nervi oculomotorii, die auf die Muskeln projizieren, die vom dritten Hirnnerv kontrolliert werden.

Lage der cholinergen Neuronen im Vorderhirn

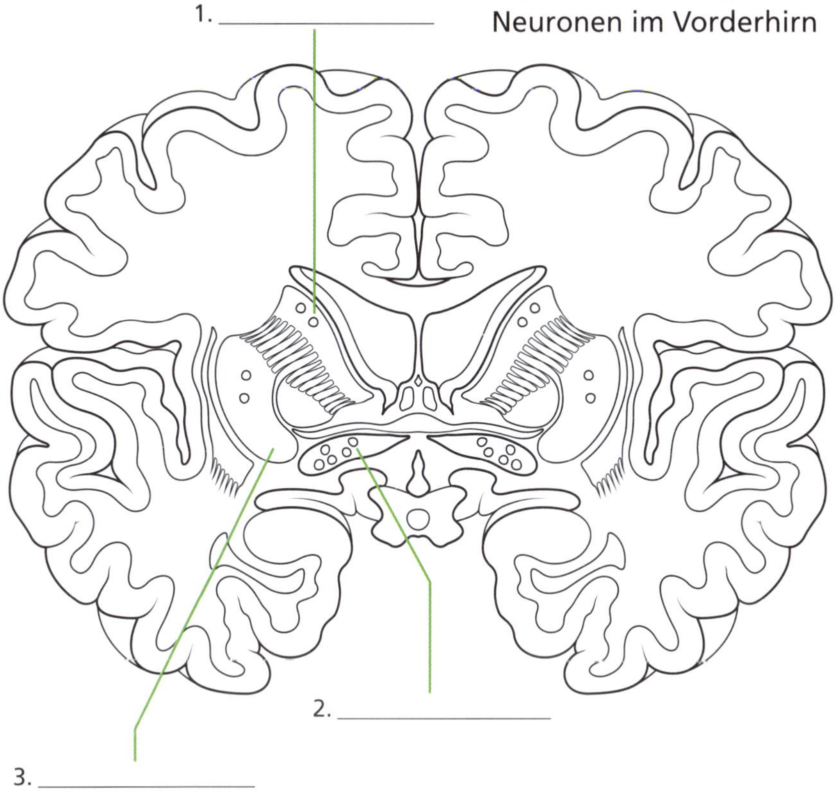

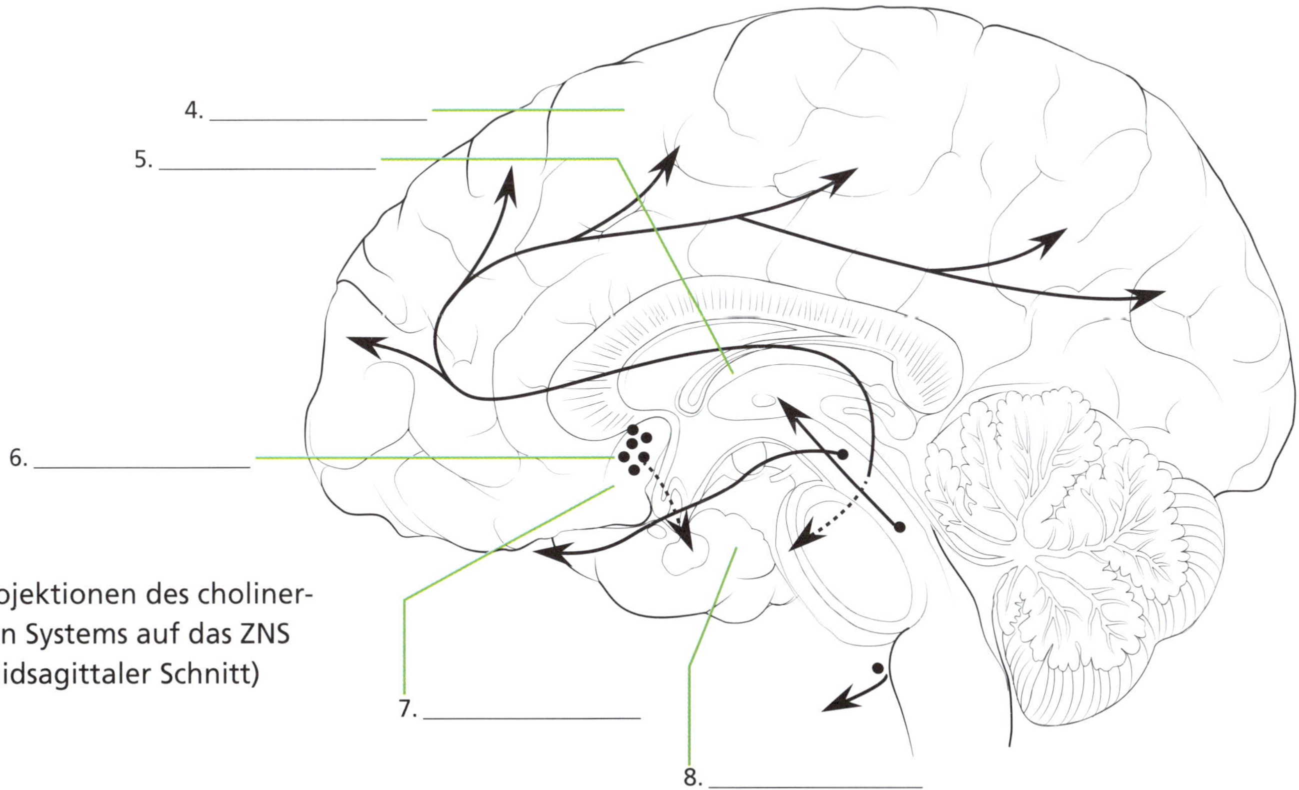

Projektionen des cholinergen Systems auf das ZNS (midsagittaler Schnitt)

Antworten

1. Nucleus caudatus, 2. Nucleus basalis, 3. Putamen, 4. Cortex, 5. Thalamus, 6. Nucleus basalis, 7. Hippocampus, 8. Amygdala

Überblick über die arterielle Blutversorgung des Gehirns

Die Gehirndurchblutung wird von zwei arteriellen Zweigen der Aorta dorsalis (rückenseitige Hauptschlagader) gewährleistet, der Arteria vertebralis (Wirbelarterie) und der Arteria carotis interna (innere Halsschlagader).

Die Arteria carotis interna verzweigt sich in die Arteria cerebri anterior (vordere Gehirnschlagader) und die Arteria cerebri media (mittlere Gehirnschlagader). Die Arteria cerebri anterior versorgt den vorderen Hirnteil mit Blut, die Arteria cerebri media den Großteil des Gehirns, einschließlich Frontal-, Temporal- und Parietallappen des Cortex.

Die rechte und linke Arteria vertebralis schließen sich auf der Höhe des Pons (Truncus cerebri/Hirnstamm) zur Arteria basilaris (Basilararterie) zusammen, aus der die Arteria cerebri posterior (hintere Gehirnschlagader) hervorgeht. Die Blutversorgung des hinteren Hirnteils (mit Mesencephalon, Truncus cerebri, Hirnstamm und Cerebellum) erfolgt über die Arteria cerebri posterior.

Arterielle Durchblutung des Gehirns (rechte laterale Ansicht)

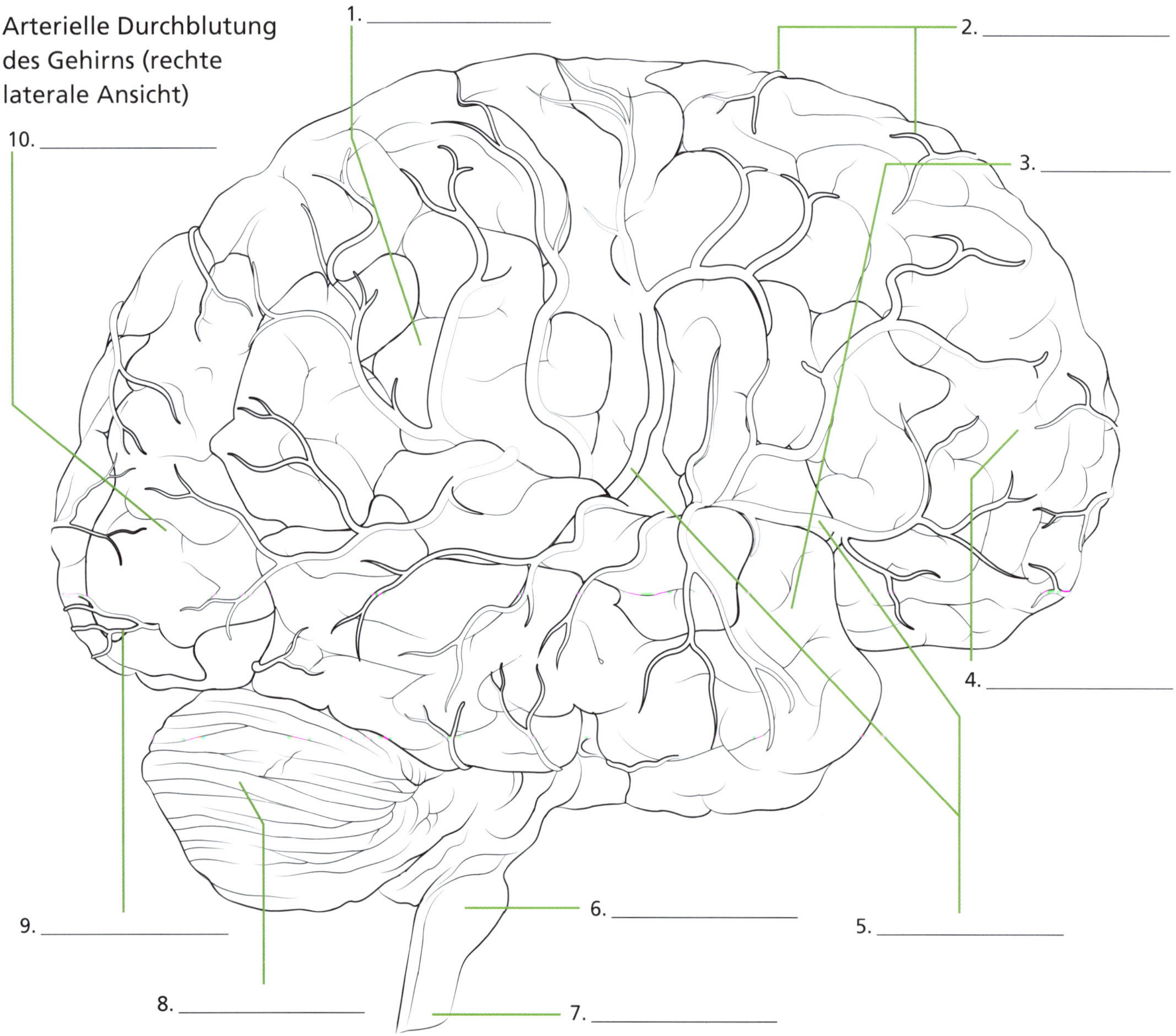

Antworten

1. Parietallappen, 2. Arteria cerebri anterior, 3. Temporallappen, 4. Frontallappen, 5. Arteria cerebri media, 6. Truncus cerebri, 7. Rückenmark, 8. Cerebellum, 9. Arteria cerebri posterior, 10. Okzipitallappen

Verzweigungen der Arteria carotis interna und externa

Die Verzweigungen der Arteria carotis interna (rechte laterale Ansicht)

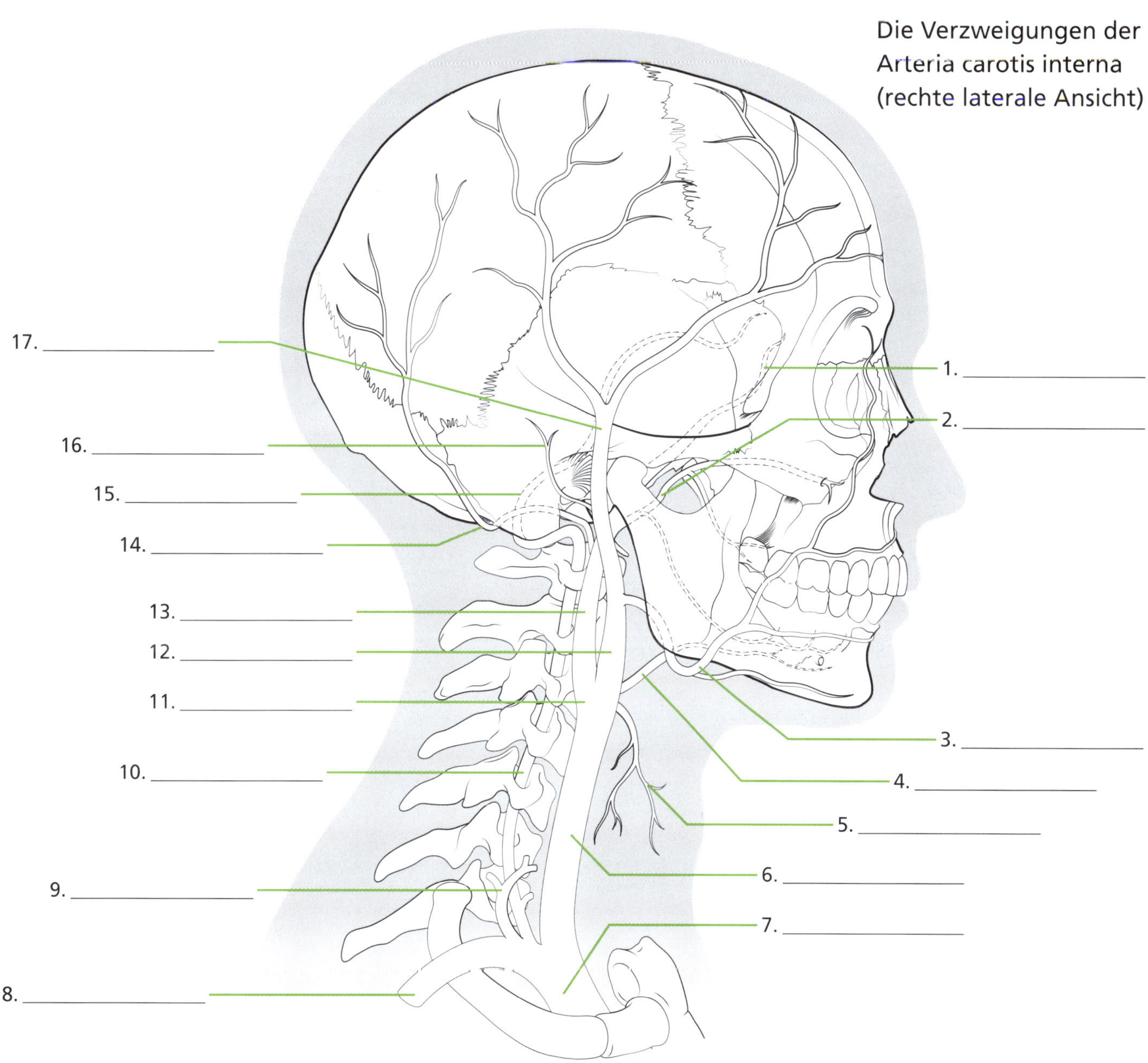

Die Arteria carotis communis (gemeinsame Halsschlagader) versorgt Kopf und Hals mit sauerstoffreichem Blut. Sie teilt sich in Höhe des dritten Halswirbels in Arteria carotis interna und externa (innere und äußere Halsschlagader). Erstgenannte steigt auf in den Sinus caroticus (geweiterter Abschnitt) und tritt dann in den Canalis caroticus im Schädel ein. Vor ihrem Ende zweigen Arteria ophthalmica (Augenschlagader) und Arteria choroidea anterior ab, bevor sie sich in Arteria cerebri anterior und media (vordere und mittlere Gehirnschlagader) teilt. Die Arteria carotis externa hat mehr Verzweigungen als ihr inneres Pendant. Im Hals verzweigt sie sich in Arteria thyroidea superior (obere Schilddrüsenarterie), Arteria lingualis (Zungenarterie), Arteria facialis (Gesichtsarterie), Arteria occipitalis (Hinterhauptsschlagader, gegenüber der Arteria facialis) und Arteria maxillaris (Oberkieferarterie). Die Arteria vertebralis (Wirbelarterie) gelangt ebenfalls durch den Hals in den Schädel und wird zur Arteria basilaris (Basilararterie), bevor sie in die Arteria cerebri posterior (hintere Gehirnschlagader) und die Arteria communicans posterior (hintere Verbindungsarterie) übergeht.

Antworten

1. Arteria choroidea anterior, 2. Arteria maxillaris, 3. Arteria facialis, 4. Arteria lingualis, 5. Arteria thyroidea superior, 6. Arteria carotis communis, 7. Arteria brachiocephalica, 8. Arteria subclavia, 9. Truncus thyrocervicalis, 10. Arteria vertebralis, 11. Sinus caroticus, 12. Arteria carotis externa, 13. Arteria carotis interna, 14. Arteria occipitalis, 15. Arteria basilaris, 16. Arteria auricularis posterior, 17. Arteria temporalis superficialis

Verzweigungen der Arteria vertebralis (Wirbelarterie)

Die linke und die rechte Arteria vertebralis (Wirbelarterie) sind Äste der linken und rechten Arteria subclavia (Unterschlüsselbeinarterie) und bilden die wichtigste Blutversorgung des zervikalen Rückenmarks. Sie durchlaufen die Foramina transversaria beidseitig der Halswirbel, dringen dann in den Schädel ein und schließen sich zur Arteria basilaris (Basilararterie) zusammen.

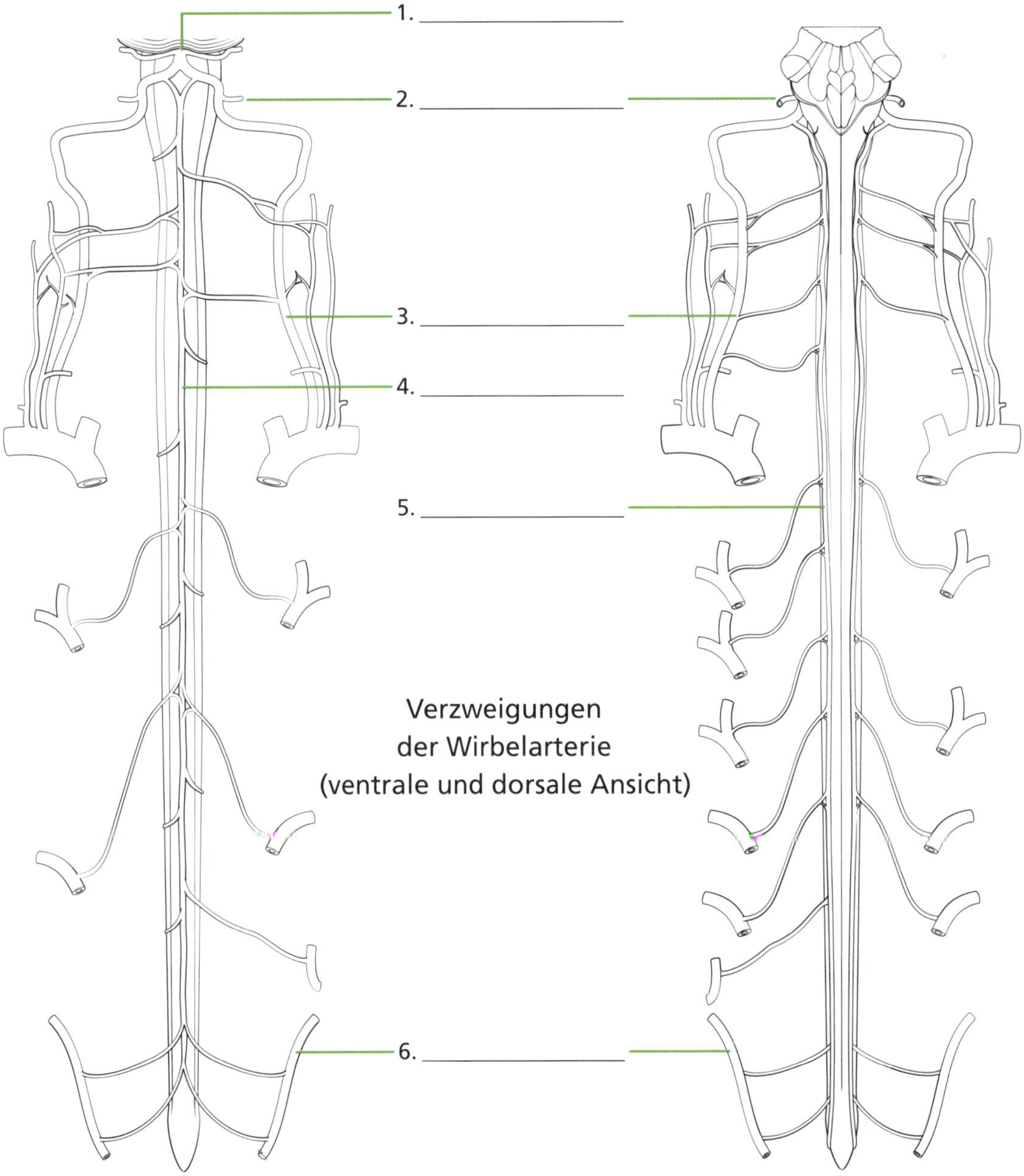

Verzweigungen der Wirbelarterie (ventrale und dorsale Ansicht)

Im ventralen Rückenmarksabschnitt vereinen sich Äste der Arteria vertebralis zur Arteria spinalis anterior (vordere Rückenmarksarterie). Im dorsalen Rückenmarksabschnitt bildet die Arteria inferior posterior cerebelli (untere hintere Kleinhirnschlagader) die paarig ausgebildete Arteria spinalis posterior (hintere Rückenmarksarterie). Etwa zehn bis zwölf medulläre Arterien bündeln sich auf Höhe der Medulla oblongata zur Arteria spinalis anterior und posterior (vordere und hintere Rückenmarksarterie.

Antworten

1. Arteria basilaris, 2. Arteria inferior posterior cerebelli, 3. Arteria vertebralis, 4. Arteria spinalis anterior, 5. Arteria spinalis posterior, 6. medulläre Arterien

Willis-Kreis

Der Willis-Kreis ist ein anastomotisches System von Arterien auf der Basis des Gehirns, das die Hypophyse umgibt. Ein anastomotisches System ist ein Netzwerk aus getrennten Blutgefäßen, die sich zu einer Struktur zusammenschließen, in diesem Fall den Willis-Kreis. Der anteriore Bereich wird durch die Gabelung der Arteria carotis interna (innere Halsschlagader) in die Arteria cerebri anterior und media (vordere und mittlere Gehirnschlagader) gebildet. Linke und rechte Arteria cerebri anterior (vordere Gehirnschlagader) sind durch die Arteria communicans anterior miteinander verbunden. Im posterioren Teil des Willis-Kreises bilden die linke und die rechte Arteria vertebralis (Wirbelarterie) die Arteria basilaris (Basilararterie), die sich in linke und rechte Arteria cerebri posterior (hintere Gehirnschlagader) teilt. Der Willis-Kreis wird durch die Arteria cerebri posterior vervollständigt, die über die Arteria communicans posterior in die Arteria carotis interna mündet. Der Willis-Kreis ist eine wichtige Verbindung in der Blutversorgung von Prosencephalon (Vorderhirn) und Rhombencephalon (Rautenhirn). Doch nur weniger als 50% der Menschen haben einen vollständigen, gut entwickelten Willis-Kreis; bei der Mehrheit gibt es anatomische Unterschiede im Durchmesser und in der Zahl der Arterien.

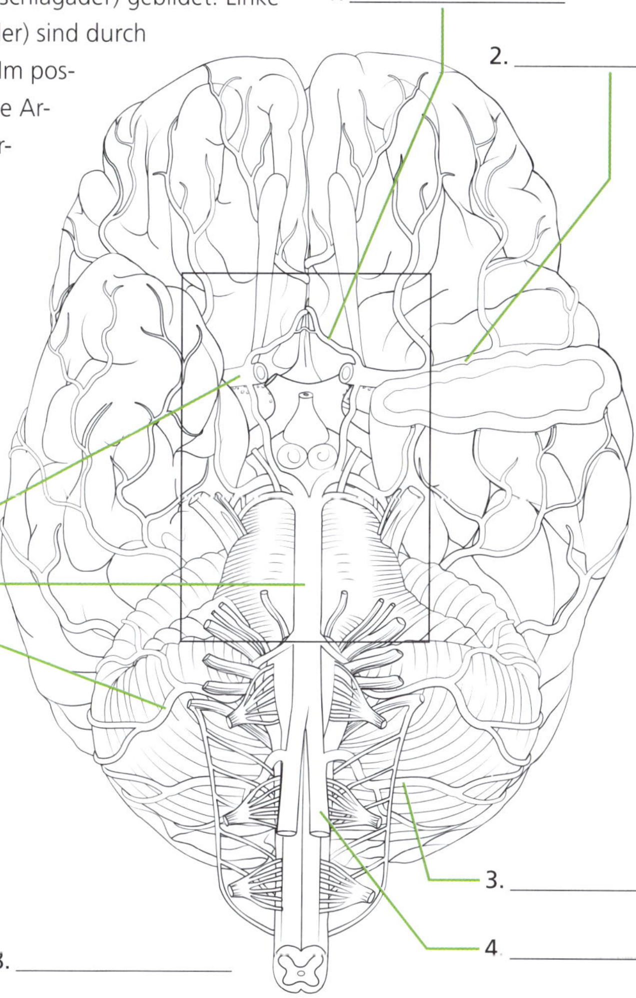

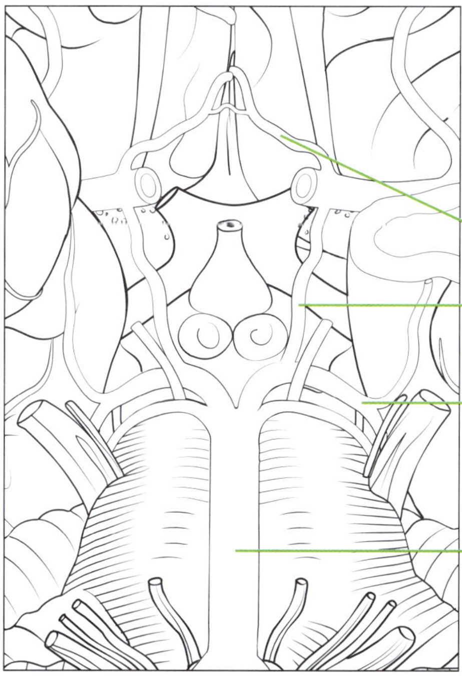

Gehirn und Willis-Kreis (ventrale Ansicht)

Antworten

1. Arteria cerebri anterior, 2. Arteria cerebri media, 3. Arteria inferior posterior cerebelli, 4. Arteria vertebralis, 5. Arteria inferior anterior cerebelli, 6. Arteria basilaris, 7. Arteria carotis interna, 8. Arteria communicans anterior, 9. Arteria communicans posterior, 10. Arteria cerebri posterior (zum Mesencephalon), 11. Arteria basilaris (zum Pons)

Blutversorgung des Cortex

Die Durchblutung des Cortex wird in erster Linie von den Arteriae cerebrales (Gehirnschlagadern) gewährleistet. Diese versorgen ein Netz aus Blutgefäßen, das beide Hirnhälften vaskularisiert.

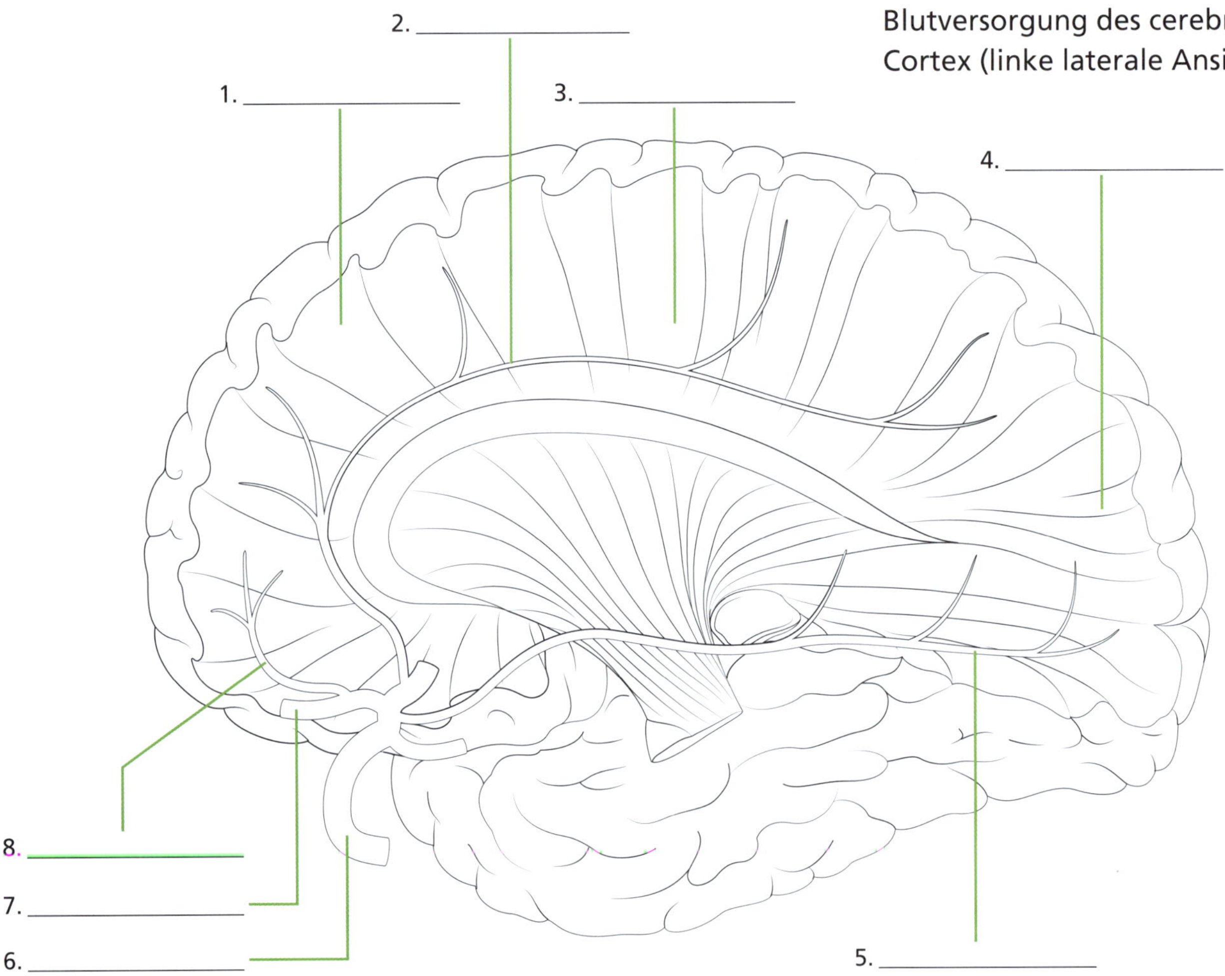

Am Willis-Kreis entstehen Arteria cerebri anterior und media (vordere mittlere Gehirnschlagader) aus der Arteria carotis interna (innere Halsschlagader) und projizieren auf alle Hirnbereiche, einschließlich Cortex, Basalganglien, Thalamus und Capsula interna (innere Kapsel). Die Arteria cerebri anterior versorgt die Frontallappen des Cortex, die Arteria cerebri media (der größte Zweig) einen Teil der frontalen und den Großteil der lateralen Oberfläche der Temporal- und Parietallappen. Die Arteriae centrales anterolaterales zweigen von der Arteria cerebri media ab. Diese sind zwar klein, dringen aber tief in den mittleren Cortex ein. Die genaue Lage der Arteriae cerebrales ist schwer zu beschreiben, da die Gebiete, die sie mit Blut versorgen, signifikant variieren können.

Antworten

1. anteriorer Cortexbereich, 2. Arteriae centrales anterolaterales, 3. mittlerer Cortexbereich, 4. posteriorer Cortexbereich, 5. Arteria choroidea anterior, 6. Arteria cerebri media, 7. Arteria cerebri anterior, 8. Arteriae centrales posteromediales

Blutversorgung des tiefen Prosencephalon (Vorderhirn)

Das Prosencephalon wird auch als Cerebrum (Großhirn) bezeichnet und ist in linke und rechte Hemisphäre unterteilt. Das äußere Gewebe des Cerebrum ist graue Substanz, das tiefere innere weiße Substanz. Tief im Prosencephalon (Vorderhirn) befinden sich interne Strukturen wie Thalamus, Hypothalamus und limbisches System.

Blutversorgung des tiefen Vorderhirns (rechte laterale Ansicht)

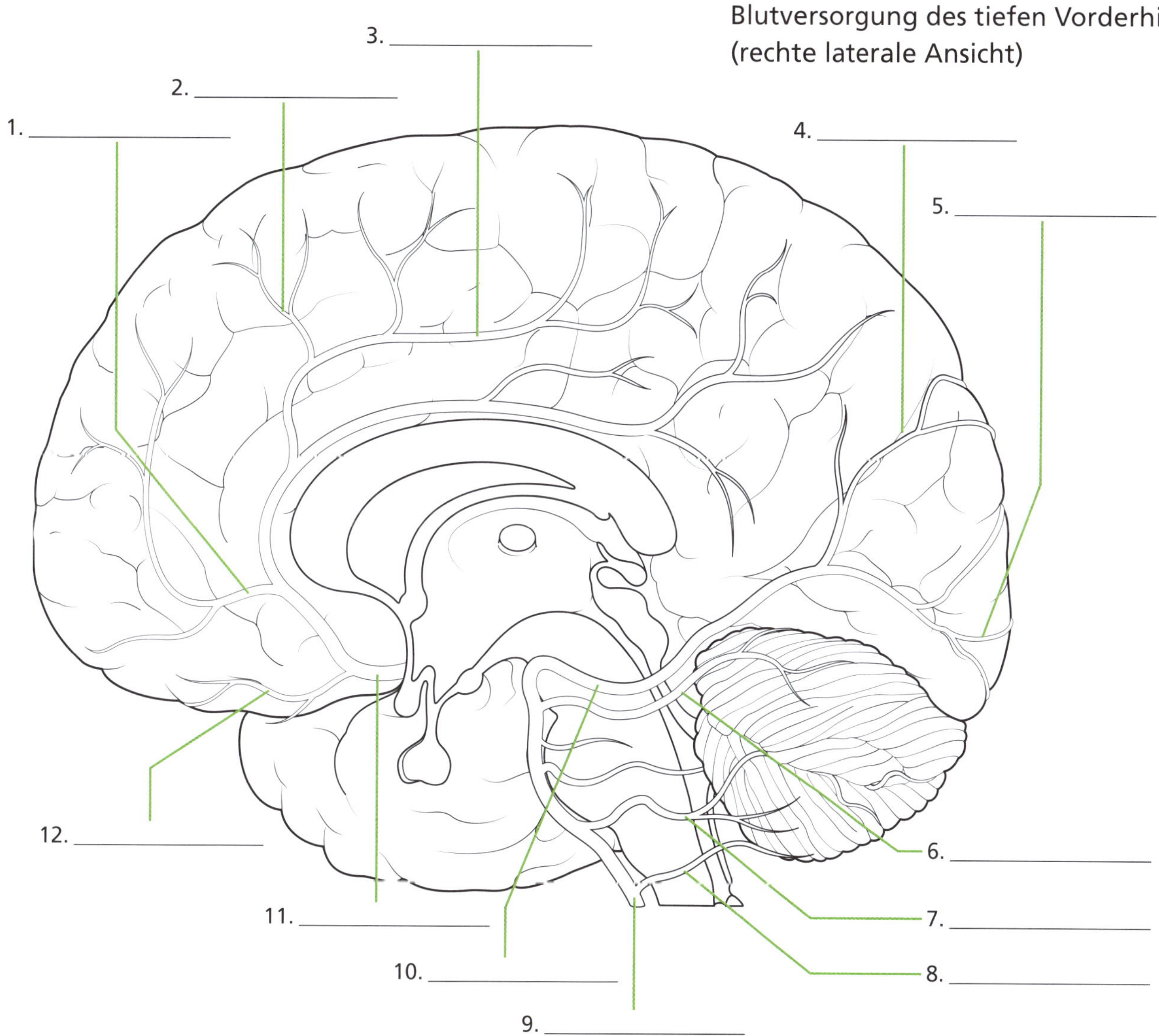

Die Arteria basilaris (Basilararterie) dient als Hauptblutversorgung des Truncus cerebri (Hirnstamm) und verbindet sich mit dem Willis-Kreis. Sie verzweigt sich in drei Paare von Blutgefäßen, die das Cerebellum (Kleinhirn) mit Blut versorgen, darunter die Arteria inferior anterior cerebelli (untere vordere Kleinhirnschlagader) und die Arteria superior cerebelli (obere Kleinhirnschlagader). Am Willis-Kreis versorgt die Arteria cerebri anterior (vordere Gehirnschlagader) die mediale Cortexoberfläche mit sauerstoffreichem Blut. Zu ihren Ästen gehören die Arteria frontopolaris und die Arteria frontoorbitalis. Die Arteria cerebri anterior verzweigt sich dann in die Arteria pericallosa und die Arteria callosomarginalis, die weiter in posteriorer Richtung verlaufen.

Antworten

1. Arteria frontopolaris, 2. Arteria callosomarginalis, 3. Arteria pericallosa, 4. Arteria parietooccipitalis, 5. Arteria calcarina, 6. Arteria superior cerebelli, 7. Arteria inferior anterior cerebelli, 8. Arteria inferior posterior cerebelli, 9. Arteria basilaris, 10. Arteria cerebri posterior, 11. Arteria cerebri anterior, 12. Arteria frontoorbitalis

Blutversorgung des Truncus cerebri (Hirnstamm)

Die Durchblutung des Truncus cerebri erfolgt durch Äste der Arteria cerebri posterior (hintere Gehirnschlagader), der Arteria basilaris (Basilararterie) und der Arteria vertebralis (Wirbelarterie). Die Blutverteilung der Hirnstammbereiche, vom Mesencephalon (Mittelhirn) bis zur kaudalen Medulla oblongata, verläuft überall ähnlich. Die mediale Region wird durch paramediane Äste der Arteria basilaris versorgt. Dagegen werden die dorsolateralen Regionen direkt durch die zirkumferenziellen Zweige der Arteria cerebri (Gehirnschlagader), der Arteria basilaris und der Arteria vertebralis durchblutet.

Die Arteria inferior posterior cerebelli (untere hintere Kleinhirnschlagader) ist der größte Ast der Arteria vertebralis und versorgt verschiedene Seitenbereiche des oberen und kaudalen Rückenmarks mit Blut. Die Arteria inferior anterior cerebelli (untere vordere Kleinhirnschlagader) durchblutet verschiedene Seitenbereiche des mittleren Pons. Äste der Arteria basilaris versorgen die lateralen Gebiete des Pons und des Mesencephalon (Mittelhirn) mit Blut.

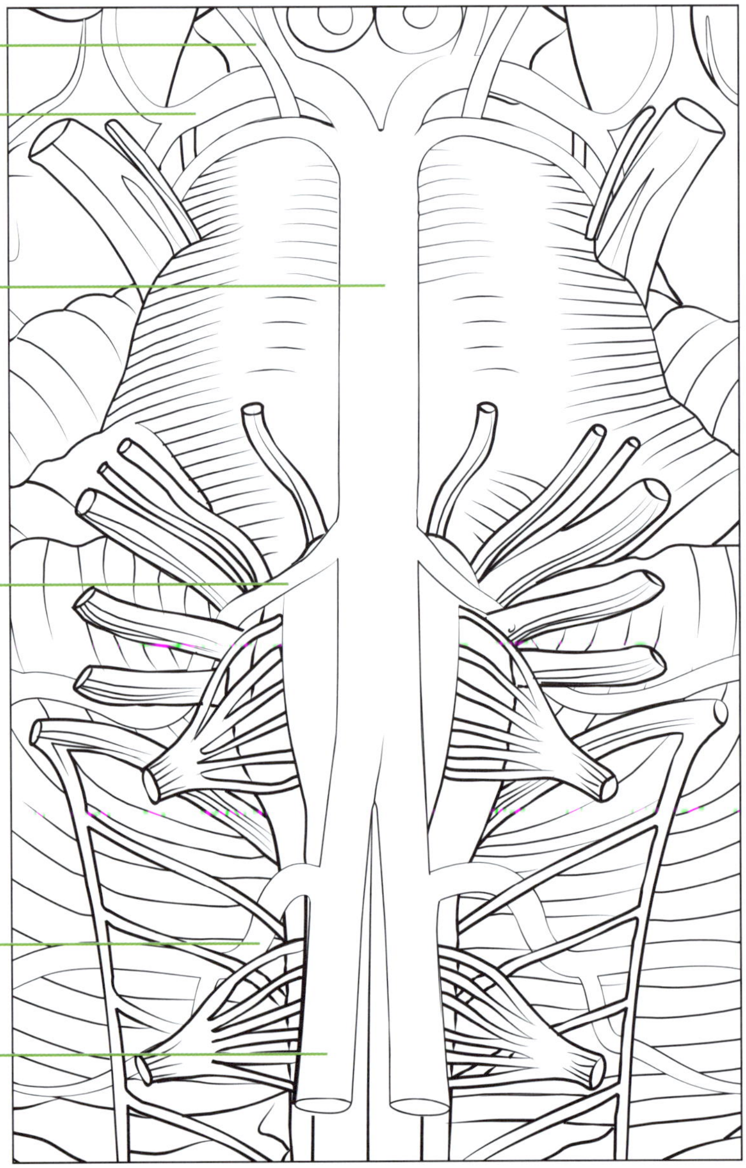

Blutversorgung des Hirnstamms (ventrale Ansicht)

Antworten

1. Arteria communicans posterior, 2. Arteria cerebri posterior (zum Mesencephalon), 3. Arteria basilaris (zum Pons), 4. Arteria inferior anterior cerebelli, 5. Arteria inferior posterior cerebelli, 6. Arteria vertebralis (zur Medulla oblongata)

Markiere, welche Arterie welchen Bereich des Gehirns versorgt.

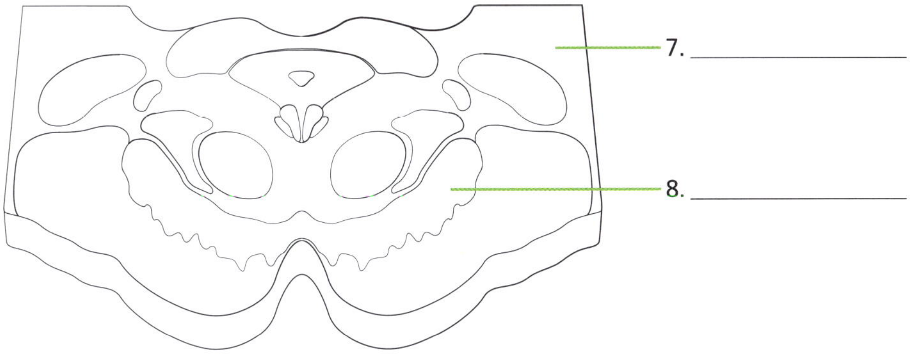

Mittelhirn

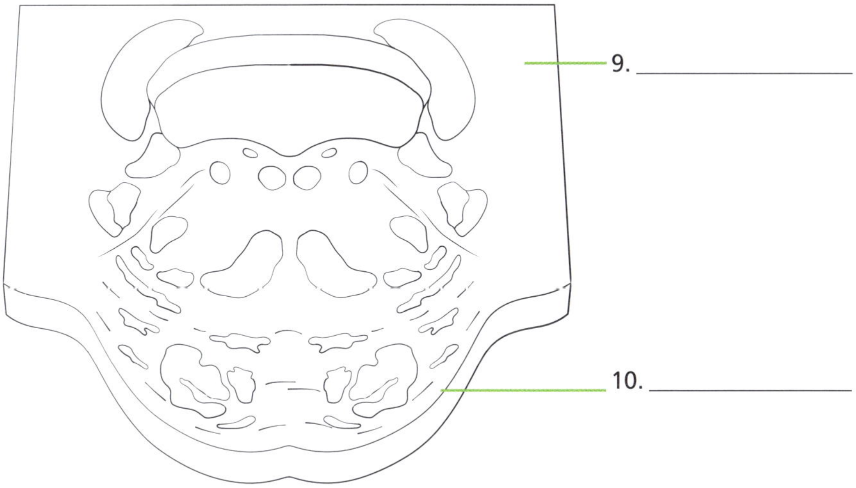

Mittlerer Pons

Blutversorgung des Hirnstamms (Querschnitte)

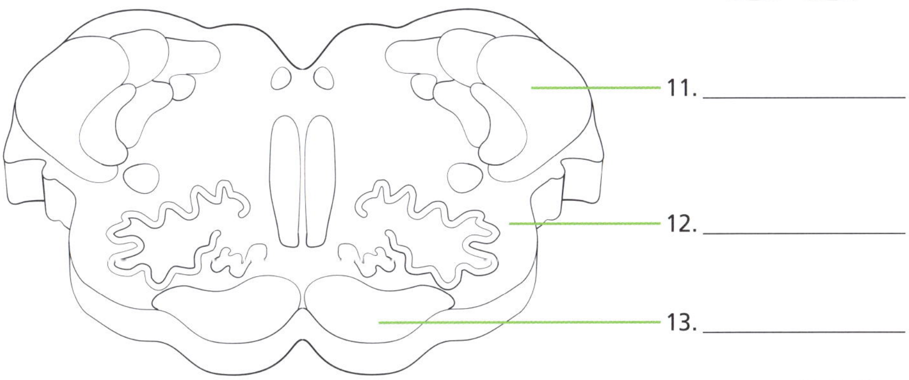

Obere Medulla

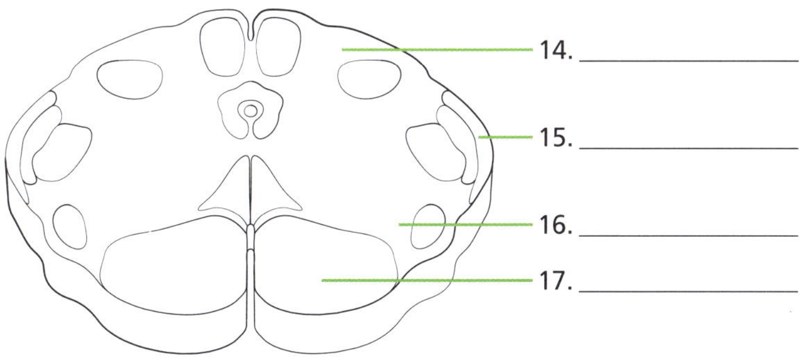

Kaudale Medulla

Antworten

7. Arteria cerebri posterior, 8. Arteria basilaris, 9. Arteria inferior anterior cerebelli, 10. Arteria basilaris, 11. Arteria inferior posterior cerebelli, 12. Arteria vertebralis, 13. Arteria spinalis anterior, 14. Arteria spinalis posterior, 15. Arteria inferior posterior cerebelli, 16. Arteria vertebralis, 17. Arteria spinalis anterior

Blutversorgung des Rückenmarks

Die Blutversorgung des Rückenmarks erfolgt über die Arteria spinalis anterior (vordere Rückenmarksarterie) und die paarweise angelegten Arteriae spinales posteriores (hintere Rückenmarksarterien). Diese längs verlaufenden Arteriae spinales sind durch Vasocorona (Gefäßringe) miteinander verbunden.

Ein Querschnitt durch das Rückenmark verdeutlicht, dass seine Durchblutung von den Arteriae spinales abhängt. Die Arteria inferior posterior cerebelli (untere hintere Kleinhirnschlagader) teilt sich in die zwei Arteriae spinales posteriores, die das dorsale Rückenmark mit Blut versorgen. Die Arteria spinalis anterior versorgt die anterioren zwei Drittel des Rückenmarks und ist mit den beiden Arteriae spinales posteriores über die sogenannten Vasocorona verbunden.

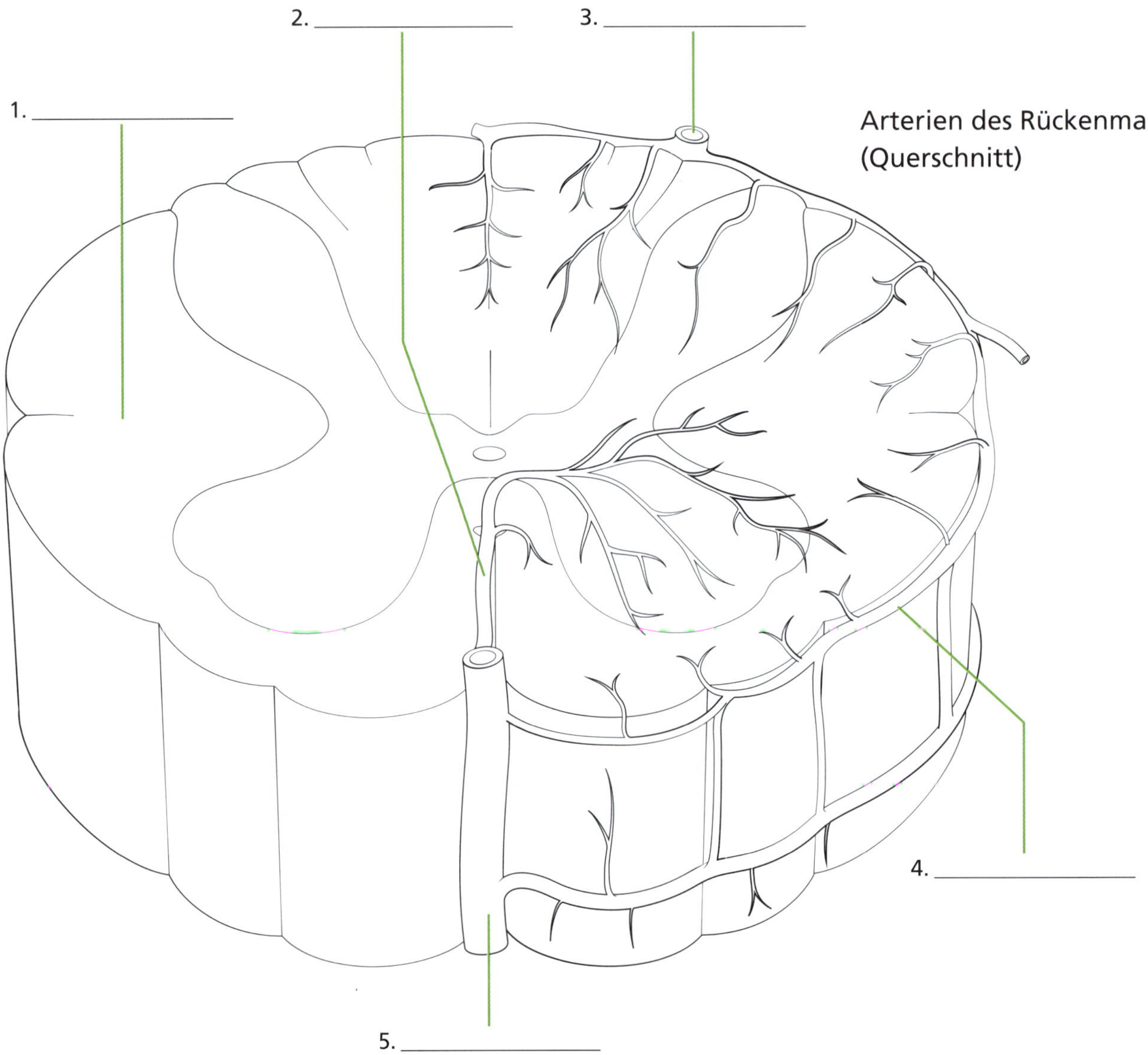

Arterien des Rückenmarks (Querschnitt)

Antworten

1. Rückenmark, 2. Arteria sulci, 3. Arteria spinalis posterior, 4. Vasocorona, 5. Arteria spinalis anterior

Venöse Drainage der Hemisphären (Hirnhälften)

Die Blutdrainage der Hemisphären beginnt mit kleinen Venen, aus denen sich in der Pia mater encephali (zarte Hirnhaut) größere Venenstrukturen bilden. Diese Venen formen dann Venae cerebri (Hirnvenen), die die Cavitas subarachnoidalis (Subarachnoidalraum) durchlaufen und in die Dura mater (harte Hirnhaut) eindringen. Die meisten Venae cerebri drainieren in den Sinus sagittalis superior, der in posteriorer Richtung durch die Mittellinienstruktur fließt. Am Confluens sinuum fließt auch der Sinus rectus in den Sinus sagittalis superior, wo er sich in die paarig angelegten Sinus transversi teilt. Von den Sinus transversi fließt das Blut in die Vena jugularis interna (innere Drosselvene) ab. Der Sinus cavernosus ist ein Netzwerk von Kanälen, die über den Sinus petrosus inferior und den Sinus petrosus superior in die Vena jugularis interna drainiert werden.

Venöse Drainage des Gehirns (linke laterale Ansicht)

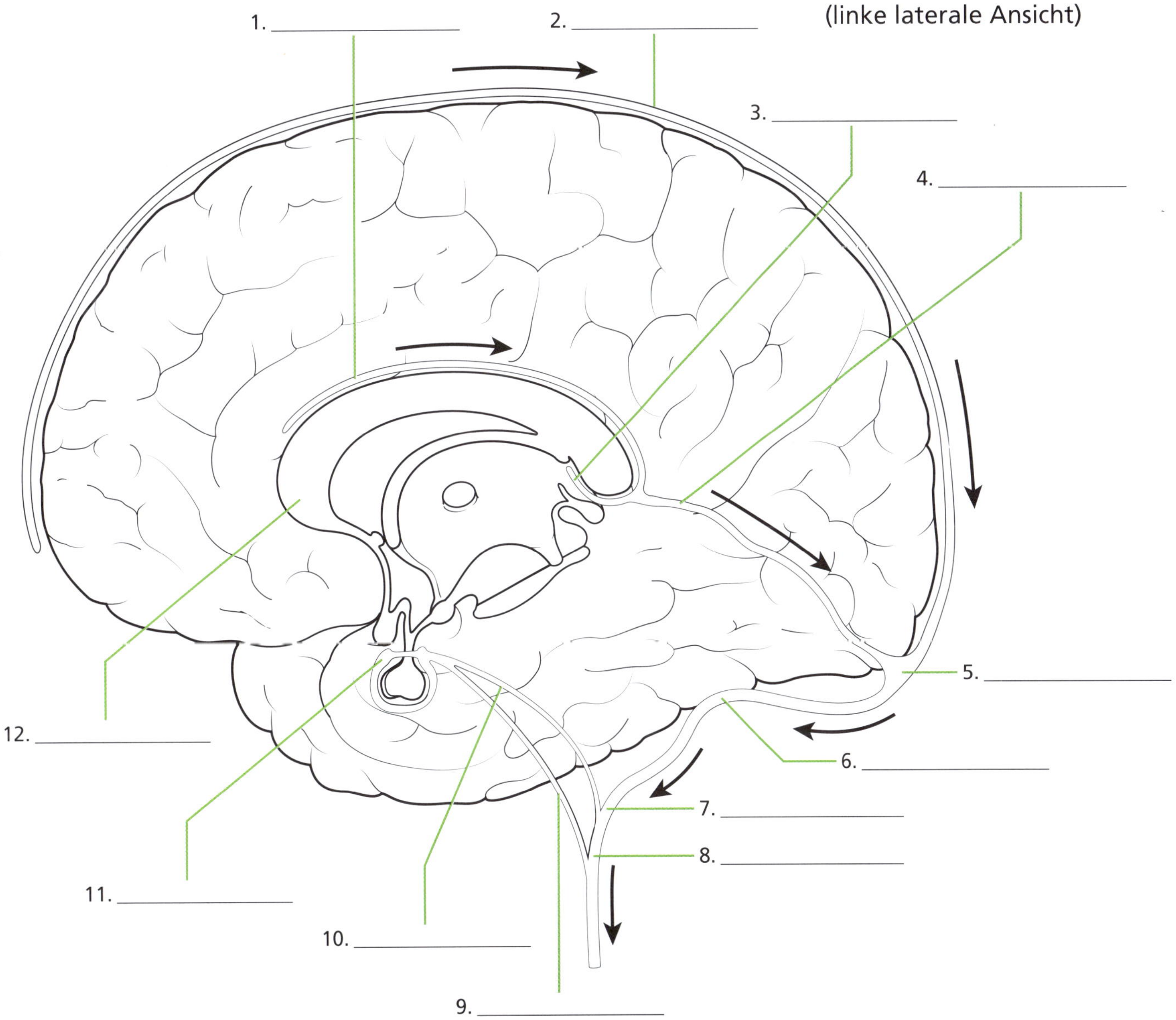

Antworten

1. Sinus sagittalis inferior, 2. Sinus sagittalis superior, 3. Vena cerebri magna, 4. Sinus rectus, 5. Confluens sinuum, 6. Sinus transversus, 7. Sinus sigmoideus, 8. Vena jugularis interna, 9. Sinus petrosus inferior, 10. Sinus petrosus superior, 11. Sinus cavernosus, 12. Corpus callosum

Hirnhautschichten

Die Hirnhautschichten bieten Schutz, Durchblutung sowie Raum für den Liquor (Zerebrospinalflüssigkeit). Es gibt drei Hirnhautschichten: Dura mater (harte Hirnhaut), Arachnoidea mater (Spinngewebshaut) und Pia mater (zarte Hirnhaut). Die Dura mater besteht aus dichtem und unflexiblem faserigem Bindegewebe und ist zweigeteilt. Der äußere Teil, das Stratum periostale, kleidet den Schädel von innen aus, der innere, das Stratum meningeale, verläuft direkt darunter – mit Ausnahme von Bereichen wie der Mittellinie, wo der Sinus sagittalis superior liegt. Die Arachnoidea mater ist eine empfindliche Membran direkt unter der Dura mater und besteht aus einem komplizierten Kollagennetzwerk. Zwischen der Arachnoidea mater und der Pia mater liegt die Cavitas subarachnoidalis (Subarachnoidalraum), in der sich die Arteriae cerebrales (Hirnarterien) und Venas cerebrales (Hirnvenen) befinden. Die innerste Hirnhautschicht ist die Pia mater, eine dünne, glatte Gefäßmembran, die jede Kontur und Falte des Gehirns auskleidet.

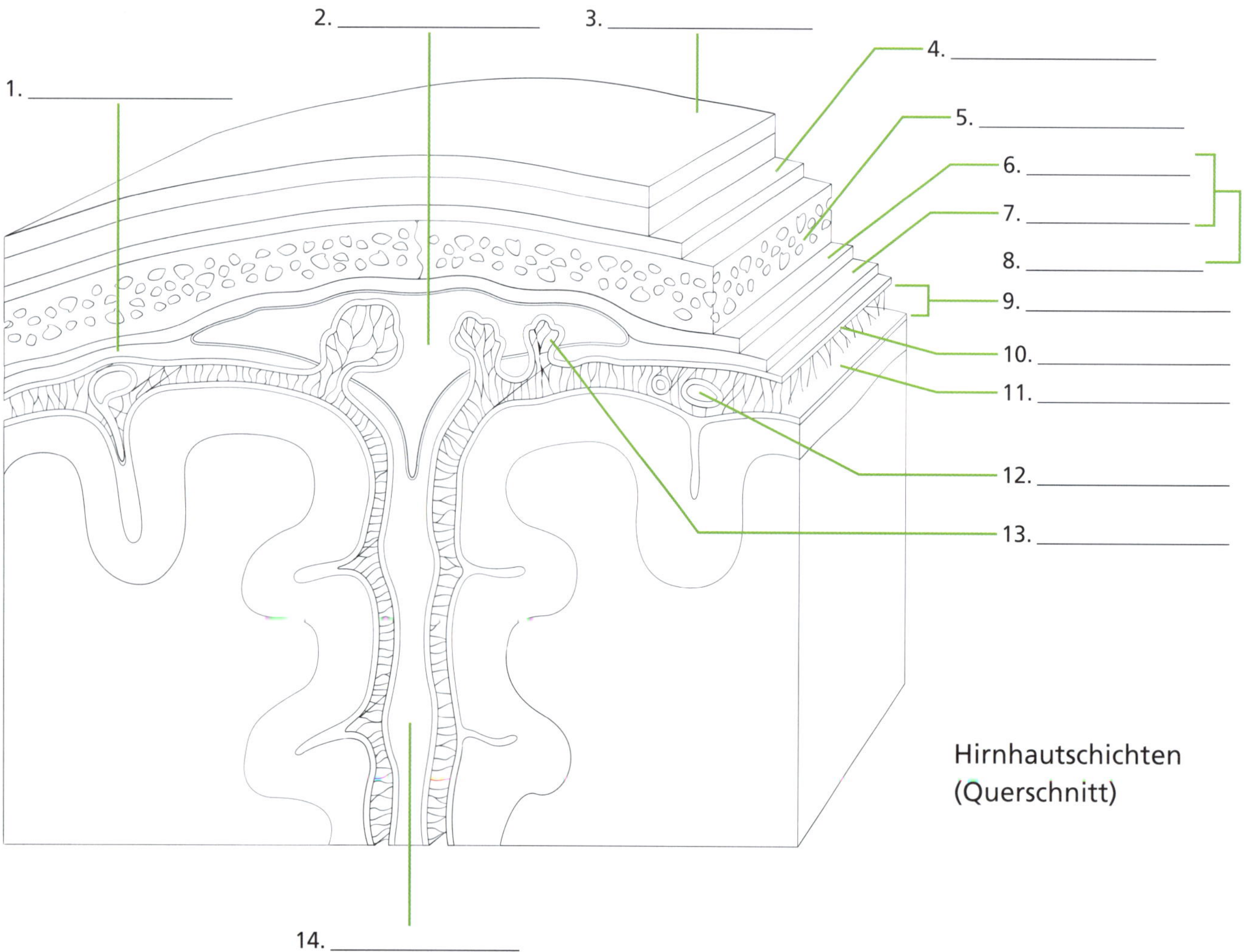

Hirnhautschichten (Querschnitt)

Antworten

1. Spatium subdurale, 2. Sinus sagittalis superior, 3. Kopfhaut, 4. Periost, 5. Schädel, 6. Stratum periostale, 7. Stratum meningeale, 8. Dura mater, 9. Subarachnoidalraum, 10. Arachnoidea mater, 11. Pia mater, 12. Blutgefäß, 13. Arachnoidalzyste, 14. Falx cerebri

Sinus durae matris (Hirnblutleiter)

Das venöse Drainagesystem folgt nicht den Gehirnarterien, sondern mündet zwischen den beiden Schichten der Dura mater (harte Hirnhaut) in die endothelgekleideten venösen Gefäße der Sinus durae matris (Hirnblutleiter).

Hirnblutleiter
(linke laterale Ansicht)

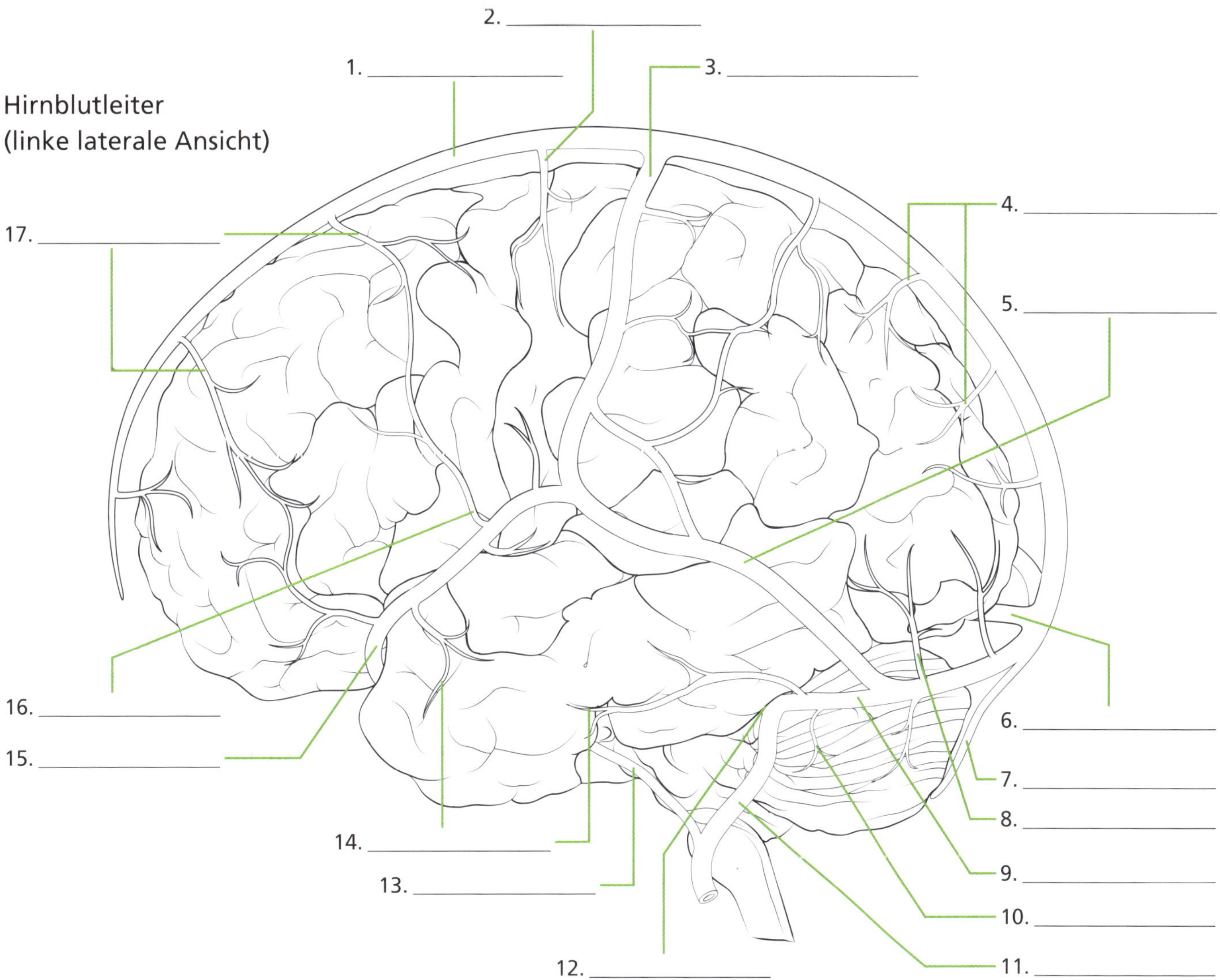

Viele dieser venösen Gefäße verlaufen paarig auf der linken und rechten Kopfseite; insgesamt gibt es sechs solcher Paare: Sinus petrosus superior, Sinus petrosus inferior, Sinus sphenoparietalis, Sinus transversus, Sinus cavernosus und Sinus sigmoideus. Zusätzlich gibt es in der Medianebene vier ungepaarte Sinus: Sinus sagittalis superior, Sinus sagittalis inferior, Sinus rectus und Sinus occipitalis. Auf der lateralen Oberfläche der Hemisphäre (Hirnhälfte) ist die Vena media superficialis cerebri (Sylvische Vene) über die Vena anastomotica inferior (Labbé-Vene) mit dem Sinus transversus verbunden. Zudem ist sie über die Vena anastomotica superior (Trolard-Vene), die in die Venae superiores cerebri (oberflächliche Hirnvenen) mündet, mit dem Sinus sagittalis superior verbunden.

Antworten

1. Sinus sagittalis superior, 2. Vene des Sulcus centralis (Rolandische Vene), 3. Vena anastomotica superior (Trolard-Vene), 4. Venae superiores cerebri, 5. Vena anastomotica inferior (Labbé-Vene), 6. Sinus rectus, 7. Sinus occipitalis, 8. Venae profundae cerebri, 9. Sinus transversus, 10. Kleinhirnvene, 11. Sinus sigmoideus, 12. Sinus petrosus superior, 13. Sinus petrosus inferior, 14. Venae temporales cerebri, 15. Vena media superficialis cerebri, 16. Venae profundae cerebri, 17. Venae superiores cerebri

Ventrikelsystem

Das Ventrikelsystem ist eine Serie aus vier zusammenhängenden Hirnventrikeln, die mit dem Canalis centralis (Zentralkanal) im Rückenmark verbunden sind. In den Ventrikeln befinden sich Regionen, die als Plexus choroideus bezeichnet werden und Liquor (Zerebrospinalflüssigkeit) produzieren. Die Funktion des Liquors besteht darin, dem Gehirn eine geeignete Umgebung zu geben, indem er wichtige Moleküle zirkulieren lässt und toxische Nebenprodukte entfernt. Der Liquor fungiert außerdem als Stoßdämpfer für das ZNS, um bei Schädelverletzungen möglichen Hirnschäden entgegenzuwirken.

Die größten Ventrikel sind die linken und rechten Ventriculi laterales (Seitenventrikel), die durch das Cornu anterius (Vorderhorn) und das Cornu posterius (Hinterhorn) gekennzeichnet sind. Die Ventrikel sind durch Foramina interventriculares (Monro-

Ventrikelsystem des Gehirns (anteriore und linke laterale Ansicht)

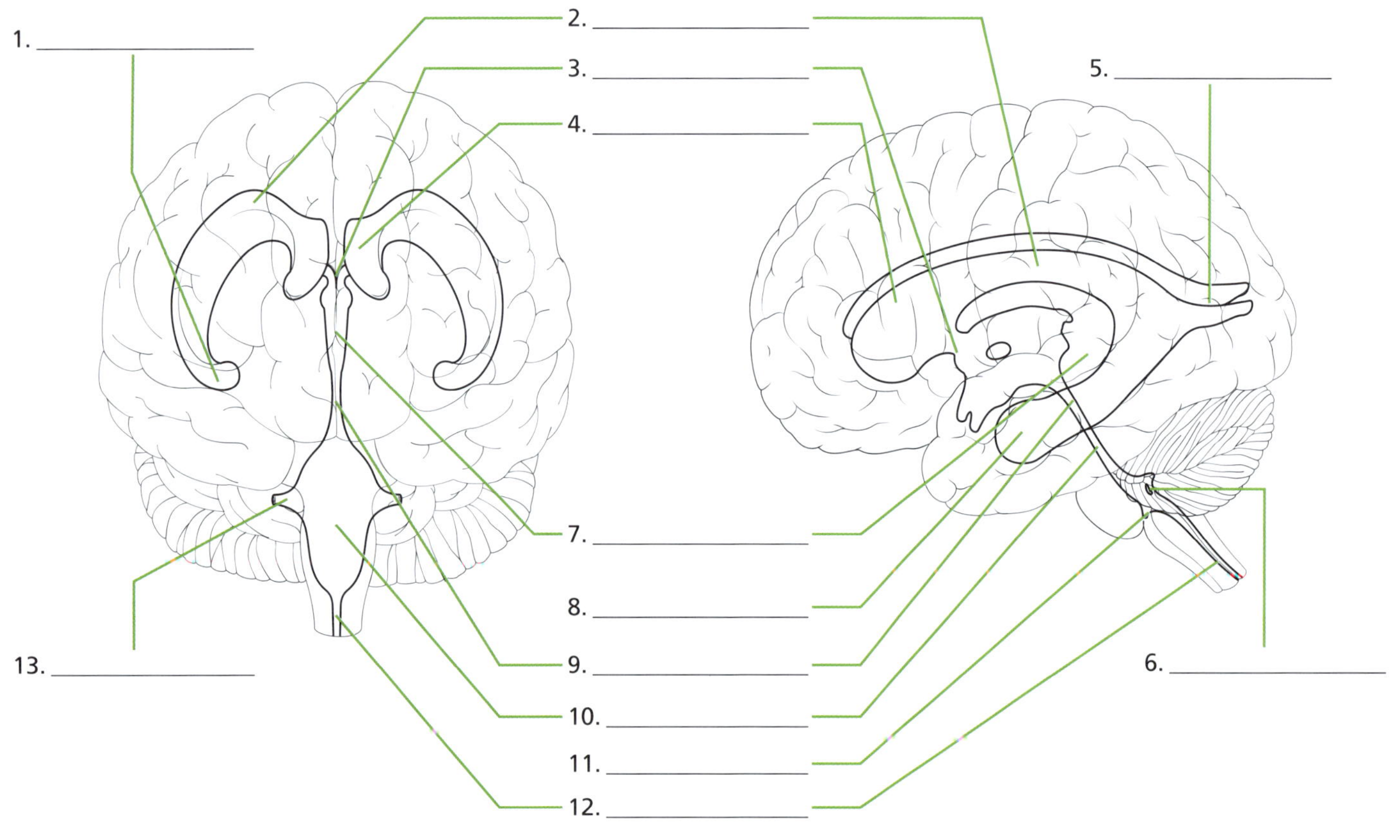

Foramina) zu einem kontinuierlichen System verbunden. Zum Beispiel sind die Ventriculi laterales über ein Foramen interventriculare mit dem Ventriculus tertius cerebri (dritter Ventrikel) verbunden. Aus dem Ventriculus tertius cerebri leitet das Aquaeductus cerebri (Sylvische Wasserleitung) zum Ventriculus quartus cerebri (vierter Ventrikel) über. Dieser ist über die Apertura mediana ventriculi quarti (Magendie-Foramen) und die Apertura lateralis ventriculi quarti (Luschka-Foramen) mit der Cavitas subarachnoidalis (Subarachnoidalraum) verbunden. Von hier fließt der Liquor in den Canalis centralis (Zentralkanal) ab.

Antworten

1. Cornu temporale, 2. Ventriculi laterales, 3. Foramen interventriculare, 4. Cornu anterius, 5. Cornu posterius, 6. Apertura mediana ventriculi quarti, 7. Ventriculus tertius cerebri, 8. Cornu temporale, 9. Aquaeductus cerebri, 10. Ventriculus quartus cerebri, 11. Apertura lateralis ventriculi quarti, 12. Canalis centralis, 13. Apertura lateralis ventriculi quarti

Liquorfluss (Fluss der Zerebrospinalflüssigkeit)

Der Liquor (Zerebrospinalflüssigkeit) wird in den Ventrikeln durch ein spezielles Gewebe gebildet, den sogenannte Plexus choroideus. Der Liquor ist ultrafiltriertes Plasma und bietet die geeignete Umgebung für die zuverlässige Arbeitsweise des Gehirns. Außerdem schützt er das Gehirn vor Verletzungen und reduziert sein Gewicht (indem er ihm Auftrieb verschafft), wodurch der Druck auf die Hirnbasis reduziert wird.

Gehirn und Liquorfluss (linke laterale Ansicht)

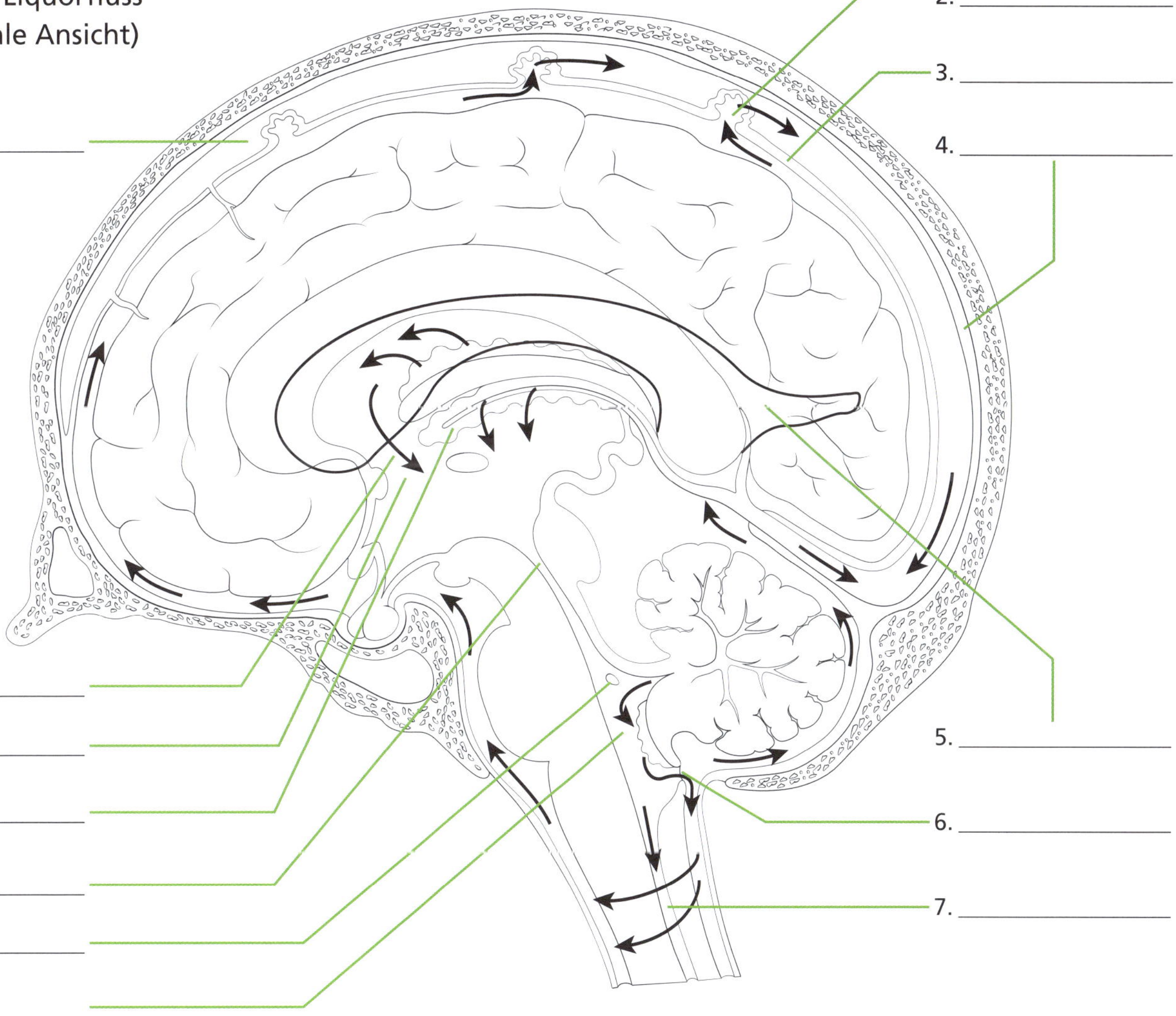

Der Liquorfluss beginnt in den linken und rechten Ventriculi laterales (Seitenventrikel) des Cerebrum (Großhirn) und zieht durch das interventrikuläre Foramen (Monro-Foramen) weiter in den Ventriculus tertius cerebri (dritter Ventrikel) zwischen der linken und rechten Thalamushemisphäre. Von dort fließt der Liquor durch das Aquaeductus cerebri (Sylvische Wasserleitung) in den Ventriculus quartus cerebri (vierter Ventrikel) des Hirnstamms. Vom Ventriculus quartus cerebri aus gelangt der Liquor in die den Truncus cerebri (Hirnstamm) umgebende Cavitas subarachnoidalis (Subarachnoidalraum) und in den Canalis centralis (Zentralkanal des Rückenmarks). Der Liquor wird dann teilweise vom Blutkreislauf absorbiert und gelangt über den Sinus sagittalis superior zur Filterung in die Nieren.

Antworten

1. Sinus sagittalis superior, 2. Granulationes arachnoideales 3. Cavitas subarachnoidalis, 4. Stratum meningeale der Dura mater, 5. rechter Ventriculus lateralis, 6. Apertura mediana ventriculi quarti, 7. Canalis centralis, 8. Ventriculus quartus cerebri, 9. Apertura lateralis ventriculi quarti, 10. Aquaeductus cerebri, 11. Plexus choroideus, 12. Ventriculus tertius cerebri, 13. Foramen interventriculare

Index

Zentrale Themen sind mit **fetten** Seitenzahlen gekennzeichnet.